苹果专业信息服务系统数学模型及数据库研究

王志军　程述汉　著

中国水利水电出版社
www.waterpub.com.cn
·北京·

内 容 提 要

本书的主要研究内容为苹果专业信息服务系统中的数学模型构建与应用，系统数据库的总体设计与实现。数学模型是"数字苹果"的科学基础与核心技术，它使得农业科学从经验水平提高到理论水平。用数学模型技术研究苹果的生产经营活动，可以使管理者在苹果的生产管理决策上实现最优化；在生产管理上降低成本，提高劳动生产率；在生产资料上节约资源，最大限度地保护环境；在经济效益上促进果农增收，实现苹果产业的可持续发展。

本书详细介绍了苹果专业信息服务系统。该系统的主要功能模块包括信息采集模块、数据存储和处理模块、信息发布模块、专家库模块、在线交互模块、远程教育（在线学习）模块、视频点播模块、用户管理模块、后台管理模块、综合查询模块及信息统计模块等。本书旨在为苹果生产和管理者提供快速准确的市场动态、经营信息、实用栽培技术和生产管理技术，帮助从业人员适应复杂多变的市场规律，提高对苹果产前、产中和产后的科学经营水平，加快苹果产业标准化和信息化进程，在食品安全、环境保护、产品延伸、集约经营等方面发挥重要作用。

本书可作为苹果种植及管理的相关人士的参考用书。

图书在版编目（ＣＩＰ）数据

苹果专业信息服务系统数学模型及数据库研究 / 王志军，程述汉著. -- 北京：中国水利水电出版社，2020.6
  ISBN 978-7-5170-8557-7

  Ⅰ. ①苹… Ⅱ. ①王… ②程… Ⅲ. ①信息技术－应用－苹果－果树园艺－研究 Ⅳ. ①S661.1-39

中国版本图书馆CIP数据核字（2020）第079639号

策划编辑：杜 威　　　　责任编辑：张玉玲　　　　封面设计：李 佳

书　　名	苹果专业信息服务系统数学模型及数据库研究 PINGGUO ZHUANYE XINXI FUWU XITONG SHUXUE MOXING JI SHUJUKU YANJIU
作　　者	王志军　程述汉 著
出版发行	中国水利水电出版社 （北京市海淀区玉渊潭南路 1 号 D 座　100038） 网址：www.waterpub.com.cn E-mail: mchannel@263.net（万水） 　　　　sales@waterpub.com.cn 电话：（010）68367658（营销中心）、82562819（万水）
经　　售	全国各地新华书店和相关出版物销售网点
排　　版	北京万水电子信息有限公司
印　　刷	三河市华晨印务有限公司
规　　格	170mm×240mm　16 开本　10.75 印张　198 千字
版　　次	2020 年 6 月第 1 版　2020 年 6 月第 1 次印刷
印　　数	0001－2000 册
定　　价	59.80 元

前　　言

　　农业信息化是发展现代农业的重要途径，是促进苹果产业转型升级的重要手段。目前我国苹果生产存在产业规模小、分散经营、标准化管理程度低等问题，这些问题制约了苹果产业的发展。本书依托国家科技支撑计划项目"农村农业信息化关键技术集成与应用"，结合山东省"国家农村农业信息化示范省"建设要求，重点研究山东省苹果专业信息服务系统中数学模型的构建与应用以及数据库的设计与实现。

　　对苹果生产管理数学模型的研究，是山东省苹果专业信息服务系统模型库建设所必需的，模型的建立为决策支持系统、专家系统、产量预测、病虫害诊断等子系统的建设提供了模型基础。本书根据样本数据，得到产量预测模型、土壤中矿质元素含量与枝条、叶片和果实中相应矿质元素的相关关系模型、干周与果实中可溶性糖含量的相关关系模型、树势结构与果实中可溶性固形物的相关关系模型等，推导出树冠内无效光合曲面方程，验证了光在苹果树冠层内随深度的增加依指数函数衰减的规律。

　　本书运用数字图像处理技术对苹果病虫害信息识别进行研究，在此基础上研发果树病虫害信息查询系统。数据库设计是苹果专业信息服务系统建设的核心内容，数据库结构设计的优劣将直接对应用系统的效率及实现的效果产生影响。基于目前苹果生产分散经营、技术信息共享性差的现状，以为果农提供准确、快捷、有效的信息服务，为政府有关部门提供决策依据，为科学研究提供信息资源为目的，实现专业信息服务的横向融合与全产业链的纵向延伸。本书科学合理地制定苹果专业信息数据库体系框架，构建出涵盖苹果全产业链的数据库群，实现对苹果信息资源的有效管理，并以苹果种质资源数据库和苹果栽培管理数据库为例介绍了数据库的设计过程。

　　由于作者水平有限，书中难免有不妥和疏漏之处，恳请各位专家、读者批评指正。

编　者
2020 年 1 月

目　　录

第1章　绪论

纵观人类社会发展，每一次新的技术革命都推动着人类社会发展实现质的飞跃。20世纪50年代以来，以计算机的诞生为标志，人类社会进入了信息时代，并由此产生了信息经济。以信息化为主要特征的第三次产业革命浪潮席卷了全球，给各行各业提供了前所未有的发展机遇和挑战。信息技术全方面地渗透到人们生产、生活的各个方面，对人类社会发展产生了重要影响（熊春林，2013）。信息技术的突破性进展为世界科技革命拉开了序幕，也为世界农业科技革命和农业的飞跃发展带来了契机。在未来的农业技术革命过程中，信息技术将上升到更加重要的地位，农村与农业信息化建设将是历史的长期发展过程。

目前，我国坚持以农业信息化推动农业现代化，提升现代农业科技创新能力，加快传统农业产业升级。2010年4月，中华人民共和国科学技术部、全国远程教育管理办公室、中华人民共和国工业和信息化部正式批复确定把山东省作为全国唯一的试点省份，进行农村农业信息化示范省建设。根据《山东省农村农业信息化示范省建设实施方案》，结合山东省苹果产业发展的现状，研究苹果专业信息服务系统，建立示范基地与示范点，实现苹果各生产环节的信息化服务，对提升山东省苹果产业整体水平和竞争力、促进果农节支增收具有重要意义。

1.1　研究的目的及意义

苹果生产是我国第一大水果产业，苹果的栽培面积和总产量在中国主要水果中均排位第一。2012年全国苹果栽植面积为2231.35千公顷，产量3849.07万吨，产量比2011年增加了352万吨，其中鲜食3250万吨（出口97.59万吨，国内3152.41万吨），加工599万吨，年加工浓缩苹果汁89万吨，占世界总产量40%，出口金额95.99亿美元（图1.1、表1.1）。我国苹果主栽区有渤海湾和西北黄土高原两个优势区，这两个地区的苹果生产面积占全国苹果生产总面积的89%，生产产量占全国总产量的95%（其中，黄土高原分别占57%和52%；渤海湾分别占32%和43%）。这两个区域气候适宜，技术基础好，创造了世界最高产量的范例（王为涛，2012）。山东省苹果出口一直位居全国第一，而出口国家已由单一的东南亚市场扩展到中东和欧美市场（联合国粮农组织，2012）。山东的苹果产业具有良好的基础条件、雄厚的技术力量和巨大的发展潜力。

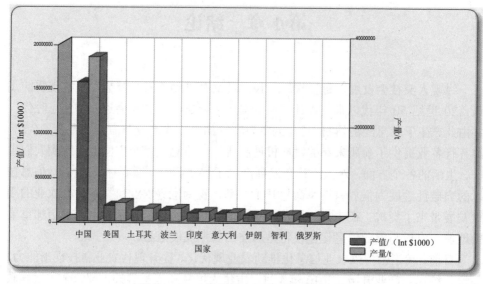

图 1.1 　2012 年世界主要苹果生产国产量

Figure 1.1　The output of world's major apple production area in 2012

表 1.1　2012 年世界苹果产量分布（数据来自 http://faostat.fao.org）

Table 1.1　Apple productions in the world of 2012 (data from http://faostat.fao.org)

排名	国家	产值/ （Int $1000）	标示	产量/t	标示
1	中国	15647818	*	37000000	F
2	美国	1738195	*	4110046	
3	土耳其	1221798	*	2889000	
4	波兰	1216865	*	2877336	
5	印度	931848	*	2203400	
6	意大利	842153	*	1991312	
7	伊朗	718953	*	1700000	F
8	智利	687235	*	1625000	F
9	俄罗斯	593348	*	1403000	*
10	法国	584848	*	1382901	

注　*：非官方数字。

　　F：联合国粮农组织估计。

随着我国苹果产量的不断提升，中国苹果产业已经站在了世界的前端。但随着全球化竞争的加剧，产业规模小和标准化管理程度低成为制约苹果产业发展的新瓶颈。山东省苹果生产还处于以农户为主体的分散经营阶段，加上果农综合素质等方面的制约，致使苹果产业技术信息化水平不高，离苹果标准化生产、规范化加工和信息化管理尚有较大差距。因此，对于信息化发展水平相对较低的苹果行业，当前首要解决的问题是要在苹果信息平台的搭建、资源整合、信息服务队伍建设、信息服务模式等方面开展一系列研究和开发。

建设苹果专业信息服务系统，拉长苹果产业链，以信息化带动现代化，是突破苹果产量瓶颈、实现栽培管理技术的跨越，也是提高苹果果实品质、实现苹果产业现代化的必要途径。该系统以行业专家为纽带，以苹果产业技术创新战略联盟成员为骨干，以龙头企业为支撑，以信息技术为手段，在果农、生产资料的生产销售企业、果品购销和加工单位、政府主管部门和科技人员之间搭建桥梁，为苹果生产、管理及其决策者提供产业技术信息化综合服务，帮助从业人员适应复杂多变的市场规律，提高苹果产前、产中和产后的科学经营和决策水平，促进苹果产业的专业化、标准化和信息化，实现农民增收、企业增效。

1.2 农业信息化

21 世纪是社会高度信息化的时代，是经济高度信息化的时代，信息化已成为衡量一个国家现代化水平和综合国力的重要标志（刘超，2013）。随着智慧农业发展的不断深入，物联网、云计算、大数据和语义网络等先进技术将更多地得到应用（孙忠富等，2013）。信息技术的迅速发展及全面渗透为我国农业和农村经济发展提供了新的机遇。

农业信息化是指在农业和农村经济各个领域中，广泛应用现代信息技术，深层次开发和利用信息资源，形成发达的农业信息产业，从而促进农业和农村经济、社会的全面发展的过程。它既是一种社会经济形态，又是传统农业发展到现代农业进而向信息农业演进的过程（赵继海等，2002）。

2005 年中央首次提出农业信息化的问题，此后又连续五年在一号文件中强调农业农村信息化问题，这些具有重要意义的战略部署和决定对后面的新农村建设和农业信息化的发展产生了重大的影响（张爱桥，2012）。农业信息化是改变农业生产经营方式和农民生活方式的重要举措，是缩小城乡信息鸿沟，实现城乡一体化和城乡统筹的重要途径，是实现农业高产、高效、优质，延伸农业产业链、实现农业一体化经营的重要手段，是发展现代农业的重要支撑。没有农业信息化，就没有农业现代化。农业信息化是农业科技发展水平的表现，它主导着现代农业发展的方向，是农业生产经营成败的决定性因素（杨兵，2010）。加快发展农业信息化，大力发展农业信息技术和相关技术，对于推进农业高新技术发展，提升中国农业的世界地位和国际竞争能力，占领世界农业高新技术领域，加快推进我国农业由传统产业向现代产业的转变，具有十分重大的现实意义和深远的历史意义（高万龙，2005）。

1. 国外农业信息化发展历程与现状

美国、日本、德国等发达国家很早就将信息化技术应用于农业。以信息技术为纽带，综合现代种植业管理措施，以提高农产品产量、品质和改善环境为目标的精准农业，主要通过利用计算机技术、计算机模拟、计算机控制等，实现农机管理自动化、精准农业等技术，发展地域农业信息系统、农产品电子商务等（聂凤英，2004；杨同建，2012）。世界农村信息化的发展大致经历了 3 个阶段。第一阶段是 20 世纪 50～60 年代的以科学计算为主的农业计算机应用；第二阶段是 20 世纪 70～80 年代开展数据处理、模拟模型研究和知识处理的研究；第三阶段是 20 世纪 90 年代以来新的发展时期（马占军，2006）。

20 世纪 70 年代初期，美国就开始了农业生产技术数据库的研究。如今，计算机的应用及农村信息服务，给美国的农场管理与生产控制、研究带来了高质量、高效益和高效率。同时，美国在农业专家系统、作物模拟模型、智能信息系统的研究方面也处于国际先进水平。

日本依靠信息处理技术和通信技术，大力发展农业及农村信息化。20 世纪 90 年代初，日本建立了农业技术信息服务全国联机网络，收集、处理、存储和传递来自全国各地的农业技术信息。农户利用网络进行经营活动，收集和利用市场信息的农户已增加到 60% 左右（陈良玉等，2005）。

德国于 20 世纪 50～60 年代开始建设农业农村基础数据资源，70 年代他们的重点转向对农业农村基础数据进行处理和数据库的开发方面，到 80 年代中期至今，他们已经建立了包括病虫害防治、农药残留、作物保护及文献资源的各种数据库系统，为农业农村信息化应用打下了基础（杨国才，2012；刘继芬，2003）。

总体来看，发达国家在农村农业信息化方面处于世界领先水平，并取得了显著成效。发达国家在种植业、养殖业、物流管理、资源共享及人才培训机制方面已相对成熟，信息技术在农业生产过程中发挥着巨大作用，信息技术已成为发达国家农业发展的重要支撑。

2. 国内农业信息化发展历程与现状

我国从 20 世纪 80 年代开始引进、研究、使用农业信息技术。多年来，我国农业信息化建设发展迅速，在农业数据库、农业专家系统、作物模拟模型、农业信息网络、农业自动化控制及精确农业等领域开展了广泛的研究与应用推广工作。1994 年，我国农业部首次提出了旨在推进我国农业信息化建设的"金农工程"，由此正式拉开了农业信息化建设的序幕（侯倩茹等，2011）。近年来，我国在农业信息工作体系、基础设施建设和信息资源开发等方面取得了显著进展和成效。

自 2012 年以来，农村网民的增速超越了城镇网民，城乡网民规模差距逐渐缩小。农村网民已经成为中国互联网的重要增长动力。截至 2013 年 12 月，农村网民规模达到 1.77 亿，比 2012 年增加 2096 万，增长率为 13.5%；中国农村互联网普及率达到 27.5%，较上年提升了近 4 个百分点，且继续呈增长态势，城乡间互联网普及差距继续缩小（2013 年中国农村互联网发展调查报告）。农业信息资源不断丰富，信息服务在农业领域的推广应用取得明显效果。围绕农业生产过程信息化，农业宏观监测、管理、预警与决策信息化，农村信息服务等方面开展了一系列农村信息化的相关研究，积累了一大批拥有自主知识产权的成果；多样化的农业信息化运行服务模式初步形成。"三电合一"农村信息服务项目、信息大篷车、农村党员现代远程教育工程、全国文化信息资源共享工程等政府主导型服务模式，极大地推动了农村信息服务工作的深入开展，有效地促进了农村经济社会发展和农民增收。

农业信息服务系统是开展农业信息服务的网络化信息平台，其技术基础是计算机技术、网络技术、数据库技术和通信技术等现代信息技术。农业信息服务系统主要开展基于农业产业的技术指导、在线咨询和知识学习的服务，是一种集网页、电话、短信等多种媒体的综合性的农业信息服务载体（赵洪亮，2012）。

目前，山东省苹果生产个体化、分散化、传统化的特点明显，果农综合素质不高，致使苹果产业技术信息化水平相对较低，而且由于果树多年生的特点，其生产过程的信息化比一年生作物要困难得多。因此，苹果生产管理信息化的进程远远滞后于一年生作物。虽然目前国内也建设了一些苹果信息服务系统，但这些系统或者是由公司或个人创建，主要以为自身的产业做宣传，并通过广告服务等手段达到盈利目的，或者是由政府部门所创建的公益性的网站，这些网站在信息的系统性、针对性、可靠性和实效性方面存在一些不足。山东省苹果专业信息服务系统以苹果为主要研究对象，综合运用信息管理、自动监测、动态模拟和网络通信等现代信息技术，以苹果生产要素与生产过程的信息化与数字化为主要研究目标，研究集成苹果资源的信息化管理、苹果生产状态的自动化监测、苹果生产过程的数字化模拟、苹果生长发育过程的可视化设计、苹果生产知识的模型化表达、苹果生产管理的精确化控制等关键技术，进一步建设苹果专业信息服务系统，通过集成、完善已有信息化资源，拓展信息资源渠道，提供苹果产前、产中、产后的全程专业信息服务，以此来推动山东省苹果产业的规模化、现代化、标准化生产，提升山东省苹果产业的整体水平和竞争力。

1.3 苹果数学模型

苹果数学模型的研究是山东省苹果专业信息服务系统的主要建设内容，也是该系统的主要特色之一。模型的建立为决策支持系统、专家系统、产量预测、病虫害诊断等子系统的建设提供模型基础。

数学模型（Mathematical Model）是一种能够表现和描述真实世界某些现象、特征和状况的数学系统，是数学理论与实际问题相结合的一门科学。数学模型能定量地描述生命物质运动的过程，一个复杂的生物学问题借助数学模型能转变成一个数学问题，并在此基础上利用数学的概念、方法和理论进行深入的分析和研究，从而从定性或定量的角度来描述实际问题，并为解决现实问题提供精确的数据或可靠的指导。数学模型的应用广泛分布于自然科学、工程技术、农学、医学、环境、政治、经济、军事、文化、体育、交通等领域（韩中庚，2009）。而农业数学模型由于将农业过程数字化，使得农业科学从经验水平提高到理论水平，农业数学模型可以认为是精确农业的科学基础与核心技术（闫广州等，2009；薛林等，2011）。

随着数学知识和信息技术的广泛应用，利用数理统计模型、多元统计分析模型、运筹学模型、微分方程模型、小波分型模型、时间序列分析模型等来描述和解释苹果的生长发育规律，实现苹果的精准生产和科学化管理，得到越来越多的关注。基于对实时采集信息的解析，结合品种、面积、产量、栽培技术、专家知识和当地一些成熟经验，构建配方施肥、旱作节水、树势调控、花果管理、病虫害预警与防治等苹果生产关键技术的智能决策模型。通过对苹果生产状态的自动化监测、苹果生产过程的数字化模拟、苹果生长发育过程的可视化设计、苹果生产知识的模型化表达、苹果生产管理的精确化控制、苹果专家系统的建立等关键技术的研究，建立一系列的数学模型，并收集与整理与本系统相关的各类数学模型，用这些模型建立模型库，纳入到苹果专业信息服务系统，通过自动响应或输入一定参数调用相应的模型，以实现苹果生产系统监测、预测、设计、管理、控制的数字化、精确化、可视化、网络化。通过苹果生长与生产系统的数字化，带动苹果产业的信息化和现代化，实现苹果产业的精准化管理和可控化管理。

针对苹果的数学模型研究大致可分为4类，即器官生长模型、生理模型、预测模型和形态模拟模型。

1.3.1　器官生长模型

作物生长模拟模型是以系统分析原理和计算机模拟的技术来定量地描述作物的生长、发育、产量形成的过程及其对环境的反应（Ecophy-Hodges J., 1991；Penning de Vires FWT, et al.1989；Whisler FD, et al.1989）。因此，作物模型以作物生育的内在规律为基础，综合作物遗传潜力、环境效应、作物生理、生态、农业气象和技术调控之间的因果关系，是一种面向作物生育过程的生长模型或过程模型（曹卫星，2000；宇振荣，1994）。作物生长模拟模型研究的思想源于积温学说（Reaumur, 1740）与作物生长分析法（Gregory, 1907；Blackman, 1919）。20 世纪 60 年代荷兰的 Wit 等人创立的作物生长动力学，开创了作物生长计算机模拟研究的新纪元（杨宁等，2002）。Jeffers（1971）写成了《生态学中的数学模型》一书，Smith（1974）写成了《生态学中的模型》一书，随着计算机技术和系统科学的发展以及作物学知识的累积，作物模型研究发展十分迅速（薛林等，2011）。

程述汉等（1999）对苹果干周增长规律进行了研究，得到苹果干周增长的三角函数数学模型，并与 Richards 生长模型进行了比较。徐回林等（2010）认为，Logistic 曲线不仅能像生长速率（GR）和相对生长速率（RGR）曲线那样描述果实的生长状态，还能将蜜橘果实生长规律函数化。包东娥等（2007）研究了果实鲜重和干重与发育天数的关系，并发现金太阳杏果实生长发育随季节变化具有明显规律性，其中果实果径、体积和鲜重动态变化曲线为双 S 形，体积和鲜重增长呈现两个明显的高峰期。李慧峰等（2007）对果实重量与发育天数，果实重量（干、鲜重）与果实纵径，果实重量（干、鲜重）与果实横径，果实纵、横径与发育天数进行研究，研究表明，"寒富"苹果果实的生长发育进程具有明显的规律性，果实纵、横径动态变化曲线为 S 形，研究结果表明，果实纵、横径生长进程数学模型为对数方程，果实重量变化数学模型为转换曲线方程，果实重量与纵、横径间关系的数学模型为二次方程。田雪亮等（2006）研究利用叶片主脉长度和最大宽度乘积推求单叶面积，其方法简单，结果准确，该模型基本反映了苹果叶片面积随有效积温的动态变化，反映了苹果叶片生长的生物学过程，同时该模型可增加到苹果叶部病害模拟模型中，为其提供寄主生长参数，提高病害模拟模型的准确度。胡利平等（2010）建立了模型，其研究结果表明，利用生理发育时间作为苹果的生理发育尺度，克服了有效积温法的局限性，综合考虑了光照和不同温度对发育的影响，比积温法更具有机理性和解释性。刘慧等（2010）认为叶和果实的大小决定着营养器官获取养分能力的高低，营养器官之间的相互作用所产生的生长量也符合 Logistic 函数。金开正等（2006）用 Logistic 方程、Mitscherlich 方程、三参数和四参数的 Richards 方程、三角函数方程、Weibull 方程模拟果树干周的生长规律，结果表明，Weibull 方程达到了与果树干周最佳拟合的效果。Grossman Y L 和 Dejong T M（1994）建立了桃营养生长和生殖生长发育模型，主要是以模拟产量为主，以"库-源"理论为建模基础，并在此基础上引入了 L-系统。美国的 Lakso 等（1995）建立了苹果果实生长的对数指数生长模型。

1.3.2 生理模型

苹果植物生理的数学模型已有许多研究成果，涉及干物质积累、光能利用、碳氮平衡、叶片光合能力的动态计算、14C 同化物运转等诸多方面。美国宾西法尼亚州的 PSAOC 集数学模型、专家知识等优秀成果为一体，颇具代表意义。除信号传导及器官诱导外，重要的生理指标均已被结构化和模型化。De Wit（1978）提出了一个结构复杂的关于作物的同化、呼吸和蒸腾的模拟模型 BACROS（基本作物生长模拟器），其理论性强，对作物生理生态过程量化十分细致，现已成为研究其他模型的一种参考模型。BACROS 是综合模型的一个典型例子，综合模型是解释性模型，可以解释作物生长的各个过程（王亚莉等，2005）。Vivin 等人在"库-源"理论的基础上，根据物质守恒和浓度梯度等理论，建立了呼吸、生长和储存三者平衡的碳分配模型（Costes E, et al.2002）。Costes E 等（2002）提出单叶片光合作用生理生化模型和气孔导度模型，建立了光合作用-气孔导度耦合模型。高照全等（2003）对单叶光合模型、冠层结构模型、冠层内部的辐射分布及冠层光合作用的模拟进行了探讨。魏钦平、程述汉等（1993）通过理论推导，建立了苹果树栽植行向、树形和果园光能截获数学模型，计算了不同纬度在行距一定的条件下，果树最佳树体高度和冠幅，为果园合理密植，调节树体结构提供了理论基础。刘殊等（1993）根据果树光合作用与环境因子之间的关系，建立了以光强、叶温和叶龄为输入变量的光合作用模型，从该模型可以导出果树叶片光合作用对环境因子的综合响应曲面。李仙岳（2002）等首次采用时间特征参数代表该时段内气候与土壤等引起的综合效应，同时利用叶面积与冠层净辐射计算果树的蒸腾量，采用冠层净辐射为基本资料，利用建立的经验模型计算以天为尺度单位的果树蒸腾量，精度较高。意大利 Giuliani 和 Magnanini E（2002）建立了桃冠层光的截获和气体交换模型，该模型由冠层光截获和气体交换两个子模型构成，模拟整个冠层光的截获、净光合和水分蒸发的关系，得出在整个冠层的光截获量和同化率之间存在线性关系，蒸腾是在光合作用与保卫细胞内外压力差共同作用下产生。孙志鸿等（2005）论述了数学模型在苹果上的研究进展，从 5 个方面对果树模型的种类、模拟内容及其在科研和生产中的应用进行了阐述，并对果树模型的发展趋势和研究重点进行了探讨，认为计算机信息技术和三维数字化技术与果树生理学和形态发育相结合的系统模型将是今后研究的重点。薛林宝等（2001）

研究认为"库强可以作为品种特性加以考虑，从而使库强成为果菜类蔬菜干物质分配和产量形成的关键因子。库强的数量化描述为建立干物质分配的模型提供了数量化指标"。

1.3.3 预测模型

钱建平等（2013）针对的是篱壁型或近似篱壁型、树龄为 10 年的富士苹果树，利用普通数码相机获取成熟期苹果树图像进行产量估测，采用线性回归构建苹果产量估测模型，构建的产量估测模型。李美荣等（2009）利用陕西省苹果产区 2000－2008 年气象资料和 6 个苹果物候观测县站始花期资料，在苹果物候模型理论的基础上、应用统计学方法建立了基于气象因子的苹果始花期预测模型，结果表明，陕西果区冬、春季气温升高将导致苹果始花期提前，遭遇冻害的概率将更加严重，不利于果业生产。热量时间的模型是指低温产生强迫效应，积累的结果就是达到一定的需冷量，花芽就会萌发，同时还需要一定时间的较温暖的温度才能开花（Cour, et al.1998）。陈坤等（1992）分析了影响农业产量的主要因素，以我国 1952－1989 年单位面积产量（土地产出率）作为系统输出，以化肥施用量（有效氮）、有效灌溉面积和成灾率作为输入，建立了一个带有遗忘因子的递推最小二乘法系统辨识模型，该模型对历史数据的拟合取得了较好的效果。迟新之等（1995）对影响 1982－1991 年山东省及各类型区小麦病虫发生量的环境因素，在一元线性回归初选的基础上，经逐步回归、逐步判别、多元回归和多级判别分析进行精选，共建立全省和各类型区预测模型 186 个，从中筛选出最优预测模型 30 个，于 1993 年和 1994 年应用，平均预测准确率达 90%以上。周保平等（2008）利用 Hopfield 神经网络的特点，将其应用于水稻产量预测领域，运用人工神经网络的知识，建立了水稻 Hopfield 产量预测的数学模型，此数学模型已通过了测试与试验验证，取得了较好的效果。任艳娜等（2011）提出了一种基于主成分分析 RBF 神经网络的粮食产量预测模型，此模型对影响粮食产量的 6 个影响因子进行主成分分析，消除各因子间的冗余信息，减少了 RBF 神经网络的输入维数，简化了神经网络结构，提高了粮食产量预测速度和精度。刘菊生等（1986）按照选出的函数形式，将每一个影响产量因子与产量（因变量）进行逐步回归，并进行逐个筛选和再检验，把不显著的因子剔除，最后选出全部使回归方程最显著相关的因子，从而得出陵县农田产量的非线性数学模型。

1.3.4 形态模拟模型

果树形态的模拟是果树模型的重要组成部分，对于果树的修剪、整形、果树冠层对光的截获量、果园管理等具有重要的意义。L系统（L-system）方法是美国生物学家Lindenmayer于1968年提出的（Prusinkiewicz P., et al.1990）。L系统非常适合植物分形现象的描述，也很适合描述植物的形态结构，它表明一定可用简单的规律来描述纷繁复杂的事物。邓青青、朱庆生（2007）应用改进后的微分L-system，使其针对Bézier曲面有更好的封装性，该模型将植物的外观模拟和植物的生理机制模拟结合在一起，提出了一种新的模块划分方法。刘阁等（2009）以开心形苹果树的树体结构为基础，使用L系统理论建立果树枝干模型。通过分析果树的各个组成部分的形态，将生长规律一致或相近的部分用同一模块表示，再将各个模块进行整合，组成模型，通过模拟可知，使用L系统构建果树枝干模型可以取得良好的效果。美国学者Reeves WT（1983）提出了"粒子系统（Particles System）"建模方法。粒子系统由很多粒子构成，在一定时间内，每个粒子都会经历产生、移动、变化和死亡过程，其最终模型是能够移动、变形的动态模型。De Reffye等（1988）提出了"参考轴技术"的植物建模方法，它是一种模拟植物生长的典型随机过程方法。该模型以随机过程的马尔可夫链理论作为建模的数学基础，采用状态转换图的方式描述植物形态结构的演变过程。熊瑛等（2009）以苹果树为研究对象，通过分析苹果树的生长规律和枝条的分枝模式，采用马尔可夫随机过程理论和隐式半马尔可夫模型建立了苹果树枝条分枝结构的随机模型。在此基础上，利用Visual C++平台结合OpenGL图形引擎实现了苹果树枝条生长过程的三维可视化仿真。王剑（2009）针对基于图像的三维重建中特征匹配算法的一些缺陷，提出了一种基于图像特征相关性的匹配改进算法，并用于果树枝干三维重建。徐臣善（2010）通过构建苹果果实和叶片的数学模型来描述苹果的果实及叶子的生长过程，在研究苹果果实及叶子的生长规律和颜色变化的基础上，实现苹果果实及叶子动态变化的可视化展示。

苹果为多年生植物，植株的形态与结构更为复杂，其内部的生理生化过程及其与外界的生态环境有其自身的特性和更为复杂的关系。模型的建立要真实地反映果树生命的过程和在生产上具有预见性、应用性，使模型能准确地模拟果树生长的生理过程以及果树与环境之间的相互作用，用于指导生产（孙志鸿等，2005）。

在本书中，针对苹果专业信息服务系统中的树势评价模块建立了基于树势结构的产量预测模型，进行了最大无效光合区域的曲面方程的推导，研究了树势结构对苹果产量、品质的影响；针对病虫害防治专家系统，建立了基于图像处理的果树病虫害查询识别模型；针对营养诊断与推荐施肥专家系统，根据矿质元素在土壤中的含量不同，对土壤中矿质元素与枝条、叶片和果实中矿质元素的相关性进行了分析。

1.4 数据来源

本书的数据通过两种方式获得，分别是收集数据和采集数据。

1.4.1 收集数据

（1）通过《中国统计年鉴》获取近年来苹果产量、种植面积、出口数量及出口金额等宏观数据。

（2）通过《山东统计年鉴》获取山东省宏观经济数据和 17 个地市实际苹果园面积和产量、主要气象数据等。

（3）在国家气象数据共享网站获取中国地面气候资料日值数据集，从中筛取山东省 17 个地市地面气候日值数据，包括以下气象指标：降水量、极大风速、极大风速的风向、平均气压、平均风速、平均气温、平均水汽压、平均相对湿度、日照时数、日最低气压、日最低气温、日最高气压、日最高气温、最大风速、最大风速的风向、最小相对湿度。

（4）从联合国粮食及农业组织获取世界主要苹果生产国苹果生产状况信息。

（5）收集在沂水、蒙阴、栖霞、招远、蓬莱、牟平、乳山、沂源等地的 49 个果园的数据，包括亩产量（kg）、果形指数、单果重（g）、着色度（%）、果肉硬度（kg/cm^2）、可溶性固形物含量(%)、可溶性糖含量(g/100g)、可滴定酸含量(g/100g)、树高（cm）、干高（cm）、干周（cm）、冠径（cm）、树冠体积（m^3/亩）、亩枝量（条）、叶丛枝（条/亩）、短枝（条/亩）、中枝（条/亩）、长枝（条/亩）、发育枝（条/亩）、亩叶量（片）、亩叶面积（m^2）、立地条件、土壤类型、土层厚度（cm）、有机质含量（g/kg）、全氮含量（g/kg）、全磷含量（g/kg）、碱解氮含量（mg/kg）、有效磷含量（mg/kg）、速效钾含量（mg/kg）、有效锌含量（mg/kg）、有效铁含量（mg/kg）、有效锰含量（mg/kg）、有效硼含量（mg/kg）、交换性钙含量（g/kg）、交换性镁含量（g/kg）、pH 值，果实和叶片及枝条的氮含量（g/kg）、磷含量（g/kg）、钾含量（g/kg）、硼含量（mg/kg）、锌含量（mg/kg）、锰含量（mg/kg）、铁含量（mg/kg）、镁含量（g/kg）、钙含量（g/kg）等。

1.4.2 采集数据

（1）在下列地区采集数据，烟台栖霞臧家庄、谢家沟，新疆伊犁、红旗坡，伊犁霍城、烟台牟平、烟台栖霞、烟台栖霞寺山、蓬莱新港、烟台莱州、烟台海阳、烟台发城、海阳徐家店、烟台郭城、烟台高都镇蔡庄村、烟台旧寨乡大上峪村、烟台坦埠镇、烟台岱崮镇贾庆村、烟台岱崮镇五里沟村、烟台野店镇南峪村、烟台野店烟庄村、烟台盖县、烟台洛川县黄章乡、烟台永乡岭上、烟台白益乡、烟台旧县、烟台北镇京兆乡、烟台风西镇、烟台菩提乡、烟台石泉乡、烟台扬舒乡等。采集的信息包括地点、品名、品种、树龄、面积（亩）、株距（m）、行距（m）、砧木、亩产量、亩施有机肥、亩施化肥、亩施复合肥、高产株数及产量、丰产株数及产量、中产株数及产量、低产株数及产量、地理环境、土壤性质、土层深度、水位状况、灌溉条件等。

（2）在栖霞市观里博士达有机苹果观光采摘园建立基于无线传输的果园环境，并收集苹果生长的相关数据，包括空气温度、空气湿度、土壤温度、土壤湿度、风速、风向、土壤电导率、光照强度、环境的CO_2浓度等。

（3）在泰安市新泰龙亭镇土门村，蒙阴县高都镇上温村、野店镇烟庄，招远市阜山镇、大秦家苇都梁家，栖霞市西城区马嘶庄、马疃庄，沂源中庄镇，泰安市肥城潮泉镇等地的 26 个果园采集数据，包括主栽品种、树龄（年）、面积（亩）、株行距（m×m）、砧木类型、亩枝条量（条）、亩产量（kg）、坐果率（%）、亩施有机肥（种类、时间）、亩施化肥（种类、时间）、亩施复合肥（种类、时间）、套袋数量（万）、丰产株数及产量、中产株数及产量、低产株数及产量、地理环境、土壤性质、土层深度、水位状况、灌溉条件（浇水量）、主要病害、主要虫害、树形、夏季管理措施、耕作方式、覆草（类型）、农药类型、大小年、出现的事件及处理措施等。

（4）在山东省果树研究所大河果园，采集风速（m/s）、降雨量（mm）、土壤温度（℃）、空气温度（℃）、二氧化碳浓度（10^{-6}）、光辐射照度（W/m^2）、土壤湿度（%）、空气湿度（%）、光照度（lx）等数据。

（5）在泰安市肥城潮泉尹承俊果园采集春梢和秋梢叶面积及果实的相关数据：单果重，纵、横径，体积，春梢和秋梢生长动态［节间数、枝条长度（cm）、枝条粗度（cm）、叶片数］、枝类组成，不同部位光照强度，果实纵、横径，枝条长度（cm），枝条粗度（mm），叶片数，树形结构以及主枝结构等。

1.5　研究内容与章节安排

本书的主要内容为苹果专业信息服务系统中的数学模型的构建与应用，系统数据库的总体设计与实现。苹果数学模型是"数字苹果"的科学基础与核心技术，它使得农业科学从经验水平提高到理论水平。用数学模型技术研究苹果生产经营活动，可以使苹果在生产管理决策上最优化。在生产管理上降低成本，提高劳动生产率；在生产资料上节约资源，最大限度地保护环境；在经济效益上促进果农增收、实现苹果产业的可持续发展。本书中研究的数学模型，一方面是在苹果专业信息服务系统中的某些功能模块需要的，比如专家系统、树势评价、产量预测等，另一方面是前人没有研究或研究较少的数学模型，比如树冠内无效光合曲面方程的构建，光强衰减规律的研究等。

数据库设计是苹果专业信息服务系统建设的核心内容，数据库结构设计的优劣将直接对应用系统的效率及实现的效果产生影响。合理的数据库结构设计可以提高数据存储的效率、保证数据的完整和一致。在数据库设计的过程中，以为果农提供准确、快捷、有效的信息服务，为政府有关部门提供决策依据，为科学研究提供信息资源为目的，建立多元信息融合的开放、共享的数据库。科学制定苹果专业信息数据库体系框架，构建出涵盖苹果全产业链的数据库群，实现对苹果信息资源的有效管理。

本书各章简介如下。

第1章　绪论。

第2章　苹果产量预测是山东省苹果专业信息服务系统的服务内容之一。苹果在生长发育过程中，由于受生态环境、果树栽培技术和病虫害等多种因素不同程度的影响，苹果年产量表现出较大的波动性。因此，研究苹果年产量的变化规律，把握其动态特点，以对其进行科学、准确的预测，不仅能为社会和经济管理决策提供可靠的依据，还可以为有关部门编制相关计划提供重要的数据。在第2章中，主要从树势结构和气象因素两个方面研究苹果产量预测模型。树势结构方面将山东省49个果园采集的亩叶量、亩叶面积、叶丛枝、短枝、中枝、长枝、发育枝等数据与平均亩产量结合建立预测方程进行产量预测；研究气象因素与平均产量的关系时，考虑到不同气候区域的苹果产量差异，首先对山东省17个地市进行聚类分析，聚类指标为苹果平均产量和影响苹果产量的主要气象因素，根据地区分类分别建立方程，以期找出适合同类地区的苹果产量预测模型。

第3章　针对苹果专业信息服务系统中营养诊断与推荐施肥专家系统和树势评价模块的需求，研究土壤中的氮、磷、钾、硼、锌、锰、铁、镁等元素含量与枝条、叶片和果实中的相应元素含量的相关性。找到各种矿质元素在土壤及枝条、叶片、果实内的含量的规律，此项工作对于指导果园合理施肥具有现实意义；研究冠高、干周、冠径、树冠体积等指标与果肉硬度、可溶性糖含量、可溶性固形物含量等果树品质的相关性，对于果树整形修剪，提高果实品质具有指导意义；研究果园叶量与苹果产量的关系，为高产果园的亩叶量估算提供参考。

第4章　在苹果生产过程中，树冠内的无效光合区域是影响苹果产量的因素之一，由于不同修剪方式对树形光截获影响不同，借助于苹果树的无效光合区域，可以有针对性地进行果树修剪，调节果树光照情况，达到树体健壮生长、果品优质的目的。太阳辐射是果树生长发育的基础，其辐射强弱不仅影响叶片的光合作用，同时也对果园树体生长及果实发育产生重要影响。在第4章中，一是通过测量苹果树内各点的相对光照强度，推导出光照强度较低的无效光合区域的曲面方程，为对果树进行合理整形、修剪，调控枝叶数量、密度、分布，增进果实品质等提供理论依据和指导性方案；二是前人对苹果树冠内光照强度的衰减规律，仅进行了定性的分析，本章对此规律进行了定量的计算，获得了果树冠内光照强度的衰减规律；三是通过实际数据得出光照分布与产量分布的关系。

第5章　虽然我国的果品产业已具备规模优势，但是果园整体产量低、果品质量差的问题还是比较突出，其中苹果病虫害是影响苹果产量和品质的重要因素。山东省苹果专业信息服务系统中提供了苹果病虫害查询功能，目前多数的同类系统仅仅提供通过输入关键字的方式进行查询，不能实现以图查图的功能，即无法实现将现场采集的病虫害实时图片与数据库中的图片相比对得到该病虫害的信息。在第5章中，提出以Nprod为图像匹配算法，在图片预处理阶段通过小波变换对图像进行压缩，大幅度地降低了运算量，缩短了匹配时间，且使不同类型的害虫图片的Nprod系数差更大，提高了匹配的准确率，为苹果病虫害图像检索提供了新的思路，加快了基础研究向实际应用的步伐。

第6章　主要介绍了山东省苹果专业信息服务系统的总体构建及系统数据库的设计。苹果专业信息服务系统的总体构建包括：从内容、功能、技术、性能等方面对系统建设进行需求分析，确定系统目标；从设计原则、总体结构、功能要求、系统规范等方面对系统进行总体设计；为实现苹果专业信息服务的一体化、服务手段的多样化、服务内容的专业化开展信息服务模式的研究。

山东省苹果专业信息服务系统数据库的设计，通过对山东省苹果产量、生产、管理等方面因素的分析，讨论了苹果专业信息服务系统数据库的指导思想、设计原则、数据标准、核心元数据、数据编码规则、通用访问数据接口等内容，并以苹果种质资源数据库和苹果栽培管理数据库为例介绍了数据库的设计过程。

第7章　对本书进行了总结，并提出研究中存在的不足之处和后续的研究展望，为我国的农业信息服务的发展提供理论基础和实践依据。

1.6　小结

本章对农业信息化、农业专业信息服务系统、农业数学模型等方面进行了综述。农业信息化是农业现代化的基础，它主导着现代农业发展的方向，是农业生产经营成败的关键因素。苹果专业信息服务系统可为苹果生产的管理及其决策者提供产前、产中、产后全程专业信息服务，帮助从业人员适应复杂多变的市场环境，促进苹果产业的专业化、标准化和信息化。

本章还介绍了本书的数据获取方式：收集数据和采集数据。该数据为系统建设、统计分析和数学模型的建立提供支撑。本章的最后介绍了本书的主要研究内容和后续各章的安排。

第 2 章　苹果产量预测模型的研究

苹果园是一个复杂的人工生态系统，其生态环境是指苹果生存空间的一切因素的总和，包括气候条件（如温度、水分、光照、风速等），土壤条件，地形条件，生物因子和人为因素等（孙志鸿，2005）。苹果在长期生长发育过程中，由于受生态环境、果树栽培技术和病虫害等多种因素不同程度的影响，年产量会表现出较大的波动性（姚聪等，2007）。因此，研究苹果年产量的变化规律，把握其动态特点，以对其进行科学准确的预测，不仅能为社会和经济管理决策的制订提供可靠的依据，也能给有关部门编制相关计划提供重要的数据（亓雪龙等，2011）。

目前，作为中国苹果主产区的山东省还没有针对苹果产量预测方法的系统性研究，有必要针对山东省的气候、地形、苹果品种、生产管理等因素对苹果产量预测方法进行研究，逐步建立苹果产量预测业务体系，以期为山东省在合理制定每年苹果营销策略、规划苹果产业发展等方面提供科学有力的决策依据（刘璐等，2012）。

本章针对不同数据样本，研究基于山东省 49 个果园树势结构的苹果产量预测模型和气象因素的苹果产量预测模型。

2.1　基于树势结构的苹果产量预测模型研究

2.1.1　材料与方法

采样在山东省 49 个果园进行（薛晓敏等，2012；路超，2009，2011），土壤为偏酸性沙壤土，苹果品种为"红富士"，树龄在 13 年左右。各个采样果园的树势较一致、产量较稳定。

为了确保建模对数据序列长度的要求，同时保留若干样本对模型进行检验，根据相关性选择保留 29 个样本（见表 2.1），选取 23 个果园数据进行建模，6 个果园数据进行检验（刘璐等，2012）。每个样本选取以下指标：亩叶量（片/亩）、亩叶面积（m²/亩）、叶丛枝（条/亩）、短枝（条/亩）、中枝（条/亩）、长枝（条/亩）、发育枝（条/亩）和亩产量（kg/亩）。

表 2.1 亩叶量、亩叶面积、枝组与苹果产量

Table 2.1 The leaf number, leaf area, branch group and the yield of apple

样本编号	亩叶量/（片/亩）	亩叶面积/（m²/亩）	叶丛枝/（条/亩）	短枝/（条/亩）	中枝/（条/亩）	长枝/（条/亩）	发育枝/（条/亩）	亩产量/（kg/亩）
1	944548	1887.6	48840	34056	21428	11000	3256	4188.8
2	1000736	1680.8	55880	27324	24684	17116	6556	3141.6
3	636648	828.2	44936	23780	15703	9266	1845	2439.5
4	822434	1453.6	48530	24058	21482	14306	5106	3831.8
5	669500	1242.8	26104	12688	14924	16744	14144	4331.6
6	786828	1461.6	52206	30114	16464	17346	11760	3498.6
7	710734	1165.6	55507	37459	19552	16638	5687	3915.1
8	396066	642.6	31314	24888	14382	5457	2091	3034.5
9	976166	1596.2	71070	35144	19596	15732	13064	3284.4
10	819400	1725	70500	35450	20300	15350	9650	4165.0
11	628875	1296	60885	30825	12960	9360	9540	3213.0
12	538440	948	52400	28480	12320	8840	5360	2856.0
13	615105	1012.5	42390	29070	14805	10215	8010	3748.5
14	687150	1075.5	38880	18630	18495	17145	4770	4284.0
15	747890	1501.5	54065	22880	18315	16830	11880	3927.0
16	564150	845	50400	30500	16300	11600	3350	3570.0
17	1025568	1833.6	52848	24096	26544	27168	13776	5712.0
18	342678	549.4	25871	18450	12300	5002	1353	2927.4
19	734076	1549.8	47898	31914	20736	15498	4644	4498.2
20	862946	1908	49820	29998	17437	16483	10865	3153.5
21	902832	1819.2	61056	25200	21936	16272	14880	3427.2
22	1231148	2263.2	79048	42148	26609	16441	13612	4879.0
23	1239760	2336	39160	29200	24240	19440	10600	4760.0
24	556985	1105.5	41030	19800	16775	13860	4290	4581.5
25	949680	1699.2	56928	37536	23616	21216	12864	3998.4
26	503417	813.1	43428	19270	13583	17437	9306	3355.8
27	529975	928.8	43473	30014	10535	10062	7955	3070.2
28	589848	1092	34776	19446	16002	7224	4914	2998.8
29	631960	1204	42720	20400	20920	16120	6280	3808.0

对表 2.1 中的数据进行相关分析得到表 2.2 所示结果。

表 2.2　亩叶量、亩叶面积、枝组与苹果产量的相关性

Table 2.2　Correlation of leaf number, leaf area, branch group and the apple yield

项目	亩叶量	亩叶面积	叶丛枝	短枝	中枝	长枝	发育枝
相关系数	0.5426	0.5662	0.2952	0.11732	0.53464	0.5956	0.3492

从表 2.2 可以看出，亩叶量、亩叶面积、长枝、中枝数量与苹果产量的相关性比较高。

2.1.2　苹果产量模糊综合预测

利用李希灿等（2002，2003，2010）提出的基于模糊识别的模糊综合预测模式进行苹果产量预测，方法如下：

设有待聚类的 n 个样本组成样本集

$$X = \{x_1, x_2, ..., x_n\} \tag{2.1}$$

设每个样本有 m 个指标，则第 j 个样本的指标特征值向量为

$$\boldsymbol{x}_j = \{x_{1j}, x_{2j}, ..., x_{mj}\}^{\mathrm{T}} \tag{2.2}$$

则 n 个样本的指标用指标特征值矩阵表示为

$$X = \begin{bmatrix} x_{11} & x_{12} & \cdots & x_{1n} \\ x_{21} & x_{22} & \cdots & x_{2n} \\ \cdots\cdots & & & \\ x_{m1} & x_{m2} & \cdots & x_{mn} \end{bmatrix} = (x_{ij})_{m \times n} \tag{2.3}$$

式中，x_{ij} 为样本 j 指标 i 的特征值，$i = 1, 2, ..., m$，$j = 1, 2, ..., n$。

为克服指标量纲、量级的影响，需要对指标进行规格化处理，计算公式如下：

$$r_{ij} = \frac{x_{ij} - x_{i\min}}{x_{i\max} - x_{i\min}} \tag{2.4}$$

$$r_{ij} = \frac{x_{i\max} - x_{ij}}{x_{i\max} - x_{i\min}} \tag{2.5}$$

式中，r_{ij} 为样本 j 指标 i 的规格化值，$0 \leqslant r_{ij} \leqslant 1$；$x_{i\max}$ 为 n 个建模样本中指标 i 的最大值；$x_{i\min}$ 为 n 个建模样本中指标 i 的最小值。

公式（2.4）和公式（2.5）分别用于苹果产量与指标成正相关和负相关时的规格化处理。利用公式（2.4）和公式（2.5）式将指标特征值矩阵式（2.3）式转化为[0,1]之间的数。

$$R = (r_{ij})_{m \times n} \tag{2.6}$$

2.1.2.1 建立预测模型

设 n 个建模样本的苹果产量用向量表示为 $\boldsymbol{Y} = (y_1,\ y_2, \cdots, y_j,\ \cdots, y_n)$，首先利用公式（2.7）将苹果处理化为[0,1]区间的数，即

$$x_j = y_j / M \tag{2.7}$$

式中，y_j 为第 j 个样本的产量值；M 为 n 个建模样本苹果产量的最大值；x_j 为第 j 个样本产量值的规格化值。

基于样本产量值的规格化值，将样本集的 n 个样本分为 c 个类别，模糊划分矩阵为 $\boldsymbol{U} = (u_{hj})_{c \times n}$，其中，$u_{hj}$ 为样本 j 隶属于第 h 类的相对隶属度，$h = 1, 2, \ldots, c$，且 $\sum_{h=1}^{c} u_{hj} = 1$。

设 c 个类别的模糊聚类中心指标用向量表示为 $\boldsymbol{S} = (s_1, s_2, \ldots, s_h, \ldots, s_c)^{\mathrm{T}}$，其中 s_h 表示第 h 个类别的中心指标。计算模糊划分矩阵和模糊聚类中心的格式如下：

$$u_{hj} = \frac{1}{\sum_{k=1}^{c} \frac{(x_j - s_h)^2}{(x_j - s_k)^2}} \tag{2.8}$$

$$S_h = \frac{\sum_{j=1}^{n} u_{hj}^2 x_j}{\sum_{j=1}^{n} u_{hj}^2} \tag{2.9}$$

利用公式（2.8）和公式（2.9）通过循环迭代求得根据产量划分的最优模糊识别矩阵 $\boldsymbol{U}^*$ 和模糊聚类中心 $\boldsymbol{S}^*$，即

$$\boldsymbol{U}^* = (u_{hj}^*)_{c \times n} \tag{2.10}$$

根据计算的模糊划分计算各样本的级别变量特征值，即

$$h_j = (1, 2, \cdots, c) \cdot (u_{1j}^*, u_{2j}^*, \cdots, u_{cj}^*)^{\mathrm{T}} \tag{2.11}$$

利用公式（2.12）计算 y 与 h 之间的相关系数，即

$$\rho = \frac{\sum_{j=1}^{n} (h_j - \bar{h})(y_j - \bar{y})}{\sqrt{\sum_{j=1}^{n} (y_j - \bar{y})^2 \sum_{j=1}^{n} (h_j - \bar{h})^2}} \tag{2.12}$$

若相关系数大于 0.9，则可建立 $\hat{y}$（预测值）与 h 之间的线性（或非线性）回

归方程：$\hat{y} = a + bh$，式中，$b = \sum_{j=1}^{n}(h_j - \overline{h})(y_j - \overline{y}) / \sum_{j=1}^{n}(h_j - \overline{h})^2$；$a = \overline{y} - b\overline{h}$。

根据表 2.1 中的数据，首先将样本 1～29 的指标特征值进行规格化处理，结果见表 2.3。然后，将建模样本分成 5 类，根据给定样本 1～23 的苹果产量（特征值 y），利用式（2.8）、式（2.9）通过循环迭代得到样本 1～23 的最优模糊识别矩阵 $\boldsymbol{U} = (u_{hj})_{5\times23}$，结果见表 2.4。

表 2.3 建模样本指标的规格化值
Table 2.3 The normalized value of modeling sample index

样本号	亩叶量	亩叶面积	叶丛枝	短枝	中枝	长枝	发育枝
1	0.6709	0.7490	0.4319	0.7253	0.6379	0.2706	0.1407
2	0.7336	0.6333	0.5643	0.4968	0.8655	0.5465	0.3846
3	0.3277	0.1561	0.3585	0.3765	0.2378	0.1924	0.0364
4	0.5348	0.5061	0.4261	0.3859	0.6417	0.4197	0.2774
5	0.3643	0.3881	0.0044	0.0000	0.1834	0.5297	0.9456
6	0.4951	0.5106	0.4952	0.5915	0.2910	0.5569	0.7694
7	0.4103	0.3449	0.5573	0.8408	0.5068	0.5249	0.3204
8	0.0595	0.0522	0.1024	0.4141	0.1455	0.0205	0.0546
9	0.7062	0.5859	0.8500	0.7623	0.5099	0.4841	0.8657
10	0.5314	0.6580	0.8393	0.7726	0.5591	0.4668	0.6134
11	0.3190	0.4179	0.6584	0.6156	0.0461	0.1966	0.6052
12	0.2182	0.2231	0.4989	0.5360	0.0014	0.1731	0.2962
13	0.3037	0.2592	0.3106	0.5561	0.1751	0.2352	0.4921
14	0.3840	0.2945	0.2446	0.2017	0.4329	0.5478	0.2526
15	0.4517	0.5329	0.5302	0.3460	0.4204	0.5336	0.7782
16	0.2469	0.1655	0.4613	0.6046	0.2795	0.2977	0.1476
17	0.7612	0.7188	0.5073	0.3872	0.9955	1.0000	0.9184
18	0.0000	0.0000	0.0000	0.1956	0.0000	0.0000	0.0000
19	0.4363	0.5599	0.4142	0.6526	0.5896	0.4735	0.2433
20	0.5800	0.7604	0.4504	0.5876	0.3590	0.5180	0.7032
21	0.6244	0.7107	0.6617	0.4247	0.6734	0.5084	1.0000
22	0.9904	0.9593	1.0000	1.0000	1.0000	0.5161	0.9063
23	1.0000	1.0000	0.2499	0.5605	0.8344	0.6514	0.6836
24	0.6766	0.6436	0.5840	0.8434	0.7908	0.7315	0.8510
25	0.1792	0.1476	0.3302	0.2234	0.0897	0.5610	0.5879

续表

样本号	亩叶量	亩叶面积	叶丛枝	短枝	中枝	长枝	发育枝
26	0.2389	0.3113	0.2851	0.2414	0.3127	0.3996	0.2171
27	0.2088	0.2124	0.3310	0.5881	0.0000	0.2283	0.4881
28	0.2755	0.3037	0.1675	0.2294	0.2587	0.1002	0.2633
29	0.3225	0.3664	0.3168	0.2618	0.6024	0.5016	0.3642

表 2.4　建模样本的模糊划分

Table 2.4　The fuzzy partition of modeling samples

样本号	隶属度					所属类别
	第 1 类	第 2 类	第 3 类	第 4 类	第 5 类	
1	0.0151	0.0365	0.8168	0.1196	0.0120	3
2	0.2417	0.7149	0.0303	0.0097	0.0034	2
3	0.7616	0.1544	0.0488	0.0240	0.0112	1
4	0.0253	0.0955	0.8363	0.0358	0.0071	3
5	0.0222	0.0486	0.4664	0.4364	0.0263	3
6	0.0594	0.8142	0.1019	0.0191	0.0054	2
7	0.0066	0.0218	0.9556	0.0136	0.0024	3
8	0.6455	0.3142	0.0271	0.0095	0.0036	1
9	0.0061	0.9908	0.0023	0.0006	0.0002	2
10	0.0125	0.0308	0.8607	0.0867	0.0093	3
11	0.0721	0.9051	0.0164	0.0048	0.0017	2
12	0.9976	0.0019	0.0003	0.0001	0.0001	1
13	0.0516	0.2334	0.6531	0.0507	0.0112	3
14	0.0220	0.0497	0.5939	0.3115	0.0229	3
15	0.0049	0.0159	0.9666	0.0107	0.0019	3
16	0.0769	0.6606	0.2191	0.0343	0.0091	2
17	0.0000	0.0000	0.0000	0.0000	0.9999	5
18	0.9382	0.0514	0.0068	0.0026	0.0010	1
19	0.0090	0.0180	0.1026	0.8532	0.0171	4
20	0.2055	0.7536	0.0286	0.0090	0.0032	2
21	0.0308	0.9279	0.0323	0.0070	0.0021	2
22	0.0092	0.0157	0.0500	0.8692	0.0559	4
23	0.0022	0.0039	0.0140	0.9710	0.0089	4

利用公式（2.11）计算各样本的级别变量特征值，建立样本特征值 y 与样本 h 级别特征值的线性回归模型 $Y = a + bh$，将其作为预测模型。经计算得预测方程为

$$\hat{y}_j = 725.6622h + 1879.6620 \tag{2.13}$$

其中，y 与 h 之间的相关系数 $\rho = 0.978466$，具有较好的相关性。利用公式（2.13）对 1～23 号样本进行预测，结果见表 2.5。预测精度折线图如图 2.1 所示。

从表 2.5、图 2.1 可见，预测值和实测值的平均预测误差为 3.6396%，预测结果精度较高。

表 2.5 预测模型精度检验

Table 2.5 The accuracy test of the prediction model

样本号	特征值	实测值/kg	预测值/kg	相对误差/%
1	3.077	4188.8	4112.5	-1.823
2	1.818	3141.6	3198.9	1.833
3	1.369	2439.5	2873.1	17.770
4	2.904	3831.8	3987.0	4.049
5	3.396	4331.6	4344.0	0.288
6	2.097	3498.6	3401.4	-2.786
7	2.983	3915.1	4044.3	3.307
8	1.411	3034.5	2903.6	-4.306
9	1.998	3284.4	3329.5	1.378
10	3.049	4165.0	4092.2	-1.740
11	1.959	3213.0	3301.2	2.744
12	1.003	2856.0	2607.5	-8.698
13	2.737	3748.5	3865.8	3.121
14	3.263	4284.0	4247.5	-0.844
15	2.989	3927.0	4048.7	3.091
16	2.238	3570.0	3503.7	-1.855
17	5.000	5712.0	5508.0	-3.573
18	1.077	2927.4	2661.2	-9.097
19	3.851	4498.2	4674.2	3.919
20	1.851	3153.5	3222.9	2.194

续表

样本号	特征值	实测值/kg	预测值/kg	相对误差/%
21	2.022	3427.2	3347.0	-2.349
22	3.947	4879.0	4743.9	-2.770
23	3.981	4760.0	4768.5	0.175

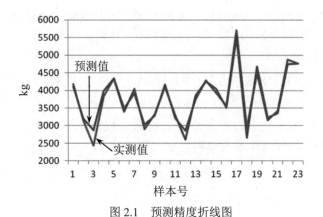

图 2.1 预测精度折线图

Figure 2.1 The line chart of forecast yields and the original production

2.1.2.2 计算多指标的模糊聚类中心和权重

依据成因分析，计算苹果产量预测模型最优参量，即确定样本的最优聚类中心 $S^* = (s_{ih})_{m \times c}$ 和权重 $W^* = (w_1, w_2, \cdots, w_m)$，且 $\sum_{i=1}^{m} w_i = 1$。计算公式分别如下：

$$s_{ih} = \frac{\sum_{j=1}^{n} u_{hj}^2 r_{ij}}{\sum_{j=1}^{n} u_{hj}^2} \tag{2.14}$$

式中，s_{ih} 为类别 h 指标 i 的特征值的规格化数，$0 \leqslant s_{ih} \leqslant 1$。

$$w_i = \left(\sum_{b=1}^{m} \frac{\sum_{j=1}^{n} \sum_{h=1}^{c} u_{hj}^2 (r_{ij} - s_{ih})^2}{\sum_{j=1}^{n} \sum_{h=1}^{c} u_{hj}^2 (r_{bj} - s_{bh})^2} \right)^{-1} \tag{2.15}$$

式中，w_i 为第 i 个指标的权重。

根据以上的计算结果，利用公式（2.14）、公式（2.15）可计算模糊聚类中心

矩阵 S^* 和指标最优权重 W^*，即得预报参量为

$$S^* = \begin{bmatrix} 0.217193 & 0.458843 & 0.479207 & 0.576632 & 0.762984 \\ 0.211729 & 0.455618 & 0.486956 & 0.61643 & 0.72075 \\ 0.258602 & 0.565398 & 0.488403 & 0.389827 & 0.511391 \\ 0.396491 & 0.514104 & 0.566466 & 0.495453 & 0.393191 \\ 0.231269 & 0.424336 & 0.593148 & 0.627936 & 0.99477 \\ 0.150199 & 0.46536 & 0.493265 & 0.504092 & 0.993897 \\ 0.228862 & 0.691754 & 0.50432 & 0.494673 & 0.917072 \end{bmatrix}$$

7 个指标的权重为

$$W^* = (0.120282, 0.118482, 0.131119, 0.106067, 0.13251, 0.305355, 0.086185)$$

2.1.2.3 计算待检验样本的最优模糊划分

根据计算的模糊聚类中心矩阵 S^*、指标最优权重 W^* 和待预测样本的指标规格化值，可计算出待预测样本的模糊划分，公式如下：

$$u_{hj}^* = \left\{ \sum_{k=1}^{c} \frac{\sum_{i=1}^{m} [w_i(r_{ij} - s_{ih})]^2}{\sum_{i=1}^{m} [w_i(r_{ij} - s_{ik})]^2} \right\}^{-1} \tag{2.16}$$

式中，u_{hj}^* 为样本 j 隶属于 h 类的隶属度。计算结果见表 2.6。

表 2.6　预测样本的模糊划分

Table 2.6　Fuzzy partition of prediction samples

样本号	隶属度				
	第 1 类	第 2 类	第 3 类	第 4 类	第 5 类
24	0.1826	0.2691	0.4202	0.0955	0.0326
25	0.0346	0.1680	0.1633	0.4372	0.1969
26	0.1468	0.2925	0.3518	0.1364	0.0725
27	0.6178	0.1498	0.1575	0.0549	0.0200
28	0.8000	0.0725	0.0793	0.0352	0.0131
29	0.0659	0.2677	0.5052	0.1234	0.0377

2.1.2.4 计算待预测样本的级别变量特征值

利用公式（2.11）和表 2.6 中的数据可计算出待预测样本的级别变量特征值，结果见表 2.7，预测精度折线图如图 2.2 所示。

表 2.7　预测模型精度检验
Table 2.7　Test of the accuracy of the predictive model

样本号	特征值	实测值/kg	预测值/kg	相对误差/%
24	2.526	4581.5	3712.7	-18.959
25	3.594	3998.4	4487.6	12.235
26	2.695	3355.8	3835.5	14.295
27	1.709	3070.2	3120.1	1.626
28	1.389	2998.8	2887.5	-3.710
29	2.799	3808.0	3911.0	2.705
平均相对误差				8.92

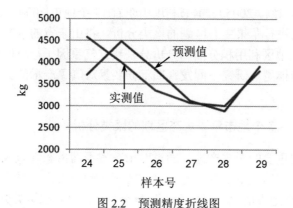

图 2.2　预测精度折线图

Figure 2.2　The line chart of forecast yields and the original production

2.1.2.5　计算待检验样本的预测值

将表 2.7 中级别变量特征值 h_j 代入预测方程 $\hat{y}_j = 725.6622h + 1879.6620$，可计算出待预测样本的苹果产量值，结果见表 2.7。

2.1.2.6　计算预测值的相对误差

为检验预测精度，采用公式（2.17）计算预测值的相对误差，即

$$e_i = (\hat{y}_i - y_i)/y_i \qquad (2.17)$$

式中，e_i 为第 i 个样本预测值的相对误差；y_i 为测量值；$\hat{y}_i$ 为预测值。

若共有 n 个预测样本，则 n 个样本预测值的相对误差绝对值的平均值为

$$\bar{e} = \frac{1}{n}\sum_{i=1}^{p}|e_i| \qquad (2.18)$$

利用公式（2.17）、公式（2.18）计算得到的结果见表 2.7。从表 2.7 可见，6

个预测样本苹果产量预测值的平均相对误差为 8.92%，则预测精度为 91.08%，由此可以看出，本书将模糊综合预测模型应用于苹果产量预测，获得了较高的预测精度。

2.2 基于气象因子的苹果产量预测模型研究

苹果的生长发育受气象因素的影响非常大。如，温度是苹果生存因子之一，它不但决定着苹果的自然分布，同时对苹果的生长、发育以及花芽分化、花芽形成、生理代谢、果实品质等具有非常重要的作用（曾襄，1992；Werthem S.J., et al. 2001）；光照强度对苹果的生长发育、果实品质产生重要影响，（魏钦平等，1997；吴光林 1992）；空气湿度，特别是相对空气湿度对苹果树的发育、产量和品质等皆有重要作用（孙志鸿，2005）。本书利用山东省 17 个地市 2000－2012 年苹果产量和同期气象数据进行苹果生态区划的聚类分析。将山东省的 17 个地市分为 4 类地区，对这 4 类地区利用积分回归分析分别建立气象因子与单产的关系，从而构建苹果单产预测模型，研究不同发育期气候要素对气象产量的影响程度（罗琴等，2010）。

2.2.1 山东省 17 个地市苹果生态区划的聚类分析

山东省是我国重要的苹果产地，通过对山东省不同生态气候区苹果生产情况的调查分析，将影响苹果生长发育的 3 个气象因子和苹果亩产量作为区划指标。本书对山东省 17 个地市的生态气候条件进行分析，应用系统聚类分析，初步将山东省 17 个地市划分为 4 个苹果栽培区。

2.2.1.1 数据来源
数据来源于《山东统计年鉴》（2000－2012）和国家气象数据共享网。

2.2.1.2 聚类指标
在查阅各种气象条件对苹果产量影响的基础上，选择生长期内影响苹果产量的 4 个关键气象因子作为分析指标，即 4－10 月份平均温度、4－10 月份平均降水量、4－10 月份平均日照时数，山东省 17 个地市 2000 年苹果的平均产量及气象因子的数据见表 2.8。

2.2.1.3 聚类样本
以山东省的济南、枣庄、东营、济宁、莱芜、聊城、烟台、潍坊、威海、日照、青岛、淄博、泰安、临沂、德州、滨州、菏泽等 17 个地市（地区）作为聚类样本，根据选定的聚类指标进行聚类分析。

从山东省统计局获取山东省 17 个地市 2012 年苹果产量数据（图 2.3）和实际

播种面积（图 2.4），计算出 17 个地市 2012 年苹果平均产量。

表 2.8　山东省 17 个地市 2000 年苹果的平均产量及气象因子的数据
Table 2.8　Average yield and meteorological factors of 17 cities in
Shandong Province in year 2000

编号	城市	平均温度/°C	平均降水量/mm	日照时数/h	平均产量/（t/hm²）
1	济南市	22.1169	104.4604	187.3077	11.0375
2	青岛市	19.7117	100.9648	184.1604	14.5673
3	淄博市	22.2496	86.4500	195.1637	16.3816
4	枣庄市	21.8975	112.4037	172.8890	11.2278
5	东营市	21.6483	82.7418	213.5604	5.7523
6	烟台市	20.0719	94.9484	215.8846	21.4050
7	潍坊市	20.6715	87.8791	204.0319	19.1244
8	济宁市	21.9110	104.2947	200.9857	5.6948
9	泰安市	21.1191	98.9495	204.8725	15.1136
10	威海市	19.9722	107.0066	216.7253	18.0682
11	日照市	20.4313	114.8516	189.7198	21.4853
12	莱芜市	21.0649	106.6121	190.9659	8.0506
13	临沂市	21.3282	115.2582	189.0780	8.9719
14	德州市	22.0407	84.9934	204.5637	12.5391
15	聊城市	21.0808	81.5835	175.8132	6.5224
16	滨州市	21.1684	82.7319	199.3209	11.2409
17	菏泽市	21.9154	91.7101	196.9615	13.5563

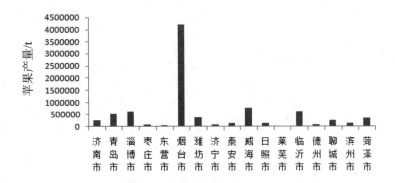

图 2.3　2012 年山东各市苹果产量

Figure 2.3　Apple production in Shandong Province in 2012

从图 2.3 可以看出，山东省 17 个地市苹果产量参差不齐，其中烟台市产量最高，达到 4193407t；威海市次之，产量为 775995t；枣庄、东营、济宁、莱芜等市产量较低。

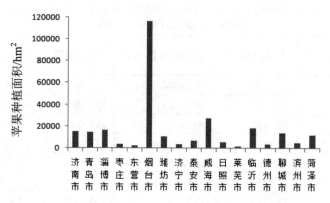

图 2.4　2012 年山东省 17 个地市苹果种植面积

Figure 2.4　Apple planting area in 17 cities of Shandong Province in 2012

图 2.4 为 2012 年山东省 17 个地市苹果种植面积示意图。从图中可以看出，山东省 17 个地市苹果种植面积差别较大，烟台市种植面积最大，为 116301hm²；威海市种植面积次之，为 27453hm²；东营、莱芜等地种植面积较小。

2.2.1.4　分析方法

利用 17 个地市苹果平均产量、4～10 月平均日照时数、4～10 月平均温度、4～10 月平均降水量作为聚类指标对山东省 17 个地市进行聚类，先对数据进行标准化，采用绝对值距离和类平均法，系统聚类分析结果如图 2.5 所示。

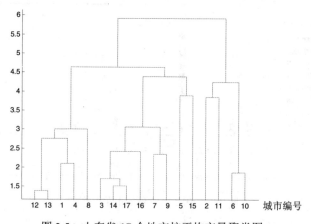

图 2.5　山东省 17 个地市按平均产量聚类图

Figure 2.5　Clustering diagram according with average yields of 17 cities in Shandong Province

根据聚类图将 17 个地市分为 4 类，聚类结果见表 2.9。

表 2.9　山东省 17 个地市按平均产量聚类的结果
Table 2.9　Clustering results at an average yield of 17 cities
in Shandong Province

分类	城市
第 1 类	济南市，枣庄市，济宁市，莱芜市，临沂市
第 2 类	淄博市，潍坊市，泰安市，德州市，滨州市，菏泽市
第 3 类	东营市，聊城市
第 4 类	烟台市，威海市，日照市，青岛市

2.2.1.5　聚类结果分析

聚类结果分析的具体数据见表 2.10 至表 2.13。

表 2.10　第 1 类果园的气象平均值
Table 2.10　Meteorological average of the first class orchard

分类	平均产量/ (t/hm²)	平均气温/℃	平均降水量/mm	平均日照时数/h
济南市	13.28037	22.11694	104.4604	187.3077
枣庄市	14.67236	21.89753	112.4037	172.889
济宁市	14.6937	21.91099	104.2947	200.9857
莱芜市	9.561339	21.06493	106.6121	190.9659
临沂市	21.21131	21.32821	115.2582	189.078

表 2.11　第 2 类果园类的气象平均值
Table 2.11　Meteorological average of the second class orchard

分类	平均产量/ (t/hm²)	平均气温/℃	平均降水量/mm	平均日照时数/h
淄博市	24.23047	22.24963	86.45	195.1637
潍坊市	26.63158	20.67152	87.87912	204.0319
泰安市	17.78779	21.11914	98.94945	204.8725
德州市	21.57668	22.04066	84.99341	204.5637
滨州市	20.04129	21.16841	82.73187	199.3209
菏泽市	22.35675	21.91538	91.71007	196.9615

表 2.12   第 3 类果园类的气象平均值

Table 2.12   Meteorological average of the third class orchard

分类	平均产量/（t/hm²）	平均气温/℃	平均降水量/mm	平均日照时数/h
东营市	12.95849	21.64826	82.74176	213.5604
聊城市	12.69715	21.08077	81.58352	175.8132

表 2.13   第 4 类果园类的气象平均值

Table 2.13   Meteorological average of the fourth class orchard

分类	平均产量/（t/hm²）	平均气温/℃	平均降水量/mm	平均日照时数/h
烟台市	28.26973	20.07189	94.94835	215.8846
威海市	23.53807	19.97216	107.0066	216.7253
日照市	26.03731	20.43132	114.8516	189.7198
青岛市	22.70137	19.71172	100.9648	184.1604

用 G_1—G_4 分别表示上述聚类分析的 4 类果园，则有

G_1 = {济南，枣庄，济宁，莱芜，临沂}；G_2 = {淄博，潍坊，泰安，德州，滨州，菏泽}；G_3 = {东营，聊城}；G_4 = {烟台，威海，日照，青岛}。

第 1 类代表了山东省内陆苹果中低产地区。济南和莱芜位于鲁中气象区，济宁、枣庄和临沂位于鲁南气象区。莱芜和临沂最为相近，平均温度、日照时数和单位面积苹果产量都较为相近，产量较低；济南和枣庄较为相近，主要是平均温度和单位面积苹果产量较为相近，产量明显高于莱芜和临沂；济宁是全省产量最低的市，与其他 4 市有一定的分类差距，之所以将其分到这一类，是因为其平均温度和降水量与济南、莱芜较为相近。

第 2 类则代表了内陆地区的苹果高产区。潍坊、淄博和泰安不仅同处鲁中气象分区，而且是内陆地区单位面积苹果产量最高的 3 个市。德州与菏泽最为相近，体现在平均温度和单位面积苹果产量较为接近，且同属鲁西平原，具有夏季降雨量集中，轮纹病、腐烂病偏重的特点。

第 3 类是东营和聊城，同处鲁西北气象分区，产量最低，苹果种植不是这 2 个城市的优势产业。

第 4 类是烟台、威海、日照和青岛，它们同处山东半岛，并且烟台和日照是山东省苹果产量最高的 2 个城市。

上述分类结果与山东省的 4 个气象分区既有联系又有区别，若将 G_1 中的济宁调到 G_3，实则将 17 个地市分为沿海 4 市、内陆高产区、内陆中产区和内陆低产

区 4 类,这为产业发展和分类管理提供了依据。

2.2.2 各产区苹果平均产量与气候因子关系研究

针对上述的山东省 17 个地市按气候因子和平均产量的聚类结果,针对不同类别地区,分别挑选一个地区进行分析,找到气象因子和平均产量的关系。

2.2.2.1 烟台市苹果平均产量与气候因子关系研究

烟台是山东省苹果种植面积和产量最高的地区,本书以烟台地区 2000—2012 年苹果产量和气象数据为研究对象,建立平均产量与气象因子的回归模型,获取各气象因子与苹果平均产量间的相关关系,并对苹果产量进行预测。

1. 数据来源

(1)根据《山东统计年鉴》,从山东省统计局获取烟台市 2000—2012 年苹果实际种植面积和产量的数据,计算出烟台市苹果平均产量,见表 2.14。

表 2.14 烟台市苹果实际种植面积与产量

Table 2.14 Apple actual acreage and production, Yantai

年份	种植面积/hm²	总产量/t	平均产量/(t/hm²)
2000	91215	1952458	21.4050
2001	87553	2053255	23.4516
2002	87863	1502395	17.0993
2003	88158	2221528	25.1994
2004	104409	2511255	24.0521
2005	102180	2705525	26.4780
2006	106060	2895424	27.2999
2007	110899	3211543	28.9592
2008	105762	3574787	33.8003
2009	104073	3596019	34.5529
2010	107483	3766695	35.0446
2011	114914	3975976	34.5996
2012	116301	4193407	36.0565

图 2.6 所示为 2000—2012 年烟台市苹果种植面积的变化情况。从图 2.6 中可以看出,2000—2012 年烟台苹果种植面积总体呈上升趋势,其中 2003—2004 年增幅最大,但是从 2007 年开始苹果种植面积逐年减少,2009 年下降到最低点。

种植面积减少的原因主要是苹果的市场价格较低，在一定程度上降低了农民栽植苹果的积极性。从 2009 年开始苹果种植面积开始恢复并逐年增加，由 2009 年的 10.4073 万 hm² 增加到 2012 年的 11.6301 万 hm²，3 年时间增加了 1.2228 万 hm²，增幅比较明显。

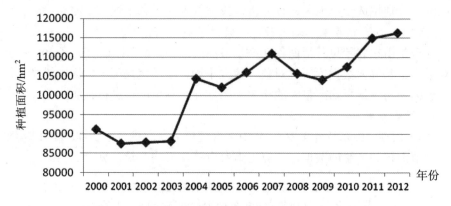

图 2.6　烟台市 2000－2012 年苹果种植面积

Figure 2.6　Apple planting area in 2000－2012, Yantai

图 2.7 所示为 2000－2012 年烟台苹果平均产量的统计数据。从图 2.7 中可以看出，从 2000 年开始到 2012 年为止，苹果平均产量基本是逐年增加的（仅 2001－2002 年是减少的），尤其是从 2002 年到 2012 年，苹果年平均产量平稳增长，从 2002 年的 17.0993t/hm² 增加到 2012 年的 36.0565t/hm²。

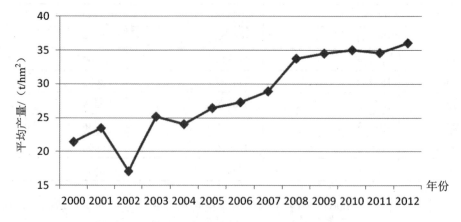

图 2.7　烟台市 2000－2012 年苹果平均产量

Figure 2.7　Average yield of apple in 2000－2012, Yantai

（2）在国家气象数据共享网站获取中国地面气候资料月平均数据集，从中筛取烟台市地面气候数据，包括以下气象指标：4－10月平均气温、4－10月日照时数、4－10月降水量，具体见表2.15。

表2.15　烟台市按月部分气象数据
Table 2.15　Meteorological data on a monthly basis, Yantai

平均气温/℃

年份	四月	五月	六月	七月	八月	九月	十月
2000	13.50	17.80	23.40	27.30	26.10	22.60	15.40
2001	12.40	20.70	24.00	25.90	25.20	21.90	16.70
2002	13.30	18.40	21.90	25.40	24.80	22.60	14.10
2003	12.70	18.40	22.00	23.80	24.40	21.60	16.10
2004	14.00	17.90	23.10	25.30	24.50	22.40	16.60
2005	14.10	18.00	23.90	26.50	25.20	21.90	16.20
2006	11.00	17.10	22.60	23.50	25.70	21.20	18.00
2007	11.70	19.10	22.00	24.00	24.90	22.20	15.00
2008	12.60	17.70	20.20	24.20	24.20	21.30	16.50
2009	12.90	19.00	23.00	23.70	25.10	21.20	17.10
2010	8.80	17.70	21.20	25.70	24.70	21.20	14.50
2011	11.20	17.80	21.40	24.20	24.30	20.10	14.80
2012	11.70	19.40	22.20	24.90	24.70	21.20	15.80

降水量/mm

年份	四月	五月	六月	七月	八月	九月	十月
2000	10.10	20.20	40.90	89.10	135.20	28.00	108.60
2001	25.80	22.10	127.30	275.20	68.80	33.50	25.30
2002	49.90	84.60	35.40	64.30	84.30	31.00	51.50
2003	30.80	48.10	152.10	113.10	131.00	47.50	38.90
2004	36.10	78.80	33.10	135.30	104.20	38.50	8.80
2005	257.80	268.70	246.20	206.20	210.10	197.30	231.00
2006	11.90	64.80	58.30	151.20	86.30	5.20	13.80
2007	13.70	45.40	47.00	135.90	311.30	219.30	41.90
2008	25.20	92.40	51.20	403.20	267.50	32.50	11.90

续表

年份	四月	五月	六月	七月	八月	九月	十月
2009	74.50	86.40	64.20	176.10	102.70	3.50	39.90
2010	49.60	60.90	49.20	114.20	248.80	112.50	5.60
2011	17.50	20.00	161.20	111.70	187.20	206.00	9.00
2012	95.50	11.50	47.30	246.30	188.60	11.90	23.90

日照时数/h

年份	四月	五月	六月	七月	八月	九月	十月
2000	272.60	233.80	250.20	274.50	213.40	248.60	169.10
2001	230.10	321.30	212.60	214.40	259.50	239.40	215.60
2002	262.80	256.30	260.40	204.70	234.30	265.50	187.70
2003	220.40	269.20	230.60	204.70	234.30	265.50	187.70
2004	243.80	205.00	213.60	178.20	160.00	200.60	229.50
2005	46.80	55.30	61.20	134.80	304.50	83.80	8.40
2006	255.60	277.90	218.40	150.10	217.40	258.70	195.00
2007	230.50	255.20	237.90	169.00	182.10	176.50	149.90
2008	234.00	279.30	189.70	163.10	224.30	222.40	208.80
2009	255.60	259.20	281.70	211.60	264.90	205.80	236.00
2010	220.60	250.40	245.30	230.20	148.80	173.90	215.10
2011	243.50	258.10	233.90	175.80	175.60	203.10	214.10
2012	244.70	288.30	245.50	209.30	230.70	224.10	239.20

2. 数据处理

设置变量：x_1—x_7 依次对应 4—10 月的平均气温；x_8—x_{14} 依次对应 4—10 月的平均降水量；x_{15}—x_{21} 依次对应 4—10 月的平均日照时数。

使用逐步回归法进行回归分析，部分结果见表 2.16 和表 2.17。

表 2.16　烟台市 2000—2012 年苹果平均产量与气候因子回归模型的方差分析表
Table 2.16　Regression analysis of variance of apples' yield per hm^2 and climatic factors in Yantai, 2000—2012

来源	自由度	平方和	均方	F 值	p 值
回归	4	402.5354	100.6339	23.27	0.0002
误差	8	34.5906	4.3238		
总和	12	437.1260			

表 2.17　烟台市 2000－2012 年苹果平均产量与气候因子回归模型的参数估计
Table 2.17　Parametric estimated of regression models of apples per hm^2 yield and climatic factors in Yantai, 2000－2012

变量	参数估计	标准误差	F 值	p 值
常数项	137.74819	20.13075	46.82	0.0001
x_4	2.05694	0.8879	5.37	0.0492
x_7	-5.28631	0.69731	57.47	<0.0001
x_{14}	5.23646	1.04685	25.02	0.0011
x_{15}	-3.00145	0.88917	11.39	0.0097

　　逐步回归过程的摘要显示，逐步回归在第 5 步结束，最终选择的 y 的自变量为 6 月、9 月的平均气温和 8 月、9 月的降水量，回归方程的确定系数 R^2 =0.9209。方差分析表 2.16 显示回归变量有 4 个，回归方程检验的 p 值为 0.0002，即 $p < \alpha$，从而接受 H_0，由此认为回归方程是极其显著的。

　　由表 2.17 得到烟台市苹果平均产量与气象因子的回归方程为

$$y = 137.7482 + 2.0569x_4 - 5.2863x_7 + 5.2365x_{14} - 3.0015x_{15}$$

　　用回归方程检验 2000－2012 年烟台市苹果平均产量与用气候因子回归模型的平均产量预测，结果见表 2.18。

表 2.18　烟台市 2000－2012 年苹果平均产量与用气候因子回归模型的平均产量预测
Table 2.18　Production forecast regression model of apples per hm^2 yield and climatic factors in Yantai, 2000－2012

年份	平均产量/ (t/hm^2)	预测平均产量/ (t/hm^2)	误差率	残差/t
2000	21.41	22.9791	-0.0730	-1.5691
2001	23.45	24.6094	-0.0490	-1.1594
2002	17.10	16.6579	0.0260	0.4421
2003	25.20	26.7331	-0.0610	-1.5331
2004	24.05	21.3986	0.1100	2.6514
2005	26.48	27.7569	-0.0480	-1.2769
2006	27.30	29.3802	-0.0760	-2.0802
2007	28.96	27.9957	0.0330	0.9643
2008	33.80	35.2840	-0.0440	-1.4840

年份	平均产量/ (t/hm^2)	预测平均产量/ (t/hm^2)	误差率	残差/t
2009	34.55	31.2804	0.0950	3.2696
2010	34.55	33.6678	0.0260	0.8822
2011	34.60	34.5076	0.0030	0.0924
2012	36.06	35.2593	0.0220	0.8007

表 2.18 是对苹果平均产量和预测平均产量的分析，预测产量的残差较小，平均误差率为 5.11%，预测结果较好。图 2.8 为 2000－2012 年烟台市苹果平均产量与预测平均产量折线图。

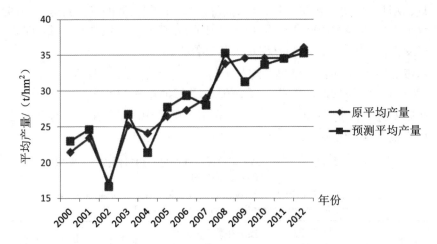

图 2.8　2000－2012 年烟台市苹果平均产量与预测平均产量折线图

Figure 2.8　Forecast yields and the original production line chart of Yantai in 2000－2012

3. 结论

上述利用逐步回归法分别对烟台市 2000－2012 年数据建立产量预测模型。逐步回归法是根据烟台市 13 年的气象数据中的显著相关因素进行计算的，从结果来看，有较高精度，可以用于短期预测和中期预测苹果园产量（陈坤等，1992）。用烟台市的回归方程对同属半岛地区的青岛、日照、威海进行产量预测，误差相对较高。

2.2.2.2　淄博市 2000－2012 年苹果平均产量与气候因子关系研究

淄博属于山东省内陆地区的苹果高产区，本书以淄博市 2000－2012 年苹果产量和气象数据为研究对象，建立平均产量与气象因子的回归模型，获取各气象因子与苹果平均产量间的相关关系，并对苹果平均产量进行预测。研究方法与烟台地区相同。

从山东省统计局获取淄博市 2000－2012 年苹果实际种植面积和产量的数据，计算出淄博市苹果平均产量，具体数据见表 2.19，图 2.9 和图 2.10 为折线表示方式。

表 2.19　淄博市 2000－2012 年苹果实际种植面积与产量
Table 2.19　Apple actual acreage and production in Zibo, 2000－2012

年份	种植面积/hm²	苹果产量/t	平均产量/（t/hm²）
2000	10960	179542	16.3816
2001	15421	156423	10.1435
2002	13800	184412	13.3632
2003	13885	232795	16.7659
2004	14508	285189	19.6574
2005	13441	288467	21.4617
2006	13135	308043	23.4521
2007	13637	380499	27.9020
2008	13559	419965	30.9732
2009	14564	456030	31.3121
2010	15612	520836	33.3613
2011	15816	570565	36.0752
2012	16697	604367	36.1961

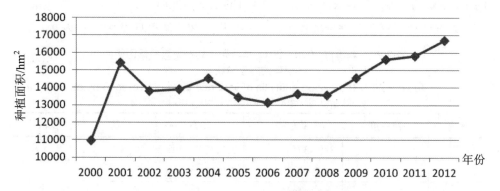

图 2.9　淄博市 2000－2012 年苹果种植面积
Figure 2.9　Apple planting area in 2000－2012, Zibo

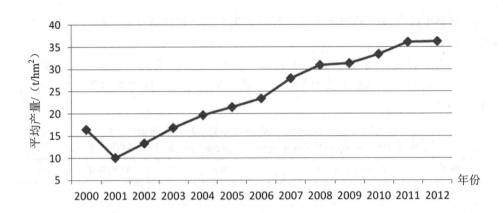

图 2.10　淄博市 2000－2012 年苹果平均产量

Figure 2.10　Average yield of apple in 2000－2012, Zibo

从图 2.9 可以看出，2000－2012 年淄博市苹果种植面积总体呈增加趋势，其中 2000－2001 年增幅最大，2001 年的种植面积增加到了 1.5421 万 hm^2。但是，2002－2008 年苹果种植面积呈波动态势。从 2008 年开始苹果种植面积开始逐年增加，由 2008 年的 1.3559 万 hm^2 增加到 2012 年的 1.6697 万 hm^2，增幅比较明显。

从图 2.10 可以看出，淄博市 2000－2012 年苹果平均产量从 2000 年的 16.3816t/hm^2 增加到 2012 年的 36.1961t/hm^2，递增趋势明显。

从国家气象数据共享网获取淄博市地面气候数据。

设置变量：x_1－x_7 依次对应 4－10 月的平均气温；x_8－x_{14} 依次对应 4－10 月的平均降水量；x_{15}－x_{21} 依次对应 4－10 月的平均日照时数。

对淄博地区气象和产量数据进行回归分析，部分结果见表 2.20 和表 2.21。

表 2.20　淄博市 2000－2012 年苹果平均产量与气候因子回归
模型的方差分析表

Table 2.20　Regression analysis of variance table of average apples
yield and climatic factors in Zibo, 2000－2012

来源	自由度	平方和	均方	F 值	p 值
回归	4	889.43754	222.35938	43.41	<0.0001
误差	7	35.8528	5.12183		
总和	11	925.29034			

回归方程检验的 p 值<0.0001，即 $p < \alpha$，从而接受 H_0，由此认为回归方程是

极其显著的。

表 2.21　淄博市 2000－2012 年苹果平均产量与气候因子回归模型的参数估计
Table 2.21　Parametric estimated of regression models of apples per hm^2 yield and climatic factors in Zibo, 2000－2012

变量	参数估计	标准误差	F 值	p 值
常数项	72.6356	5.30603	187.4	<.0001
x_8	0.26176	0.04464	34.39	0.0006
x_{11}	-0.03189	0.00918	12.07	0.0104
x_{12}	-0.02892	0.01247	5.38	0.0535
x_{19}	-0.26559	0.02264	137.65	<.0001

由表 2.21 得到淄博市苹果平均产量与气象因子的回归方程为

$$y = 72.6356 + 0.26176x_8 - 0.0319x_{11} - 0.0289x_{12} - 0.2656x_{19}$$

用回归方程检验 2000－2012 年淄博地区苹果平均产量，结果见表 2.22。

表 2.22　淄博市 2000－2012 年苹果平均产量与用气候因子回归
模型的平均产量预测
Table 2.22　Production forecast regression model of apples per hm^2 yield and climatic factors in Zibo, 2000－2012

年份	平均产量/ (t/hm^2)	预测平均产量/ (t/hm^2)	误差率	残差/t
2000	16.3816	16.5580	-0.0107	-0.1764
2001	10.1435	10.3930	-0.0246	-0.2495
2002	13.3632	11.9311	0.1071	1.4320
2003	16.7659	19.0882	-0.1385	-2.3223
2004	19.6574	22.6769	-0.1536	-3.0195
2005	21.4617	18.3671	0.1441	3.0946
2006	23.4521	25.1541	-0.0725	-1.7020
2007	30.9732	28.5630	0.0778	2.4102
2008	31.3121	30.9808	0.0105	0.3314
2009	33.3613	33.9311	-0.0170	-0.5699
2010	36.0752	35.9922	0.0023	0.0829
2011	36.0752	36.2027	0.0035	0.1275
2012	36.1961	35.9212	-0.0077	-0.2749

由表 2.22 中对苹果平均产量的预测结果可知，预测平均产量的残差较小，平均误差率为 6.1%，预测结果较好。图 2.11 为 2000－2012 年淄博市苹果平均产量与预测平均产量折线图。

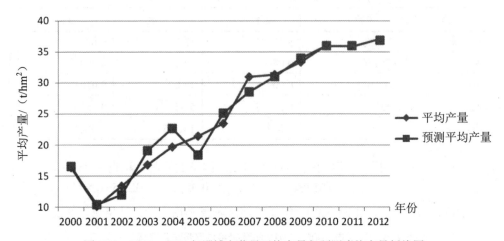

图 2.11　2000－2012 年淄博市苹果平均产量与预测平均产量折线图

Figure 2.11　Forecast yields and the original production line chart of Zibo in 2000－2012

淄博属于内陆地区的苹果高产区。用淄博市的基于气象因素的苹果平均产量预测模型对同属鲁中气象分区的滨州、德州、菏泽、泰安、潍坊进行平均产量预测。以 2009 年产量为例，除潍坊市，其他 4 个市的预测误差分别为：17.62%、18.17%、10.34%和 15.82%，具有一定的参考价值。

2.2.2.3　济南市 2000－2012 年苹果平均产量与气候因子关系研究

本书以济南市 2000－2012 年苹果产量和气象数据为研究对象，建立产量与气象因子的回归模型，获取各气象因子与苹果产量间的相关关系并对苹果产量进行预测。

1. 数据来源

从山东省统计局获取济南市 2000－2012 年苹果种植面积和产量数据，计算出济南市苹果平均产量，见表 2.23、图 2.12、图 2.13。从国家气象数据共享网获得济南市按旬气象数据，包括以下气候因子：降水量、极大风速、极大风速的风向、本站平均气压、平均风速、平均气温、平均水汽压、平均相对湿度、日照时数、本站日最低气压、日最低气温、日最高气压、日最高气温、最大风速、最大风速的风向以及最小相对湿度，具体数据见表 2.24。

表 2.23　山东省济南市 2000－2012 年苹果种植面积与产量
Table 2.23　The actual planting area and yield of apple in
Jinan, Shandong Province, 2000－2012

年份	种植面积/hm²	苹果产量/t	平均产量/（t/hm²）
2000	23240	256512	11.0375
2001	22633	258030	11.4006
2002	20325	209126	10.2891
2003	19302	236249	12.2396
2004	19373	236569	12.2113
2005	20171	246489	12.2200
2006	20425	250209	12.2501
2007	18941	260271	13.7411
2008	16808	241654	14.3773
2009	15969	248485	15.5605
2010	15396	247389	16.0684
2011	14897	234704	15.7551
2012	15358	245759	16.0020

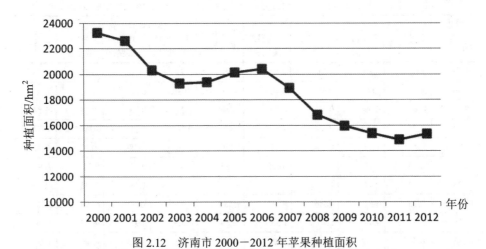

图 2.12　济南市 2000－2012 年苹果种植面积

Figure 2.12　The apple planting area in Jinan, 2000－2012

从图 2.12 可见，济南市 2000－2012 年苹果种植面积从 2000 年的 23240hm²

减少到 2012 年的 15358hm²，呈递减趋势。

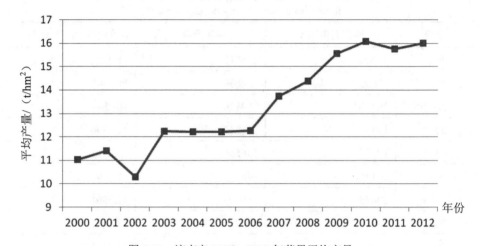

图 2.13　济南市 2000－2012 年苹果平均产量

Figure 2.13　The average yield of apple in Jinan, 2000－2012

从图 2.13 可见，济南市 2000－2012 年苹果平均产量从 2000 年的 11.0375t/hm² 增加到 2012 年的 16.002t/hm²，呈递增趋势。

表 2.24　相关性大于 0.5 的气象因子数据

Table2.24　Meteorological factor data whose correlation are greater than 0.5

平均产量/ (t/hm²)	1 月上旬平均气温	2 月中旬平均日照时数	3 月上旬平均气温	3 月上旬平均日最高气温	3 月中旬平均气温	3 月中旬平均日最高气温	4 月上旬平均相对湿度	4 月下旬平均降水量	5 月上旬平均气温
11.04	0.16	0.89	1.11	1.10	0.68	0.71	-1.06	-0.12	-0.55
11.40	0.45	-0.53	0.34	0.40	-0.96	-0.36	0.94	-0.67	0.61
10.29	1.91	0.99	0.60	0.79	1.10	1.24	0.72	-0.54	-1.84
12.24	-1.28	-0.08	-0.54	-0.53	0.47	0.54	1.11	2.80	-0.73
12.21	1.35	1.56	0.56	0.37	0.90	0.46	-0.07	-0.33	-0.37
12.22	-0.34	-0.73	-0.38	-0.15	-0.23	-0.08	0.60	0.21	-0.93
12.25	-0.34	0.41	1.12	1.11	0.77	0.81	1.38	-0.35	-0.19
13.74	-0.23	0.51	-0.86	-0.98	1.58	1.61	-1.37	-0.67	0.56
14.38	1.19	0.05	1.40	1.36	-0.89	-1.09	0.97	-0.33	0.46
15.56	-0.34	-1.37	0.10	-0.02	-1.74	-1.68	-0.75	-0.66	0.92
16.07	-1.32	-2.07	-2.15	-2.09	-0.91	-1.17	-1.44	-0.33	1.21
15.76	-1.02	-0.19	-0.43	-0.33	-0.76	-0.83	-0.41	-0.40	-0.83
16.00	-0.19	0.57	-0.88	-1.02	-0.01	-0.17	-0.62	1.38	1.69

续表

5月上旬平均日最低气温	5月下旬平均日照时数	6月下旬平均降水量	6月下旬平均相对湿度	6月下旬平均日最低气温	7月中旬平均降水量	7月中旬平均日照时数	7月下旬平均降水量	8月上旬平均气温	8月上旬平均相对湿度
-1.02	0.14	-0.71	1.19	-0.69	-0.95	0.42	0.83	1.12	-1.00
0.48	0.87	1.26	0.48	0.54	-0.05	1.23	-0.71	0.11	-0.79
-1.90	1.13	-0.67	0.96	-1.91	-0.93	2.03	-1.31	1.25	-1.95
-0.38	0.27	-0.48	-0.17	-0.61	1.23	-0.78	0.09	0.73	0.26
-0.38	-0.20	2.45	0.43	-0.49	0.55	-1.35	2.59	0.19	0.23
-1.08	1.81	-0.78	-0.59	0.90	0.20	0.93	-0.67	-1.22	0.74
-0.08	-0.31	0.74	0.21	-0.26	-0.96	0.01	0.15	-0.17	0.64
0.12	-1.95	0.67	1.62	-0.86	2.17	-0.63	0.49	-0.21	0.80
0.43	0.23	-0.68	-0.33	0.07	0.83	-0.54	-1.21	1.54	-0.84
1.41	-0.73	-0.75	-2.25	2.11	-0.22	0.03	-0.15	-0.91	0.07
1.22	-1.18	-0.65	-0.65	0.78	0.11	-0.77	0.09	0.30	-0.11
-0.20	0.55	-0.43	-0.16	-0.08	-0.95	-1.14	0.17	-1.52	-0.07
1.39	-0.63	0.04	-0.75	0.52	-1.03	0.56	-0.35	-1.20	2.03

8月上旬平均日照时数	8月上旬平均日最高气温）	8月中旬平均相对湿度	8月中旬平均日照时数	8月下旬平均气温	8月下旬平均日最高气温	9月上旬平均日照时数	12月上旬平均相对湿度	12月上旬平均日照时数
0.12	0.89	0.61	0.58	0.54	0.63	1.04	0.64	0.23
1.96	0.71	-0.61	0.77	0.26	0.83	0.62	0.71	-1.43
1.99	1.01	-1.78	1.32	2.43	2.25	1.24	1.15	-1.56
0.08	0.27	-0.25	0.81	-0.67	-0.95	-1.25	0.62	-0.48
-0.40	0.30	-0.35	-0.47	-0.40	-0.44	0.13	0.11	-0.17
-0.55	-1.33	-0.76	1.02	-0.11	-0.02	0.91	-0.86	1.17
-0.02	0.44	-0.91	1.21	0.02	-0.36	0.19	0.30	-0.07
-1.00	0.12	1.69	-1.04	0.88	0.50	0.73	0.58	-0.89
0.52	1.30	0.53	-1.15	-0.16	0.21	0.62	-1.55	0.80
-0.47	-0.74	-0.91	0.06	-1.45	-1.17	-1.21	0.25	-0.49
-0.10	0.25	0.80	-0.85	-1.45	-1.71	-1.76	-1.80	1.78
-0.98	-1.58	0.85	-1.48	0.29	0.10	-0.99	1.04	0.12
-1.13	-1.65	1.08	-0.78	-0.17	0.14	-0.27	-1.19	0.98

2. 数据处理

（1）数据预处理。根据有关经验和知识判断，剔除无效数据，通过参考文献资料并借鉴前人经验，经初步筛选，获取如下 6 项指标：平均降水量、平均气温、平均相对湿度、平均日照时数、平均日最低气温以及平均日最高气温（魏钦平等，1998）。

（2）由每日气象数据计算每旬平均气象数据。获得旬平均降水量、旬平均气温、旬平均相对湿度、旬平均日照时数、旬平均日最低气温、旬平均日最高气温。以上 6 大类指标具体涵盖 216 个具体指标：x_{ija} (i=1,2,3,…,12；j=1,2,3)表示第 i 月第 j 旬的旬平均降水量，x_{ijb} (i=1,2,3,…,12；j=1,2,3)表示 i 月第 j 旬的旬平均气温，x_{ijc} (i=1,2,3,…,12；j=1,2,3)表示 i 月第 j 旬的旬平均相对湿度，x_{ijd} (i=1,2,3,…,12；j=1,2,3)表示 i 月第 j 旬的旬平均日照时数，x_{ije} (i=1,2,3,…,12；j=1,2,3)表示 i 月第 j 旬的旬平均日最低气温，x_{ijf} (i=1,2,3,…,12；j=1,2,3)表示 i 月第 j 旬的旬平均日最高气温。

（3）进行相关性分析。得到亩产量与其他变量的相关矩阵，从中选择与亩产量相关系数大于 0.5 的自变量共 28 个：x_{11b}、x_{21d}、x_{31b}、x_{31f}、x_{33b}、x_{33f}、x_{41c}、x_{43a}、x_{51b}、x_{51e}、x_{53d}、x_{63a}、x_{63c}、x_{63e}、x_{72a}、x_{72d}、x_{73a}、x_{81b}、x_{81c}、x_{81d}、x_{81f}、x_{82c}、x_{82d}、x_{83b}、x_{83f}、x_{91d}、x_{121c}、x_{121d}。对这 28 个变量数据进行标准化处理，结果见表 2.24。

3. 积分回归法

由于本试验中的自变量较多，为了保证回归方程的稳定性，样本容量要求非常多。为了解决这一矛盾，可以用某一个正交多项式组成的函数去逼近各气象因子依时间变化的函数，取其主要几项作为新因子以代替各气象因子，这就是英国统计学家 R.A.iFhser 在 1924 年提出的积分回归原理（李春梅等，2004）。积分回归法常用切比雪夫多项式，把原来较多自变量化为较少自变量，然后用一般多元回归分析法求出新变量回归模型，最后再根据其基本原理求出原自变量的回归参数，用于分析自变量与因变量之间的相关性质和相关程度，同时还可运用于预测与分析等（宛公展等，1982；罗琴等，2010；刘剑霞等，2010）。

（1）设原自变量 x_i 为 l 个气象变量不同时段的取值，用 $x_i(t)$ 表示第 i 个气象变量在 t 时段的取值，因变量的无偏估计为 $\hat{Y}$，则一般积分回归模型如下：

$$\hat{Y} = b_0 + \sum_{i=1}^{l} \sum_{t=1}^{\tau} b_i(t) \cdot x_i(t) \qquad (2.19)$$

式中，b_i 为回归系数，$i = 1,2,…,l$；$t = 0,1,2,…,\tau$。

P_{ij} 为正交多项式矩阵，运用正交变换化为新自变量 $\boldsymbol{\Phi}$，即

$$\boldsymbol{\Phi}_{tj} = X_{ti} \cdot P_{ij} \qquad (2.20)$$

式中，$t = 1, 2,…,j$；$i = 1, 2,…,\tau$；$j = 1, 2,…,6$。

根据新自变量 $\boldsymbol{\Phi}$ 和因变量 Y，可求得回归方程为

$$\hat{Y} = a_0 + \sum_{i=1} a_j \boldsymbol{\Phi}_i \qquad (2.21)$$

式中， a_0 和 a_j 为新自变量回归参数。

（2）再求出原自变量回归参数，由其基本原理，可按下式求得：

$$b_i = \sum_j a_j P_{ij} \tag{2.22}$$

利用以上方法，建立本书的苹果产量预测模型（王晓铃等，2003）。

对日照时数、空气湿度、降水量和空气温度等气象数据，利用下式进行归一化处理，即：

$$x_i = (X - \overline{X})/S_x \tag{2.23}$$

式中， S_x 为气象因子标准差。

矩阵 X 为济南市 2000－2012 年日照时数归一化后的矩阵，向量 Y 为 2000－2012 年单位产量的矩阵，因为自变量共 20 个，故取 $m=20$，得切比雪夫正交矩阵为（屠其璞等，1984）

$$P_{ij} = \begin{pmatrix}
1 & -19 & 57 & -969 & 1938 & 1938 \\
1 & -17 & 39 & -357 & -102 & 1122 \\
1 & -15 & 23 & 85 & -1122 & 1802 \\
1 & -13 & 9 & 377 & -1402 & 1222 \\
1 & -11 & -3 & 539 & -1187 & 187 \\
1 & -9 & -13 & 591 & -687 & -771 \\
1 & -7 & -21 & 553 & -77 & -1351 \\
1 & -5 & -27 & 445 & 503 & -1441 \\
1 & -3 & -31 & 287 & 948 & -1076 \\
1 & -1 & -33 & 99 & 1188 & -396 \\
1 & 1 & -33 & -99 & 1188 & 396 \\
1 & 3 & -31 & -287 & 948 & 1076 \\
1 & 5 & -27 & -445 & 503 & 1441 \\
1 & 7 & -21 & -553 & -77 & -1351 \\
1 & 9 & -13 & -591 & -687 & 771 \\
1 & 11 & -3 & -539 & -1187 & -187 \\
1 & 13 & 9 & -377 & -1402 & -1222 \\
1 & 15 & 23 & -85 & -1122 & -1802 \\
1 & 17 & 39 & 357 & -102 & -1122 \\
1 & 19 & 57 & 969 & 1938 & -1938
\end{pmatrix}$$

根据积分回归法求得

$$\Phi_{ij} = \begin{pmatrix} 7.7 & 26.9 & 12.5 & -4081.5 & -5928.5 & 1715.8 \\ 8.7 & 38.4 & -141.5 & -895 & 690 & -6653.1 \\ 8.9 & 132.9 & 79 & -4441.2 & 7720.8 & -3514.2 \\ -7 & 50.3 & -233.3 & 108.2 & -660.5 & -2859.9 \\ -3.4 & 49.5 & 133.3 & 1402.9 & 1423 & -4644.9 \\ 7.5 & -66.4 & -98 & 1735 & -2416.4 & 554.3 \\ 0.2 & -24.3 & -44.5 & 69.5 & 2625.1 & 454.9 \\ -9.1 & -100.3 & 32.3 & -1591.3 & -9822.9 & 9473.4 \\ -9.4 & 53 & 15.2 & -152.6 & -5586.4 & -4718.4 \\ 2.4 & -17.6 & -117.2 & 2335.4 & 6052.8 & -1558.6 \\ -7 & 37.6 & 32.1 & 2777.3 & 4850.8 & 603.7 \\ -2.3 & -125.6 & 264.8 & 1450 & 1882.4 & 7362.4 \\ 2.9 & -54.8 & 65 & 1302.3 & -759.4 & 3731.3 \end{pmatrix}$$

将上式归一化，结果为

$$\Phi_{ij} = \begin{pmatrix} 1.12 & 0.37 & 0.10 & -1.80 & -1.18 & 0.36 \\ 1.26 & 0.53 & -1.09 & -0.40 & 0.14 & -1.39 \\ 1.29 & 1.83 & 0.61 & -1.96 & 1.54 & -0.74 \\ -1.02 & 0.69 & -1.80 & 0.05 & -0.13 & -0.60 \\ -0.49 & 0.68 & 1.03 & 0.62 & 0.28 & -0.97 \\ 1.09 & -0.91 & -0.76 & 0.76 & -0.48 & 0.12 \\ 0.03 & -0.33 & -0.34 & 0.03 & 0.52 & 0.10 \\ -1.32 & -1.38 & 0.25 & -0.70 & -1.96 & 1.99 \\ -1.36 & 0.73 & 0.12 & -0.07 & -1.11 & -0.99 \\ 0.35 & -0.24 & -0.91 & 1.03 & 1.20 & -0.33 \\ -1.02 & 0.52 & 0.25 & 1.22 & 0.97 & 0.13 \\ -0.33 & -1.73 & 2.05 & 0.64 & 0.37 & 1.55 \\ 0.42 & -0.75 & 0.50 & 0.57 & -0.15 & 0.78 \end{pmatrix}$$

化成一般多元回归方程，用最小二乘法建立的积分回归方程为

$$y = 13.28 - 0.28x_1 + 0.33x_2 + 0.25x_3 + 1.38x_4 + 0.05x_5 + 0.92x_6$$

运算结果和图示分别见表 2.25 和图 2.14。

同理可得苹果产量和空气湿度的多元回归方程为

$$y = 13.28 + 0.81x_1 + 2.59x_2 - 0.22x_3 - 0.52x_4 - 1.59x_5 + 2.01x_6$$

运算结果和图示分别见表 2.26 和图 2.15。

表 2.25 预测模型精度检验（日照时数）
Table 2.25 Test of predictive accuracy of the model (sunshine hours)

序号	预测产量/ (t/hm²)	残差/t	原产量/ (t/hm²)	误差率
1	10.8964	0.1411	11.0375	0.0128
2	10.9972	0.4034	11.4006	0.0354
3	10.3562	-0.0671	10.2891	-0.0065
4	12.8524	-0.6128	12.2396	-0.0501
5	13.8703	-1.6590	12.2113	-0.1359
6	13.6234	-1.4034	12.2200	-0.1148
7	13.2338	-0.9837	12.2501	-0.0803
8	14.0337	-0.2926	13.7411	-0.0213
9	12.8757	1.5016	14.3773	0.1045
10	14.0569	1.5036	15.5605	0.0966
11	15.6557	-0.0952	15.5605	-0.0061
12	15.6464	0.1087	15.7551	0.0069
13	14.5467	1.4553	16.0020	0.0910

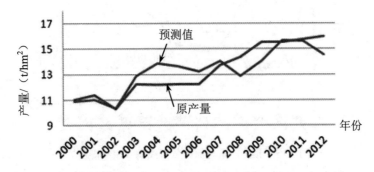

图 2.14 预测产量与原产量折线图（日照时数）
Figure 2.14 Predict yield and actual yield line chart (sunshine hours)

表 2.26 预测模型精度检验（空气湿度）
Table 2.26 Test of predictive accuracy of the model (air humidity)

序号	预测产量/ (t/hm^2)	残差/t	原产量/ (t/hm^2)	误差率
1	10.7581	0.2794	11.0375	0.0253
2	12.9243	-1.524	11.4006	-0.1337
3	10.4507	-0.1616	10.2891	-0.0157
4	13.3286	-1.0890	12.2396	-0.0890
5	11.9616	0.2497	12.2113	0.0204
6	11.9242	0.2958	12.2200	0.0242
7	13.6828	-1.4327	12.2501	-0.1170
8	13.4919	0.2492	13.7411	0.0181
9	13.2898	1.0875	14.3773	0.0756
10	14.3116	1.2488	15.5605	0.0802
11	14.8025	0.7580	15.5605	0.0487
12	14.9179	0.8372	15.7551	0.0531
13	16.8006	-0.7985	16.0020	-0.0499

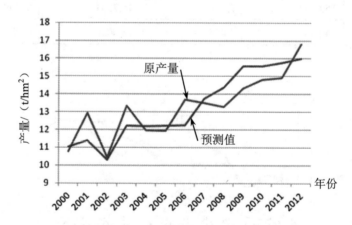

图 2.15 预测产量与原产量折线图（空气湿度）

Figure 2.15 Forecast yields and the original production line chart (air humidity)

苹果产量和降水量的多元回归方程为

$$y = 13.28 - 1.32x_1 - 0.48x_2 + 1.55x_3 - 0.02x_4 - 0.98x_5 - 0.49x_6$$

运算结果和图示分别见表 2.27 和图 2.16。

表 2.27 预测模型精度检验（降水量）
Table 2.27 Test of predictive accuracy of the model (precipitation)

序号	预测产量/ (t/hm²)	残差/t	原产量/ (t/hm²)	误差率
1	11.9224	-0.8849	11.0375	-0.0802
2	10.2935	1.1071	11.4006	0.0971
3	11.2371	-0.9480	10.2891	-0.0921
4	11.6672	0.5724	12.2396	0.0468
5	12.1227	0.0886	12.2113	0.0073
6	12.3845	-0.1645	12.2200	-0.0135
7	12.4032	-0.1530	12.2501	-0.0125
8	14.3146	-0.5734	13.7411	-0.0417
9	14.1755	0.2019	14.3773	0.0140
10	15.6666	-0.1062	15.5605	-0.0068
11	15.3917	0.1688	15.5605	0.0108
12	15.0571	0.6980	15.7551	0.0443
13	16.0088	-0.0067	16.0020	-0.0004

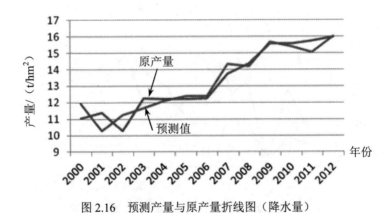

图 2.16 预测产量与原产量折线图（降水量）

Figure 2.16 Forecast yields and the original production line graph (precipitation)

苹果产量和平均温度的多元回归方程为

$$y = 13.28 - 0.71x_1 + 0.45x_2 - 0.21x_3 + 1.23x_4 + 0.02x_5 + 0.47x_6$$

运算结果和图示分别见表 2.28 和图 2.17。

表 2.28　预测模型精度检验（平均温度）
Table 2.28　Test of predictive accuracy of the model (average temperature)

序号	预测产量/(t/hm²)	残差/t	原产量/(t/hm²)	误差率
1	11.8181	-0.7806	11.0375	-0.0707
2	13.5911	-2.1905	11.4006	-0.1921
3	10.3270	-0.0379	10.2891	-0.0037
4	13.9058	-1.6662	12.2396	-0.1361
5	13.2584	-1.0471	12.2113	-0.0858
6	12.8456	-0.6257	12.2200	-0.0512
7	13.1010	-0.8509	12.2501	-0.0695
8	12.0834	1.6577	13.7411	0.1206
9	12.5939	1.7834	14.3773	0.1240
10	15.2850	0.2754	15.5605	0.0177
11	14.1848	1.3757	15.5605	0.0884
12	15.7196	0.0356	15.7551	0.0023
13	13.9309	2.0711	16.0020	0.1294

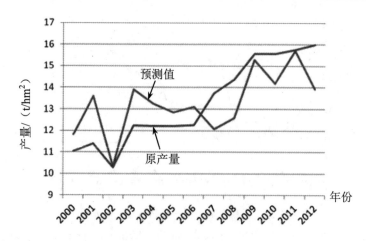

图 2.17　预测产量与原产量折线图（平均温度）

Figure 2.17　Theline chart ofprediction yield and originalyield (average temperature)

4. 逐步回归法

使用逐步回归法进行回归分析，部分结果见表 2.29、表 2.30。

表 2.29　济南市 2000－2012 年苹果平均产量与气候因子回归模型的
方差分析表

Table 2.29　Analysis of variance table of apple yield and climate factor
regression model of Jinan, 2000－2012

来源	自由度	平方和	均方	F 值	p 值
回归	5	48.79	9.85848	130.07	<0.0001
误差	7	1.04	0.07579		
总和	12	49.83			

表 2.30　济南市 2000－2012 年苹果产量与气候因子回归模型的参数估计表

Table 2.30　Parameter estimates of regression model about apple yield and
climatic factors of Jinan, 2000－2012

变量	参数估计	标准误差	F 值	p 值
常数项	13.3194	0.1069	15535.20	<0.0001
x_{11b}	-0.5392	0.1352	15.76	0.0054
x_{53d}	-0.3731	0.1396	7.10	0.0323
x_{63c}	-0.9423	0.1223	59.73	0.0001
x_{72d}	0.50934	0.1664	9.28	0.0187
x_{82c}	-1.5143	0.1621	87.24	<0.0001

逐步回归过程的摘要显示逐步回归在第 5 步结束，最终选择的 y 的自变量为 1 月上旬的旬平均气温 x_{11b}、5 月下旬的日照时数 x_{53d}、6 月下旬的相对湿度 x_{63c}、7 月中旬的日照时数 x_{72d}、8 月中旬的旬平均相对湿度 x_{82c}，回归方程的确定系数 $R^2=0.9791$，方差分析表 2.29 显示回归变量有 5 个，回归方程检验的 p 值<0.0001，即 $p<\alpha$，从而接受 H_0，认为回归方程是极其显著的。

表 2.30 显示，回归方程参数检验结果为：常数项检验的 p 值<0.0001<α_0，x_{11b} 检验的 p 值为=0.0054<α_0，x_{53d} 检验的 p 值为 0.0323<α_0，x_{63c} 检验的 p 值为 0.0001<α_0，x_{72d} 检验的 p 值为 0.0187<α_0，x_{82c} 检验的 p 值为<0.0001<α_0。回归方程为

$$y = 13.3193 - 0.5367x_{11b} - 0.3720x_{53d} - 0.9451x_{63c} + 0.5054x_{72d} - 1.5143x_{82c}$$

用回归方程检验 2000－2012 年济南地区苹果产量，见表 2.31。

表 2.31 是对苹果平均产量预测分析，预测产量的残差较小，平均误差率在 1.92%以内，预测结果较好。图 2.18 为 2000－2012 年济南地区苹果产量与预测产量折线图。

表 2.31　济南市 2000－2012 年苹果产量与气候因子回归模型的产量预测表

Table 2.31　2000－2012 apple area yield and climate factor regression model yield prediction of Jinan

年份	原平均产量/ （t/hm²）	预测平均产量/ （t/hm²）	误差率	残差/t
2000	11.04	11.39	0.03	-0.35
2001	11.40	11.76	0.03	-0.36
2002	10.29	9.99	-0.03	0.30
2003	12.24	12.45	0.02	-0.21
2004	12.21	12.29	0.01	-0.08
2005	12.22	12.31	0.01	-0.09
2006	12.25	11.59	-0.05	0.66
2007	13.74	13.89	0.01	-0.15
2008	14.38	14.38	0.00	0.00
2009	15.56	15.82	0.02	-0.26
2010	16.07	15.98	-0.01	0.09
2011	15.76	15.48	-0.02	0.28
2012	16.00	15.83	-0.01	0.17

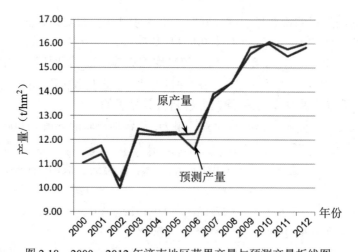

图 2.18　2000－2012 年济南地区苹果产量与预测产量折线图

Figure 2.18　The line graph of Jinan's apple yield and production forecasting 2000－2012

以上部分利用积分回归法和逐步回归法分别对济南地区 2000－2013 年的数据建立产量预测模型。从结果来看，逐步回归法筛选出的气象数据中的显著相关因素是 1 月上旬的旬平均气温 x_{11b}、5 月下旬的日照时数 x_{53d}、6 月下旬的相对湿度 x_{63c}、7 月中旬的日照时数 x_{72d}、8 月中旬的旬平均相对湿度 x_{82c}，以此进行的产量预测，有较高精度，可以用于短期预测和中期预测苹果园产量；利用积分回归法对苹果产量进行预测，根据各气象因子建立的回归方程，预测值与实测值的误差不大，对于变量较多的情况，可通过积分回归有效地减少变量个数，简化方程。存在误差的原因应从两个方面分析：一方面是数据量较小，仅包括 2000－2012 年间的数据；另一方面是产量的预测不能仅从少量的气象因子来得出。

济南地区代表了山东省内陆苹果中低产地区。用济南地区的基于气象因素的苹果产量预测模型对同属鲁中苹果中低产地区的莱芜、枣庄、临沂、济宁这 4 个地区进行产量预测，以 2003 年产量为例，除济宁地区以外，其他 3 个地区的预测误差分别为 18.18%、3.69% 和 3.72%，特别是枣庄、临沂两地，预测误差在 4% 以内，完全可以用济南地区的预测模型进行产量预测。

2.3 小结

本章从树势结构和气象因素两个方面建立苹果产量预测模型。树势结构方面是以亩叶量、亩叶面积、叶丛枝、短枝、中枝、长枝、发育枝与平均亩产量建立预测方程进行产量预测，以 23 个果园数据建立方程 $\hat{y}_j = 725.6622h + 1879.6620$，选择另外 6 个果园作为未知产量果园进行预测。结果表明，对前 23 个果园的预测精度达到 96.37%，对于另外 6 个未知产量果园的预测精度达到 91.08%，总体来讲预测精度较高。

研究气象因素与平均产量的相关性时，考虑到不同气候区域的苹果产量差异，首先对山东省 17 个地市进行聚类分析，聚类指标为苹果平均产量和影响苹果产量的主要气象因素，得到的聚类结果有 4 类，分别为内陆苹果中底产区、内陆苹果高产区、鲁西北苹果低产区和山东半岛苹果高产区。分别以烟台地区、淄博地区和济南地区的降水量、平均温度、日照时数等气象因子与该地平均产量建立回归方程，进行产量预测，预测误差分别为 5.11%、6.10% 和 1.92%，精度较高。使用烟台地区、淄博地区和济南地区的产量预测模型分别对同类地区的苹果产量进行预测，发现与淄博地区同类的滨州、德州、菏泽、泰安等地区可共用同一模型，与济南地区同类的莱芜、枣庄、临沂等地区可共用同一模型。

以上苹果产量预测模型的研究，仅仅从某个方面建立预测方程对产量进行预测，但由于影响苹果产量的主要因素复杂多样（Roinson, 1991；Lakso, 1992），外在因素包括光照强度、温度、土壤条件、积温、需冷量、降水、灌溉、人为施肥和修剪、病虫草危害程度等，内在因素包括树龄、树冠体积、苹果类型、枝条量、叶片量等。如何能够将主要的影响苹果产量的因素有机地结合在一起，建立基于综合因素的果实产量或果实品质预测模型，提高预测精度，是今后的研究方向。

第 3 章　土壤元素含量与植株、树势结构与产量品质的相关性分析

土壤是果树生长的载体。土壤有效养分含量是果园土壤肥力水平的标志，也是进行合理施肥的重要依据（高义民，2013）。及时了解和掌握果园土壤养分状况，叶片、枝条及果实营养状况及变化趋势，对推广平衡施肥技术，提高果品产量、改善果品质量、促进果农节本增效和果业可持续发展都具有重大意义（路超等，2011）。

树势结构对苹果的产量、品质也会产生影响，本书讨论苹果树冠径、冠高、干周、树冠体积以及叶量等指标与苹果产量、品质之间的关系，并给出结论。

3.1　枝条、叶片和果实中矿质元素和土壤中元素含量的相关关系分析

无论是动物还是植物，所有有机体都由各种化学元素所组成。现在人们已经查明组成动植物有机体的化学元素有 60 余种。它们在有机体生命过程中所起的作用都十分重要（王富林，2013）。本节以山东省 49 个果园的"红富士"苹果为试材，对土壤中的氮、磷、钾、硼、锌、锰、铁、钾、镁等元素含量与枝条、叶片和果实中的相应元素含量进行分析，得到二者之间的相关关系。

3.1.1　材料与方法

采样在山东省 49 个果园进行（薛晓敏等，2012；路超，2009，2011），土壤为偏酸性沙壤土。苹果品种为"红富士"，树龄在 13 年左右，各个采样果园的树势较一致、产量较稳定。采样果园名如图 3.1 所示。

1	栖霞观里镇小院村	26	沂水县诸葛镇李家河北村
2	栖霞观里镇小院村	27	沂水县诸葛镇武家庄
3	栖霞杨础镇古崖村	28	沂水县泉庄乡殷家峪村
4	栖霞杨础镇榆柳前村	29	沂水县诸葛镇武家庄
5	栖霞蛇窝坡镇唐中村	30	沂水县泉庄乡殷家峪村
6	招远阜山镇岗东村	31	沂水县泉庄乡江家庵村
7	招远阜山镇张郎堡村	32	沂水县泉庄乡江家庵村
8	招远大秦家镇大秦家村	33	沂水县泉庄乡罗汉崖村
9	招远大秦家镇大秦家村	34	蒙阴县野店镇焦坡村
10	招远张星镇北里庄	35	蒙阴县蒙阴镇徐家沟村
11	蓬莱小门家镇大迟家村	36	蒙阴野店镇北坪村
12	蓬莱小门家镇大迟家村	37	蒙阴县野店镇北晏子村
13	蓬莱小门家镇大迟家村	38	蒙阴县高都镇下坦布林村
14	蓬莱大辛店镇金家庄	39	蒙阴县高都镇上坦布林村
15	蓬莱南王镇二十堡东村	40	蒙阴县野店镇南峪村
16	牟平区高陵镇范格庄	41	蒙阴县野店镇南峪村
17	牟平区高陵镇范格庄	42	沂源县燕崖镇西郑村
18	牟平区王格庄王格庄村	43	沂源县燕崖镇西郑村
19	牟平区王格庄柳家村	44	沂源县燕崖镇平安村
20	牟平区观水镇金集庄	45	沂源县燕崖镇平安村
21	乳山市崖子镇大古头村	46	沂源县燕崖镇平安村
22	乳山市崖子镇大古头村	47	沂源县燕崖镇平安村
23	乳山市崖子镇山东村	48	沂源县燕崖镇东白峪村
24	乳山市午极镇宋家庄	49	沂源县燕崖镇东白峪村

图 3.1　采样果园

Figure 3.1　samples

3.1.2　全体样本的相关性分析

本书首先对全体样本进行相关性分析，将全体样本进行分类，按矿质元素含量多少分为 3 类（低、中、高），分别计算在枝条、叶片和果实中的相关系数，并结合散点图进行分析。土壤中的元素含量与枝条、叶片、果实中营养元素的相关系数见表 3.1。

表 3.1　土壤中的元素含量与枝条、叶片、果实中营养元素的相关系数
Table 3.1　Correlation between the branches、leaves、fruit and the element content of the soil

样本	含量	氮	磷	钾	硼	锌	锰	铁	镁	钙
枝条	低	0.5527	-0.0910	0.2927	0.3954	-0.0251	0.1690	0.0558	-0.4738	0.1102
	中	-0.1368	0.0920	0.2224	0.3596	0.1888	0.0873	0.0208	0.0702	-0.2094
	高	0.1241	-0.3160	-0.0933	-0.2521	0.0889	0.4287	0.3032	-0.1559	0.4557
叶片	低	0.2695	0.1532	-0.0409	-0.1555	0.1234	0.2016	0.1087	-0.1473	-0.2546
	中	0.2553	-0.1271	-0.0548	-0.5345	0.0251	-0.0738	0.3634	0.1373	-0.3068
	高	0.1711	0.0256	-0.2067	0.0458	0.0262	0.3994	-0.0227	-0.1217	0.5996

续表

样本	含量	氮	磷	钾	硼	锌	锰	铁	镁	钙
果实	低	-0.0686	-0.3388	0.2213	-0.1738	0.3574	-0.1448	-0.3561	0.0123	0.2392
	中	-0.2895	0.3840	-0.2464	0.0549	0.0340	0.4549	-0.3008	-0.0439	-0.3313
	高	-0.1625	0.1922	-0.1606	-0.3224	-0.2646	-0.0895	0.0980	0.0097	-0.1494

1. 氮元素

氮是植物所必需的且需要量较大的营养元素，是植物蛋白质和叶绿素的重要组成部分。叶片内的氮元素是叶绿素和光合酶类的主要成分，叶片含氮量高有利于树体的光合作用（张新生等，1999）。从表 3.1 中可见，氮元素在土壤中含量水平较低时，在枝条中呈显著相关性，土壤氮含量在区间[0.598562,0.96309]时，枝条中的氮含量（y）与土壤中的氮含量（x）的关系的回归方程为

$$y = 20.38327 + 4.52779x$$

随着土壤中氮含量的增加，枝条中的氮含量随机波动，相关性不明显。叶片中的氮元素的相关性随土壤中氮元素的增加变化不明显。果实中氮元素含量和土壤中的氮元素含量基本无相关性，如图 3.2 所示。

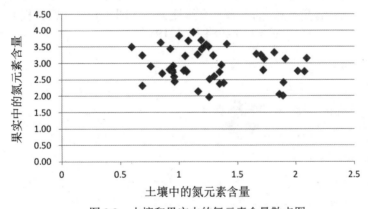

图 3.2　土壤和果实中的氮元素含量散点图

Figure 3.2　The scatter diagram of N content in soil and fruit

2. 钙元素

钙元素和根系的生长发育关系密切，钙离子由根系进入植株体内，一部分呈离子状态存在，另一部分呈难溶的钙盐等形态存在，离子状态的钙的生理功能就是调节树体的酸度，以防止过酸的毒害作用（杨生权，2008）。土壤中的钙元素含量水平较低时，在枝条和叶片中呈现随机波动，不具有明显的相关性，当土壤中钙含量较高时，枝条和叶片中的钙含量呈显著相关。其中，土壤钙含量在区间

[5.904149,10.50815]时，枝条中的钙元素含量（y）与土壤的钙元素含量（x）的关系具有线性关系（图3.3），回归方程为

$$y = 8.512757 + 0.920633x$$

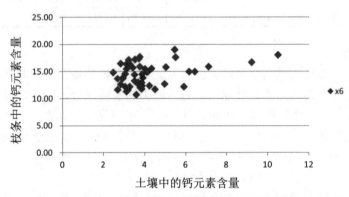

图 3.3　土壤和枝条中的钙元素含量散点图

Figure 3.3　The scatter of Ca content in soil and branches

土壤中的钙元素含量在区间[6.170218,10.50815]时，叶片中的钙元素含量（y）与土壤中的钙元素含量（x）的关系具有线性关系（图3.4），回归方程为

$$y = 11.84984 + 1.3219x$$

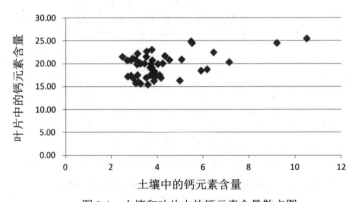

图 3.4　土壤和叶片中的钙元素含量散点图

Figure 3.4　The scatter of Ca content in soil and leaves

　　果实中的钙含量在土壤中钙含量适中时具有最大相关性，当土壤中的钙含量再增加时，果实中的钙元素含量增加不明显。

　　3. 锰元素

　　锰是叶绿体的组成物质及许多酶的活化剂，直接参与植株的光合作用（杨生

权，2008）。土壤中的锰元素含量水平较低时，在枝条、叶片和果实中不具有明显的相关性，但随着土壤中锰元素含量增加，枝条和果实中的锰元素相关性明显增加，果实中的锰元素含量在增加到一定程度时随土壤中锰元素含量的增加而不再增加。

4. 铁元素

铁是细胞色素和叶绿体结构的组成成分，有利于促进叶绿素的形成，它还在有氧呼吸和能量释放的代谢过程中具有重要作用（张进，2010）。土壤中的铁元素含量水平较低时，在枝条、叶片和果实中不具有明显的相关性，当土壤中铁元素含量相对较高时，叶片的吸收量明显增加，枝条中的铁元素含量变化不大（见图 3.5），在均值 90.51（$y = 90.51$）上下波动；当土壤中的铁含量处于中等偏低时，果实中的铁含量具有相关性，当土壤中铁含量相对较高时，果实中的铁含量无明显变化。

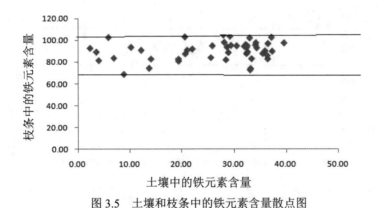

图 3.5　土壤和枝条中的铁元素含量散点图

Figure 3.5　The scatter of Fe content in soil and branches

5. 钾元素

钾是果树生长所必要的营养元素，它不仅能促进果树生长、提高果实品质，同时还会影响其他元素的吸收，如影响氮、磷、钙、镁等多种元素在果树体内的吸收和运转（张进，2010）。从全体样本来看，土壤中钾元素的分布与枝条、叶片和果实的相关性不明显，随着土壤中钾元素的含量增加，枝条、果实中的钾含量呈带状分布，变化不明显。其中，枝条中钾元素含量以 3.18（$y = 3.18$）为均值上下波动（图 3.6）；果实中钾元素含量以 6.22（$y = 6.22$）为均值上下波动（图 3.7）。

6. 镁元素

土壤中的镁元素含量增加时，从相关系数和散点图上分析，在枝条、叶片和果实中相关性均明显。其中，叶片中的镁元素含量呈现以 3.39（$y = 3.39$）为均值上下波动，如图 3.8 所示。

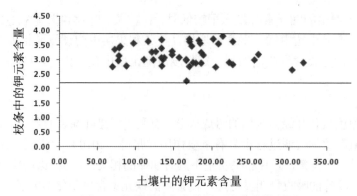

图 3.6   土壤和枝条中的钾元素含量散点图

Figure 3.6   The scatter of K content in soil and branches

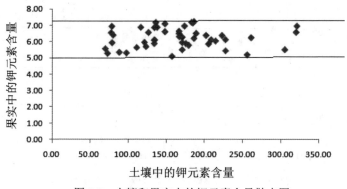

图 3.7   土壤和果实中的钾元素含量散点图

Figure 3.7   The scatter of K content in soil and fruits

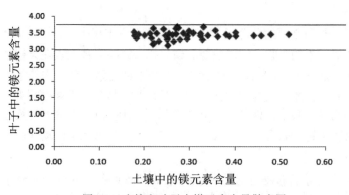

图 3.8   土壤和叶子中镁元素含量散点图

Figure 3.8   The scatter of Mg content in soil and leaves

7. 锌元素

土壤中的锌元素含量较少时，果实中的锌元素含量具有较好的相关性，在区间 [1.44,4.28] 具有线性关系，回归方程为

$$y = 1.05094 + 7.235436x$$

当土壤中的锌元素含量增加时，果实中的锌元素含量增加不明显。

将所有样本作为研究对象，分析枝条、叶片和果实中的营养元素与土壤中元素的相关性，很多都没有找到规律，但有些元素在土壤中的含量处于某一范围时，与枝条、叶片和果实中相应元素的含量有非常明显的相关性，如氮元素在土壤中的含量水平较低时与叶片中的氮元素含量呈明显的正相关；土壤中钙元素的含量较低时，枝条、叶片中的钙元素含量相关性不明显，而土壤中钙元素含量增加时，枝条、叶片中的钙元素含量明显呈现出正相关性。

3.1.3 筛选样本的数据分析

在 49 个样本中，对采集的数据进行初步处理，选取 29 个样本，计算土壤氮、磷、钾、硼、锌、锰、铁、镁、钙与果树枝条、果实和叶片中相应元素含量的相关关系，并建立回归方程；研究枝条、叶片中的营养元素含量与果实品质的相关关系。

3.1.3.1 枝条与土壤中元素含量的相关性分析

对枝条中 9 种元素含量建立非线性回归方程。从表 3.2 中可以看出，枝条中 9 种元素含量和土壤对应元素含量间的相关性都达到显著水平，回归方程的 p 值小于 0.05，铁元素的相关系数最大（r=0.781），其次是钙元素的相关系数（r=0.771）。枝条中磷元素含量与土壤中全磷含量的相关性为负，其他 8 种元素含量均为正相关性。

表 3.2　枝条与土壤元素含量的相关性
Table 3.2　Correlation between the branches and the element content of the soil

元素	回归方程	相关系数 r
氮	$y = 14.921x^{0.218}$	0.679
磷	$y = e^{1.393-0.163x}$	-0.629
钾	$y = 1.185x^{0.202}$	0.734
硼	$y = e^{3.180-0.070\frac{1}{x}}$	0.563
锌	$y = 27.947 \times 1.053^x$	0.545
锰	$y = 46.110 + 6.877x - 0.248x^2 + 0.003x^3$	0.746

续表

元素	回归方程	相关系数 r
铁	$y = e^{4.314+0.007x}$	0.781
镁	$y = e^{0.748+0.281x}$	0.601
钙	$y = 18.884 - 20.124\dfrac{1}{x}$	0.771

3.1.3.2 果实中元素含量与土壤中元素含量的相关性分析

对果实中 9 种元素含量建立非线性回归方程，果实中元素含量与土壤中元素含量间的相关性见表 3.3，可以得出，各种元素含量在果实和土壤中均达到了显著水平，硼元素的相关性在果实和土壤间达到最大值（$r=-0.742$），其次是有效锰的相关性（$r=-0.684$）。

表 3.3 果实中元素含量与土壤中元素含量的相关性
Table 3.3 Correlation between the soil element content and fruit

元素	回归方程	相关系数 r
氮	$y = 2.176 + 1.179\dfrac{1}{x}$	-0.601
磷	$y = 3.191 - 4.103 + 3.036x^2 - 0.709x^3$	-0.502
钾	$y = 2.451x^{0.186}$	0.601
硼	$y = e^{2.838-0.405x}$	-0.742
锌	$y = 7.089x^{0.756}$	0.594
锰	$y = 3.550 \times 0.956^x$	-0.684
铁	$y = 15.287 + 0.517x - 0.019x^2$	-0.664
镁	$y = 0.569 - 0.030\dfrac{1}{x}$	0.518
钙	$y = 0.945 + 0.641\ln(x)$	0.676

3.1.3.3 叶片中元素含量与土壤中元素含量的相关性分析

叶片元素含量与土壤元素含量的相关性见表 3.4，可以看出，各元素含量在叶片和土壤中都达到了显著水平，铁元素的相关性在叶片和土壤间达到最大值（$r=0.785$），其次是交换性钙的相关性（$r=0.780$）；叶片和土壤间除氮和磷的相关性为负值外，其他都为正相关。此结论与薛晓敏等（2012）计算的结论一致，但与郭全恩等（2009）在《甘肃省干旱地区苹果叶片营养和土壤养分相关性研究》一文中的研究结果相反。分析原因有两点：一是数据的采集地域不同，土壤养分的含量不同；二是在样本的选择方面，标准不统一。

表 3.4　叶片中元素含量与土壤中元素含量的相关性
Table 3.4　Correlation between leaf and soil element content

元素	回归方程	相关系数 r
氮	$y = 24.890x^{-0.117}$	-0.74
磷	$y = 2.224 + 1.036\dfrac{1}{x}$	-0.632
钾	$y = 1.288x^{0.386}$	0.709
硼	$y = 17.416 + 23.584x - 11.888x^2$	0.544
锌	$y = e^{2.964+0.062x}$	0.681
锰	$y = e^{5.114+0.007x}$	0.773
铁	$y = e^{5.296+0.008x}$	0.785
镁	$y = 1.625 + 10.039x - 13.431x^2$	0.480
钙	$y = 7.844 + 3.823x - 0.209x^2$	0.780

3.2　苹果树势结构与果实品质的相关性研究

本书以 49 个果园采集的数据为样本，研究苹果树冠径、冠高、干周、树冠体积、叶量等指标与果肉硬度、可溶性糖含量及可溶性固形物含量等果实品质的相关关系，并得出初步结论。

3.2.1　苹果树冠径、冠高和干周与果肉硬度的相关性研究

3.2.1.1　苹果树冠高、干周与果肉硬度的相关性
以果肉硬度为因变量（y），以果树冠高（x_1）和干周（x_2）为自变量，用 49 个果园数据建立回归方程。经验证，回归方程参数及方程本身均通过检验，结果见表 3.5、表 3.6、表 3.7。

表 3.5　冠高、干周与果肉硬度回归统计表
Table 3.5　Regression statistics of crown height, trunk girth and fruit firmness

项目	回归统计
线性回归系数	0.585996
拟合系数	0.343392
调整后的拟合系数	0.314843
标准误差	0.591865
观测值	49

表 3.6　冠高、干周与果肉硬度方差分析表
Table 3.6　Variance analysis of crown height, trunk girth and fruit firmness

来源	自由度	平方和	均方	F 值	显著性概率
回归分析	2	8.427252	4.213626	12.02849	6.28E-05
残差	46	16.11397	0.350304		
总计	48	24.54122			

表 3.7　果肉硬度参数估计表（冠高、干周）
Table 3.7　Parameter Estimation of fruit firmness (crown height, trunk girth)

项目	系数	标准误差	t 值	P 值
截距	12.22284	0.681228	17.94236	2.12E-22
冠高/cm	-0.00679	0.00208	-3.26215	0.002087
干周/cm	-0.02256	0.00748	-3.01644	0.004157

由表 3.7 得到果肉硬度与冠高、干周的回归方程为
$$y = 12.22284 - 0.00697x_1 - 0.02256x_2$$
以此回归方程对 49 个样本的果肉硬度进行预测，结果见表 3.8。

表 3.8　果肉硬度的精度检验（冠高、干周）
Table 3.8　Accuracy test of fruit firmness (crown height, trunk girth)

样本号	果肉硬度		误差/%	样本号	果肉硬度		误差/%
	预测值/（kg/cm²）	实测值/（kg/cm²）			预测值/（kg/cm²）	实测值/（kg/cm²）	
1	8.60	8.30	3.54	26	9.03	9.10	0.74
2	8.50	7.90	7.04	27	9.03	10.20	9.41
3	8.33	8.20	1.60	28	9.32	8.60	9.34

样本号	果肉硬度		误差/%	样本号	果肉硬度		误差/%
	预测值/(kg/cm²)	实测值/(kg/cm²)			预测值/(kg/cm²)	实测值/(kg/cm²)	
4	8.17	8.10	0.81	29	9.49	9.90	2.67
5	8.18	9.00	10.05	30	9.64	9.60	0.53
6	8.77	8.80	0.37	31	9.65	9.20	3.02
7	8.74	8.60	1.61	32	9.49	9.50	0.91
8	8.50	8.40	1.16	33	9.59	9.40	1.63
9	8.43	8.40	0.39	34	9.25	9.60	2.54
10	8.69	9.10	4.71	35	9.36	9.50	6.58
11	8.63	8.00	7.27	36	8.91	9.80	8.22
12	9.28	8.70	6.21	37	9.06	9.20	1.89
13	8.73	9.80	12.21	38	9.03	8.60	6.51
14	8.51	8.50	0.09	39	9.20	8.10	10.21
15	9.00	8.80	2.18	40	9.02	8.10	10.82
16	9.30	9.00	3.24	41	9.08	8.90	0.82
17	9.74	9.40	3.48	42	8.97	8.60	1.34
18	9.28	8.90	4.07	43	8.72	8.30	2.53
19	8.92	9.20	3.18	44	8.52	8.30	2.78
20	9.40	9.50	1.01	45	8.54	8.00	2.99
21	8.91	10.20	14.48	46	8.25	8.00	10.55
22	9.29	10.90	17.28	47	8.94	8.30	2.74
23	9.34	10.40	11.36	48	8.53	8.30	0.84
24	9.26	9.70	4.73	49	8.37	8.10	10.14
25	9.33	9.30	0.27				

由表 3.8 中数据计算可得，果肉硬度预测值与实测值之间的平均误差为 4.74%，预测精度较高。

3.2.1.2 干周、冠径与果肉硬度的相关性

以果肉硬度为因变量（y），以果树干周（x_1）和冠径（x_2）为自变量，用 49 个果园数据建立回归方程。经验证，回归方程参数及方程本身均通过检验，方程参数估计表结果见表 3.9。

表 3.9　果肉硬度参数估计表（干周、冠径）
Table 3.9　Parameter estimation of fruit firmness (trunk girth, crown diameter)

项目	系数	标准误差	t 值	P 值
截距	11.53938	0.638809	18.0639	1.62E-22
干周/cm	-0.00638	0.011814	-0.53977	0.59196
冠径/cm	-0.00482	0.002093	-2.3033	0.025833

根据表 3.9 得到果肉硬度与干周、冠径的回归方程为

$$y = 11.53938 - 0.00638x_1 - 0.00482x_2$$

以此回归方程对 49 个样本进行预测，结果见表 3.10。

表 3.10　果肉硬度的精度检验（干周、冠径）
Table 3.10　Accuracy test of fruit firmness (trunk girth, crown diameter)

样本号	果肉硬度 预测值/ (kg/cm²)	果肉硬度 实测值/ (kg/cm²)	误差/%	样本号	果肉硬度 预测值/ (kg/cm²)	果肉硬度 实测值/ (kg/cm²)	误差/%
1	8.60	8.30	5.51	26	9.03	9.10	3.39
2	8.50	7.90	12.22	27	9.03	10.20	7.96
3	8.33	8.20	4.51	28	9.32	8.60	4.40
4	8.17	8.10	4.69	29	9.49	9.90	7.56
5	8.18	9.00	4.62	30	9.64	9.60	1.59
6	8.77	8.80	4.12	31	9.65	9.20	2.52
7	8.74	8.60	6.26	32	9.49	9.50	2.75
8	8.50	8.40	8.75	33	9.59	9.40	3.10
9	8.43	8.40	0.73	34	9.25	9.60	4.43
10	8.69	9.10	6.91	35	9.36	9.50	9.52
11	8.63	8.00	10.21	36	8.91	9.80	12.00
12	9.28	8.70	5.47	37	9.06	9.20	10.50
13	8.73	9.80	8.18	38	9.03	8.60	1.97
14	8.51	8.50	4.31	39	9.20	8.10	9.02
15	9.00	8.80	6.18	40	9.02	8.10	11.35
16	9.30	9.00	4.03	41	9.08	8.90	0.80
17	9.74	9.40	1.38	42	8.97	8.60	1.06
18	9.28	8.90	4.53	43	8.72	8.30	2.17
19	8.92	9.20	0.73	44	8.52	8.30	1.91

样本号	果肉硬度		误差/%	样本号	果肉硬度		误差/%
	预测值/ (kg/cm^2)	实测值/ (kg/cm^2)			预测值/ (kg/cm^2)	实测值/ (kg/cm^2)	
20	9.40	9.50	0.87	45	8.54	8.00	3.15
21	8.91	10.20	10.46	46	8.25	8.00	9.22
22	9.29	10.90	13.27	47	8.94	8.30	5.54
23	9.34	10.40	11.01	48	8.53	8.30	5.53
24	9.26	9.70	4.01	49	8.37	8.10	6.82
25	9.33	9.30	1.89				

经表 3.10 中数据计算得,果肉硬度预测值与实测值之间的平均误差为 5.57%。

3.2.1.3　冠高、冠径与果肉硬度的相关性

以果肉硬度为因变量（y），以果树冠高（x_1）和冠径（x_2）为自变量,用 49 个果园数据建立回归方程。经验证,回归方程参数及方程本身均通过检验,方程参数估计表结果见表 3.11。

表 3.11　果肉硬度参数估计表（冠高、冠径）
Table 3.11　Parameter estimation of fruit firmness (crown height, crown diameter)

项目	系数	标准误差	t 值	P 值
截距	12.74802	0.729483	17.47541	6.13E-22
冠高/cm	-0.00578	0.002091	-2.76525	0.008159
冠径/cm	-0.00458	0.001332	-3.4406	0.001245

由表 3.11 得到果肉硬度与冠高、冠径的回归方程为

$$y = 12.74082 - 0.00578x_1 - 0.00458x_2$$

以此回归方程对 49 个样本进行预测,结果见表 3.12。

表 3.12　果肉硬度的精度检验（冠高、冠径）
Table 3.12　Accuracy test of fruit firmness (crown height, crown diameter)

样本号	果肉硬度		误差/%	样本号	果肉硬度		误差/%
	预测值/ (kg/cm^2)	实测值/ (kg/cm^2)			预测值/ (kg/cm^2)	实测值/ (kg/cm^2)	
1	8.59	8.30	3.47	26	9.09	9.10	0.09
2	8.65	7.90	9.50	27	9.34	10.20	8.39

样本号	果肉硬度		误差/%	样本号	果肉硬度		误差/%
	预测值/(kg/cm^2)	实测值/(kg/cm^2)			预测值/(kg/cm^2)	实测值/(kg/cm^2)	
3	8.33	8.20	1.59	28	9.25	8.60	7.51
4	8.15	8.10	0.65	29	9.47	9.90	4.37
5	8.29	9.00	7.92	30	9.73	9.60	1.37
6	9.19	8.80	4.41	31	9.60	9.20	4.35
7	9.07	8.60	5.41	32	9.35	9.50	1.56
8	8.98	8.40	6.94	33	9.32	9.40	0.86
9	8.19	8.40	2.55	34	9.43	9.60	1.79
10	8.49	9.10	6.70	35	8.97	9.50	5.53
11	8.56	8.00	7.03	36	9.12	9.80	6.90
12	9.10	8.70	4.62	37	8.96	9.20	2.63
13	8.85	9.80	9.69	38	8.75	8.60	1.76
14	8.63	8.50	1.58	39	8.91	8.10	10.01
15	9.28	8.80	5.41	40	9.29	8.10	14.74
16	9.48	9.00	5.31	41	9.08	8.90	2.02
17	9.81	9.40	4.34	42	8.80	8.60	2.33
18	9.28	8.90	4.22	43	8.31	8.30	0.12
19	8.83	9.20	4.02	44	8.40	8.30	1.18
20	9.44	9.50	0.62	45	8.24	8.00	3.01
21	8.90	10.20	12.74	46	8.55	8.00	6.92
22	9.41	10.90	13.69	47	8.33	8.30	0.34
23	9.21	10.40	11.48	48	8.59	8.30	3.52
24	9.30	9.70	4.17	49	8.58	8.10	5.97
25	9.33	9.30	0.31				

由表 3.12 中数据计算得，果肉硬度预测值与实测值之间的误差为 4.81%。

3.2.2　干周与果实中可溶性糖的相关性研究

以果实中可溶性糖含量（g/100g）为因变量（y），以干周（cm）的自然对数（$\ln x$）为自变量，用 49 个果园数据建立回归方程。经验证，回归方程参数及方程本身均通过检验，方程参数估计表结果见表 3.13。

表 3.13　可溶性糖含量参数估计表（干周）
Table 3.13　Parameter estimation of soluble sugar (trunk girth)

项目	系数	标准误差	t 值	P 值
Intercept	22.14433	2.982293	7.425271	1.86E-09
干周对数/cm	-2.01809	0.739463	-2.72913	0.008906

根据表 3.13，得到干周与果实可溶性糖含量的回归方程为

$$y = 22.14433 - 2.01809 \ln x$$

以此回归方程对 49 个样本的果实可溶性糖含量进行预测，结果见表 3.14。

表 3.14　可溶性糖含量的精度检验（干周）
Table 3.14　Accuracy test of soluble sugar (trunk girth)

样本号	可溶性糖含量		误差/%	样本号	可溶性糖含量		误差/%
	预测值/（g/100g）	实测值/（g/100g）			预测值/（g/100g）	实测值/（g/100g）	
1	13.82	13.84	0.20	26	14.55	15.34	5.11
2	13.75	13.08	5.16	27	14.51	15.55	6.73
3	13.63	12.26	11.18	28	14.25	15.65	8.93
4	13.57	12.89	5.31	29	14.37	13.23	8.67
5	13.54	12.34	9.71	30	14.42	14.35	0.48
6	13.72	12.83	6.92	31	14.37	14.46	0.60
7	13.82	12.11	14.08	32	14.65	16.29	10.08
8	13.66	13.22	3.32	33	14.02	14.94	6.15
9	13.78	14.73	6.40	34	14.09	14.76	4.49
10	13.69	12.76	7.30	35	13.49	14.96	9.83
11	13.95	13.24	5.35	36	13.49	14.60	7.61
12	14.51	15.30	5.17	37	13.25	13.42	1.24
13	13.92	13.73	1.36	38	14.33	11.97	19.75
14	13.78	12.63	9.15	39	13.95	14.65	4.78
15	14.09	14.00	0.70	40	13.75	14.03	1.96
16	14.21	15.34	7.37	41	13.85	14.06	1.52
17	14.55	13.92	4.56	42	13.40	11.54	16.12

样本号	可溶性糖含量		误差/%	样本号	可溶性糖含量		误差/%
	预测值/（g/100g）	实测值/（g/100g）			预测值/（g/100g）	实测值/（g/100g）	
18	14.42	13.58	6.13	43	13.35	15.41	13.36
19	14.37	14.88	3.37	44	13.63	14.24	4.29
20	14.51	13.21	9.82	45	13.30	14.98	11.19
21	14.25	13.87	2.72	46	14.25	14.11	0.95
22	14.46	13.83	4.58	47	14.09	15.05	6.35
23	14.55	15.23	4.43	48	13.57	12.98	4.59
24	14.37	14.71	2.26	49	14.17	14.94	5.13
25	14.70	13.75	6.92				

从表 3.14 得到，果实可溶性糖含量预测值与实测值之间的平均误差为 6.19%。

3.2.3　树势结构与果实中可溶性固形物含量的相关性研究

本小节内容研究果树干高（cm）、冠径（cm）、树冠体积（m³/亩）与果实中可溶性固形物含量(%)的相关性，研究对象为果实中可溶性固形物含量高于 13.5% 的样本。

3.2.3.1　干高与果实中可溶性固形物含量的相关性

以果实中可溶性固形物含量为因变量（y），以干高为自变量（x），用果实中可溶性固形物含量高于 13.5%的样本建立回归方程。经验证，回归方程参数及方程本身均通过检验，方程参数估计表结果见表 3.15。

表 3.15　可溶性固形物参数估计表（干高）
Table 3.15　Parameter estimation of soluble solids (trunk height)

项目	系数	标准误差	t 值	P 值
截距	13.0362	0.344562	37.83411	2.67E-16
干高/cm	0.01942	0.007606	2.553248	0.022055

根据表 3.15 建立干高与果实中可溶性固形物含量的回归方程为

$$y = 13.0362 + 0.1942x$$

以此回归方程对样本进行预测，结果见表 3.16。

表 3.16 果实可溶性固形物含量的精度检验（干高）
Table 3.16 Accuracy test of soluble solids (trunk height)

样本号	预测值/%	实测值/%	残差/t	误差/%
14	13.2984	13.50	0.2016	1.49
40	13.2984	13.50	0.2016	1.49
42	13.2984	13.50	0.2016	1.49
10	13.3003	13.60	0.2997	2.20
34	13.3023	13.70	0.3977	2.90
35	13.3023	13.70	0.3977	2.90
7	13.3042	13.80	0.4958	3.59
8	13.3042	13.80	0.4958	3.59
9	13.3042	13.80	0.4958	3.59
41	13.3061	13.90	0.5939	4.27
5	13.3081	14.00	0.6919	4.94
6	13.3081	14.00	0.6919	4.94
13	13.3081	14.00	0.6919	4.94
33	13.3081	14.00	0.6919	4.94
24	13.3100	14.10	0.7900	5.60
17	13.3139	14.30	0.9861	6.90
30	13.3275	15.00	1.6725	11.15

从表 3.16 得到，果实中可溶性固形物含量预测值与实测值的平均误差为 4.17%。

3.2.3.2 冠径（cm）与果实中可溶性固形物含量的相关性

研究方法与干高与果实中可溶性固形物含量的相关性研究方法相同，得到冠径（x）与果实中可溶性固形物含量（y）的回归方程为

$$y = 15.4659 - 0.00347x$$

3.2.3.3 树冠体积与果实中可溶性固形物含量的相关性

经计算得，树冠体积（x）与果实中可溶性固形物含量（y）的回归方程为

$$y = 14.40141 - 0.0033x$$

3.3 叶量与产量的相关关系分析

本节以山东省 49 个果园的"红富士"苹果为试材，对果园亩叶量（每亩的叶片数）和亩产量（每亩的果重量，以 kg 为单位）的相关关系进行讨论。试验中首先将所有样本数据按亩叶量进行排序，见表 3.17，因亩叶量数量级较大，对其进

行处理时取亩叶量的 1/10000 作为亩叶量数据，对全体样本进行相关分析。

表 3.17　亩叶量与亩产量

Table 3.17　Leaves per mu and yield per mu

样本编号	亩叶量/（片/亩）	亩产量/（kg/亩）	样本编号	亩叶量/（片/亩）	亩产量/（kg/亩）	样本编号	亩叶量/（片/亩）	亩产量/（kg/亩）
40	342678	2927.4	8	636648	2439.5	36	837460	2475.2
17	396066	3034.5	28	652135	5236.0	12	862168	2237.2
30	468485	4093.6	10	669500	4331.6	42	862946	3153.5
29	503417	3355.8	31	687150	4284.0	24	880512	2284.8
38	510258	1999.2	7	700755	1963.5	43	902832	3427.2
19	529975	3070.2	16	710734	3915.1	37	917510	2618.0
22	533526	1499.4	41	734076	4498.2	2	944548	4188.8
25	538440	2856.0	33	744438	2522.8	14	949680	3998.4
39	556985	4581.5	32	747890	3927.0	5	971428	2737.0
34	564150	3570.0	6	766274	4414.9	18	976166	3284.4
1	589848	2998.8	46	782256	1713.6	49	978890	3272.5
26	595308	2499.0	13	786828	3498.6	3	1000736	3141.6
11	601482	4998.0	23	795287	2796.5	35	1025568	5712.0
27	615105	3748.5	20	819400	4165.0	45	1231148	4879.0
15	615330	2677.5	9	822434	3831.8	47	1239760	4760.0
21	628875	3213.0	48	832983	3641.4	4	1324224	2856.0
44	631960	3808.0						

通过对表 3.17 和散点图的分析，结果表明，对于亩叶量小于 90 万片/亩的果园，其叶量与产量的相关性不明显；对于亩叶量大于 90 万片/亩的果园，随着叶量的增加，产量呈先增后减的趋势。建立非线性回归方程，回归系数见表 3.18。

表 3.18　回归系数

Table 3.18　Regression statistics

项目	回归系数
线性回归系数	0.665943964
拟合系数	0.443481363
调整后的拟合系数	0.304351704
标准误差	847.1575575
观测值	11

表 3.19 回归方程系数
Table 3.19 Parameter estimation

项目	系数	标准误差	t 值	P 值
截距	-67044.21339	29505.85	-2.272234504	0.052706
亩叶量 x/万片	1274.680764	537.0079	2.373672481	0.044988
x^2	-5.623800879	2.401243	-2.342037563	0.047265

根据回归方程系数表（表 3.19），建立亩叶量（x）与亩产量（y）的回归方程为

$$y = -67044.21339 + 1274.680764x - 5.623800879x^2$$

由回归方程计算出亩叶量 102 万是该样本苹果产量的极大值点。计算所选果园样本的标准差为 14.2287，根据正态分布，68% 的产量为极大值的果园的亩叶量在 102 ± 14.2287 万片范围内，95% 的产量为极大值的果园的亩叶量在 102 ± 28.4575 万片范围内。

3.4 小结

本章主要讨论了 3 个方面的内容。

（1）土壤中的氮、磷、钾、硼、锌、锰、铁、钾、镁等元素含量与枝条、叶片和果实中的相应元素含量的相关性分析。结果表明，若对整体样本进行初步分析，剔除无效数据并对进行数据预处理后的 29 个样本进行分析时，土壤中的 9 种元素与枝条、叶片、果实中的相应元素均呈现显著的相关性；将全体样本都参与数据分析，则二者之间的相关性呈现不确定性。从原始数据的相关系数表和散点图进行分析，发现不同元素在土壤中的含量不同时，在枝条、叶片和果实中的相关性各不相同，在不同的含量水平下具有各自的规律，此结论对于指导果园合理施肥，提高效益具有现实意义。

（2）对冠高、干周、冠径与果肉硬度的相关性进行了分析，从采集的 49 个样本来看，果肉硬度与冠径、干周、冠高有关。从 3 个回归方程来看，果肉硬度与三者具有负相关性，合理的控制冠高、冠径和干周，对苹果果肉硬度品质的改善具有积极意义。在回归方程的建立过程中，作为 3 个树势结构指标的冠径、干周和冠高，两两之间与果肉硬度均具有显著的相关关系，但三者结合起来，无法建立显著的回归方程，经分析可知是样本数据的非正态性和相互之间的交互相关性所致。

苹果可溶性糖与果树干周的相关性研究表明，二者之间符合以下关系，

$y = 22.14433 - 2.01809\ln x$，当果实中可溶性糖含量取 14%时，通过回归方程可计算此时的果树干周为 56.5784cm，由于可溶性糖与干周的自然对数有负相关性，所以我们认为，如果选择可溶性糖含量在 14%以上的优质果园时，作为果树平均干周这个参数的选择，应在 $56.5784 \pm 2\sigma$（$\sigma = 1.099193$）cm 之间。

通过对果树干高（cm）、冠径（cm）、树冠体积（m³/亩）与果实中可溶性固形物含量（%）的相关性进行研究，可以得出，果实中可溶性固形物含量与干高具有正相关性，增加干高使果树通风性更好、透光性更高，这些有利于果实中的可溶性固形物的生成。果实中可溶性固形物含量与果树的冠径和树冠体积具有负相关性，适当地减小冠径、树冠体积有利于果实中的可溶性固形物的生成。

（3）对果园亩叶量（x）和亩产量（y）的相关关系进行研究，结果表明，对于亩叶量小于 90 万片/亩的果园，其叶量与产量的相关性不明显；对于亩叶量大于 90 万片/亩的果园，随着叶量的增加，产量呈先增后减的趋势，建立非线性回归方程：$y = -67044.21339 + 1274.680764x - 5.623800879x^2$，由此方程可计算在所有样本范围内苹果产量极大值果园的亩叶量，为高产果园的亩叶量估算提供参考。

第4章 无效光合曲面及冠层光强衰减规律研究

太阳辐射是果树生长发育的基础，其辐射强弱和光谱的变化不仅影响叶片的光合作用，同时对果园树体生长及果实发育也产生重要影响（牛自勉，等，2012）。光能的利用是关系到果实产量和品质的一个重要因素（李丽等，1981）。苹果是喜光果树，光照充足，叶色浓绿，有机物质积累多，花芽分化率高，果实品质好（代静等，2013）。光照对苹果的叶片发育、花芽分化、坐果、果实生长及品质都会产生重要影响。充足的光照分布有利于果树的花芽形成、产量和品质的提高（Wertheim, et al.2001）。Warrington（1996）认为苹果商业生产最低限相对光照强度是40%，60%及以上的相对光照条件可产出优质果品，40%～60%相对光照条件则可生产中等品质果实。有关研究表明富士苹果果皮花青苷含量形成的最有效的光照强度为77.91%，可溶性固形物及总糖最适的光照强度为60%（魏钦平等，1997），并将相对光照强度小于30%认为是无效光区，30%～60%为中等光区，大于60%为高效光区（刘业好等，2004）。Wagenmakers（1996）对6种树形的光照分布与产量关系试验结果表明，只要下部光照分布达到35%以上，产量分布从上到下增多，从内到外也增多。高干开心形树形有30%的产量分布于树冠下半部分，当下层光照分布低于30%时，将对其株产产生直接的负作用。孙志鸿（2005）研究认为，大于30%的相对光照为有效区，优质光照区为40%～80%的相对光照。

本章主要研究3个方面的问题。一是通过测量苹果树内各点的相对光照强度，推导出光照强度较低的无效光合区域的曲面方程。为果树进行合理整形、修剪，调控枝叶数量、密度、分布，增进果实品质等提供理论依据和指导性方案（魏钦平等，1997）。二是前人对苹果树冠内光照强度的衰减规律进行了定性的分析，本章对此规律进行定量的计算，获得果树冠内光照强度以指数规律衰减的结论。三是通过实际数据得出光照分布与产量分布的关系。

4.1 苹果树无效光合曲面方程的研究

程述汉等（2008）将苹果树单株树冠抽象为一个旋转半椭球体，如图4.1所示。不同种类树形树冠对应具有不同长短轴的旋转半椭球体。

已知入射苹果树光照强度的递减满足下列方程：

$$P_1 = P_0 e^{-kx} \tag{4.1}$$

式中，k 为一常数；P_0 为太阳入射到苹果树时的初始光照强度；x 为太阳光的照射距离（现在不考虑太阳光的散射、反射和透射）；P_1 为太阳光入射到距离苹果树为 x 时的太阳光照强度，当 $P_1 \leqslant 25\% P_0$ 时，树冠为无效光合区域。

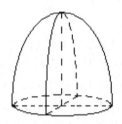

图 4.1　苹果树冠旋转椭球体模型

Figure 4.1　Apple crown rotating ellipsoid model

为了研究无效光合区域可先从椭球面开始着手。经研究，无效光合区域也是一个椭球型的，如图 4.2 中的阴影部分。

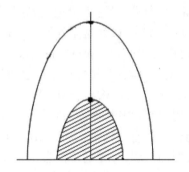

图 4.2　无效光合区域

Figure 4.2　Invalid photosynthetic area

本实验通过对红富士果树的内部光强进行测量，按照小于 25% 的光强为无效光合区域，模拟出苹果树内部的无效光合曲面方程并做出无效光合曲面，为果园进行合理整形、修剪，调控枝叶数量、密度、分布，增进果实品质等提供理论依据和指导性方案（魏钦平等，1997）。

4.1.1　数据采集

在山东泰安肥城潮泉果园，试验地的地理位置为(36°22′N,116°84′E)，属暖温带半湿润大陆性季风气候，光照充足，年日照时数为 2607h，气候温暖，年平均气温 12.9℃，无霜期 200 天左右，平均降雨量 659mm。试材为 10～12 年生的红富士苹果，南北行向，株行距为 3m×5m，土壤为沙壤土，灌溉条件较好，树势中庸，生长良好，管理水平较高。选取树冠大小基本相同的 3 株树，在东西方向和南北方向距树干 2m 处各向地面打下 30cm 长钢筋，并用铁丝相连，以树干为中心，在四个方向上每隔 50cm 用红色油漆标注，在竖直方向上，以树冠底部为基准，向上每隔 30cm 用 CEM 华盛昌 DT-1301 照度计采集光照强度（光强），见表 4.1。

表 4.1　树冠内光强数据
Table 4.1　Light intensity in crown

序号	r/m	φ/rad	z/m	光照强度×100 /lx	相对光照强度/%	外部光照强度×100/lx
1	0.25	0.5π	0	12	0.01	
2	0.25	0.5π	0.3	15	0.02	
3	0.25	0.5π	0.6	24	0.03	
4	0.25	0.5π	0.9	38	0.04	
5	0.25	0.5π	1.2	51	0.06	
6	0.25	0.5π	1.5	62	0.07	
7	0.25	0.5π	1.8	51	0.06	
8	0.5	0.5π	0	8	0.01	
9	0.5	0.5π	0.3	152	0.18	
10	0.5	0.5π	0.6	317	0.37	
11	0.5	0.5π	0.9	158	0.19	851
12	0.5	0.5π	1.2	706	0.83	
13	0.5	0.5π	1.5	528	0.62	
14	0.5	0.5π	1.8	139	0.16	
15	1	0.5π	0	7	0.01	
16	1	0.5π	0.3	13	0.02	
17	1	0.5π	0.6	443	0.52	
18	1	0.5π	0.9	521	0.61	
19	1	0.5π	1.2	567	0.67	
20	1	0.5π	1.5	823	0.97	
21	1	0.5π	1.8	837	0.98	
22	1.5	0.5π	0	14	0.02	

序号	r/m	φ/rad	z/m	光照强度×100 /lx	相对光照强度/%	外部光照强度×100/lx
23	1.5	0.5π	0.3	107	0.13	
24	1.5	0.5π	0.6	198	0.23	
25	1.5	0.5π	0.9	588	0.69	
26	1.5	0.5π	1.2	631	0.74	
27	1.5	0.5π	1.5	707	0.83	
28	1.5	0.5π	1.8	761	0.89	
29	2	0.5π	0	449	0.53	851
30	2	0.5π	0.3	443	0.52	
31	2	0.5π	0.6	492	0.58	
32	2	0.5π	0.9	533	0.63	
33	2	0.5π	1.2	536	0.63	
34	2	0.5π	1.5	602	0.71	
35	2	0.5π	1.8	795	0.93	
36	0.25	0.75π	0	119	0.25	
37	0.25	0.75π	0.3	64	0.13	
38	0.25	0.75π	0.6	119	0.25	
39	0.25	0.75π	0.9	43	0.09	
40	0.25	0.75π	1.2	52	0.11	
41	0.25	0.75π	1.5	48	0.10	
42	0.25	0.75π	1.8	371	0.78	
43	0.5	0.75π	0	7	0.01	475
44	0.5	0.75π	0.3	24	0.05	
45	0.5	0.75π	0.6	27	0.06	
46	0.5	0.75π	0.9	253	0.53	
47	0.5	0.75π	1.2	149	0.31	
48	0.5	0.75π	1.5	171	0.36	
49	0.5	0.75π	1.8	392	0.83	
50	1	0.75π	0	12	0.03	
51	1	0.75π	0.3	19	0.04	

续表

序号	r/m	φ/rad	z/m	光照强度×100 /lx	相对光照强度/%	外部光照强度×100/lx
52	1	0.75π	0.6	331	0.70	
53	1	0.75π	0.9	424	0.89	
54	1	0.75π	1.2	441	0.93	
55	1	0.75π	1.5	336	0.71	
56	1	0.75π	1.8	407	0.86	
57	1.5	0.75π	0	9	0.02	
58	1.5	0.75π	0.3	28	0.06	
59	1.5	0.75π	0.6	267	0.56	
60	1.5	0.75π	0.9	259	0.55	
61	1.5	0.75π	1.2	174	0.37	475
62	1.5	0.75π	1.5	293	0.62	
63	1.5	0.75π	1.8	412	0.87	
64	2	0.75π	0	27	0.06	
65	2	0.75π	0.3	64	0.13	
66	2	0.75π	0.6	42	0.09	
67	2	0.75π	0.9	296	0.62	
68	2	0.75π	1.2	394	0.83	
69	2	0.75π	1.5	419	0.88	
70	2	0.75π	1.8	457	0.96	
71	0.25	π	0	12	0.04	
72	0.25	π	0.3	11	0.03	
73	0.25	π	0.6	17	0.05	
74	0.25	π	0.9	38	0.12	
75	0.25	π	1.2	152	0.47	323
76	0.25	π	1.5	245	0.76	
77	0.25	π	1.8	78	0.24	
78	0.5	π	0	10	0.03	
79	0.5	π	0.3	9	0.03	
80	0.5	π	0.6	16	0.05	

序号	r/m	φ/rad	z/m	光照强度×100 /lx	相对光照强度/%	外部光照强度×100/lx
81	0.5	π	0.9	63	0.20	
82	0.5	π	1.2	71	0.22	
83	0.5	π	1.5	131	0.41	
84	0.5	π	1.8	210	0.65	
85	1	π	0	19	0.06	
86	1	π	0.3	21	0.07	
87	1	π	0.6	44	0.14	
88	1	π	0.9	204	0.63	
89	1	π	1.2	261	0.81	
90	1	π	1.5	279	0.86	
91	1	π	1.8	282	0.87	
92	1.5	π	0	22	0.07	
93	1.5	π	0.3	117	0.36	323
94	1.5	π	0.6	86	0.27	
95	1.5	π	0.9	172	0.53	
96	1.5	π	1.2	182	0.56	
97	1.5	π	1.5	106	0.33	
98	1.5	π	1.8	204	0.63	
99	2	π	0	35	0.11	
100	2	π	0.3	121	0.37	
101	2	π	0.6	126	0.39	
102	2	π	0.9	102	0.32	
103	2	π	1.2	94	0.29	
104	2	π	1.5	274	0.85	
105	2	π	1.8	296	0.92	

注: r 为树冠中的点距主干的水平距离; φ 为树冠中的点与主干的连线与 X 轴的夹角; z 为纵坐标。

柱坐标系的建立: 以树干中心及树冠底部为坐标原点 (树冠底部与地面距离为0.8m), 正东方为 X 轴正方向, 正北方为 Y 轴正方向。r 为树冠中的点距主干的水平距离, φ 为树冠中的点与主干的连线与 X 轴的夹角。树冠中的每一个点可由 (r,φ,z) 表示, 如图 4.3 中的 M 点所示。

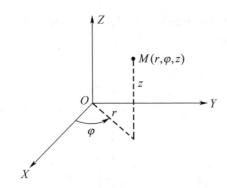

图 4.3　建立柱坐标系

Figure 4.3　Cylindrical coordinates is established

4.1.2　数据处理

4.1.2.1　坐标转换

为更好地理解模型，将极坐标转化为空间直角坐标，转化如下：

$$x = r \times \cos\varphi; \quad y = r \times \sin\varphi; \quad z = z$$

将模型中任意一点 $M(r, \varphi, z)$ 的坐标转化为 $M(x, y, z)$。

4.1.2.2　数据整理

数据修正：根据实际情况，树冠内部光强超过外部无遮挡光强的测量值是错误数据，应对此进行修正，在采集的数据中共有 2 个数据属于此种情况，修正时取同一时刻、同一高度的光强的平均值。因此将 2 个数据修改为：75 号数据，15200（lx）；76 号数据，24500（lx）。

4.1.2.3　计算树冠内部各测量点的相对光强

树冠内部各测量点的相对光强记为 P，即

$$P = P_i / P_0 \tag{4.2}$$

式中，P_i 为树冠内部各测量点光强的测量值；P_0 为相同测量时刻该点的太阳光照射方向上无遮挡光强。

4.1.3　试验结果

对处理后的数据采用统 R 软件进行计算，建立相对光强 P 与空间坐标之间的多元非线性回归模型。

4.1.3.1　相对光强 p 与半径 r、夹角 φ 和纵坐标 z 之间的箱线图

由于 r、φ、z 取同一数值时，有多个 P 测量值与之对应，所以通过箱线图来描述相对光强 p 与自变量 r、φ、z 之间的相关性。各箱线图中，中间黑色粗线表

示自变量在此取值下 P 的样本均值。相对光强 P 与坐标 z、r 和夹角 φ 的箱线图分别如图 4.4 至图 4.6 所示。

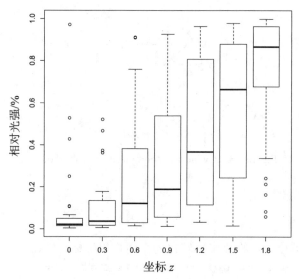

图 4.4 相对光强 P 与坐标 z 的箱线图

Figure 4.4 Box plot of relative light intensity with coordinates

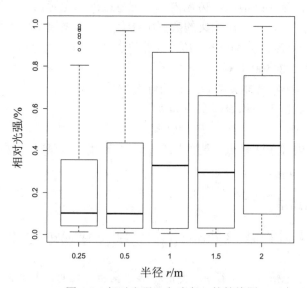

图 4.5 相对光强 P 与半径 r 的箱线图

Figure 4.5 Box plot of relative light intensity and radius

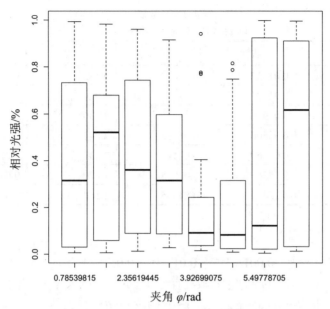

图 4.6　相对光强 P 与夹角 φ 箱线图

Figure 4.6　Box plot of relative light intensity and angle

从图 4.4 至图 4.6 中可以看出，相对光强 P 随坐标 z 的增大而明显增大，具有显著相关性；相对光强 P 与坐标 r 具有相关性；相对光强 P 与夹角 φ 相关性不明显。

4.1.3.2　数据分析

根据相对光强 P 与半径 r、夹角 φ、坐标 z 的箱线图，P 与 r、φ、z 之间存在非线性关系，用二次曲面来拟合模型得如下结果：

模型公式：$lm[formula = per \sim x + I(x^2) + y + I(y^2) + z + I(z^2)]$

计算结果见表 4.2、表 4.3。

表 4.2　残差表
Table 4.2　Residuals table

残差	值
Min（残差最小值）	-0.65139
1Q（残差 1/4 分位点）	-0.15870
Median（残差中值）	-0.02744
3Q（残差 3/4 分位点）	0.15732
Max（残差最大值）	0.94105

表 4.3 系数表
Table 4.3 Coefficients table

项目	估计	标准误	t 值	$Pr(>|t|)$
截距	0.01457	0.03814	0.382	0.702723
x	0.01601	0.01733	0.924	0.356459
$I(x^2)$	0.03946	0.01445	2.730	0.006751**
y	0.06660	0.01733	3.842	0.000152***
$I(y^2)$	0.03660	0.01445	2.532	0.011904*
z	0.15205	0.09058	1.679	0.094374
$I(z^2)$	0.12472	0.04835	2.580	0.010411*

注 $Pr(>|t|)$是检验的 P 值。
*代表显著性程度。

显著性: 0 '***' 0.001 '**' 0.01 '*' 0.05 '.' 0.1 ' ' 1

显然，模型中 x 与 z 的一次项系数没有通过检验，去掉 x、z 项重新拟合模型，得模型公式: lm[formula = per ~ $I(x^2)$ + y + $I(y^2)$ + $I(z^2)$]
计算结果见表 4.4、表 4.5。

表 4.4 残差表
Table 4.4 Residuals table

残差	值
Min（残差最小值）	-0.67596
1Q（残差 1/4 分位点）	-0.15463
Median（残差中值）	-0.04324
3Q（残差 3/4 分位点）	0.16278
Max（残差最大值）	0.89826

表 4.5 系数表
Table 4.5 Coefficients table

项目	估计	标准误	t 值	$Pr(>|t|)$
截距	0.06019	0.02685	2.242	0.025773*
$I(x^2)$	0.03946	0.01450	2.721	0.006914**
y	0.06660	0.01739	3.831	0.000158***
$I(y^2)$	0.03660	0.01450	2.524	0.012157*
$I(z^2)$	0.20270	0.01345	15.070	<2e-16***

注 $Pr(>|t|)$是检验的 P 值。
*代表显著性程度。

显著性：0 '***' 0.001 '**' 0.01 '*' 0.05 '.' 0.1 ' ' 1

模型和模型系数均通过检验，所以模型（曲面方程）为

$$P = 0.06019 + 0.03946x^2 + 0.0666y + 0.0366y^2 + 0.2027z^2$$

当 $P < 0.25$ 时，该范围内的区域为无效光合区域，建立曲面方程为

$$0.03946x^2 + 0.0666y + 0.0366y^2 + 0.2027z^2 = 0.18981$$

进一步可整理为

$$x^2/5.579373 + (y + 0.910655)^2/6.001532 + z^2/1.086148 = 1$$

此方程为椭球面方程。用 R 软件画出该曲面等值线图（图 4.7）和三维曲面图（图 4.8）。

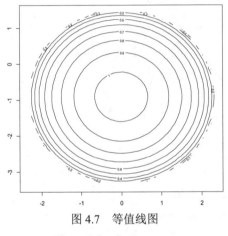
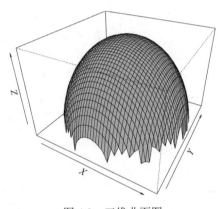

图 4.7　等值线图

Figure 4.7　Contour map

图 4.8　三维曲面图

Figure 4.8　3D surfaces map

4.2　冠层光强衰减规律研究

太阳辐射强度及光谱变化不仅影响着苹果叶片的光合作用，同时也影响着果实的生长发育及品质构成（牛自勉，2012）。孙志鸿（2005）研究认为，相对光照与垂直累计的枝类总量成负指数递减。程述汉等（2008）提出，当果树叶幕成正态分布且光的反射、折射为正态分布时，光强衰减应满足指数衰减规律：

$$P_i = P_0 e^{-ah+b} \tag{4.3}$$

式中，a、b 为常数；P_0 为太阳入射到苹果树时的初始光照强度；h 为太阳光的照射距离；P_i 为太阳光入射到距离苹果树为 h 时的太阳光照强度。

因为 $P = P_i/P_0$，所以公式（4.3）可转化为

$$P = e^{-ah+b} \tag{4.4}$$

两边取自然对数得

$$\ln P = -ah + b \qquad (4.5)$$

验证 P 与 h 成指数关系，只要证明 $\ln P$ 与 h 成线性关系即可。

假定树冠表面为半球面，则有

$$x^2 + y^2 + z^2 = R^2 \qquad (4.6)$$

太阳入射线与球面交点为 $P_0(x_0, y_0, z_0)$，观测点为 $P(x, y, z)$，O 为球面中心，线段 OP 的长度为 r，线段 P_0P 的长度为 h，如图 4.9 所示。

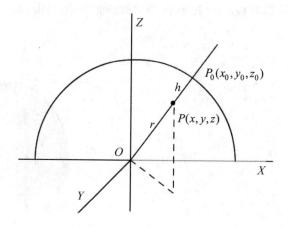

图 4.9　光强衰减示意图

Figure 4.9　Light intensity attenuation map

则有

$$R = r + h \text{，即有 } r = R - h$$

依据采集的树冠内不同位置的光强数据建立模型：

$$\text{lm[formula = log(p) ~ r]} \qquad (4.7)$$

结果见表 4.6、表 4.7。

表 4.6　残差表

Table 4.6　Residuals

残差	值
Min（残差最小值）	-4.1719
1Q（残差 1/4 分位点）	-0.8003
Median（残差中值）	0.1729
3Q（残差 3/4 分位点）	0.9656
Max（残差最大值）	3.4339

表 4.7　系数表
Table 4.7　Coefficients

项目	估计	标准误	t 值	Pr(>|t|)
截距	-3.7802（常数项）	0.1990	-18.99	<2e-16 ***
r	1.2742（一次项系数）	0.1215	10.49	<2e-16 ***

注　Pr(>\|t\|)是检验的 P 值。

　　*代表显著性程度。

显著性：0　'***'　0.001　'**'　0.01　'*'　0.05　'.'　0.1　' '　1

由表 4.7 得到回归方程为：

$$\ln P = -3.7802 + 1.2742r$$

下面验证 $\ln P$ 与 r 是否存在二次关系。

建立数据模型：$\text{lm}[\text{formula} = \log(p) \sim r + I(r^2)]$

计算结果见表 4.8、表 4.9。

表 4.8　残差表
Table 4.8　Residuals

残差	值
Min（残差最小值）	-4.1572
1Q（残差 1/4 分位点）	-0.8364
Median（残差中值）	0.0827
3Q（残差 3/4 分位点）	1.0049
Max（残差最大值）	3.2497

表 4.9　系数表
Table 4.9　Coefficients

项目	估计	标准误	t 值	Pr(>|t|)
截距	-3.4781	0.3654	-9.519	<2e-16 ***
r	0.7576	0.5378	1.409	0.160
I(r²)	0.1791	0.1816	0.986	0.325

注　Pr(>\|t\|)是检验的 P 值。

　　*代表显著性程度。

显著性：0　'***'　0.001　'**'　0.01　'*'　0.05　'.'　0.1　' '　1

显然，一次项和二次项系数均无法通过检验，因此 $\ln P$ 与 r 是线性关系。

因为 $R = r + h$，所以 $\ln P$ 与 h 是显著的线性关系。

P 与 h 成指数关系，所以：$P_i = e^{-ah+b}$ 的指数衰减规律符合。

由此可见，结论与程述汉等（2008）和李丽等（1981）的研究结论相符，树冠内部的光照强度随叶幕厚度的增加而呈指数规律减弱，树冠顶部光照最强，向下、向内则光照强度递次减弱。

4.3 光照分布与产量分布

对所选样本果树，记录平均产量如下所述。

（1）将果树产量按东北、西北、东南、西南四个方向划分，各部分产量占比如图 4.10 所示。

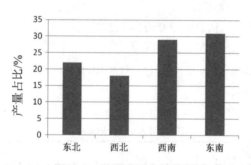

图 4.10 苹果产量占比分布图

Figure 4.10 Apple production distribution

从图 4.10 可以看出，对于所选样本，南方占产量的 60%，北方占 40%，此产量分布与南方的光照有直接关系，东南方向产量略高于西南方向，由于东方受到的光照时间长，且温度并不是太高，在夏季的中午，光强过高，会引起日灼病等现象，引起减产。就这一状况，在果树修剪时，可采用非对称修剪方式，适当地增加南方的树冠体积，减少北方的树冠体积。

（2）以树冠的底部距离地面为 0.8m，每 0.3m 作为一个测量区域，测量每个区域的苹果产量，结果见表 4.10。

表 4.10 产量按高度分布

Table 4.10 The production according to the height distribution

高度/m	产量百分比/%
0.80～1.09	8
1.10～1.39	30
1.40～1.69	40
1.70～2.00	10
2.0 以上	12

从表 4.10 可见，1.1～1.7m 的区域，苹果产量占据了全部产量的 70%，此区域范围相对光强幅度为 20%～60%；1.1m 以下区域苹果产量仅占到全部产量的 8%，此区域范围相对光强幅度为 15%～37%；1.7m 以上部分苹果产量占到全部产量的 22%，此区域范围相对光强幅度为 62%～100%。由此我们在果树修剪时，应尽量使树冠的位置上移来增加产量。1.7m 以上部分苹果产量虽然占到总产量的 22%，但相对果个较小，品相稍差。

（3）按内膛、中部、外部划分，产量分布为 7%、70%、23%，相应区域的相对光照强度范围是：11%～42%、37%～82%、77%～100%。靠近树干的里段光强最弱，中段适中，外段较强，苹果产量集中在 70%～80% 的相对光照强度区域。

根据以上情况分析，可以将样本果树主干抬高到 0.9～1.2m 处，将树高从 3.8m 左右降低到 3.2m 左右，使内膛相对光照率大于 30%，以增加产量。

4.4　小结

在本章中，提供了一种模拟苹果树无效光合区域的方法，根据采集的信息，可以得到无效光合区域的曲面方程。针对该测量样本，数据分析证明，该苹果树存在无效光合区域，曲面方程为

$$x^2/5.579373+(y+0.910655)^2/6.001532+z^2/1.086148=1$$

此曲面为椭球面，在该区域内无苹果产量，与实际情况相符。由于不同修剪方式对树形光截获影响不同（魏钦平、程述汉，1993），借助于苹果树的无效光合区域，可以有针对性地进行果树修剪，调节果树光照情况，达到树体健壮生长、果品优质的目的（明广增等，2005）。

利用测得的树冠内各点的光照强度，计算各点的相对光照强度，得到光强衰减方程为

$$\ln P=-3.7802+1.2742r$$

即
$$P=\mathrm{e}^{-3.7802+1.2742r}$$

说明相对光强是按照指数规律衰减的。

第 5 章　苹果病虫害图像识别研究

我国是世界水果生产大国，多种水果的总收获面积和产量均居世界首位。2010年我国的水果产量达 21401.4 万吨（国家统计局国民经济综合统计司），果品产业是我国种植业中位列粮食、蔬菜之后的第三大产业，是我国农村经济发展的支柱产业之一，也是农民就业、增收的重要途径。虽然我国的果品产业已具备规模优势，但果园整体产量低、质量差的问题比较突出，其中苹果病虫害是影响苹果产量和质量的重要因素。在实际生产中，大多数果农对于苹果病虫害的诊断只是靠经验、凭感觉。图形图像信息的采集设备繁杂，对诊断目标不明确，信息输入能力低，造成诊断依据不足；另外，图形图像识别模型不健全，对地物识别能力不能满足要求。由于不能准确地监测出苹果病害，所以苹果生产者盲目地施用大量的农药和化肥来防治病虫害的不断发生，这样不仅浪费了财力、物力和人力，没有起到很好的防治作用，而且影响了水果的品质和产量，也破坏了生态环境。所以建立有效的苹果病虫害监测系统，将图像检索技术应用于苹果病虫害检测，实现苹果生产管理的数字化、智能化、信息化和网络化是提高果树管理水平、提高水果品质的重要途径（Wang Zhijun, et al.2012）。

5.1　图像检索技术

图像检索技术起源于 20 世纪 70 年代，基于文本的图像检索技术（Text-Based Image Retrieval，TBIR）是通过文字信息来描述图像内容的，通常文字信息又称为关键字注释和语句注释，这个方法就是把图像检索变为与其对应的文本检索。但是，基于文本的图像检索技术存在着对图像理解的主观性、工作量大、效率低等不足（冯国光等，2007）。因此，单纯的基于文本的图像检索技术已不能满足人们的需要。20 世纪 90 年代开始，出现了基于内容的图像检索技术（Content-Based Image Retrieval，CBIR），如以图像的颜色、纹理、形状、布局等进行分析以及多种特征结合检索的技术。

5.1.1　基于原始数据的查询

根据 Neal Krawetz（1997）的解释，基于原始数据查询的关键技术叫作"感知哈希算法"（Perceptual Hash Algorithm），它的作用是对每张图片生成一个 64 位的整数，称作"指纹"（Fingerprint）字符串，然后比较不同图片的指纹，判断 64 位中有多少位是不一样的。这种比较方法是非常具体的，只有在进行相对精确匹配时才有用，而且对图像要求较高，一般用于搜索缩略图和基本完全一样的图像，不可识别变形后的图像。

5.1.2　基于颜色特征的检索

颜色直方图（Color Histogram）是较常用的颜色特征表示方法（楼碧芬，2006），其思想是颜色空间直方图的匹配。该方法先将颜色空间划分为若干个固定的子空间；然后对每幅图像统计属于各子空间的像素数目；最后用直方图来度量图像之间的相似度。这一算法具有计算简单、对平移和旋转不敏感等优点。

全局颜色特征检索方法目前主要使用色彩直方图方法，它是由 Swain 和 Ballad 在 1990 年提出的。这种方法是根据色彩直方图统计每种色彩在图像中出现的概率，然后采用色彩直方图的交来度量两幅图像色彩的相似性。后来，Pass 和 Zabih（1996）等人改进了算，法提出以图像的色彩聚合矢量作为图像的索引，聚合矢量中的聚合信息在某种程度上保留了图像色彩的空间信息（韦立梅等，2012）。SangohJeong（2004）等人提出通过高斯混合矢量量化（GMVQ）提取颜色直方图的方法（张水利等，2007）。

图像检索多基于颜色直方图。颜色直方图法具有运算速度快、存储空间要求低的特点，并且具有图像的尺度及旋转变化不敏感等特点，不足之处是基于不同颜色空间的检索系统的查询效果不同。此外，它只包含了图像中某一色彩出现的频数，而丢失了像素所在的位置信息，精确性不高。因此，在检索苹果病虫害的时候通常与其他检索方法相结合进行病虫害判别。例如，在检测出病斑部位的基础上，在形状等其他特征相差无几的情况下可以通过基于颜色的检索方法（史变霞等，2010）判别病害种类。

5.1.3　基于形状特征的检索

目前用于形状特征的形状描述方法主要有两类：基于边缘和基于区域。关于前者的描述主要有直线段、样条拟合曲线、傅立叶以及高斯参数曲线和不变矩等；关于后者的描述主要有形状的无关矩、区域的面积、形状的纵横比、离心率等（柳群英等，2004）。在基于形状的检索中，边缘检测的研究尤为广泛。目前对于图像边缘提取的算法很多，例如 Canny 算子、Robert 算子、Prewitt 算子、Sobel 算子、小波算子等（顾珺恺等，2009）。

基于形状的图像检索可以对病虫害检索进行预匹配，缩小匹配范围。通过病害部位的形状缩小病害范围。也可通过对害虫的形状检索，缩小病害种类。与其他检索方法相结合，可提高精确率。

5.1.4　基于纹理的图像检索

纹理特征可用来对图像中的空间信息进行一定程度的定量描述，它是指在二维空间变化的灰度和颜色所组成的图案，是与物体表面材质有关的图像特征。通常对纹理图像的特征描述主要有两种：一是 Haralick 和 Shanmugam 提出的共生矩阵法，它突出的是纹理的空间依赖关系；另一种是 Tamura 提出的视觉特征法，从粗纹度、对比度、方向性、线性度、规则度和粗糙度等 6 种视觉特征分析纹理，这种方法更多的是强调视觉效果（孙君顶等，2004）。因为纹理特征与表面材质有关，利用这一特点可以对苹果病害进行检索，病害部位材质会发生变化，便于病害检索。同样的，也可根据害虫不同的体质特征进行检索。这种图像检索方法具有旋转不变性，并且对于噪声有较强的抵抗能力；缺点是当图像的分辨率变化时，所计算出来的纹理可能会有较大偏差。另外，由于有可能受到光照、反射情况的影响，从 2D 图像中反映出来的纹理不一定是 3D 物体表面真实的纹理。在苹果病虫害检索中，由于图像受环境等因素影响较大，所以稳定性、精确性较差，但是可以作为辅助检索与其他检索方法相结合。

5.1.5　基于内容的多特征结合的图像检索

纹理、颜色、形状等都是图像检索中最常使用和最容易提取的特征。提取图像特征时往往不是只基于一个特征，而是综合多个特征。评价一个图像检索系统的检索效果，主要是考察查准率、查全率和查询速度 3 个方面。实验证明，基于多种特征的图像检索系统无论在哪个方面都优于基于单一视觉特征的图像检索系统（冯国光等，2007）。不同的表示方法从不同角度反映了媒体的特征，综合多种特征按照用户实际需求调用方法，以提高图像检索的效率（楼碧芬等，2006）。综合多种视觉特征进行检索需要解决的一个重要问题就是算法匹配结果的归一化。它们的期望、方差可能会相差很远，所以必须进行归一化，这样才能保证不同的算法在加权重后处于平等的地位（邓诚强等，2003）。

基于内容的多特征结合的图像检索最常用的算法是 SIFT 算法。该算法由 David Lowe（1999，2004）在 1999 年提出，在 2004 加以完善。在苹果病虫害检索中主要应用的是多特征结合的图像检索方法，辅以其他检索方法，以提高准确率和检索速度。SIFT 算法主要包括尺度空间极值检测、关键点定位、关键点方向和大小确定、关键点描述和特征向量的匹配等 5 个步骤。该算法的优点是基于多特征内容的图像检测方法，可以准确地提取出图像特征，提高了图像的识别率和匹配率；但过程过于繁杂，计算量大，耗时长，无法作为一种通用的最优的算法。

5.2　图像检索技术在病虫害防治中的应用现状

美国等发达国家已在农业植保领域中应用机器视觉和图像处理技术。图像处理在果树业的应用中已经取得了一定的成果和发展。而在国内，图像处理技术在工农业的应用起步较晚，目前已有许多高校开始进行图像检测技术应用于农林业的研究，并且取得了一定的成果，但距离实际生产的应用还有很长一段距离。我们应加快图像检测技术应用于果树业的研究进程，从而达到提高生产效率的目的，最终实现生产与管理的智能化与自动化。

在国外，Yutaka Sasaki 等（1999）针对不同分光反射特性和光学滤波对病害识别的影响，对黄瓜炭疽病的自动诊断技术进行了研究，采用遗传算法对病害进行识别。Dr.Jeffrey 和 T.Drake 等人（2004）研制的昆虫识别系统，用于大量样本的快速识别与分类，其图像分割算法在大量样本中能够提取单一个体的分割图像，能够对大多数昆虫样本图像进行分割并得出较好的效果（李健等，2009）。Huang（2007）用图像分析技术和神经网络对蝴蝶兰的 3 种病虫害进行检测和分类研究，提出用自适应指数变换方法分割病虫害区域，并抽取彩色和纹理特征，使用 BP 神经网络对正常的蝴蝶兰与有病虫害的蝴蝶兰进行分类，准确率为 97.2%（李宗儒等，2010）。

近年来，国内的学者在此领域也进行了一定的研究。王庆雷等（2005）制作了果树病虫害测报与防治技术的专家系统，此软件系统具有果树害虫的自动识别，害虫的辅助鉴定，病虫害的预防、防治策略等果树病虫害测报和防治功能（蔡清，2010）。宋凯等（2007）将 SVM 组成的多分类器应用于多种玉米叶部病虫害识别。黄小燕等（2003）讨论了基于数学形态学的彩色数字图像分割算法，提出了用形态模板过滤彩色数字图像进行分割的方法，用于储粮害虫彩色数字图像的分割中。张红涛等人完成了储粮害虫图像匹配（张红涛等，2009）。

5.3　苹果病虫害图像检测步骤

就目前来说，没有一种图像检索方法适用于任何内容的图像检索，不同应用需要不同的分析。针对苹果病虫害图像检测，可通过以下步骤完成。

首先应收集尽可能全的苹果虫害种类，邀请相关专家对虫害进行分类。可以根据害虫的结构特征和颜色特征，如有无翅膀、头部大小、鞘翅形状、脚的数目、颜色等进行分类。提取出害虫特征，便于匹配检测。对于病害也应通过颜色、形状等特征进行全面系统的分类，划分出特征集，然后根据不同的病虫害特征设计、研究出合适的高效准确的图像特征提取处理算法。

（1）对图片进行预处理。由于图像采集受天气光照等环境影响较大，所以要预先采用边缘检测、滤波等算法对图片进行处理，提高图片质量，达到算法要求的标准，去除无用的边缘背景部分，提高图片的识别率，从而提高检测准确率。对于病害，可先采用边缘检测和基于颜色的检测方法预先提取出病害部位的形状；对于虫害则需要去除背景，提取出虫害图像，缩小匹配空间，既减少了计算量、存储空间，又提高了匹配速度。

（2）特征值数据的归一化。各个特征的量纲不相同，量级差别也很大，若直接进行后续处理，则对系统的性能影响很大。为了消除特征之间量纲、量级等不同的影响，且使各个指标具有可比性，在用特定算法处理之前需要对原始数据进行归一化处理，这样做方便后续计算处理，提高计算速度，提高效率。

（3）特征提取。根据对害虫进行的分类和特征的分析，选取合适的算法，进行特征值提取。可将基于颜色的特征提取、基于形状的特征提取和基于多特征结合的特征提取等多种方法互相结合，找出准确率高、速度快的方法。对于病害，结合基于颜色的检索方法和基于形状的检索方法，根据病害特征基本上就可以实现特征提取。病害特征相对于虫害特征要简单得多。应考虑查找速度、准确率和查全率3方面因素，综合比较选择合适算法。

（4）通过相似性计算，匹配出相似图像，从而匹配出病虫害种类。根据不同的算法选择合适的相似性计算方法，与数据库中的数据进行比对，从而得出结论，提供专业的防治措施，给予果农专业、正确的指导。

5.4　归一化积相关图像匹配算法

归一化积相关（Normalized product correlation，Nprod）算法是图像匹配工程应用中一种比较成熟的算法（Eppler W, et al.1994；Tilion J C, 1997），已被广泛应用在海洋探测、精确制导、医学图像处理、遥感图像对准、计算机视觉等领域。相比平方差、绝对差等算法，其具有匹配概率高、信噪比高、畸变鲁棒性强等优点（曾永红等，2010）。设实时图像为g，大小为$M \times N$，基准图像为f，大小为$W \times H$，Nprod 算法计算每个可能的匹配位置处的相关系数，找出其中的最大值点即为匹配点。Nprod 定义为

$$\rho(r,c) = \frac{\sum_{i=1}^{M}\sum_{j=1}^{N}\left(g_{ij} - \bar{g}\right)\left(f_{i+r,j+c} - \bar{f}_{rc}\right)}{\sqrt{\sum_{i=1}^{M}\sum_{j=1}^{N}\left(g_{ij} - \bar{g}\right)^2}\sqrt{\sum_{i=1}^{M}\sum_{j=1}^{N}\left(f_{i+r,j+c} - \bar{f}_{rc}\right)^2}} \tag{5.1}$$

式中，$\rho(r,c)$ 表示将实时图像平移至基准图像 (r,c) 位置处时，子图像（基准图像中与实时图像重合部分）与实时图像的相关系数的大小，并且有 $1 \leqslant r \leqslant (W-M+1)$、$1 \leqslant c \leqslant (H-N+1)$；$g_{ij}$ 表示实时图像 g 中第 i 行、第 j 列的像素值；$f_{i+r,j+c}$ 表示基准图像 f 中第 $i+r$ 行、第 $j+c$ 列的像素值；$\overline{g}$ 为实时图像 g 所有像素的灰度平均值。

将基准图像 f 中以 (r,c) 为左上角点，尺寸大小为 $M \times N$ 的区域定义为 (r,c) 处的基准子图，记作 f_{rc}，则 $\overline{f}_{rc}$ 表示基准子图 f_{rc} 内所有像素的平均值（程红等，2010）。

式（5.1）经过重新整理推导，可得更为简洁的形式（王永明，2005；韩冰等，2010），即

$$\rho(r,c) = \frac{S_{gf} - S_g S_f / MN}{\sqrt{\left(S_{gg} - S_g^2 / MN\right)\left(S_{ff} - S_f^2 / MN\right)}} \tag{5.2}$$

$$S_{gf} = \sum_{i=1}^{M}\sum_{j=1}^{N} g_{ij} f_{i+r,j+c} \tag{5.3}$$

$$S_{ff} = \sum_{i=1}^{M}\sum_{j=1}^{N} f_{i+r,j+c}^2 \tag{5.4}$$

$$S_f = \sum_{i=1}^{M}\sum_{j=1}^{N} f_{i+r,j+c} \tag{5.5}$$

$$S_{gg} = \sum_{i=1}^{M}\sum_{j=1}^{N} g_{ij}^2 \tag{5.6}$$

$$S_g = \sum_{i=1}^{M}\sum_{j=1}^{N} g_{ij} \tag{5.7}$$

式（5.3）中的 S_{gf} 为在位置 (r,c) 处实时图 g 与基准子图 f_{rc} 的卷积和；式（5.4）中的 S_{ff} 与式（5.5）中的 S_f 分别为基准子图 f_{rc} 的像素值平方和与像素值和；式（5.6）中的 S_{gg} 和式（5.7）中的 S_g 分别为实时图 g 的像素值平方和与像素值和。

5.4.1　图像预处理

本书基于式（5.1）用 Java 语言实现了 Nprod 的计算。但因为计算量大，制约了在实时图像匹配中的应用。为缩短计算时间，需要在图像匹配之前对图片进行压缩处理。

数字图像压缩技术有很多，这里介绍以下 5 种。

5.4.1.1　普通的比例压缩

通常的数字图像的比例压缩是指将给定的图像在 x 方向和 y 方向按相同的比

例压缩 a（$a > 0$）倍，获得一副新的图像，又称为全比例压缩。设原始图像中的 $A_0(x_0, y_0)$ 点进行比例压缩后，在新图像中的对应点为 $A_1(x_1, y_1)$。 $A_0(x_0, y_0)$ 和 $A_1(x_1, y_1)$ 之间的坐标关系如下：

$$\begin{bmatrix} x_1 \\ y_1 \\ 1 \end{bmatrix} T = \begin{bmatrix} a & 0 & 0 \\ 0 & a & 0 \\ 0 & 0 & 1 \end{bmatrix} \begin{bmatrix} x_0 \\ y_0 \\ 1 \end{bmatrix} \tag{5.8}$$

5.4.1.2 小波压缩

小波变换在数字图像处理中的应用是小波变换典型的应用之一，有基于小波变换的图像压缩、图像去噪、图像增强和图像融合 4 种应用（Holschneider M，1995；张玲等，2006；王剑平等，2011）。本书应用了基于小波变换的图像压缩，使用的 Daubechies8 小波压缩速度快，压缩后能保持图像的特征基本不变，且在传递过程中可以抗干扰（王永明，2005）。

小波变换分解算法如下（孙燮华，2005）：

$$\begin{cases} s_k^{(j)} = \sum_n p_{n-2k}^* s_n^{(j-1)} \\ w_w^{(j)} = \sum_n q_{n-2k}^* s_n^{(j-1)} \end{cases} \quad (k = 0, 1, \cdots, N/2) \tag{5.9}$$

小波压缩效果如图 5.1 所示。

5.4.1.3 分形法图像压缩

分形法图像压缩的基本思想是，寻找图像内部的自相似性，并以一定的变换来模拟，然后以变换的存储代替原图像的存储。解码时，只需将变换重复作用于初始图像，利用迭代函数系统（Iterated Function System，IFS）的理论，经过若干次迭代就可以得到原图像较好的近似（冯锡增，1995；储昭辉，2009）。

图 5.1 蓝跳甲经小波压缩前后对比

Figure 5.1 Before-and-after compression photos of blue flea beetle

5.4.1.4 基于模型基的图像压缩方法

基于模型的编码技术是近几年来发展起来的一种低比特率编码方法。它利用了计算机视觉和计算机图形学中的方法和理论。其基本出发点是在编、解码两端分别建立相同的模型，基于这个模型，在编码器中用图像分析算法提取景物的参数，例如形状参数、运动参数等。景物的这些参数被编码后通过信道传输到解码端，将解码器接收到的参数利用图像合成技术重建图像（杨波等，2009）。

5.4.1.5　基于神经网络的图像压缩方法

该研究是模仿人的视觉系统功能，并将其研究成果应用到图像编码领域。将神经网络应用到图像压缩领域有两种方法：一种是直接应用反向误差传播型神经网络（Back Propagation）和自组织映射（Self-Organization Map）神经网络；另外一种方法是与经典的编码方法相结合，构成很多间接应用神经网络的编码方法（储昭辉，2009）。

在以上几种图像压缩方法中，小波变换应用于图像压缩不仅具有传统图像压缩方法的优点，而且有着一些新的图像编码的优点。如，支持感兴趣区域编码，支持有损和无损压缩等，在要求高压缩比和低失真度的情况下，特别适合利用小波进行图像编码（李其虎等，2009）。基于苹果病虫害的特点，采用小波压缩进行图像预处理并与 Nprod 结合的方法对苹果病虫害的图像检索时，速度和准确率都有较大幅度提高。

5.4.2　对比试验

5.4.2.1　试验介绍

试验条件如下：

- CPU：Intel(R) Core(TM) i3；
- 主频：2.13GHz；
- 内存：4.0GB；
- 操作系统：Windows 7 家庭普通版；
- 编程环境：My Eclipse 8.6。

本书进行了 3 组试验，分别是：

（1）未初始化图像的 Nprod 相似性计算。

（2）普通比例压缩图像 Nprod 相似性计算。

（3）小波压缩后图像的 Nprod 相似性计算。

本书挑选了 11 幅图片，分别是，1 幅实时采集的苹果蓝跳甲个体图片（256px×256px，见图 5.2）；从数据库中取出 10 幅图片，其中 5 幅包含苹果蓝跳甲（512px×512px，图 5.3）、另外 5 幅包含其他苹果害虫（512px×512px，图 5.4）。

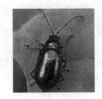

图 5.2　时实苹果蓝跳甲

Figure 5.2　Image of apple blue flea beetle used for image matching

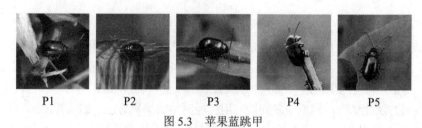

P1   P2   P3   P4   P5

图 5.3   苹果蓝跳甲

Figure 5.3   Images of apple blue flea beetle

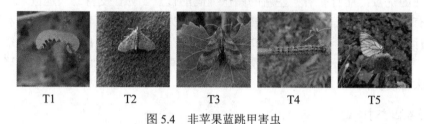

T1   T2   T3   T4   T5

图 5.4   非苹果蓝跳甲害虫

Figure 5.4   Images of not apple blue flea beetle

5.4.2.2   试验步骤

分别用普通比例压缩和小波压缩对实时苹果蓝跳甲个体图像、5 幅苹果蓝跳甲和 5 幅非苹果蓝跳甲害虫的图像进行预处理。

1. 普通比例压缩

图 5.2、图 5.3 和图 5.4 经普通比例压缩后分别转化为图 5.5（128px×128px）、图 5.6（256px×256px）和图 5.7（256px×256px）。

图 5.5   普通比例压缩后的实时苹果蓝跳甲

Figure 5.5   Image of apple blue flea beetle used for image matching after common proportional scaling

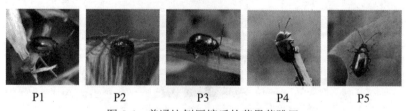

P1   P2   P3   P4   P5

图 5.6   普通比例压缩后的苹果蓝跳甲

Figure 5.6   Images of apple blue flea beetle after common proportional scaling

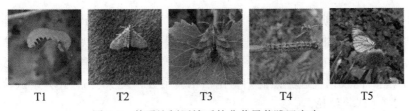

图 5.7　普通比例压缩后的非苹果蓝跳甲害虫

Figure 5.7　Images of not apple blue flea after common proportional scaling

2. 小波压缩

图 5.2、图 5.3 和图 5.4 经小波压缩后分别转化为图 5.8（128px×128px）、图 5.9（256px×256px）和图 5.10（256px×256px）。

图 5.8　小波压缩后的用于图像匹配的苹果蓝跳甲

Figure 5.8　Image of blue apple flea beetle used for image matching after wavelet compression

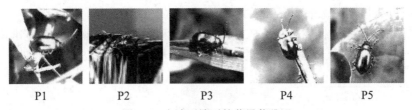

图 5.9　小波压缩后的苹果蓝跳甲

Figure 5.9　Images of blue apple flea beetle after wavelet compression

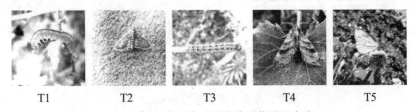

图 5.10　小波压缩后的非苹果蓝跳甲害虫

Figure 5.10　Images of other pests after wavelet compression

3. 归一化积相关系数计算

以图 5.2 为实时图像，以图 5.3、图 5.4 中各个编号的图片为基准图像，分别搜索最佳匹配点（即归一化积相关系数最大的点）；以图 5.5 为实时图像，以图 5.6、图 5.7 中各个编号的图片为基准图像分别搜索最佳匹配点；以图 5.8 为实时图像，以图 5.9、图 5.10 中各个编号的图片为基准图像分别搜索最佳匹配点。记录每次计算的匹配时间及最佳匹配点的归一化积相关系数。共 30（3×10）条试验记录。

5.4.2.3　试验结论

1. 用 Java 程序对 3 组图像的 Nprod 系数的计算时间

经过普通比例压缩与小波压缩处理后，因为计算量大大减少，匹配时间都大幅度缩短。而小波压缩比普通比例压缩的时间要略短，见表 5.1。

表 5.1　三组图片匹配时间

Table 5.1　The matching time of 3 groups of images　　　　　ms

图片组别	P1	P2	P3	P4	P5	T1	T2	T3	T4	T5	平均时间
原图片	22453	21641	21468	21625	21640	21609	22640	22765	23141	22610	22159.2
普通比例压缩	1359	1284	1284	1269	1284	1269	1347	1284	1268	1285	1293.3
小波压缩	1300	1225	1131	1209	1208	1240	1302	1209	1204	1227	1225.5

2. 3 组图像 Nprod 系数分析

（1）未压缩图像的 Nprod 系数。

以图 5.2 为实时图像，以图 5.3 的 5 幅图像和图 5.4 的 5 幅图像为基准图像计算 Nprod 系数，并计算两组图像的 Nprod 系数平均值，如图 5.11 所示。

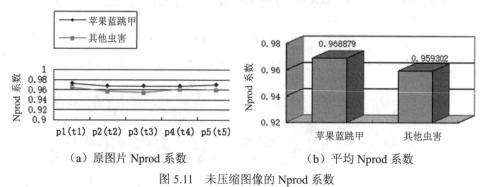

（a）原图片 Nprod 系数　　　　（b）平均 Nprod 系数

图 5.11　未压缩图像的 Nprod 系数

Figure 5.11　Nprod coefficient of unsealed image

（2）普通比例压缩图像的 Nprod 系数。

以图 5.5 为实时图像，以图 5.6 的 5 幅图像和图 5.7 的 5 幅图像为基准图像计算 Nprod 系数，并计算两组图像的 Nprod 系数平均值，如图 5.12 所示。

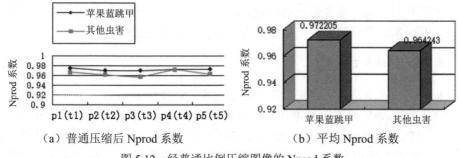

（a）普通压缩后 Nprod 系数　　　　（b）平均 Nprod 系数

图 5.12　经普通比例压缩图像的 Nprod 系数

Figure 5.12　Nprod coefficient of common proportional scaling image

（3）小波压缩图像的 Nprod 系数。

以图 5.8 为实时图像，以图 5.9 的 5 幅图像和图 5.10 的 5 幅图像为基准图像计算 Nprod 系数，并计算两组图像的 Nprod 系数平均值，如图 5.13 所示。

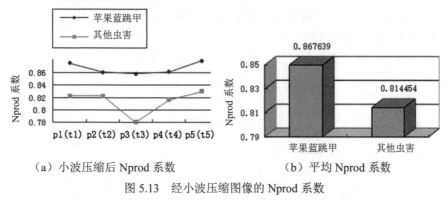

（a）小波压缩后 Nprod 系数　　　　（b）平均 Nprod 系数

图 5.13　经小波压缩图像的 Nprod 系数

Figure 5.13　Nprod coefficient of wavelet compression image

由上述试验得知，对图像进行普通比例压缩，Nprod 系数与未压缩图像基本保持一致。经小波压缩后，两类图片的 Nprod 系数均减小，其中苹果蓝跳甲的图片的 Nprod 系数减少 10.45%，其他害虫的图片的 Nprod 系数减少 15.09%；两种图片的 Nprod 系数平均数之差由 0.007962 扩大到 0.053185；两种图片的 Nprod 系数的差距明显变大。不同害虫的 Nprod 系数相差越大，越容易区分出这些害虫，因此经过小波压缩后，图片的匹配准确率更高。

5.5　果树病虫害信息查询系统

基于对苹果病虫害图像识别的研究，研发果树病虫害信息查询系统，可以方便广大用户对果树病虫害信息进行查询，方便农户快速准确地了解病虫害信息和动态，及时预防治疗病虫害，加快水果产业标准化和信息化进程。

5.5.1　软件平台

果树病虫害信息查询系统采用 B/S 架构设计，使用 Java 技术开发。程序可以部署在支持 Java5 及以上版本的多种操作系统平台上，包括 Linux、Windows、UNIX、AIX 等，推荐 Windows Server 2003 及以上版本或者 CentOS 5.4 及以上版本；数据库系统采用 MySQL 5.0 或以上版本；应用服务器上安装 Tomcat 6 及以上版本或者 Weblogic 等商业服务器软件。

5.5.2　系统整体结构概述

果树病虫害信息查询系统包括下述模块：①果树病害查询模块；②果树虫害查询模块；③果树资讯模块；④专家库模块；⑤果树虫害的诊断模块；⑥果树病害的诊断模块；⑦图片检索模块；⑧交流区模块；⑨后台管理模块。

5.5.2.1　系统功能结构

果树病虫害信息查询系统的功能结构如图 5.14 所示。

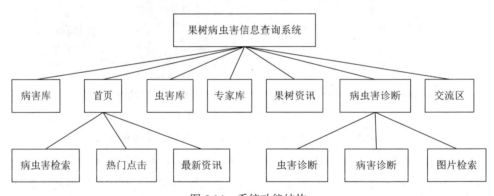

图 5.14　系统功能结构

Figure 5.14　System functional structure

5.5.2.2　系统数据库设计

果树病虫害信息查询系统数据库主要包括病害信息表（Disease 表）、虫害信息表（Pest 表）、用户表等。其中，Disease 表存储果树病害相关信息；Pest 表存储果树虫害信息；Disease_hash 表存储病害图片的 Hash 值；Pest_hash 表存储果树虫害图片的 hash 值。表 5.2 至表 5.5 给出了上述四个表在数据库中的相应表结构。

表 5.2　Disease 表
Table 5.2　Disease table

名	类型	长度	十进位	允许空?..	
disease_id	int	11	0	☐	🔑
disease_alias_name	varchar	255	0	☑	
disease_attack	varchar	255	0	☑	
disease_body_key	varchar	255	0	☑	
disease_control	varchar	255	0	☑	
disease_date	varchar	10	0	☑	
disease_diagnose	varchar	255	0	☑	
disease_label_photo	varchar	255	0	☑	
disease_latin_name	varchar	255	0	☑	
disease_name	varchar	255	0	☑	
disease_pathogen	varchar	255	0	☑	
disease_pesticide_ids	varchar	255	0	☑	
disease_photo_ids	varchar	255	0	☑	
disease_propagate	varchar	255	0	☑	
disease_symptom	varchar	255	0	☑	
disease_symptom_key	varchar	255	0	☑	
disease_tree	varchar	255	0	☑	
disease_video_ids	varchar	255	0	☑	
disease_zenghe	longtext	0	0	☑	

表 5.3　Pest 表
Table 5.3　Pest table

名	类型	长度	十进位	允许空?..	
pests_id	int	11	0	☐	🔑
pests_alias_name	varchar	255	0	☑	
pests_control	varchar	255	0	☑	
pests_date	varchar	10	0	☑	
pests_habit	varchar	255	0	☑	
pests_harm	varchar	255	0	☑	
pests_label_photo	varchar	255	0	☑	
pests_latin_name	varchar	255	0	☑	
pests_name	varchar	255	0	☑	
pests_naturalenemy	varchar	255	0	☑	
pests_pesticide_ids	varchar	255	0	☑	
pests_photo_ids	varchar	255	0	☑	
pests_scope	varchar	255	0	☑	
pests_scope_key	varchar	255	0	☑	
pests_shape	varchar	255	0	☑	
pests_shape_key	varchar	255	0	☑	
pests_tree	varchar	255	0	☑	
pests_video_ids	varchar	255	0	☑	
pests_zenghe	longtext	0	0	☑	

表 5.3　Disease_hash 表
Table 5.3　Disease_hash table

名	类型	长度	十进位	允许空?..	
id	int	11	0	☐	🔑
diseaseaddress	varchar	255	0	☑	
diseaseid	int	11	0	☐	
value	varchar	255	0	☑	

表 5.4　Pest_hash 表
Table 5.4　Pest_hash table

id	int	11	0	☐	🔑
pestaddress	varchar	255	0	☑	
pestsid	int	11	0	☐	
value	varchar	255	0	☑	

5.6　小结

　　苹果病虫害的识别与诊断是山东省苹果专业信息服务系统的主要内容之一，结合这一实际应用，本章对图像检索技术进行了综述，对图像检索技术在病虫害防治中的应用现状进行了分析。

　　在苹果病虫害图像识别方面，本书提出以 Nprod 为图像匹配算法，在图片预处理阶段，通过小波变换对图像进行压缩，大幅度降低了运算量，缩短了匹配时间，且使不同类型的害虫图片的 Nprod 系数差更大，提高了匹配的准确率，为苹果病虫害图像检索提供了新的思路，加速了基础研究转向实际应用的步伐。在研究过程中也发现了一些问题，Nprod 系数具有良好的匹配性能，但它的计算量非常大，为了实现它的实时匹配，必需大幅度缩短匹配时间。本书在图像预处理阶段通过小波压缩大大缩短了匹配时间，但还不足以实现实时匹配，可以在匹配系数计算阶段进行优化，如利用禁忌算法寻找最佳匹配位置（程红等，2011）；利用连续小波变换对图像进行更深度的压缩（覃剑等，1998）；以虫害形态代替矩形窗口进行图像匹配可以减少图片背景的影响，提高匹配的准确率。为了得到更准确的匹配结果，可以结合对害虫的特征提取进行综合分析（Ridgway C, et al.2002）。另外，基于对苹果病虫害图像识别的研究，研发果树病虫害信息查询系统，便于用户快速准确地获取苹果病害、虫害信息。

第6章 山东省苹果专业信息服务系统

山东省苹果生产还处于以农户为主体的分散经营阶段，这种分散经营的生产模式，使得在参与市场竞争中对信息的依赖性比任何时候都更加重要，信息和服务的滞后性，往往对整个产业链产生巨大的负面影响（孙忠富等，2013）。由于果树多年生的特点（束怀瑞，1997），其生产过程的结构化和信息化比一年生作物要困难的多。因此，苹果产业信息化的进程远远滞后于一年生作物。山东是苹果大省，苹果生产在山东省农业产值中占有重要比例。加大对"数字苹果"的支持力度，研发苹果产业专业技术信息化服务系统，是促进山东省苹果优质高效生产、提高市场竞争能力的有效途径。

苹果专业信息服务系统以苹果的产供销和加工为服务对象，依托国家苹果工程技术研究中心和省内主要果汁加工企业，集成建立果树专业信息服务系统，提高果树生产管理、储藏加工、销售的信息化水平。该系统整合果树数据库，涵盖测土配方施肥、树势调控、花果管理、病虫害预警与防治等方面信息；依托各级农业科研机构和技术推广机构，组建高水平的技术服务和培训队伍，通过与综合服务平台的有机连接，开展现场交流、音视频互动和培训；建立果树病虫害预警与远程诊断系统，通过专家决策系统和在线专家互动等途径对病虫害进行判断和决策；针对水土流失严重的山丘地区，建立水土保持信息服务系统。

6.1 系统需求分析

需求分析（Requirements Analysis）在系统设计周期中是最重要的一个阶段。系统需求分析的质量对软件开发的影响是深远的、全局性的，高质量的需求分析对软件开发往往起到事半功倍的效果。苹果专业信息服务系统的需求分析是在广泛调研的基础上，以向种植大户、果农提供及时、全面、实用的信息，向政府相关部门提供决策和政策制定依据，向科研人员提供科研参考为目的，将集成现有系统与自主研发相结合，采用先进的数据感知、传输、处理技术，实现多元、海量数据的融合，提供苹果产前、产中、产后全产业链的专业信息服务。

6.1.1 建设内容需求分析

6.1.1.1 苹果生产信息采集和行业新闻、市场动态发布需求

随着信息技术的发展，传统的信息服务方式如报纸、期刊等已越来越无法满足生产和工作的需要。各类用户对政策信息、市场信息、技术信息、气象信息、农资信息等各种信息显示出极大的兴趣，因此，建设苹果专业信息服务系统的首要目标是能够实时、快速、准确地为政府相关部门、农业企业、农业科研技术推广部门、种植大户和普通果农提供多层次、高通量、高质量的苹果产业技术信息服务。

鉴于苹果生产管理技术的复杂性，需要从业人员及时掌握苹果生长发育动态、及时调整管理方案，因此要建立苹果生产信息采集系统，使用相应的传感器、硬件系统和无线通信技术，在各信息源实时自动采集果园的气象信息、生长动态信息、病虫害发生信息、土壤营养信息和水分胁迫信息等，并通过对这些信息的自动分析和专家诊断等途径，形成果园适时管理方案和预警信息，为苹果生产决策提供可靠的技术支撑和信息服务。

苹果行业新闻和市场动态是苹果从业者所直接关心的信息，该部分内容可通过提取各相关网站的苹果行业新闻及市场动态信息，并对相关信息进行整理、整合和审核，在山东省苹果专业信息服务系统发布经审核后的苹果行业新闻和市场动态信息，实现苹果产业相关新闻、市场动态的实时、全面发布。

6.1.1.2 苹果生产资料需求

苹果生产资料主要包括苗木、肥料、农药和农机农具等方面的技术信息和供求信息，是苹果生产必不可少的基础。果农在建园前首先要获取适宜自身土地种植的品种信息及建园技术；建园后要不断提高苹果园管理水平，以使果树生长健壮、早花早果；盛果期要加强土肥水管理、养根壮树、调控树势、防治病虫害，促使果园持续高产优质。这需要果农及时获取生产资料技术信息和供求信息，科学投入、高效低耗。

此部分可通过整合各类涉及苹果生产资料方面的网站内容，通过统一的接口获取苹果生产资料信息资源，进行及时更新、整理和审核后发布。另外，也可以通过与生产资料生产经营企业的信息共享完善该系统，推进苹果种苗工程和标准化生产工程。

6.1.1.3 标准化生产及储藏加工需求

实施苹果标准化生产工程，是促进我国从苹果大国向苹果强国转变的必由之路。苹果标准化生产及储藏加工子系统是苹果专业信息服务系统的重要内容之一，它通过整合已有的苹果栽培管理技术资源，构建并不断完善苹果资源数据库、苹

果标准化生产数据库、苹果储藏加工技术数据库和苹果物流管理数据库等，并通过智能搜索等手段来满足政府部门、科技人员和果农等对苹果技术信息的需求。通过信息审核和动态更新机制确保信息的科学性、规范性、有效性、针对性和时效性。

6.1.1.4 苹果病虫害防治需求

苹果病虫害防治是提高苹果产量、品质的重要保证。此部分内容可以依托山东省农科院信息中心的实用技术数据库、科技语音数据库、视频课件资源库，山东农业大学的苹果病虫害数据库及山东星火计划网、烟台苹果网、泰山农科网等提供的资源为苹果病虫害防治提供信息服务。通过整合已有的病虫害诊断及防治资源，在苹果专业信息服务系统中提供统一的访问接口，动态发布专家坐诊、病虫害防治等信息，提供计算机自动诊断和辅助决策支持，并通过进一步完善苹果专家系统，提高计算机自动诊断和辅助决策水平。

6.1.1.5 苹果电子交易需求

苹果电子商务的发展在山东省已有较好的基础，山东栖霞苹果电子交易市场已初具规模，年交易额已达 10 亿余元。以山东栖霞苹果电子交易市场为基础，在苹果专业信息服务系统中提供统一的访问接口，建设覆盖全省的苹果电子交易子系统和电子交易市场，推动苹果电子交易及物流信息化，并借助于"党员远程教育网络"，使山东省各地的果农都能及时了解全国各地的市场信息，能有效帮助果农解决苹果销售方面的困难。

6.1.1.6 苹果质量安全管理及追溯需求

苹果质量追溯通过射频识别（Radio Frequency Identification，RFID）、无线传感器等自动识别和感知技术获取果树环境信息、种植信息、生产加工信息、物流信息、销售信息、用户信息，并借助各种通讯技术将获取的信息集成到信息网络中；通过基础资源服务，实现苹果信息的智能索引和整合；最后，利用云计算、模糊识别、数据挖掘以及语义分析等智能计算技术，对苹果相关信息进行分析处理，最终实现对苹果产业全产业链的质量追溯。

在苹果专业信息服务系统中，通过集成现有的苹果质量安全追溯系统，并通过国家苹果工程技术研究中心及苹果产业技术创新战略联盟，推动苹果质量安全追溯工程的实施，还可以协助苹果深加工企业建立产品安全追溯体系，多途径推进苹果产业可追溯体系的建立。

6.1.2 开发技术需求分析

经调研分析，确定苹果专业信息服务系统采用 J2EE 三层结构（表现层，中间的业务逻辑层，数据服务层）。J2EE 三层结构能降低建设和维护成本，简化管理；能适应大规模和复杂的应用需求；在中间层安装驱动程序就可以访问异构数据库；能有效提高系统并发处理能力及系统安全性。

项目框架：SSH（Struts+Spring+Hibernate）。用 3 个框架实现 MVC（Model：业务模型；Controller：控制器；View：用户界面）模式。Web 层负责控制业务逻辑层与表现层的交互，调用业务逻辑层，并将业务数据返回给表现层；Service 层负责实现业务逻辑，业务逻辑以 Dao 层为基础；Dao 层负责与持久化对象交互，该层封装了数据的增、删、改、查的操作。

系统构建过程中用到的其他技术包括 JSTL、EL、AJAX、POI。

- JSTL（JSP Standard Tag Library）是一个实现 Web 应用程序中的通用功能的定制标记库集。它在应用程序和服务器之间提供了一致的接口，最大程度地提高了 Web 应用在各应用服务器之间的移植，简化了 JSP 和 Web 应用程序的开发。
- EL（Expression Language）是一种简单的语言，提供了在 JSP 中简化表达式的方法，使 JSP 编写程序更简单。
- AJAX（Asynchronous Java Script and XML）可以提高系统性能，优化用户界面，构建更好的用户体验。
- POI 提供 API 给 Java 程序对 Microsoft Office Excel 格式文档读和写的功能，效率较高，API 丰富。

在数据库的选择方面，在综合考虑了数据管理功能、数据的庞大性、数据保存的持久性、数据的共享性、数据的可靠性等因素后，选定 Oracle 9i 数据库系统作为苹果专业信息服务系统数据库。

6.1.3　系统性能需求分析

通过对农业网站访问量、数据流量、安全性等指标的调研，在系统性能上，需要满足以下性能指标。

（1）并发数：通过对农业网站的访问量调查，确定系统应支持 500 个以上并发用户访问数。

（2）数据容量：由于专业信息资源更新频度和数据格式的多样性，要求存储系统支持年 200GB 的数据增量。

（3）响应时间：在网络稳定（带宽 1M）的环境下，操作性界面单一操作的系统响应时间小于 5s。

（4）可靠性：系统应提供 $7\times24h$ 的连续运行，年故障时间累计应小于 $24h$，门户系统要求具有负载均衡和失效转移的能力。

（5）系统安全特性、访问控制须到字段级。

6.2 系统总体设计

6.2.1 设计原则

系统总体设计原则如下所述。

（1）架构合理性。采用先进合理的软件来设计架构系统，使整个系统安全平稳的运行，并具备良好的功能扩展条件，只需添加相应的模块即可实现新的功能扩展。

（2）易用实用性。系统设计要体现以用户为中心的设计理念，即系统设计要充分考虑用户的需求。本系统主要服务于广大农户，因此系统界面应友好，操作应方便。用户界面应规范统一，易于用户掌握，提供方便的软件配置、管理和分发手段。门户网站系统作为信息系统统一架构体系，在要求保持基本功能统一的前提下，灵活开发扩展功能，并采用统一的接口技术和接口规范，保证后台信息和各个系统进行集成。

（3）可扩展性。应用软件要尽量做到与平台无关，便于应用系统的移植或配置；在满足现有当前项目的需求基础上，方案需充分考虑到系统的可扩展性。当增加新的服务种类时，开发人员可以在此系统基础上进行功能的扩充，而不必进行系统的重构。无需修改系统的部署结构和应用软件，技术架构基本能适应上述变化，保证稳定运转。未来业务的扩展只须在现有机制、标准的基础上，增加新的应用与服务模块。

（4）技术先进性。必须在建设初期考虑到技术的延展性。作为应用系统建设的首要要求，就是应当保证系统在未来的几年中，在软件基础结构和应用形态方面的技术先进性，方案中应采用市场领先的技术，保证平台实施具有先进性，同时采用的技术在国内应有众多成功案例。有关的内容包括：系统基础计算结构、数据库技术、系统集成技术、软件开发方法、软件开发工具。

（5）稳定性。系统应具有一定的稳定性，有容错处理。当并发访问数量较大时，系统应有自保护能力，避免系统瘫痪。

（6）安全可靠性。运用先进的访问控制、身份认证等技术防止非法用户入侵；保证系统在异常情况下的正确、可靠运行。

在苹果产业技术信息化综合服务平台的设计和开发过程中，除需遵循以上原则外，还应该坚持以下两点：一个是要强化便于管理的理念，即应充分考虑系统的方便管理和低成本维护，便于集中管理、配置、监控、故障隔离及故障恢复，节约管理维护成本；另一个是将内部的资源与门户有效地结合，充分发挥内部门户的信息集成和应用聚集的作用，为最终用户提供强大的信息资源和应用服务。

6.2.2 系统总体结构

苹果专业信息服务系统主要由苹果信息门户网站以及综合资源管理平台组成。综合资源管理平台又由内容管理、数据集成、数据采集系统和应用集成组成。资源管理平台结构如图 6.1 所示。系统各部分建设紧密集成到苹果产业技术信息化综合服务平台中，形成信息与服务的充分集成与共享。

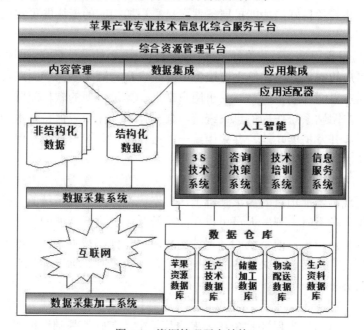

图 6.1　资源管理平台结构

Figure 6.1　The structure of apple professional information service system

6.2.3 数据库设计

数据库（Database）是存储在一起的相关数据的集合（Ramez Elmasri, 2000），这些数据是结构化的，并为多种应用服务，数据的存储独立于使用它的程序，对数据库插入新数据，修改和检索数据库中的原有数据均能按一种公用的和可控制的方式进行（桂俊，2011）。

　　苹果专业信息服务系统数据库的构建，以建立多元信息融合的开放、共享的数据库，实现山东省各优势产业横向融合，各产业链条的纵向延伸为目的，在遵循相应的标准和规范的前提下，制定合理的苹果信息产业数据库体系框架，构建出涵盖苹果全产业链的数据库群，实现对苹果信息资源的有效管理。

　　在整个信息服务系统的建设过程中，需要的数据量和数据类型非常多，如苹果管理数据库、决策业务数据库、模型库、预案库、专家知识库等，并且要建立数据采集与更新体系，提供多种格式的数据输入/输出接口，完成基础数据采集及建立数据库，实现跨部门的数据共享和交换。

6.2.3.1　数据标准的建立

　　建立标准化、规范化的数据库将直接影响数据库的使用效果、存在价值和数据库应用系统的发展前景（马新明，2009）。为了适应山东省农业综合信息"1+N"（即在省级建立农业综合信息服务系统，山东省建立各优势产业的专业信息服务系统）平台的需求及分布式数据库的要求，在对信息进行采集、加工、整合的过程中必须遵循相应的标准和规范。基于《中国农业科技信息元数据标准框架》《都柏林核心元数据元素集》《中国作物种质资源元数据标准》和《苹果种质资源描述规范和数据标准》（王昆等，2005）等给出的制定策略及方法，结合山东省苹果产业发展的具体特征和需求，建立具有产业自身特色的元数据标准，建立对专项信息资源的核心元素集合，作为各类信息资源共享操作的语义基础和元数据扩展基础，利用元数据的巨大优势来有效地共享和管理专项建设中复杂、海量的信息资源，实现数据库标准统一（崔运鹏等，2007）。

6.2.3.2　苹果产业核心元数据

　　随着网络技术的发展，元数据已成为信息服务和信息资源管理不可缺少的组成部分，是信息共享的前提和基础（曹永生等）。元数据通常被定义为"关于数据的数据"（Data about Data）。它是用来描述数字化信息资源，特别是网络信息资源的基本特征及相互关系，从而确保这些数字化信息能够被计算机及其网络系统识别、分解、提取和分析归纳的一种框架或一套编码体系（胡敏，2005）。元数据的功能如下所述。

　　（1）描述。它是元数据最基本的功能，应当能比较完整地反映信息对象的全貌。

　　（2）检索。可利用元数据来更好地组织信息对象，建立各信息对象之间的关系，为用户提供多层次、多途径的检索体系。

　　（3）选择。支持用户在不必浏览信息对象本身的情况下，能够对信息对象有基本的了解和认识，从而决定对检出信息的取舍。

　　（4）评估。保存资源被使用和被评价的相关信息（陈喆民等，2007）。

2012 年我国苹果种植面积超过 2231.35khm²，产量达 3849.07 万吨，已经建成与苹果相关的专业网站上百个。这些网络提供了大量的涵盖苹果育种、栽培管理、技术推广、储运加工等各方面的信息。但各系统没有遵守统一的标准与规范，只建立了简单的数据字典，没有建立元数据，这严重影响了关于苹果的数据交换和共享（曹永生等）。建立苹果信息核心元数据标准的目的是为苹果信息资源提供一套通用的描述元素和规范，从而在不同层面上为苹果信息资源的检索、整合、交换及其他应用提供支持。该标准的建立不仅为苹果信息的管理、共享、发现、获取、交换、整合提供了标准规范，同时也为其他部门的苹果信息元数据建设提供了参考。

6.2.3.3　制定数据编码准则

为了对信息资源的深度开发提供数据支持，提高系统的开发质量，降低开发周期，增强代码的可重复性和易读性，使软件便于维护，便于开发人员间交流和协作，我们制订了适于苹果信息特点的数据编码准则，包括术语编码准则、数据编码准则、地址编码准则、数据库编码准则和程序设计编码准则。通过编码，使苹果专业信息服务系统内信息资源具有唯一标识，便于数据的管理和查询（王志军等，2012）。以数据编码为例，对山东农业大学园艺科学与工程学院发布的"果园秋冬管理措施"的信息可进行如图 6.2 所示的编码。

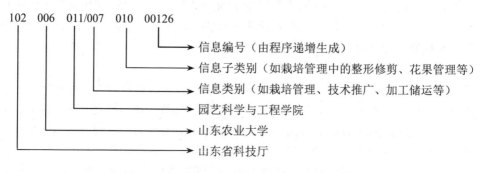

图 6.2　"果园秋冬管理措施"信息编码举例

Figure 6.2　The example of information coding of the orchard autumn and winter management measures

6.2.3.4　建立通用数据访问接口

在信息管理系统开发中，数据库访问技术是决定系统性能和效率的重要因素之一。在不同数据库和不同的数据库访问技术共存的情况下，开发人员在进行数据库管理系统开发时，必须要根据不同的数据库分别编写各种数据库访问接口，访问步骤烦琐，软件开发的通用性较弱。建立通用数据访问类，在访问不同的数据库时可以统一调用通用的数据库访问接口，使应用程序能够高效、快捷和安全地访问数据库，从而提高代码的重用性、通用性、灵活性和可扩展性（王珊等，2006）。另外，在系统开发过程中，还建立了苹果信息资源数据交换接口规范（表 6.1），规定了苹果专业信息平台中的数据交换采用的协议、数据的编码方式和连接方式、参数调用以及数据的返回格式，用于平台中各种数据资源及各部门之间数据资源的数据交换。

表 6.1 信息资源数据交换接口规范
Table 6.1 The interface specification of Information resources data exchange

接口类型	接口名称	接口描述
数据获取接口	GetDatabaseList	获取数据集列表接口
	GetDatabaseSchema	获取数据库结构接口
	GetIndexes	获取全部索引数据接口
	GetIndexModifications	获取增量索引数据接口
数据访问接口	GetRecord	数据访问接口
	GetQuery	数据集成检索接口
	GetFile	获取文件描述信息接口

6.2.3.5 数据库总体设计

数据库在一个信息系统中占有非常重要的地位，数据库结构设计的优劣将直接对应用系统的效率及实现的效果产生影响。合理的数据库结构设计可以提高数据存储的效率，保证数据的完整和一致。另外，合理的、适合实际情况的数据库结构非常有利于程序的实现和维护。

（1）数据库设计指导思想。提高数据库的运行效率，必须从数据库系统级、数据库设计级和程序实现级方面进行优化（蔡丽，2005）。衡量数据库应用系统性能的两个主要指标是响应时间和吞吐量，响应速度越快、吞吐量越大，则系统性能越好（刘博，2007）。苹果专业信息服务系统数据库的设计按照这一原则设计，制定出合理的苹果信息产业数据库体系框架，在此基础上构建出一系列数据库。

（2）数据库设计原则。数据库设计的基本原则是，在系统总体信息方案的指导下，各个数据库应当为它所支持的管理目标服务。在设计数据库系统时，应当重点考虑以下几个因素：

1）数据库的完整性，完整性是指数据的正确性和相容性，是为了防止数据库中存在不符合语义的数据。

2）数据的安全性，安全性是指保护数据库以防止恶意的破坏和非法的存取数据（王珊等，2005）。

3）数据库必须层次分明，布局合理。

4）数据库必须高度结构化，保证数据的结构化、规范化和标准化，这是建立数据库和进行信息交换的基础。

5）数据结构的设计应该遵循国家标准和行业标准，尤其要重视编码的应用。在设计数据库的时候，一方面要尽可能地减小冗余度，减小存储空间的占用，降低数据一致性问题发生的可能性；另一方面，还要考虑适当的冗余，以提高运行速度和降低开发难度。

在苹果专业信息服务系统数据库的设计过程中，在遵循相应的标准和规范的前提下制定合理的苹果信息产业数据库体系框架，要充分考虑到多元信息的收集、存储和处理，建立多元信息融合的开放、共享的数据库，其设计既要满足苹果产业的需求，又要与山东省其他农业优势产业相结合，实现山东省各优势产业横向融合，各产业链条的纵向延伸，实现信息的互联互通互操作。以此为指导，通过对苹果产前、产中、产后各环节的分析，收集包括育苗、建园、栽培管理、肥水管理、花果管理、实时管理、加工储运、物流管理及生产资料等数据，并对系统所提供的服务进行梳理。苹果专业信息服务平台数据库体系框架包括 15 个数据库和 80 多个数据表，其体系框架如图 6.3 所示。

下面以苹果资源数据库为例介绍数据库的设计。

6.2.3.6　苹果资源数据库设计

根据 1990 年中国农业出版社出版的《果树种质资源描述符》（蒲富慎，1990），通过对种植用户需求信息的调查，对苹果品种资源信息内容和数据进行分析，并结合苹果信息和苹果栽培的实际情况建立苹果资源数据库。该数据库系统包括种质资源表、砧木资源表、野生资源表和栽培品种表等。

（1）数据库概念设计。概念设计是在对数据库需求进行分析的基础上，设计出能够满足用户需求的各种实体，以及实体之间的关系，为后面的逻辑结构设计打下基础。在苹果资源数据库的概念设计中，通过对苹果品种资源实体确切的调查，确定它们的各自属性，并且根据实际情况建立各实体之间的联系，使它们真正地成为一个整体，相互联系、相互影响。

数据库概念设计是通过 E-R 图的形式来表示，苹果资源数据库实体之间的关系图如图 6.4 所示。

通过 E-R 图，可以将砧木资源（矮化特性、亲和性、抗病性、耐寒性、耐涝性、抗旱性以及抗盐碱性）、野生资源和栽培品种等通过外键种质资源 id 和种质资源表（种质资源来源、适栽区域、栽培要点、生物学特性、生物学习性等）建立联系。

（2）数据表设计。通过对 E-R 图的分析，根据数据间的逻辑关系设计各数据表，直观清晰、不宜混淆。下面列出种质资源表、砧木资源表、野生资源表、栽培品种表的表结构，见表 6.2 至表 6.5。

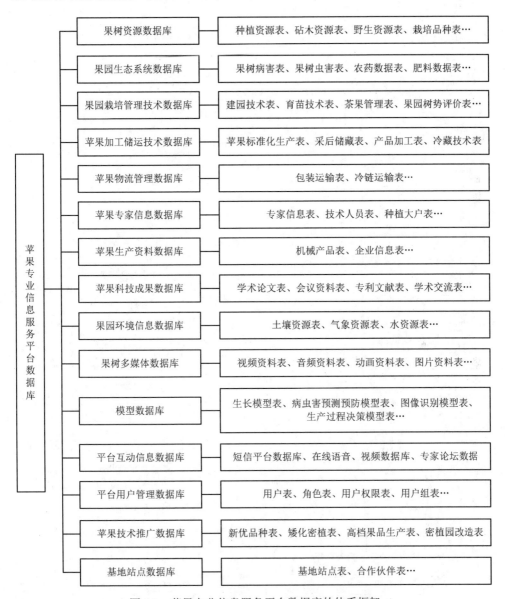

图 6.3 苹果专业信息服务平台数据库的体系框架

Figure 6.3 The system structure of the database of apple professional
information service system

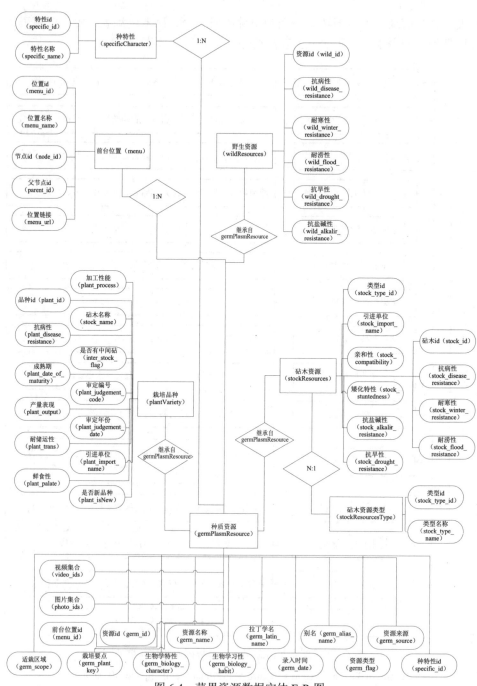

图 6.4　苹果资源数据实体 E-R 图

Figure 6.4　The E-R diagram of apple resource

表 6.2　种质资源表

Table 6.2　Germplasm resource

字段	类型	描述
germ_id	int(自增)	种质资源 id,主键
germ_name	varchar2(20)	种质资源名称
germ_latin_name	varchar2(50)	拉丁学名
germ_alias_name	varchar2(50)	别名
specific_id	int	种特性
germ_source	varchar2(400)	种质资源来源
germ_scope	varchar2(400)	适栽区域
germ_plant_key	varchar2(4000)	栽培要点
germ_biology_character	varchar2(4000)	生物学特性
germ_biology_habit	varchar2(4000)	生物学习性
germ_photo_id	int	图片 id
germ_video_id	int	视频 id
grem_remark	varchar2(4000)	备注

表 6.3　砧木资源表

Table 6.3　Stock resources

字段	类型	描述
stock_id	int(自增)	砧木资源 id,主键
stock_disease_resistance	varchar2(400)	抗病性
stock_winter_resistance	varchar2(400)	耐寒性
stock_flood_resistance	varchar2(400)	耐涝性
stock_drought_resistance	varchar2(400)	抗旱性
stock_alkalir_resistance	varchar2(400)	抗盐碱性
germ_id	int	种质资源 id,外键
stock_type_id	int	是否中间砧,自根砧
stock_stuntedness	varchar2(4000)	矮化特性
stock_compatibility	varchar2(4000)	亲和性
stock_import_name	varchar2(50)	引进、育种单位名称
stock_remark	varchar2(400)	备注

表 6.4　栽培品种表
Table 6.4　Plant variety

字段	类型	描述
plant_id	number(自增)	栽培品种 id，主键
plant_disease_resisteance	varchar2(4000)	抗病性
plant_date_of_maturity	varchar2(100)	成熟期
plant_output	varchar2(4000)	产量表现
plant_trans	varchar2(50)	耐储运性
plant_palate	varchar2(200)	鲜食性
plant_process	varchar2(200)	加工性能
germ_id	number	种质资源 id，外键
stock_name	varchar2(20)	砧木名称
numberer_stock_flag	varchar2(2)	是否有中间砧
plant_judgement_code	varchar2(20)	审定编号
plant_judgement_date	date	审定年份
plant_import_name	varchar2(50)	引进、育种单位名称
plant_isNew	varchar2(2)	是否新品种

表 6.5　野生资源表
Table 6.5　Wild resources

字段	类型	描述
wild_id	number(自增)	野生资源 id，主键
wild_disease_resistance	varchar2(400)	抗病性
wild_wnumberer_resistance	varchar2(400)	耐寒性
wild_flood_resistance	varchar2(400)	耐涝性
wild_drought_resistance	varchar2(400)	抗旱性
wild_alkalir_resistance	varchar2(400)	抗盐碱性

6.2.3.7　苹果栽培管理技术数据库

苹果栽培管理技术数据库系统，是为了普及苹果栽培管理技术而建立的数据库管理系统。该数据库系统需要满足不同用户的查询需求，由 12 个表组成，分别是：建园技术表、育苗技术表、花果管理表、果园树势评价表、品种资源表、树冠管理表、花果管理表、果园土壤管理表、灌溉技术表、施肥技术表、病害管理表以及虫害管理表等。

（1）数据库概念设计。通过对苹果栽培管理各实体的确切调查，建立各实体之间的 E-R 图，如图 6.5 所示。

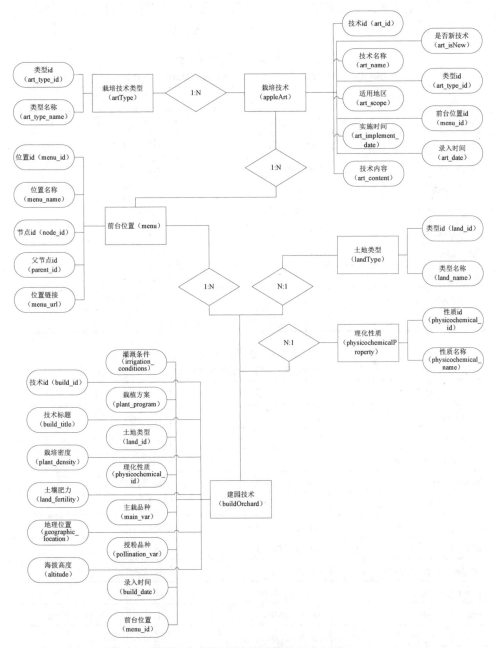

图 6.5　苹果栽培管理的实体 E-R 图

Figure 6.5　The E-R diagram of apple cultivation and management techniques

（2）数据表设计。通过对 E-R 图的分析，根据数据间的逻辑关系设计各数据表，应直观清晰、不宜混淆。下面列出种苹果栽培管理技术表、建园技术表、苹果病害表和苹果虫害表的表结构，见表 6.6 至表 6.9。

表 6.6　苹果栽培管理技术表
Table 6.6　Apple cultivation and management techniques

字段	类型	描述
art_id	int(自增)	技术 id，主键
art_name	varchar2(200)	技术名称
art_scope	varchar2(200)	适用地区
art_implement_date	Varchar2(80)	实施时间
art_content	varchar2(4000)	技术内容
art_photo_id	int	图片
art_video_id	int	视频
art_type_id	int	类型
art_isNew	varchar2(2)	是否新技术
art_remark	varchar2(400)	品种备注

表 6.7　建园技术表
Table 6.7　Orchard building

字段	类型	描述
build_id	int(自增)	建园 id，主键
land_id	int	土地类型 id
physicochemical_id	int	理化性质 id
plant_density	varchar2(400)	栽培密度
land_fertility	varchar2(400)	土壤肥力
geographic_location	varchar2(200)	地理位置
altitude	varchar2(100)	海拔高度
irrigation_conditions	varchar2(200)	灌溉条件
plant_program	varchar2(4000)	栽植方案
main_var_ids	varchar2(40)	主栽品种（种质资源 ids）
pollination_var_ids	varchar2(40)	授粉品种 ids
build_remark	varchar2(400)	备注

表 6.8　苹果病害表
Table 6.8　Apple disease

字段	类型	描述
disease_id	int(自增)	病害 id，主键
disease_name	varchar2(50)	病害名称
disease_latin_name	varchar2(50)	拉丁学名
disease_ alias_name	varchar2(50)	别名
disease_symptom	varchar2(4000)	主要症状
disease_ pathogen	varchar2(4000)	病原
disease_propagate	varchar2(4000)	传播途径
disease_attack	varchar2(4000)	发病条件
disease_control	varchar2(4000)	防治方法
disease_photo_id	int	图片资料
disease_video_id	int	视频资料
disease_diagnose	varchar2(4000)	诊断方法
germ_ids	varchar2(50)	种质资源 ids
pesticide_ids	varchar2(50)	农药 ids
disease_remark	varchar2(4000)	备注

表 6.9　苹果虫害表
Table 6.9　Apple pests

字段	类型	描述
pests_name	varchar2(50)	虫害名称
pests_latin_name	varchar2(50)	拉丁学名
pests_ alias_name	varchar2(50)	虫害别名
pests_scope	varchar2(4000)	分布区域
pests_naturalenemy	varchar2(4000)	寄主，天敌
pests_harm	varchar2(4000)	主要危害
pests_shape	varchar2(4000)	形态特征
pests_habit	varchar2(4000)	生活习性
pests_control	varchar2(4000)	防治方法
pests_photo_id	int	图片资料
pests_video_id	int	视频资料

续表

字段	类型	描述
germ_ids	varchar2(50)	种质资源 ids
pesticide_ids	varchar2(50)	农药 ids
pests_remark	varchar2(400)	备注

6.3 苹果专业信息服务系统的功能实现

苹果专业信息服务系统主要功能模块包括信息采集模块、数据存储和处理模块、信息发布模块、专家库模块、在线交互模块、远程教育（在线学习）模块、视频点播模块、用户管理模块、后台管理模块、综合查询模块以及信息统计模块等。

6.3.1 苹果专业信息服务系统门户网站

山东省苹果专业信息服务系统网站域名为：pingguo.sdnx.co，网站页面如图 6.6 所示。

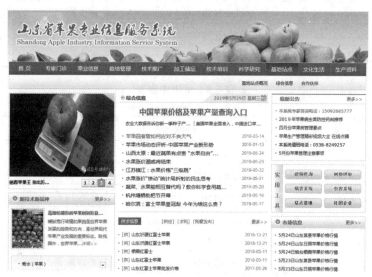

图 6.6 山东省苹果专业信息服务系统网站

Figure 6.6 Shandong apple information service website

6.3.2 系统栏目设计

在对苹果专业信息服务体系进行充分的调研和论证的基础上，设计苹果专业信息系统功能模块如图 6.7 所示。

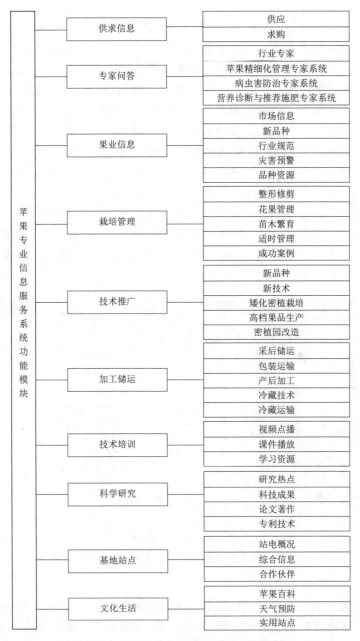

图 6.7　苹果专业信息服务系统功能模块

Figure 6.7　The function module of apple professional information service system

6.3.3 后台维护

苹果专业信息服务系统后台维护采用内容管理系统（Content Management System，CMS）具有稳定、安全、高效、跨平台、无限扩展的优点。管理内容包括栏目管理、内容管理、模板管理、资源管理、辅助内容管理（包括欢迎页、评论管理、投票管理、留言管理、广告管理、友情链接管理、供求管理、市场行情、地图管理、个人资料、会员注册统计、内容统计、评论统计、留言统计、独立 IP 统计、独立访客统计、人均浏览次数统计、来访网站、来访页面、来访关键字、受访页面、受访地区分布及流量初始化等）、维护管理（包括企业类别、产品类别、地区管理、用户类型、专题管理、TAG 管理、关键词管理、敏感词管理、内容回收站、静态化管理、采集管理、全文检索、销售网点等）、用户管理（包括会员管理、会员组管理、管理员、角色管理、后台操作日志、登录成功日志、登录失败日志、站内信管理等）、配置管理（包括全局设置、站点设置、模型管理、内容类型、FTP 管理、站点管理、信息共享、联采设置、自动建站配置等）。后台管理界面如图 6.8 所示。

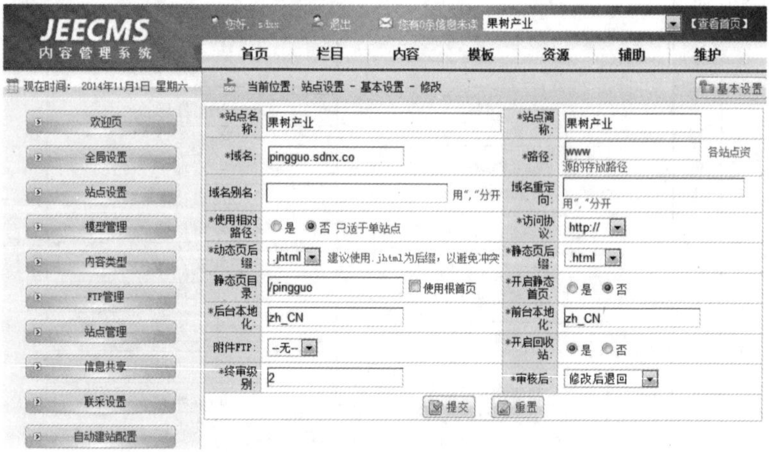

图 6.8　后台管理界面

Figure 6.8　Background management management interface

6.3.3.1　内容栏目管理

系统内置了完善的内容栏目管理，能够对内容的栏目划分、版面布置、内容发布、内容审查等提供全面的管理，为信息发布提供了完整的解决方案。支持无限层次栏目，每一个子栏目都可以发布内容和信息，也可以拥有下一级的子栏目。与用户权限模型结合，就可以让用户仅仅看到可以访问的栏目。用户通过使用智能栏目引擎，可以在系统中发布信息栏目，并且可以对信息栏目的内容、格式、形式、种类等进行管理，并且权限控制可以达到字段级。

苹果专业信息服务系统设置了专家问答（行业专家、苹果精细化管理专家系统、病虫害防治专家系统、营养诊断与推荐施肥专家系统）、果业信息（市场信息、综合信息、果园信息智能监测系统、行业规范）、栽培管理（现代生产技术、整形修剪、花果管理、苗木繁育、病虫防治、肥水管理、适时管理、成功案例）、技术推广（新品种、新技术、矮化密植栽培、高档果品生产、密植园改造）、加工储运（采后储藏、包装运输、产品加工、冷藏技术、冷藏运输）、技术培训（视频点播、课件播放、学习资源）、科学研究（研究热点、科技成果、论文著作、专利技术）、基地站点（基地站点概况、综合信息、合作伙伴）、文化生活（苹果百科、天气预报、火车查询、实用站点）、品种资源、地方经验、生产资料（农资推荐）、灾害预警、焦点新闻、网上门店、病害系统、虫害系统、果树嫁接、建园咨询、树势评价、最新公告、苹果园、图片新闻、电子商务等栏目。

6.3.3.2　信息采编发

该模块主要解决信息的发布问题，输入标题、内容、栏目、作者、转载来源等，系统即可自动生成新闻，并可立即发布到网站上，或按系统管理员设置的分级审查步骤，待审核之后才发布，以减少失误。

信息采编发模块提供强大的信息采集、编辑、审批、发布、评论、专题、统计、搜索、分类、RSS 聚合等功能，实现对大型信息门户的信息管理。

6.3.3.3　文章管理

支持文章内容的录入、编辑、审批（多级自定义流程审批）、删除、归档功能。文章内容需要采用 HTML 编辑器进行图文混排编辑，支持 Unicode 全球文字编码，支持全球语言同屏显示。

文章内容包括：文章信息字段（标题、摘要、正文、发表时间、到期时间、作者、来源、关键词、安全级别），文章图片字段［图片、缩略图（图片路径）、图片位置、图片高度、图片宽度、图片尺寸］，附件字段，相关文档（支持多文档链接），支持任意扩展字段（扩展字段内容、数据类型、数据长度、数据是否为空、数据默认值、字段描述），文章控制管理设置。

6.3.3.4　报表管理

高度直观的客户端界面使得用户可以建立自由格式的、美观的报表。报表中可以包括来自多个数据源的数据、计算域、图表、旋转透视表和分段式报表。利用强大的可视化格式工具，相关业务人员可以创建生动的报表以捕捉和呈现分析结果，并将分析结果在审批业务系统中进行电子分发（邮件发布或者发布到审批系统相关页面上）。

6.4 苹果专业信息服务模式探讨

随着信息技术的发展，传统的信息服务方式，如报纸、期刊、电视等在信息量、时效性、专业性等方面均已无法满足生产和工作的需要。果农对各种信息的需求越发迫切，因此，通过苹果专业信息服务系统提供实时、快速、准确、多层次、多方式、高通量以及高质量的苹果产业技术信息成为必然。

6.4.1 多样的服务方式

在以往的农村生产信息服务模式中，支撑一系列信息传递的平台多以传统媒介为主，辅助以电信网和广电网。而在新的服务模式中，以三网融合为重要支撑平台，以山东省苹果专业信息服务系统为依托，面向苹果产业开展一体化和专业化服务，为现有各类基层信息服务组织和体系提供技术支撑，真正实现平台上移，服务下延。苹果专业信息服务包含以下服务方式。

6.4.1.1 网上信息发布

2014 年 7 月 21 日，中国互联网络信息中心（CNNIC）在北京发布第 34 次《中国互联网络发展状况统计报告》（以下简称《报告》）。《报告》显示，截至 2014 年 6 月，中国网民规模达 6.32 亿，较 2013 年底增加 1442 万人，其中，手机网民规模 5.27 亿，互联网普及率为 46.9%。我国网民中农村网民占比 28.2%，农村网民规模达 1.78 亿，较 2013 年底增加 169 万人。山东省苹果专业信息服务系统充分利用互联网这个平台，为各类用户发布各种涵盖产前、产中、产后全产业链的各类信息，全产业链的信息发布模块示意图如图 6.9 所示。

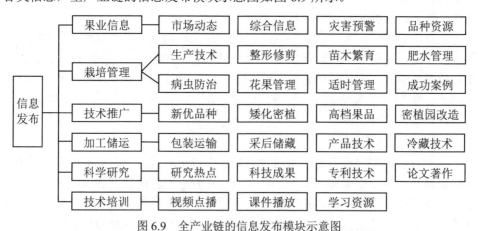

图 6.9　全产业链的信息发布模块示意图

Figure 6.9　The whole industry chain information release

6.4.1.2　视频系统

苹果专业信息服务系统集成了"语音视频在线服务系统"，系统可支持 10 名专家同时在线服务。根据果农需求，在各信息服务站安装视频系统客户端，开通远程视频系统，组织专家讲授，就苹果生产技术开展网上在线讲解、技术指导，提供苹果病虫害诊断、技术培训、视频直播、专家讲座等服务，避免农民因寻找专家解决难题、接受技术指导和培训所带来的费用高、效率低、疲于奔波等问题。通过开展视频、音频双向问答，实现网络互动、远程对话，进行广泛交流，提供及时、准确的安全生产措施和实时技术服务，指导果农生产。

6.4.1.3　短信服务

手机具有价格相对低廉、接入互联网较为方便等特点，成为农村网民最主要的上网终端。截至 2013 年 12 月，农村网民手机上网规模已达到 1.49 亿，较去年底增加了 3220 万人，增长率为 27.5%，比 2012 年 20.9% 的年增长率提高了近 7%。随着 3G、4G 网络的推进，网络资费的进一步下调，手机在农村网民中的普及率将进一步加大（《2013 年中国农村互联网发展调查报告》）。山东省苹果专业信息服务系统开发了手机短信平台，向果农发送栽培管理、技术推广、政策、市场、科技、农资、气象和产品等方面信息（迟秀全，2006），提供包括政策普及、涉农新闻、灾害性天气预警、市场行情、农业科技等信息，使果农可以随时随地获取信息，享受到快捷、准确、经济的信息服务。

6.4.1.4　互联网协议电视（IPTV）服务

据《山东统计年鉴 2013》，截至 2012 年底，山东省农村地区每百户拥有彩色电视机 113.52 台，已完全普及。IPTV（Internet Protocol Television）即互联网协议电视，集互联网、多媒体、通信等技术于一体，在 IP 网络上传送包含电视、视频、图形和数据等安全且交互性和可靠性均高的可管理的多媒体业务（杨宛楠等，2012）。IPTV 既不同于传统的模拟式有线电视，也不同于经典的数字电视。在山东省苹果专业信息服务系统中，采用"互联网+机顶盒+电视机"的模式，依托山东联通公司建设了 IPTV 服务平台，果农办理 IPTV 业务，领取一个专用的机顶盒后，可以利用家中的电视，通过山东 IPTV 集中播控平台免费提供的农村农业信息化专用数字频道，向基层农民提供交互式视频点播、专家授课直播等节目，使果农可以在电视上获取苹果专业信息服务系统的信息和服务。

6.4.2　苹果专业信息基地和站点建设

6.4.2.1　信息站点

农村基层信息服务站作为连接信息化综合服务平台、专业信息服务系统和农民的重要纽带，在系统与果农之间搭建起一座沟通的桥梁，实现信息与服务的双向互动。基层服务站建设是推进信息服务进村入户的有效措施，也是农村农业信息服务建设的重要内容。基层服务站向上实现与山东省农村农业信息化综合服务平台和专业信息服务系统的直接连接，向下实现与广大果农的有效对接，实现"扁平化"服务。

山东省苹果专业信息服务系统在栖霞市果业局、乡镇果树站、相关企业、合作社率先建立服务站点，形成立体化的专业信息服务网络，建立了 7 个苹果专业信息服务系统服务站：栖霞市果业发展局服务站、山东栖霞苹果电子交易市场服务站、清田果业合作社服务站、通达果业专业合作社服务站、烟台博士达农化有限公司服务站、栖霞市西城镇果树站服务站以及栖霞市苏家店镇果树站服务站，所有服务站已于 2011 年 4 月正式挂牌服务。果农可以在基层信息服务站点通过电话、计算机、手机、电视等多种终端访问苹果专业信息服务系统，上报、查询、发布信息，在线观看视频课件，使用农业专家系统，访问实用技术数据库以及连线咨询专家等，得到实时、高效、个性化的服务。

6.4.2.2 基地建设

在山东省苹果专业信息服务系统的建设过程中，有选择性的建立一些农业信息化示范基地，选择有代表性、带动能力强、文化素质较高、思想观念较新、热心于农业信息化服务、有一定经营能力和规模的种植大户作为信息应用示范户，逐步影响和提高周边农户的信息意识，不断扩大辐射面积，以点带面逐步推动农业信息化。

示范基地依托苹果专业信息服务系统，充分发挥基层信息服务站和信息员队伍的作用，围绕山东苹果产业信息化需求，重点开展苹果物联网（Internet of Things）、"3S"[遥感技术（Remote Sensing，RS）、地理信息系统（Geographical information System，GIS）、全球定位系统（Global Positioning System，GPS）]、三网融合（电信网、计算机网和有线电视网）、无线射频识别等现代信息技术在苹果产业区域的综合应用示范，拓展农村农业信息化服务空间。通过工程示范全面提升苹果产业的信息化应用水平。

示范基地的主要任务是构筑苹果信息化示范推广服务平台，充分发挥基地的辐射带动和示范作用，使最新的农村信息技术和产品在示范基地推广应用，以信息化服务指导专业化生产，提升专业化生产的科技水平；同时也将果农迫切需要的信息及时采集，快速反馈到苹果专业信息服务系统和服务站点，使生产中的问题能够得到快速、有效解决，形成多种现代信息双向互动的服务方式，满足苹果生产和产业发展对信息的需求。

在项目实施过程中，考虑到不同品种、不同地域、不同土质以及果园环境等因素，目前已建立了多个基地和示范站点，并且取得了良好的示范效果。以栖霞市观里镇博士达有机苹果生产示范及休闲采摘园为例,该基地集现代苹果栽培模式展示和旅游观光、休闲采摘功能于一体,是一处精品有机苹果示范园、有机苹果生产前沿科技示范园。在栽培方式上,全部采用宽行密植栽培和起垄栽培模式,培养细长纺锤形树体结构,通过种植鼠茅草,提高土壤有机质含量,增强土壤微生物活性、改善土壤通透性,为苹果生长创造优良的土壤环境。示范园安装果园信息采集与生产管理监控系统,实施对果园生产过程的实时监测和灾害预警,为优质高产管理决策和预测预报提供了基础支撑,也为专业信息数据库的更新提供了有效途径。园内采用高杆微喷,节水、节能灌溉技术,有效地补充了苹果不同生长期的水分需求,减少对水资源的浪费,同时改善了因大水浸灌造成的土壤养分流失状况而大量增施有机肥的情况,并通过测土化验,结合苹果需肥规律进行平衡施肥,保证了苹果的品质和口感均为上乘,成为现代苹果栽培管理的典范。

6.4.3 专家服务队伍

专家服务团队是农业信息服务的智力支撑,专家队伍建设是农业信息服务的重要环节,主要提供有关农业科技、专业知识和农业经济发展等方面的咨询服务,进行农业新技术推广与技术培训(王志诚,2013)。在苹果专业信息服务系统的建设过程中,组建了由高等院校、科研院所、各级政府主管部门的技术人员以及有丰富种植经验的种植户组成的专业信息服务队伍,联合值班、协同服务,与国家苹果中心、苹果产业技术创新战略联盟合作,通过各种形式帮助果农解决生产中的问题,方便快捷、准确有效。

6.4.4 完善的培训体系

根据苹果产业发展和技术服务需要,依托优势科研单位与高等院校,积极开发、编制适合山东省特色的苹果种植技术、劳动力培训技能等信息化培训课件、教材;创建种植技术视频数据库,依托苹果专业信息服务系统、农村现代远程教育系统、各类苹果信息网等,通过网络多媒体,为果农提供丰富的视频内容,提高果农务农技能。对于广大农户共同关心的问题,或随着时代发展而出现的新技术、新问题,组织农户集中进行技术培训,或请专家进行技术讲座,现场解答问题,以提高服务效能。

6.5 专家系统

专家系统是指具有与人类专家同等解决问题能力的智能程序系统。具体地讲,专家系统是指在特定的领域内,根据某一专家或专家群体提供的知识、经验及方法进行推理和判断，模拟人类专家做决定的过程，解决人类专家解决的复杂问题，提出专家水平的解决方法或决策方案的计算机程序系统（马新明，2009）。

专家系统技术在世界农业领域中的应用始于 20 世纪 70 年代末。日本、美国、英国等国家纷纷将其列为国家重点研究项目，投入了大量的人力和资金。日本把专家系统作为第五代计算机研究的核心内容，英国已将专家系统/智能数据库列入国家四大重点项目。我国对于专家系统的研究工作起步较晚，但经过 20 年的艰苦努力，已经在理论研究和应用开发方面取得了很大的进展和显著的社会经济效益（马新明，2009）。国家 863 计划智能计算机主题支持"农业智能应用系统"的研究与应用，且在国际上已具有一定的影响。农业专家系统将是今后我国数字农业示范与农村信息化服务的重要方面。2000 年，863 计划计算机软硬件主题专家组对农业专家系统继续支持，示范区扩大到 23 个，各地开发的本地化农业专家系统近 200 个。

国际上种植业专家系统的研究以美国为最早，始于 20 世纪 70 年代末期。当时开发的系统主要是面向农作物的病虫害诊断；到了 20 世纪 80 年代中期，随着专家系统技术的迅速发展，农业专家系统在国际上有了相当大的发展，在数量和水平上均有了较大的提高，已从单一的病虫害诊断转向生产管理、经济分析与决策以及生态环境等，尤其以美国、日本和欧洲国家最为突出。

政府部门对农业专家系统重视较早的国家是日本。多年来日本已形成了若干农业专家系统，例如，东京大学的西红柿栽培管理专家咨询系统、培养液管理专家系统；千叶大学利用原 MICCS 工具开发了茄子等好几个作物的病害诊断专家系统、花卉栽培管理支持系统；日本农业研究中心利用开发工具 KEE、ESHELL 等开发了耕作方式计划支持系统、大豆栽培作业规划管理系统等。近些年来日本又将专家系统应用于蔬菜温室（或称为"植物工厂"）中。

美国于 20 世纪 70 年代末期开始研究农业专家系统，最初用于农作物的病虫害诊断。1978 年伊利诺斯大学开发的大豆病虫害诊断专家系统 PLANT/ds 是世界上应用最早的专家系统；Lemmon 在 1986 年开发的棉花生产管理专家系统；Plant 等人 1989 年开发的农业管理专家决策支持系统；Srinvasan 等人开发的 ESIM 灌溉管理专家系统。美国农业部农业研究中心的 COAMAX 系统改进版（后来又有新版本 Cottondus 推出）；哥伦比亚大学的梯田专家系统；另外，希腊雅典农业大学 1997 年研制的"VEGES"系统，针对 6 种温室蔬菜常见病虫害；埃及农业专家系统中心实验室在 2000 年研制出针对番茄病虫害的"PCEST"系统。

国外一些辅助农业专家系统开发平台也应运而生，如 CALEX、SELECT、PALMS、GOSSYM/COMAX、MICCS、FARMSCAPE、PCYield、GLA &NUTBAL、WHEATMAN 等，从而大大缩短了专家系统开发的周期，成为未来农业专家系统研究的重要方向。

中国农业与发达国家相比有许多的特殊性,如土地承包到户、农户精耕细作、农业生产规模小、机械化水平低、农民文化底子薄等,这些特点决定了我国种植业信息技术的普及应用需要一个过程,不可能在宏观尺度上大规模地进行。中国必须探索适合自己的数字农业体系,而在一些示范区集成建立各种信息技术应用系统不失为一种很好的选择。

早在 20 世纪 80 年代初期,我国就对种植信息化技术进行了相关的研究,是国际上开展此领域研究与应用比较早的国家。在国家"863"计划、国家自然科学基金、国家科技攻关的资助与中科院、农业部、机电部和各地政府的支持下,许多科研院所、高等院校和各地有关部门开展了各种农业专家系统的研究、开发以及推广应用,取得了可喜的成就。

到目前为止,已广泛应用的专家系统包括关于粮食作物和经济作物的栽培技术专家系统、管理专家系统、施肥专家系统和病虫害防治专家系统。如南京农业大学和安徽省农业科学院的水稻害虫管理和稻纵卷叶螟管理专家系统;安徽省计算中心和安徽农学院合作的水稻病虫害专家系统;天津市基于组件式 GIS 技术的水稻生产管理信息系统(孙治贵,2004);黑龙江省水稻病虫害诊断专家系统(于艳,2004);合肥智能所的"施肥专家系统"在全国已推广了多个县,节约化肥数万吨,增产粮食 10 亿多斤;中国农业科学院土肥所的"禹城小麦、玉米施肥专家系统"已推广了万亩,增产小麦数万斤。此外,还有长春市农科院的"玉米栽培专家系统";中国农业科学院作物所的"冬小麦新品种选育专家系统"和"玉米杂交种选育专家系统"等。厦门集美航海学院与集美区区划办合作,以土壤区划和普查为基础研究开发出数据系统;厦门大学与厦门市天马种猪场合作,运用数量遗传学、统计学和系统工程理论开发出"大约克种猪选育的计算机支持系统",新增经济效益千万元以上(杨国才,2012)。

国内与蔬菜栽培相关的专家系统,如重庆大学 2001 年研制的"多媒体蔬菜栽培专家系统 MVPES";与蔬菜病虫害治理相关的专家系统,如李志红 1997 年研制的单机版系统"蔬菜害虫辅助鉴定多媒体专家系统 PestDiag"(计算机软件著作权登记号为 980756);中国农业大学与北京市农业局 2003 年合作研制的单机版系统"蔬菜病虫害可持续治理专家系统 VPSMES"(计算机软件著作权登记号为 2003SR5962);中国农业大学设计开发的北京地区蔬菜病虫害远程诊治专家系统(Vegetable Pest Remote Diagnosis Expert System,VPRDES)。

2006 年云南省建成首个花卉病虫害多媒体专家诊断防治系统。该系统整理归类了国内外及昆明地区花卉病虫害诊断与防治资料,利用计算机技术和网络技术,用 SQL Server 2000 数据库技术和 ASP.NET 语言编程,建设以网络为基础的花卉病虫害专家诊断与防治系统。

中国农业专家系统的开发平台,主要有哈尔滨工业大学的农业专家系统平台、吉林大学的专家系统平台、中科院合肥智能所的开放式农业专家系统开发与信息处理平台、国家农业信息化工程技术研究中心的 PAID 平台等。

6.5.1 苹果专家系统的建设

苹果专家系统是把专家系统知识应用于果园领域的一项计算机技术。主要目的是要使计算机在各个领域中起人类专家的作用。通过大量专家水平的领域知识和经验,利用仅人类专家可用的知识和解决问题的方法来解决果树领域的问题。通过网络抓取、数据库查询、书本获得、口头讲述等方式为获得途径,以国内苹果领域知名专家知识为基础,并进行相应整理,设计出苹果生产管理全过程相关环节知识库。利用该知识库构建苹果产业技术专家系统,为果农和有关人员提供苹果生产管理各环节的辅助决策。

专家系统以人机对话方式,利用知识库中的事实与规则,采用相应的推理机制进行分析并给出相应的诊断结果及实施建议,其结构如图 6.10 所示。

知识模块包括知识库和知识管理模块。知识库中主要存放诊断规则和事实,是由一系列与苹果专业知识有关的事实和规则组成的。苹果专家系统的问题求解过程是通过知识库中的知识来模拟专家的思维方式,因此,知识库是专家系统质量优劣的关键所在,即知识库中知识的质量和数量决定着专家系统的质量水平。知识库包括既有知识信息和实时采集信息:既有知识信息指专家知识、专业标准、成熟经验、成熟技术及网络上搜集的信息;实时采集信息主要是指果园环境信息、果园生态信息和果树生长信息。对以上信息进行归纳、整理,形成各种媒体形式的苹果专业信息,录入数据库和知识库;对相关数据采用时间序列分析、小波分析、决策分析、神经网络、微分方程和数学规划等进行建模,形成各类苹果数学模型存入模型库。

知识管理模块主要用于对知识库中的规则进行增加、删除和修改等操作,对知识库进行维护。

推理模块是系统推理的核心,推理机基于苹果产业技术专家系统的规则,采用正向推理、精确推理和模糊推理相结合的方法,按照专家的思维模式求解问题;用户利用人机交互界面在系统推理过程中回答系统提出的问题;系统最终给出诊断结果并提供实施建议。

系统在人工干预的情况下,实现机器学习的机制,可以扩充和修改知识库中的内容,也可以实现自动学习功能。进行规则维护时,若发现新添规则是对已有规则的补充或者简化,提示用户进行规则替换;当用户输入的苹果产业技术信息诊断无结果时,提示用户是否保存新规则;在用户选择保存为新规则的前提下,进入规则维护界面进行规则的添加操作。

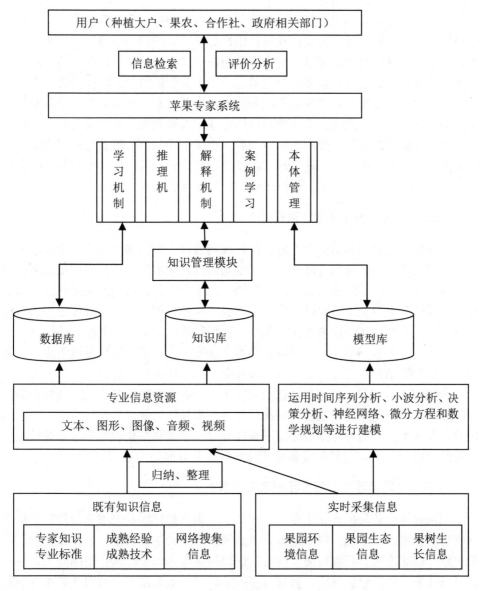

图 6.10 专家系统结构图

Figure 6.10 Expert system structure diagram

苹果信息检索是用户提出查询请求，请求可以支持自然语言查询（一般用户）及正则表达式查询（专业用户），提出的请求进入推理机，推理机根据用户的查询请求，综合查询信息并根据用户的需要以图形或结果树，或者单纯的文本形式将查询结果返回给发出查询的用户。

用户评价分析是指用户可以对自己的查询结果进行评价，评价信息写入用户信息库中，构成知识评价的数据仓库；用户每次检索的相关信息记录在用户数据库里面，基于这些数据，可以进行大量的用户信息分析，如可以评价用户对检索结果的满意程度、用户检索信息的发展趋势、相关学科的受关注程度等。

目前，基于苹果专业信息服务已开发的专家系统有：苹果精细化管理专家系统、病虫害防治专家系统、营养诊断与推荐施肥专家系统。这些系统为用户提供经过加工处理的决策性、分析预测性信息，提供个性化信息服务与知识服务，为辅助生产、提高生产效率、培养新型农民及指导农业产业结构调整等提供有力的支持。用户可利用这些专家系统自主地进行操作，获取相关知识。

6.5.2　苹果精细化管理专家系统

苹果精细化管理包括果园管理、树体结构管理、果园施肥管理、果园水分管理、果园土壤管理、花果管理技术、苹果园病虫害防治等。立足当前及未来一定时期内我国苹果树陆续进入更新期，高档果品生产中急需解决的关键问题和适于我国国情的苹果园沃土节水降耗优质丰产栽培技术规程，构建苹果园土肥水周年动态运行、生长发育、病虫害预测预报、株型结构优化与改造调控、品质评价等系列模型，开发包括苹果品种评价与良种资源配置、土肥水按需变量供应高效利用、丰优树型结构培育与有机营养高效分配利用、病虫草害预测预报与无公害综合防治等面向苹果安全生产全过程的智能化综合咨询决策服务系统，开发面向高效精品果园生产的果树精准管理系统，构建苹果精细化管理专家系统。苹果精细化管理专家系统结构与功能设计如图 6.11 所示；苹果精细化管理专家系统登录界面如图 6.12 所示；苹果精细化管理专家系统决策界面如图 6.13 所示。

6.5.3　苹果营养诊断与推荐施肥专家系统

苹果营养诊断与推荐施肥专家系统基于苹果生长规律及土壤肥力信息模拟作物干物质积累、产量等，根据模拟结果研究合理施肥决策模型，包括施肥量、施肥次数、施肥方式、肥料种类。同时实现根据实际信息及时调整施肥方案。以外部形态诊断、叶片分析诊断、树势树相诊断研究结果为基础，利用专家系统开发平台，按照从外（形态）到内（器官元素含量分析）、从宏观（树相）到微观（单株及器官）、从叶形叶色直观判断到叶片生理指标无损检测（如叶绿素相对含量）、从相对值比较（如元素含量）到绝对比较、从静态到动态、由定性到定量的诊断思路，划分诊断优选项、设计诊断系统框架，构建苹果营养诊断与推荐施肥综合管理系统，该系统的界面如图 6.14 所示。

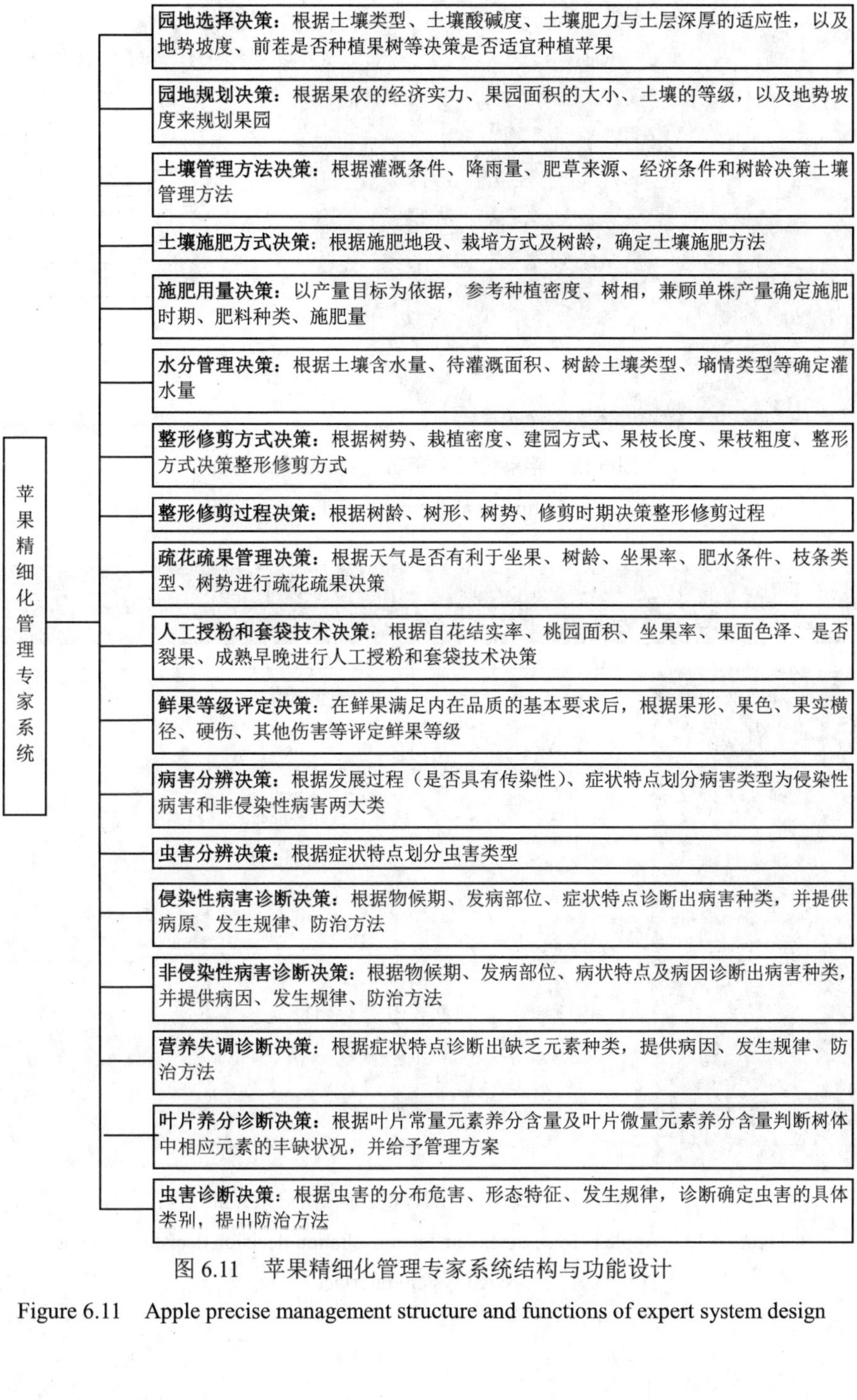

苹果精细化管理专家系统

园地选择决策：根据土壤类型、土壤酸碱度、土壤肥力与土层深厚的适应性，以及地势坡度、前茬是否种植果树等决策是否适宜种植苹果

园地规划决策：根据果农的经济实力、果园面积的大小、土壤的等级，以及地势坡度来规划果园

土壤管理方法决策：根据灌溉条件、降雨量、肥草来源、经济条件和树龄决策土壤管理方法

土壤施肥方式决策：根据施肥地段、栽培方式及树龄，确定土壤施肥方法

施肥用量决策：以产量目标为依据，参考种植密度、树相，兼顾单株产量确定施肥时期、肥料种类、施肥量

水分管理决策：根据土壤含水量、待灌溉面积、树龄土壤类型、墒情类型等确定灌水量

整形修剪方式决策：根据树势、栽植密度、建园方式、果枝长度、果枝粗度、整形方式决策整形修剪方式

整形修剪过程决策：根据树龄、树形、树势、修剪时期决策整形修剪过程

疏花疏果管理决策：根据天气是否有利于坐果、树龄、坐果率、肥水条件、枝条类型、树势进行疏花疏果决策

人工授粉和套袋技术决策：根据自花结实率、桃园面积、坐果率、果面色泽、是否裂果、成熟早晚进行人工授粉和套袋技术决策

鲜果等级评定决策：在鲜果满足内在品质的基本要求后，根据果形、果色、果实横径、硬伤、其他伤害等评定鲜果等级

病害分辨决策：根据发展过程（是否具有传染性）、症状特点划分病害类型为侵染性病害和非侵染性病害两大类

虫害分辨决策：根据症状特点划分虫害类型

侵染性病害诊断决策：根据物候期、发病部位、症状特点诊断出病害种类，并提供病原、发生规律、防治方法

非侵染性病害诊断决策：根据物候期、发病部位、病状特点及病因诊断出病害种类，并提供病因、发生规律、防治方法

营养失调诊断决策：根据症状特点诊断出缺乏元素种类，提供病因、发生规律、防治方法

叶片养分诊断决策：根据叶片常量元素养分含量及叶片微量元素养分含量判断树体中相应元素的丰缺状况，并给予管理方案

虫害诊断决策：根据虫害的分布危害、形态特征、发生规律，诊断确定虫害的具体类别，提出防治方法

图 6.11　苹果精细化管理专家系统结构与功能设计

Figure 6.11　Apple precise management structure and functions of expert system design

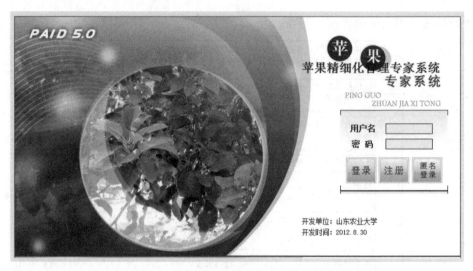

图 6.12　苹果精细化管理专家系统登录界面

Figure 6.12　Apple fine management expert system login interface

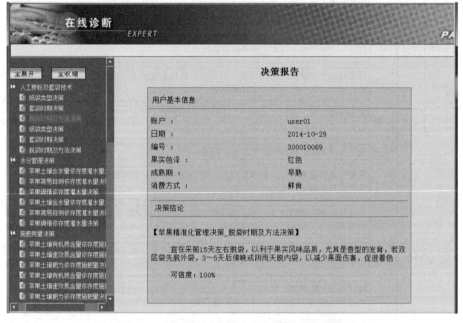

图 6.13　苹果精细化管理专家系统决策界面

Figure 6.13　Apple precise management consultation decision decision making
service system interface

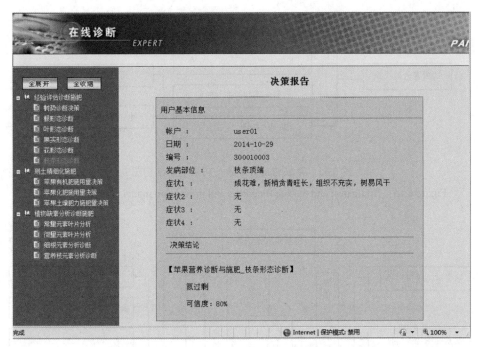

图 6.14 苹果营养诊断与推荐施肥专家系统决策界面

Figure 6.14   Apple nutrition diagnosis and fertilization recommendation decision-making
expert system interface

6.5.4 苹果病虫害防治专家系统

在苹果病虫害防治专家系统的研发过程中，充分利用时间序列分析等数学方法和计算机手段，统计分析目标果园所在地的害虫发生时间和发生量的变化趋势，建立果园病虫害发生的统计分析数学模型，以病虫害发生的历史数据和物联网果园信息采集系统提供的果园环境、土壤等信息为基础，结合物候学的有关知识建立果园病虫害的预测预报系统。

根据苹果病虫害的发生规律、发生特点、危害方式、危害特征、危害区域等信息，决策病虫害的种类及防治方法，构建完善的病虫害管理决策模型，为果园病虫害的防治与预警提供信息支撑与保证。

图 6.15 至图 6.18 所示分别为苹果病虫害诊断与防治模型结构图、苹果营养失调症形态诊断流程图、病虫害分辨决策检索表模式、病虫害防治专家系统决策报告。

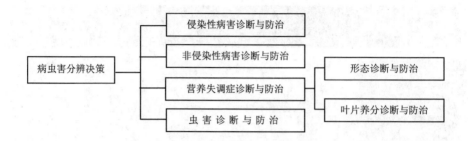

图 6.15　苹果病虫害诊断与防治模型结构图

Figure 6.15　Apple pest and disease diagnosis and prevention model structure diagram

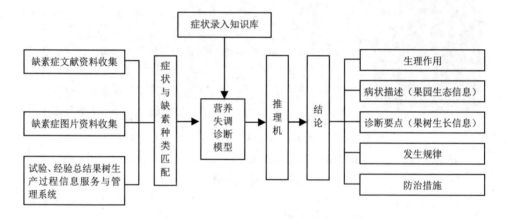

图 6.16　苹果营养失调症形态诊断流程图

Figure 6.16　Apple dystrophy morphological diagnosis flow chart

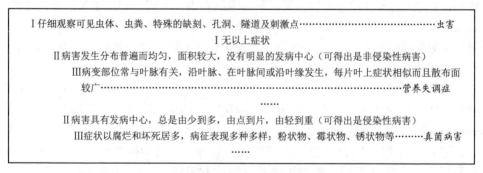

图 6.17　病虫害分辨决策检索表模式

Figure 6.17　Pest resolution decision table retrieval model

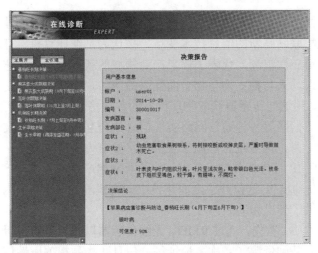

图 6.18　病虫害防治专家系统决策报告

Figure 6.18　Pest control expert system decision report

　　以上三个苹果专家系统的建设是通过北京派得伟业信息技术有限公司的专家系统生成完成的。该软件采用面向对象方式进行多层架构设计，在功能上基于农业知识线索，采用渐进式、模糊产生式决策机制对农业生产过程中的求解、计算等问题进行决策，从而对苹果生产进行指导，具有开发周期短、生成的专家系统风格统一等优点。但各类用户反馈的信息显示，在使用过程中，这类专家系统的实用性、个性化及易用性及知识更新等方面还存在不足，如要求所有的用户都要注册登录或匿名登录，给果农使用带来不便，为此，本书作者所在的课题组正在研发完全支持 B/S 模式的苹果专家系统，争取从以下几个方面有所突破。

　　（1）图片推理：用户输入一系列前提条件后，系统根据规则库中的知识进行推理，如果推理结果中存在图片信息，则会在系统窗口中显示该图片。例如，用户输入害虫的体长、颜色、翅膀形态后，系统如果推理出符合条件的害虫种类，并且保存有图片信息，则会将其显示在计算机屏幕上，供用户核对确认。

　　（2）与数学模型相结合：例如，用户输入种植面积、年日照量、年降雨量、种植株数之后，系统显示建议的施肥种类和数量。

6.6　物联网在果树生产中的应用

6.6.1　物联网概述

　　现在信息技术日新月异，信息产业竞争日益激烈，这些深刻影响着国际政治、经济、文化、社会、军事等领域的发展，全球正在进入以信息产业为主导的新经济发展时期。物联网是新的信息技术变革，被认为是继计算机、互联网之后的世界信息产业的第三次浪潮，代表了信息产业领域的新一轮革命。它是以感知为前提，实现人与人、人与物、物与物全面互联的网络。物联网技术是在物体上植入各种微型芯片，用这些传感器获取物理世界的各种信息，再通过局部的无线网络、互联网、移动通信网等各种通信网路实现信息的交互传递，从而实现对世界的感知。2009 年 11 月，国务院总理温家宝提出，要着力突破传感网、物联网关键技术，及早部署后 IP 时代相关技术研发，使信息网络产业成为推动产业升级、迈向信息社会的"发动机"。这拉开了全面建设中国物联网的序幕，也为物联网在农业领域的应用提供了契机和动力。

物联网的本质：首先，通过 RFID、无线传感器以及卫星定位等自动识别和感知技术获取物品基础资源（名称、地址等）信息和物品相关属性信息；其次，借助各种通讯技术将物品相关信息集成到信息网络中，通过基础资源服务（类似互联网中解析、寻址、发现等），实现海量物品相关信息的智能索引和整合；最后，利用云计算、模糊识别、数据挖掘以及语义分析等智能计算技术，对海量物品相关信息进行分析处理，最终实现对物理世界智能化的决策和控制（Zhijun Wang,et al.2008）。

6.6.2 农业物联网

物联网在农业领域中有着广泛的应用。从农产品生产的不同阶段来看，无论是种植的培育阶段还是收获阶段，都可以用物联网的技术提高工作效率和精细管理水平。

（1）在种植准备阶段，可以在温室里面布置传感器，分析实时的土壤信息，选择合适的农作物。

（2）在农作物的种植和培育阶段，可以用物联网的技术手段采集温度、湿度的信息，进行高效的管理，从而应对环境的变化，保证植物幼苗在最佳环境中生长。

（3）在农作物生长阶段，可以利用物联网实时监测作物生长的环境信息、养分信息和作物病虫害情况。利用相关传感器准确、实时地获取土壤水分、环境温湿度、光照情况，通过实时的数据监测和专家经验相结合，配合控制系统调理作物生长环境，改善作物营养状态，及时发现作物的病虫害爆发时期，维持作物最佳生长条件，对作物的生长管理有非常重要的作用。

（4）在农产品的收获阶段，利用物联网采集相关信息，并将其反馈到前端，从而在收获阶段进行更精准的测算。

（5）在流通销售阶段，可通过食品安全追溯系统，查询农产品产前、产中、产后的各项指标。

6.6.3 农业物联网的功能

6.6.3.1 数据采集

运用物联网系统的各类传感器，如温度传感器、湿度传感器、pH 值传感器、光传感器、CO_2 传感器等设备，检测环境的温度、相对湿度、pH 值、光照强度、CO_2 浓度等物理量参数，可以实现对农业资源环境、动植物生长等的实时监测，获取动植物生长发育状态、病虫害、水肥状况以及相应生态环境的实时信息，并将以上信息上传到物联网平台服务器。通过对农业生产过程的动态模拟和对生长环境因子的科学调控，达到合理使用农业资源、降低成本、改善环境、提高农产品产量和质量的目的（陈威等，2013）。

6.6.3.2 监控功能

在数据处理平台上，对无线网络获取的各项数据进行存储、处理，实现所有基地测试点信息的获取、管理、动态显示和分析处理，并以直观的图表和曲线的方式显示给用户。另外，实时图像与视频监控提供了更为直观的表现方式。视频监控的引入，可以直观地反映农作物生产的实时状态；引入视频图像与图像处理，既可直观反映一些作物的生长长势，也可以侧面反映作物生长的整体状态及营养水平，可以从整体上给农户提供更加科学的种植方面的相关知识。

6.6.3.3 自动控制

传感器采集的环境数据与标准值对比超出阈值范围时，控制器自动启动相关硬件设备对作物实施精确控制，并根据以上各类反馈信息对农业园区进行自动灌溉、自动降温、自动卷模、自动进行液体肥料施肥、自动喷药等。环境中的温度高低，湿度的大小都会直接影响植物的生长状况。温度过低时，植物中的生物酶活性会比较低，光合作用的效率比较低；而温度过高时，植物自身的呼吸作用相应比较强，会消耗自身比较多能量。因此，温度过高和过低都不利于植物的生长。利用温度、湿度传感器对大棚的温度、湿度进行测量，根据测量结果及时进行散热通风或保温加湿工作，可以使植物始终处于最佳的生长环境，有助于产量的提高。

6.6.3.4 病虫害防治

在农业生产中，病虫害一直是农业生产面临的重要问题。病虫害的发生引起农产品质量下降、食品安全性降低、环境恶化等问题，病虫害的及时有效防治是保证作物正常生长发育获得高产的重要因素。充分利用时间序列分析等数学方法和计算机手段，分析果园所在地的害虫发生时间和发生量的变化趋势，建立果园病虫害发生的数学模型，以病虫害发生的历史数据和物联网果园信息采集系统提供的果园环境等信息为基础，结合物候学的有关知识建立果园病虫害的预测预报系统，利用智能化算法处理信息，实现对病虫害的实时监控。通过与实操相结合的报警信息让果农采取最佳的农事操作，实现对病虫害的有效控制。

6.6.3.5　质量安全追溯系统

为了使消费者充分了解农产品的种源情况、生产基地环境质量、生产操作过程、用料用药情况、加工销售过程等各个环节，结合目前先进的条码技术对农产品的流通进行编码，从而建立安全的农产品生产全程追溯系统。围绕提升农产品安全保障，通过技术和服务方式的不断改进，以及与物联网系统和生产基地的深入合作，为消费者提供便捷、廉价、可靠的安全信息追溯服务，保障物联网市场体系中农产品的质量安全。

食品质量安全追溯是食品质量安全体系建设的重要内容。食品安全溯源系统就是运用现代网络技术、数据库管理技术和条码技术，对食品链从生产、加工、包装、运输到存储销售所有环节的信息，进行采集、记录、整理、分析和录入，最终可以通过电子终端设备查询相关的质量保障系统。建立溯源制度的最终目的是当食品安全出现问题时，能够快速有效地追溯到出现问题的环节，查出经营者和问题原料，同时可以将问题食品召回，将质量问题引起的负面影响降至最低，并对出问题环节的组织进行整改和惩罚，以确保食品的质量安全。

6.6.4　物联网在苹果生产中的应用

随着国家经济社会的发展，果树栽培的智能化要求越来越高，其特点是结合传感器技术、计算机技术、自动控制技术及现代通讯技术，建立对象感测、数据采集、信息传输、分析决策、智能控制、视频监控等多层次结构的监测预警测控技术平台，实现对生产环节和市场信息的数字化、智能化精准管理，为果树的种植管理提供科学依据，实现果树种植、病害预警预报及突发管理事件的及时处理，以达到增产增收、改善品质、调节生长周期、提高经济效益的目的。

在果园的生产管理中，果树生长环境参数的变动直接影响着果树的生长发育和果实产量及品质。数据采集是环境监测的重要组成部分。目前的果园环境监测普遍采用人工方式，这种传统的数据采集方法耗时耗力，时效性差，而且容易受到干扰，准确性不高。随着信息技术的迅猛发展，农业数据的自动采集与生态环境的实时监控已成为实现农业生产信息化的关键环节之一。通过无线传感器网络、物联网等准确及时掌握环境数据，并根据实时监测的环境数据和果树生长数据，充分应用现代数学方法，建立果树各器官生长发育动态模型、环境因素的时间序列模型和预报预警模型等，进而得到果树各生长参数的最佳阈值，通过优化参数配置，实时调控土壤环境和树体结构，保证果树的生长良好，具有重要的理论意义和应用价值。

2012 年，河南三门峡市率先建立起苹果物联网应用示范基地。物联网应用示范基地采用了集对象感测、数据采集、信息传输、分析决策、智能控制等多层次结构的现代化综合监控系统，具有果树生产管理自动信息采集、数据上报、安全预警、信息发布等功能。工作人员可通过互联网实时获取生产区内的图像、温度、湿度、光照、二氧化碳浓度等准确数据，可远程看到生产区内人员活动和果树生长情况，实现果树的精确浇水、施肥、打药，调控温度、湿度、光照、空气质量等。生产者只需通过计算机或手机就能掌控果树的情况。

6.6.5 果园信息采集、传输、处理及发布系统

果树栽培的物联网信息采集和控制系统，通过物联网系统的温度传感器、湿度传感器、光传感器、土壤水分传感器等设备，检测环境中的温度、湿度、光照强度、土壤水分等参数，实时显示或作为自动控制的参变量参与到自动控制中，保证果树有适宜的生长环境。果园气象自动监测系统能够自动采集环境温度、湿度、叶面的温度和湿度、大气 CO_2 浓度、光照强度、降雨量、风向、风速、蒸腾速率、土壤的温度和湿度以及土壤电导率等参数，同时可以通过视频采集果树生长状态数据，并对相关信息进行存储、传输、处理和相关分析，进行环境数据与作物信息的科学分析与应用，根据果园管理的需求提供各种预警信息和辅助决策预案。下面对果树栽培的物联网信息采集和控制系统的几个操作界面进行介绍。

（1）信息采集系统参数配置（图 6.19），设置所连接传感器类型、数据存储时间间隔、报警上下限等。

（2）GPRS 模块参数配置（图 6.20），主要进行无线传输模块的配置，果园现场采集的信息通过无线方式，借助 GPRS 将数据传送到服务器。

（3）数据的接收与存储。服务器接收到数据后，将数据存放到数据库中，以数字和图形方式显示当前时间、实时测量数据及上位、下位机的各种状态等（图 6.21）。

（4）信息的发布。通过编程将数据库的信息呈现到苹果专业信息服务系统门户网站上并绘制所采集信息的折线图（图 6.22）。

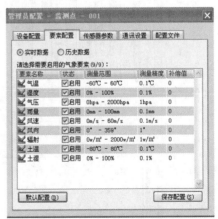

图 6.19　信息采集系统参数配置

Figure 6.19　Information acquisition system parameter configuration

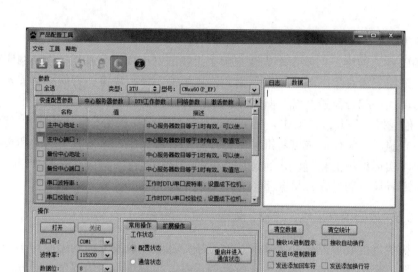

图 6.20 GPRS 模块参数配置

Figure 6.20 GPRS module configuration parameters

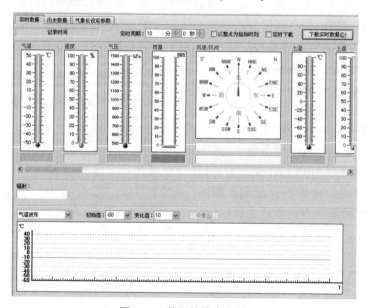

图 6.21 数据接收客户端

Figure 6.21 Data receiving client

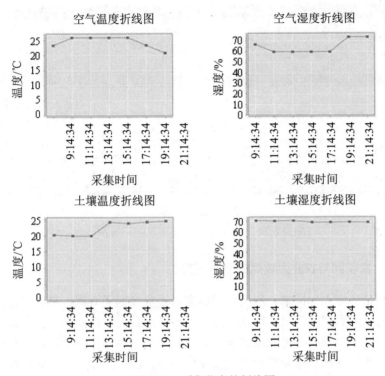

图 6.22　采集信息的折线图

Figure 6.22　Line chart of information

（5）报警信息的设置与发布。根据已有的知识经验，设定数据的合理范围，当采集的数据超出事先设定的阈值时（图6.23），可自动触发短信发送程序，利用短信群发系统，将报警信息发送到指定的手机上去（图6.24）。

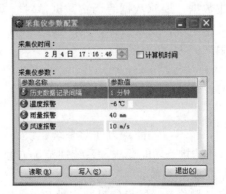

图 6.23　报警信息设置

Figure 6.23　Alarm information settings

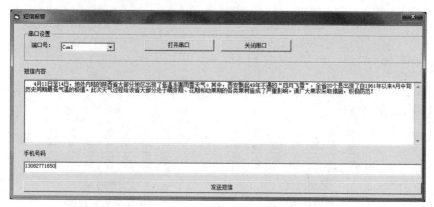

图 6.24 报警信息发送

Figure 6.24 Alarm information transmission

6.6.6 物联网与农业大数据的融合研究

物联网是依据人为需求，利用传感器实时采集多因子数据，具有实效性，由于其采集的范围具有局限性，就某一株或一片区域数据可能是精确的，但对于大面积果树生产，物联网不可能做到全覆盖，且苹果是多年生植物，其生长周期较长，数据需要长期积累才能预测其生长变化规律。因此，作为科学研究而言，仅依靠物联网技术采集的数据来分析苹果生长与影响因子之间的关系是有局限性的，必须借助大数据的研究方法，通过历史数据、现实数据的采集，建立数据模型，进行关联性分析。在周年生产中，寻找影响果树生产的若干因子之间的关联性，掌握其趋势与规律，用于指导果树精准生产，是可行的。

今后的研究方向：将利用大数据的研究方法，借助政府相关部门的统计数据、物联网数据、人工采集数据、遥感数据等历史数据，对数据进行清洗，形成数据集，进行建模分析、数据呈现，发现规律，为产前、产中、产后的苹果全产业链提供决策依据，指导生产。

6.7 小结

本章从内容、功能、技术、性能等方面对系统建设进行需求分析，确定系统目标；从设计原则、总体结构、功能要求、系统规范等方面对系统进行总体设计，构建山东省苹果专业信息服务系统。

基于目前苹果生产分散经营，技术信息共享性差，"信息孤岛"现象普遍存在等问题，立足于为果农提供准确、快捷、有效的信息服务，为政府有关部门提供决策依据，为科学研究提供信息资源为目的，建立多元信息融合的开放、共享的数据库；科学制定苹果专业信息数据库体系框架，构建出涵盖苹果全产业链的数据库群，实现对苹果信息资源的有效管理。在本章中，探讨了苹果专业信息服务系统数据库的创建指导思想、设计原则、数据标准、核心元数据、数据编码规则、通用访问数据接口等内容，并以苹果种质资源数据库和苹果栽培管理数据库为例介绍了数据库的设计过程。

本章还对苹果专业信息服务模式、专家系统、物联网在苹果生产中的应用进行了探讨。

第7章　总结与展望

党和国家高度重视农村农业信息化建设。2004—2013 年的 10 个中央 1 号文件均明确指出，要加快推进农村农业信息化建设工作（熊春林，2013）。现代信息技术给传统农业带来了革命性的变革，最终促使农业的全产业链的技术含量的提升，从而提高整个农业发展水平。

7.1　本书总结

本书的研究内容依托国家科技支撑项目"农村农业信息化关键技术集成与应用"，以山东省农村和农业信息化示范省建设要求为指导，结合山东省苹果产业发展的现状，研究苹果专业信息服务系统，并以此为载体，探索以信息化带动农业现代化，实现苹果生产各环节的信息化服务，对提升山东省苹果产业整体水平和竞争力、促进果农节支增收，具有重要意义。

苹果数学模型的研究是山东省苹果专业信息服务系统的主要建设内容，也是该系统的主要特色之一。模型的建立为决策支持系统、专家系统、产量预测、病虫害诊断等子系统的建设提供模型基础。本书研究苹果数学模型如下所述。

（1）首次运用模糊综合分析方法，从枝组结构和叶量、叶面积等方面对山东省 49 个果园的数据信息进行分析，得到产量预测模型。

$$\hat{y}_j = 725.6622h + 1879.6620 \tag{7.1}$$

式中，$\hat{y}_j$ 表示第 j 个样本的产量预测值；h 表示各样本的级别变量特征值。

本预测模型对建模数据的预测误差平均为 3.63%，对未知产量的预测值的平均相对误差为 8.92%。

（2）山东省 17 个地市基于气象因素的苹果产量预测模型研究。由于不同气候区域的苹果产量具有明显差异，本书提出了首先将山东省 17 个地市按影响苹果产量的主要气象因素进行聚类分析，然后按区域建立基于气象因素的苹果产量预测模型。

聚类结果为：$G_1 = \{济南，枣庄，济宁，莱芜，临沂\}$；$G_2 = \{淄博，潍坊，泰安，德州，滨州，菏泽\}$；$G_3 = \{东营，聊城\}$；$G_4 = \{烟台，威海，日照，青岛\}$

依据 17 个地市聚类分析结果，建立不同区域的基于气象因子的产量预测模

型。针对影响苹果生长的主要气象因子，运用积分回归和逐步回归方法，分别建立苹果产量预测模型，并得到回归方程为

烟台地区苹果产量预测模型相对误差：5.11%
$$y = 137.7482 + 2.0569x_4 - 5.28631x_7 + 5.2365x_{14} - 3.0015x_{15}$$

淄博烟台地区苹果产量预测模型相对误差：6.1%
$$y = 72.6356 + 0.26176x_8 - 0.03191x_{11} - 0.0289x_{12} - 0.2656x_{19}$$

济南地区苹果产量预测模型相对误差：1.92%
$$y = 13.3193 - 0.5367x_{11b} - 0.3720x_{53d} - 0.9451x_{63c} + 0.5054x_{72d} - 1.5143x_{82c}$$

数据分析证明，对于 G_1 和 G_2 两类地区，可以找到通用的基于气象因素的苹果产量预测模型，为苹果产业发展和分类管理提供依据。

（3）提出了根据土壤中矿质元素含量不同，分别研究其与枝条、叶片和果实中相应矿质元素的相关关系。研究结果表明，同一元素在土壤中含量不同时，在枝条、叶片和果实中的相关性呈现不同规律，此结论对于指导果园合理施肥，提高效益具有现实意义。

（4）前人对树势结构与果实品质、产量的关系的研究相对较少。本书定量地研究了冠高、干周和冠径与果实硬度的相关关系，建立回归方程。

果肉硬度与冠高、干周的回归方程为
$$y = 12.22284 - 0.00697x_1 - 0.02256x_2$$

果肉硬度与干周、冠径的回归方程为
$$y = 11.53938 - 0.00638x_1 - 0.00482x_2$$

果肉硬度与冠高、冠径的回归方程为
$$y = 12.74082 - 0.00578x_1 - 0.00458x_2$$

从方程得出果肉硬度与三者具有负相关性的结论，表明合理的控制冠高、冠径和干周，对苹果果肉硬度品质的改善具有积极意义。

研究干周与果实中可溶性糖含量的相关关系，得到溶性糖与干周的自然对数有负相关性的结论：
$$y = 22.14433 - 2.01809\ln x$$

计算出可溶性糖含量在 14% 以上的优质果园的果树平均干周应在 $56.5784 \pm 2\sigma$（$\sigma = 1.099193$）cm 之间。

研究干高、冠径、树冠体积与果实中可溶性固形物的相关关系并得到回归方程。

可溶性固形物（%）和干高（x）的回归方程为
$$y = 13.0362 + 0.1942x$$

冠径（x）与果实中可溶性固形物（y）的回归方程为

$$y = 15.4659 - 0.00347x$$

树冠体积（x）与果实中可溶性固形物（y）的回归方程为

$$y = 14.40141 - 0.0033x$$

结果表明果实中可溶性固形物与干高具有正相关性。增加干高会增加果树的通风性和透光性，有利于果实中的可溶性固形物生成。果实中可溶性固形物与果树的冠径和树冠体积具有负相关性，适当地减小树冠体积、冠径有利于果实中的可溶性固形物生成。

在研究叶量与产量的相关性时得到以下结论：亩叶量小于 90 万片/亩的果园，其叶量与产量的相关性不明显；亩叶量大于 90 万片/亩的果园，随着叶量的增加，产量呈先增后减趋势。并建立非线性回归方程，为高产果园的亩叶量估算提供参考。

（5）首次应用树冠内所测相对光强，用 R 软件进行模拟，推导出树冠内无效光合曲面方程为

$$x^2 / 5.579373 + (y + 0.910655)^2 / 6.001532 + z^2 / 1.086148 = 1$$

从方程上看，此曲面为椭球面。绘制了椭球面曲面，为果树合理整形、修剪、调控枝叶数量、密度、分布，增进果实品质等提供理论依据。

（6）验证了光在苹果树冠层内随深度的增加依指数函数衰减的规律。前人对苹果树冠内光照强度的衰减规律进行了定性的分析，本书对此进行了定量计算并得出结论。

设 P_0 为树冠外表面入射光强，$P(x,y,z)$ 为冠层内一点，r 为 P 到树冠基部中心点的距离，P_i 为 P 点处的光强，$P = P_i / P_0$ 其相对光强，建立模型

$$\ln P = ar + b$$

并通过观测数据建立了经验回归方程

$$\ln P = -3.7802 + 1.2742r$$

即

$$P = e^{-3.7802 + 1.2742r}$$

（7）本书运用数字图像处理技术对苹果病虫害信息识别进行研究，使用归一化积相关作为图像匹配算法，可得

$$\rho(r,c) = \frac{\sum_{i=1}^{M} \sum_{j=1}^{N} \left(g_{ij} - \bar{g} \right) \left(f_{i+r,j+c} - \bar{f}_{rc} \right)}{\sqrt{\sum_{i=1}^{M} \sum_{j=1}^{N} \left(g_{ij} - \bar{g} \right)^2} \sqrt{\sum_{i=1}^{M} \sum_{j=1}^{N} \left(f_{i+r,j+c} - \bar{f}_{rc} \right)^2}}$$

用小波变换对图像进行预处理，可得

$$\begin{cases} s_k^{(j)} = \sum_n p_{n-2k^{s_n^{(j-1)}}}^* \\ w_w^{(j)} = \sum_n q_{n-2k^{s_n^{(j-1)}}}^* \end{cases} \quad (k = 0,1,\cdots,N/2)$$

以苹果蓝跳甲为例进行了基于内容的图像检索的应用性研究。试验证明，这种方法能大幅度缩短匹配时间，扩大不同虫害的 Nprod 系数。Nprod 系数相差越大，图像匹配越准确，为基于内容的苹果病虫害图像检索提供了一种新的思路。

数据库设计是苹果专业信息服务系统建设的核心内容，数据库结构设计的优劣将直接对应用系统的效率及实现的效果产生影响。基于目前苹果生产分散经营、技术信息共享性差的现状，立足于为果农提供准确、快捷、有效的信息服务，为政府有关部门提供决策依据，为科学研究提供信息资源为目的，实现专业信息服务的横向融合与全产业链的纵向延伸。科学制定苹果专业信息数据库体系框架，构建出涵盖苹果全产业链的数据库群，实现对苹果信息资源的有效管理。并以苹果种质资源数据库和苹果栽培管理数据库为例介绍了数据库的设计过程。

7.2　展望

7.2.1　信息系统建设方面

7.2.1.1　苹果专业信息系统建设与 GIS 的结合

地理信息系统（Geographic Information System，GIS）是在计算机软、硬件的支持下，以地理空间数据库（Geospatial Database）为基础，以具有空间内涵的地理数据为处理对象，运用系统工程和信息科学的理论，采集、存储、显示、处理、分析、输出地理信息的计算机系统。人们使用的各种数据中，有 80% 左右与空间数据及位置信息有关，其最大特点在于把各种信息与反映地理位置的图形信息有机地结合在一起，并可根据用户需要对这些信息进行分析。在苹果专业信息系统建设过程中只有少量的应用使用了地理数据，如基地站点和社团企业，但整个系统建设并不是建立在地理信息系统平台之上，所以无法将果园信息与地理数据相结合，无法进行与空间相关的数据分析和模型建立。

7.2.1.2　探讨公益服务和增值服务相结合

苹果专业信息系统上线以来，主要是以向各类用户无偿提供涵盖苹果生产全产业链的信息为主，属于公益性服务。在项目实施阶段，在有经费支持的前提下，能够保证系统的正常运转,但从长远来看,需要增大增值服务的内容。比如行情分析、预测判断及最新研究成果等信息可采取收费获取的方式,也可以依靠相关企业赞助、成果转让和技术咨询等方面的收入维持网站运行,从事新技术、新产品的研发,走向高水平服务和可持续发展的道路。

7.2.1.3 基于移动技术的苹果辅助决策系统研发

在我国,随着移动设备的快速崛起,使用手机上网的网民比例大幅增长,手机已经成为第一上网终端,伴随而来的是 APP 呈现爆发式增长。进行智能手机苹果辅助决策系统的研发也成为必然。本书研发的系统可以通过两种方式工作,一种是通过智能手机端的图像/音频/视频采集模块进行数据采集,这部分主要是利用智能手机提供的摄像头进行具体的数据采集,并通过手机记录管理系统模块对采集的数据进行索引,将数据存储在本地文件系统,并由无线互联网数据传送模块将采集的数据上传到服务器端,通过服务器端的辅助决策系统进行决策;另一种是直接开发手机苹果辅助决策系统,安装手机 APP 后可直接使用。

7.2.2 模型建设方面

7.2.2.1 综合产量预测模型的构建

在之前的研究中,建立了基于气象因子的苹果产量预测模型,基于树势结构的苹果产量预测模型。但影响苹果产量的主要因素复杂多样(Roinson,1991;Lakso,1992),外在因素包括光照强度、温度、土壤条件、积温、需冷量、降水、灌溉、人为施肥和修剪、病虫草危害程度等,内在因素包括树龄、树冠体积、果树类型、枝条量、叶片量等。如何能够将主要的影响因素有机地结合在一起,建立基于综合因素的果实产量或果实品质预测模型,提高预测精度,是今后的研究方向。

7.2.2.2 苹果模型库系统的研发

在系统研发和模型建立过程中已经收集、归纳、整理果树数学模型 100 余种,为了便于科研人员查询和使用,有必要研发苹果模型查询系统。对于定量计算的模型,可以通过编程实现其算法,在系统中输入参数即可获得结果;对于定性分析的模型,可以给出相对通用的结论以供参考。

7.2.2.3 与农业大数据的结合

苹果是多年生植物,其生长周期较长,数据需要长期积累才能正确预测其生长变化规律,必须借助大数据的研究方法,通过历史数据、现实数据的采集,建立数据模型,进行关联性分析,在周年生产中,寻找影响果树生产的若干因子之间的关联性，掌握其趋势与规律。

今后的研究方向：将利用大数据的研究方法，借助政府相关部门的统计数据、物联网数据、人工采集数据、遥感数据等历史数据，对数据进行收集与整理，形成数据集，进行建模分析、数据呈现，发现规律，为产前、产中、产后苹果全产业链提供决策依据，指导生产。

参考文献

[1]   包东娥，刘遵春，宋林森. 金太阳杏果实生长发育的数学模型研究[J]. 安徽农业科学，2007，04：945-946.

[2]   蔡丽. 深入分析 Oracle 数据库的响应时间[J]. 中国信息技术，2005（12）：94.

[3]   蔡清. 基于图像分析的蔬菜食叶害虫识别技术研究[D]. 咸阳：西北农林科技大学，2010.

[4]   曹卫星，罗卫红. 作物系统模拟及智能管理[M]. 北京：华文出版社，2000：1-15.

[5]   曹卫星. 农业信息学[M]. 北京：中国农业出版社，2005.

[6]   曾襄. 果树生理学[M]. 北京：北京农业大学出版社，1992：58-62.

[7]   曾小红，王强，方佳. 国内外农业信息标准化建设研究进展[J]. 世界农业，2010，09：24-27.

[8]   曾永红，俞利. 归一化积相关算法的精度优化策略研究[J]. 微计算机信息，2010，26（6-1）：22-55，54.

[9]   陈坤，陈志. 农业产量预测数学模型的研究[J]. 粮油加工与食品机械，1992，03：7-9.

[10] 陈良玉，陈爱锋. 国际农村信息化现状与特点研究[J]. 中国农业科技导报，2005，03：75-79.

[11] 陈天华. 数字图像处理[M]. 北京：高等教育出版社，2007：84-86.

[12] 陈威，郭书普. 中国农业信息化技术发展现状及存在的问题[J]. 农业工程学报，2013，22：196-205.

[13] 陈喆民，王晓锋. 海洋核心元数据标准初探[J]. 现代计算机（专业版），2007，06：120-122.

[14] 程红，陈文剑. 禁忌搜索算法在图像匹配中的应用研究[Z]. 地理与地理信息科学，2011，27（6）：32-35.

[15] 程述汉，束怀瑞，哈益明. 苹果园光能截获率的数学模型[J]. 生物数学学报，2002，01：69-73.

[16] 程述汉，束怀瑞，魏钦平. 红富士干周增长规律的数学模型[J]. 数理统计与管理，1999，03：2-5.

[17] 程述汉，束怀瑞，魏钦平．苹果树新梢生长动态的数学模型[J]．生物数学学报，1999，01：82-85．

[18] 程述汉，魏钦平．苹果园综合评价的数学模型及应用[J]．山东农业大学学报，1992，01：83-88．

[19] 迟新之，原永兰，郭振宗，等．山东省小麦病虫害分区预测模型的研究[J]．山东农业大学学报，1995，01：89-97，102．

[20] 迟秀全．手机短信平台与推进我国农业信息化的探讨[J]．安徽农业科学，2006，（18）：310-313．

[21] 储昭辉．图像压缩编码方法综述[J]．电脑知识与技术，2009，18：4785-4787，4790．

[22] 崔运鹏，钱平．农业科技信息核心元数据标准框架研究及其著录信息管理系统[J]．中国农业科学，2007，40（4）：685-692．

[23] 代静，徐满成，李丹丹，等．环境条件对果树生长发育的影响[J]．河北果，2013，05：35．

[24] 邓诚强，冯刚．基于内容的多特征综合图像检索[J]．计算机应用，2003，07：100-102．

[25] 邓青青，朱庆生．果树单果生长建模方法研究[J]．计算机工程与应用，2007，15：234-237．

[26] 丁世飞，程述汉，苏本堂．多元模糊回归预测模型及其应用[J]．模糊系统与数学，2000，03：94-98．

[27] 董卫军，周明全，黎晓，等．基于小波分析的边缘检测技术研究[J]．计算机工程与应用，2004，25：38-40．

[28] 冯国光，齐影虹，肖扬波．基于内容的图像检索技术综述[J]．科技广场，2007，03：233-236．

[29] 冯锡增．分形图像压缩方法[J]．广播与电视技术，1995（6）：9-15，20．

[30] 高万龙．中国农业信息化发展战略的探讨与思考[J]．中国科技论坛，2005，04：7-11．

[31] 高照全，魏钦平，王小伟，等．果树光合作用数学模拟的研究进展[J]．果树学报，2003，05：338-344．

[32] 顾珺恺，谢静．基于 Sobel 算子的快速图像匹配检索方法[J]．电脑编程技巧与维护，2010，02：106-107．

[33] 桂俊．我国农业数据库建设研究[D]．武汉：华中师范大学，2011．

[34] 郭全恩，郭天文，王益权，等．甘肃省干旱地区苹果叶片营养和土壤养分相关性研究[J]．土壤通报，2009，01：114-117．

[35] 韩冰，王永明，刘杨，等．一种基于积分图像的快速归一化积相关算法[J]．弹箭与制导学报，2009（5）：289-292．

[36] 韩冰，王永明．基于一种快速归一化积相关算法的图像匹配研究[J]．兵工学报，2010（2）：34-39．

[37] 韩中庚．数学建模方法及其应用[M]．北京：高等教育出版社，2009．

[38] 洪少朋，骆浩文．统计分析及其软件在农业的应用[J]．计算机与农业（综合版），2003，05：18-20．

[39] 侯倩茹，林阳，郭鹏飞．我国农业信息化现状及对策研究[J]．中国农业信息，2011，03：9-10．

[40] 胡利平，裴古娥，姚延锋，等．天水苹果发育模拟模型研究[J]．干旱地区农业研究，2010，01：237-242．

[41] 胡敏．机读目录与都柏林核心元数据的格式研究[J]．图书馆学刊，2005，02：65-66+98．

[42] 黄金权，李忠武．洞庭湖区农业环境信息数据库建设研究[J]．湖南大学学报，2010，37（7）：67-71．

[43] 黄铁兰．农业地质与生态地球化学调查数据库的设计与实现[J]．中国高新技术企业，2009（18）：102-103．

[44] 黄小燕，郭勇，赵太飞．数学形态学的储粮害虫彩色数字图像分割[J]．计算机测量与控制，2003，11（6）：467-469．

[45] 霍尚一．中国水果出口贸易影响因素的实证分析[D]．杭州：浙江大学，2008．

[46] 金开正，刘茂泉，唐俊泓．果树干周生长模型的研究[J]．数学的实践与认识，2006，08：168-172．

[47] 李春梅，杜尧东，黄珍珠．温度对晚稻产量影响的积分回归分析[J]．广东气象，2004，02：25-27．

[48] 李红刚，方佳．基于内容管理的热带农业数据库管理平台研究[J]．安徽农业科学，2009，37（4）：1692-1695，1864．

[49] 李慧峰，李林光，张琮，等．苹果果实生长发育数学模型研究[J]．江西农业学报，2008，04：40-42．

[50] 李健，陈长明．基于计算机视觉的农作物害虫自动检测研究综述[J]．微型电脑应用，2009，25（12）：62-64．

[51] 李丽，梁君武，孙瑞珊，等．国光苹果树冠光照分布与果实产量、质量关系的研究[J]．园艺学报，1981，02：1-10．

[52] 李美荣，杜继稳，李星敏，等．陕西果区苹果始花期预测模型[J]．中国农

业气象，2009，03：417-420.

[53] 李希灿，解明东，许德生，等. 模糊聚类与模糊识别理论模型研究[J]. 模糊系统与数学，2002，02：58-64.

[54] 李希灿，王静，王芳，等. 基于模糊识别的土壤性质指标光谱反演[J]. 辽宁工程技术大学学报（自然科学版），2010，02：324-327.

[55] 李希灿，宗学才，李军，等. 模糊综合分析预测模式与应用[J]. 山东农业大学学报（自然科学版），2003，02：169-173.

[56] 李仙岳，杨培岭，任树梅，等. 基于叶面积与冠层辐射的果树蒸腾预测模型[J]. 生态学报，2009，05：2312-2319.

[57] 李宗儒. 基于图像分析的苹果病害识别技术研究[D]. 咸阳：西北农林科技大学，2010.

[58] 联合国世界粮农组织（http://faostat.fao.org）[EB/OL]. 2012.

[59] 刘博. Oracle 数据库性能调整与优化[D]. 大连：大连理工大学，2007.

[60] 刘超. 我国农业信息化建设存在的问题及对策研究[D]. 郑州：河南农业大学，2013.

[61] 刘凤之，曹玉芬，王昆. 苹果种质资源描述规范和数据标准[M]. 北京：中国农业出版社，2005. 01.

[62] 刘阁，周国民，胡林. 基于 L 系统的开心形苹果树枝干模型[J]. 安徽农业科学，2009，16：7795-7796，7804.

[63] 刘慧，张国桢，张宏辉，等. 温室油桃叶片与果实生长模型及其分析[J]. 西北林学院学报，2010，01：86-89.

[64] 刘继芬. 德国农业信息化的现状和发展趋势[J]. 世界农业，2003，10：36-38.

[65] 刘剑霞，王军，胡小玲. 降水对青海同德高寒草地牧草产量影响的积分回归分析[J]. 畜牧与饲料科学，2010，31（1）：83-85.

[66] 刘菊生，刘寄陵. 农田产量预测的非线性数学模型研究[J]. 农业技术经济，1986，10：7-9.

[67] 刘璐，王景红，屈振江，等. 陕西省苹果单产非线性预测模型研究[J]. 中国农学通报，2012，25：248-251.

[68] 刘权，程述汉. 模糊数学及其在果树研究中的应用（Ⅰ）[J]. 浙江柑桔，1996，04：14-17.

[69] 刘殊. 果树光合作用的数学模型[J]. 孝感师专学报，1998，04：62-66.

[70] 刘业好，魏钦平，高照全，等. "富士"苹果树 3 种树形光照分布与产量品质关系的研究[J]. 安徽农业大学学报，2004，03：353-357.

[71] 柳群英. 基于形状特征的图像检索技术[J]. 情报杂志, 2004, 04: 87-88.

[72] 楼碧芬, 邵利勤. 基于内容的静态图像检索[J]. 图书馆学研究, 2006 (3): 84-86.

[73] 路超, 王金政, 薛晓敏, 等. 山东苹果品质发育区域化特征及其与土壤和叶片养分状况的关系[J]. 山东农业科学, 2009, 05: 79-84.

[74] 路超, 薛晓敏, 王翠玲, 等. 山东省苹果园果实品质指标、叶片营养与土壤营养元素的相关性分析[J]. 中国农学通报, 2011, 25: 168-172.

[75] 罗琴, 蔡霞, 陈翼, 等. 水稻产量构成要素年际波动气象因子相关分析[J]. 成都信息工程学院学报, 2010, 01: 94-100.

[76] 吕晓燕, 卢向峰, 郝建胜. 国内外农业信息化现状[J]. 农业图书情报学刊, 2004, 11: 121-125.

[77] 马新明. 农业信息化技术导论[M]. 北京: 中国农业科学技术出版社, 2009

[78] 马占军. 浅析国内外农业信息化发展现状[J]. 信息技术, 2006, 11: 177-179.

[79] 明广增, 刘艳玲, 田桂莲. 规范整形修剪生产高档苹果[J]. 农家顾问, 2005, 11: 41-42.

[80] 聂凤英, 刘继芬, 王平, 等. 世界主要国家农业信息化的进程和发展[J]. 农业网络信息, 2004, 04: 15-17.

[81] 牛自勉, 蔚露, 张文和. 开心树形叶幕结构对苹果园地面太阳辐射的影响[J]. 山西农业科学, 2012, 11: 1164-1168.

[82] 蒲富慎. 果树种质资源描述符[M]. 北京: 中国农业出版社, 1990.

[83] 亓雪龙, 王贵平, 孟华. 基于遗传算法的苹果产量组合预测模型研究[J]. 果树学报, 2011, 01: 165-170.

[84] 钱建平, 李明, 杨信廷, 等. 基于双侧图像识别的单株苹果树产量估测模型[J]. 农业工程学报, 2013, 11: 132-138.

[85] 任艳娜, 席磊, 汪强, 等. 粮食产量预测模型的应用与仿真研究[J]. 计算机仿真, 2011, 04: 208-211.

[86] 山东统计年鉴 2011[M]. 北京: 中国统计出版社, 2011.

[87] 史变霞, 张明新, 乔小妮, 等. 基于颜色特征的图像检索方法[J]. 微电子学与计算机, 2010 (4): 164-167.

[88] 束怀瑞. 果树栽培生理学[M]. 北京: 中国农业出版社, 1997.

[89] 束怀瑞. 中国果树产业可持续发展战略研究[J]. 落叶果树, 2012 (1): 5-8.

[90] 宋凯, 孙晓艳, 纪建伟. 基于支持向量机的玉米叶部病害识别[J]. 农业工程学报, 2007, (01): 97-101.

[91] 孙君顶, 崔江涛, 毋小省. 基于颜色和形状特征的彩色图像检索方法[J]. 中国图像图形学报, 2004, 9 (7): 820-827.

[92] 孙燮华. 数字图像处理——Java 编程与试验[M]. 北京: 机械工业出版社, 2011: 97-98.

[93] 孙志鸿, 孙忠富, 杨朝选, 等. 果树生态生理数学模拟的研究进展和应用[J]. 果树学报, 2005, 04: 361-366.

[94] 孙志鸿. 苹果树冠微气候与果实品质关系研究[D]. 北京: 中国农业科学院, 2005.

[95] 孙忠富, 杜克明, 郑飞翔, 等. 大数据在智慧农业中研究与应用展望[J]. 中国农业科技导报, 2013, 06: 63-71.

[96] 覃剑, 陈祥训, 郑健超. 连续小波变换在使用中应满足的条件[J]. 电工技术学报, 1998, 13 (5): 57-60.

[97] 田雪亮, 胡小平, 杨家荣. 苹果叶片生长模拟模型的建立[J]. 西北农林科技大学学报 (自然科学版), 2006, 04: 105-109.

[98] 屠其璞, 王俊德, 丁裕国, 等. 气象应用概率统计学[M]. 北京: 气象出版社, 1984. 279-289.

[99] 宛公展, 杨光斌. 水稻产量与气候条件的积分回归分析[J]. 天津农业科学, 1982, 卷缺失 (3): 22-25.

[100] 王盾, 李锋. 宁夏特色农业数据库开发与实践探讨[J]. 宁夏农林科技, 2009 (4): 60-61, 50.

[101] 王富林. "红富士"苹果营养诊断技术研究[D]. 济南: 山东农业大学, 2013.

[102] 王剑. 果树枝干三维重建关键技术研究[D]. 北京: 中国农业科学院, 2009.

[103] 王剑平, 张捷. 小波变换在数字图像处理中的应用[J]. 现代电子技术, 2011, 34 (1): 99-102.

[104] 王强, 曾小红. 国内外农业数据资源和网络发展概况[J]. 世界农业, 2008, 11: 61-64.

[105] 王庆雷, 沈佐锐, 高灵旺, 等. 林果病虫害防治技术专家系统的建立与应用[J]. 世界农业, 2003, 7: 47-49.

[106] 王珊, 萨师煊. 数据库系统概论 (第四版) [M]. 北京: 高等教育出版社, 2006.

[107] 王为涛. 山东苹果产业竞争力研究[D]. 上海: 上海海洋大学, 2012.

[108] 王晓铃, 丁在尚. 积分回归在气候要素分析中的应用[J]. 安徽师范大学学报 (自然科学版), 2003, 26 (1): 81-84.

[109] 王亚莉，贺立源．作物生长模拟模型研究综述[J]．华中农业大学学报，2005，24：529-535．

[110] 王永明．N 帧连续景象匹配一致性决策算法[J]．计算机学报，2005（6）：107-110．

[111] 王志诚．山东省农业信息服务模式研究[D]．北京：中国农业科学院，2013．

[112] 王志军．苹果产业信息平台的数据库设计与实现[J]．清华大学，2012，52：154-158．

[113] 韦立梅，苏兵．基于内容的图像检索技术综述[J]．电脑与电信，2012，10：69-70．

[114] 魏钦平，程述汉，丁殿东．苹果品质评价因素的选择[J]．中国果树，1997，04：14-15．

[115] 魏钦平，程述汉，唐芳，等．红富士苹果品质与生态气象因子关系的研究[J]．应用生态学报，1999，03：34-37．

[116] 魏钦平，李嘉瑞，程述汉．乔纳金苹果品质与气象因子的关系[J]．山东农业大学学报，1999，04：436-440．

[117] 魏钦平，李嘉瑞，束怀瑞．苹果品质与生态因子关系的研究[J]．山东农业大学学报，1998，04：116-120．

[118] 魏钦平，王丽琴，李嘉瑞，等．气象因子对乔纳金苹果品质的影响[A]．中国园艺学会，1998：5．

[119] 魏钦平，王丽琴，杨德勋，等．相对光照度对富士苹果品质的影响[J]．中国农业气象，1997，05：14-16．

[120] 魏钦平，杨春燕，程述汉．果树栽植行向、树形与光能截获的优化计算模型[A]．中国园艺学会，1994：3．

[121] 吴光林．果树生态学[M]．北京：北京农业出版社，1992，31-32．

[122] 熊春林．农村农业信息化服务能力建设研究[D]．长沙：湖南农业大学，2013．

[123] 熊瑛，张光年，郭新宇，等．基于马尔可夫模型的苹果树枝条生长仿真[J]．农机化研究，2009，07：70-73+78．

[124] 徐臣善．苹果器官发生和光合作用的数学模型及器官可视化[D]．济南：山东农业大学，2010．

[125] 徐回林，陈金印，辜青青，等．基于 Logistic 模型研究南丰蜜橘（Citrus reticulate Blanco）果实的生长动态[J]．江西农业大学学报，2010，06：1131-1135．

[126] 薛飞，张凌云．基于廉价手机的农村信息化技术支撑模型研究[J]．科技进

步与对策，2010，（24）：89-91.

[127] 薛林，郑国清，戴廷波．作物生长模拟模型研究进展[J]．河南农业科学，2011，03：19-24.

[128] 薛林宝，姜敦云．果菜类蔬菜生长发育及产量形成模型的研究进展[J]．中国蔬菜，2001．01：53-55.

[129] 薛晓敏，王翠玲，路超，等．山东省苹果园植株与土壤元素含量的相关性分析[J]．中国农学通报，2012，34：190-195.

[130] 闫广州，张丽娜．数学建模在现代精确农业中的应用研究[J]．农机化研究，2009，07：207-209.

[131] 杨兵．我国农业信息化建设问题研究[D]．长沙：湖南农业大学，2010.

[132] 杨波，汪同庆，彭健，等．基于模型基的二值图像压缩方法[J]．计算机应用，2002（5）：14-15+19.

[133] 杨国才．农业农村信息化云服务平台集成关键技术研究[D]．重庆：西南大学，2012.

[134] 杨宁，廖桂平．作物生长模拟研究进展[J]．作物研究，2002，S1：255-257.

[135] 杨同建．农业信息化服务平台的研究与开发[D]．济南：山东大学，2012.

[136] 杨宛楠，赵君．基于P2P网络电视的IPTV技术分析与设计[J]．信息系统工程，2012，（11）：45.

[137] 杨运平，李沐华，周志鹏．蜜桔种植专家系统的设计与实现[J]．计算机与现代化，2014，09：124-127.

[138] 姚聪，王俊．中国苹果产量预测模型比较分析[J]．果树学报，2007，24（5）：682-684.

[139] 于香香．果树病虫害防治不力的原因分析[J]．现代园艺，2012（24）：149.

[140] 俞涛．济南市农业信息化建设与发展研究[D]．北京：中国农业科学院，2012.

[141] 宇振荣．作物生长模拟模型研究和应用[J]．生态学杂志，1994，（13）：1-7.

[142] 张爱桥．我国农业信息化发展研究[D]．咸阳：西北农林科技大学，2012.

[143] 张广波，李希灿，程述汉．3S技术在苹果园信息化中应用研究的进展与展望[J]．测绘与空间地理信息，2013，08：40-44.

[144] 张红涛，毛罕平，邱道尹．储粮害虫图像识别中的特征提取[J]．农业工程学，2009（2）：134-138.

[145] 张玲，王雪晶，朱群雄．基于小波压缩和用户反馈的图像检索系统[J]．北京化工大学学报，2006，33（1）：97-101.

[146] 张水利，任淑萍，王欣峰. 基于内容的图像检索技术的现状和发展趋势研究[J]. 科技情报开发与经济，2007，17：183-185.

[147] 张紫. 第 33 次中国互联网络发展状况统计报告[J]. 计算机与网络，2014，02：5.

[148] 赵洪亮. 基于资源整合的农业信息服务系统构建与实现[D]. 沈阳：沈阳农业大学，2012.

[149] 赵继海. 农业信息化理论与实践[M]. 北京：中国农业科学技术出版社，2002，08：5-6.

[150] 周保平. 水稻产量预测的 Hopfield 数学模型[J]. 农机化研究，2008，12：53-54，57.

[151] Boote K J, Jones J W, Pickering N B. Potential uses and limitations of crop models [J]. *Agronomy Journal*, 1996, 88: 704-716.

[152] ChenshanXu, Xiaohai Zhang, Yanan Wang, et al. Studies on light interception of apple tree community(II)[J]. *Advances in Biomathematics*, 2008, 7(2): 923-929.

[153] Costes E, Regnard J L, Sinoquet H, et al. Estimating transpiration of apple branches from leafs to matal conductance measurements a first assessment of RATP model on apple trees[J].*ActaHort*, 2002, 584: 95-100.

[154] Cour C P, Rouseau D D. Selecting models to predict the time of flowering of temperate trees: fitting models predicting dates of flowering of temperate-zone trees simulated annealing [J]. *Plant Cell and Environment*, 1998, 21: 455-466.

[155] De Reffye P., Edelin C, Francon J, Jaeger M, et al. Plant models faithful to botanical structure and development[J].*Computer Graphics*, 1988. 22(4): 151-158.

[156] De wit C T.Simulation of assimilation, respiration and transpiration of crops.*Wageningen: pudoc*, 1978.

[157] Ecophy-Hodges J.Predicting Crop Phenology [M].*USA:CRC Press*, 1991.1-189.

[158] Eppler w, Paglieroni D, Hanson J. Goes landmark positioning system [J]. *Spie Proceedings*, 1994, 2812(2):189-195.

[159] Grossman Y L, Dejong T M. Peach: A simulation model of reproductive and vegetative growth in peach trees [J]. *Tree Physiology*, 1994, 14: 329-345.

[160] HolschneiderM.Wavelets:analysistool.*OxfordSciencePublications*, 1995.

[161] JA IN A K, VAIL AYA A. Image e retrieval using color and shape. *Pattern Recognition*, 1997, 29(8): 1233- 1244.

[162] Jeong S, Won C S, Gray R M. Image retrieval using color histograms generated

by Gauss mixture vector quantization [J]. *Computer Vision and Image Understanding*, 2004, 94(1/3):44- 66.

[163] Lakso A N, Grappadelli L C. An expolinear model of the growth pattern of the apple fruit [J]. *HortSci.*1995, 70(4): 389-394.

[164] Lokso A.N., Grappadelli L.C..Implication of pruning and training practices to Carbon partitioning and fruit development in apple.*Acta Hort*, 1992, 322: 231-239.

[165] Magnanini E. A systemic approach to model radiation interception and gas exchange in whole tree peach canopies [J]. *Acta Hort*, 2002, 584: 101-105.

[166] Penning de Vires FWT, Jansen DM, Ten Berge HFM, et al. Simulation of Biological Processes of Growth in Several Annual Crops [M].*Wageningen: Pudoc*, 1989.1-20.

[167] Prusinkiewicz P, Lindenmayer A. The Algorithmic Beauty of Plants [J]. *New York: Springer Verlag*, 1990.

[168] Ramez Elmasri, Shamkant B.Navathe. Fundamentals of Database Systems. *Pearson Education, Inc.*2000.

[169] Reeves W T. Particle systems-A technique for modeling a class of fuzzy objects [J]. *Computer Graphics*, 1983, 17(3): 359-376.

[170] Richardson E A, Seeley S D, Walker D. R. A model for estimating the completion of rest for 'Red haven' and 'Elberta' peach trees [J]. *Hort Science*, 1974, 9(4): 331-332.

[171] Ridgway C, Davies E R, Chambers J, et al. Rapid machine vision method for the detection of insects and other particulate bio-contaminants of bulk grain in transit[J].*Biosystems Engineering*, 2002,83(1):21-30.

[172] Robinson T.L.,Lakso A.N..Modifying apple tree canopies for improved production Efficiency.*Hortsince*, 1991, 26(8):1005-1012.

[173] Shuhan Cheng, Chenshan Xu, Xueguang Zhou, et al. Studies on light interception of apple tree community(I) [J]. *Advances in BioMatheMatics*, 2008, 7(2): 916-922.

[174] Swain MJ, Ballard DH. Color indexing [J]. *IJCV*, 1991, 7(1):11- 32.

[175] Swain MJ, Ballard DH.Indexing via color histograms[R].*Proc ICCV*, 1990, 390-393.

[176] Tilion J C. Comparison of registration techniques for Goes visible imagery data [J]. *Proceedings of IRE*, 1997, 20(10):133-136.

[177] Wagenmakers P S. Effects of light and temperature on potential apple production. *Acta Horticulture*, 1996, 416: 191-197.

[178] Wang Zhi-jun, Jiang Meng, Cheng Shu-han. Discussion on Fruiter Professional Information Service Mode of Shandong Province[C]. *Computer and Computing Technologies in Agriculture VII*, 2014: 152-159.

[179] Wang Zhi-jun, Liu Xin, Jiang Meng, et al. The application of image retrieval technology in the prevention of diseases and pests in fruit trees[C]. *Computer and Computing Technologies in Agriculture VII*, 2014: 160-167.

[180] Warrington I, Stanley C, Tustin D, et al. Light transmission, yield distribution, and fruit quality in six tree canopy forms of 'Granny Smith' apple[J]. *Journal of tree fruit production*, 1(1): 27-54.

[181] Wertheim S, Wagenmakers P, Bootsma J, et al. Orchard systems for apple and pear: conditions for success[J]. *ActaHorticulturae*, 2001: 209-228.

[182] Whisler FD,Acock B,Baker DN.Crop simulation models in agronomic systems [J]. *AdvencesinAgronomy*, 1989, 10: 149-208.

[183] YutakaSasaki, TsuguoOkamoto.Automatic diagnosis of plant disease-recognition between healthy and diseased leaf[J]. *Journal of the Society of Agricultural Machinery*, 1999, 61(2): 119-126.

[184] Zhijun Wang, Yong Liang, Lu Wang .Multicast in Mobile ad hoc Networks[J]. *The International Federation for Information Processing Volume 258*, 2008, 151-164.

中国博士后科学基金第 64 批面上资助项目：

社会学视角下的农村“新医改”——实践困境与治理之道（2018M642889）

SOCIAL SCIENCES ACADEMIC PRESS (CHINA)
社会科学文献出版社

田 坚 著

HEALTH CARE SYSTEM
INNOVATION IN FUXIAN
THE INSTITUTIONAL CHANGE AND
REALISTIC DILEMMA OF THE MEDICAL AND
HEALTH CAREERS IN RURAL CHINA

福县医改

农村医疗卫生事业的制度变迁与现实困境

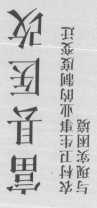

东吴社会学博士文库
主编：赵静蓉

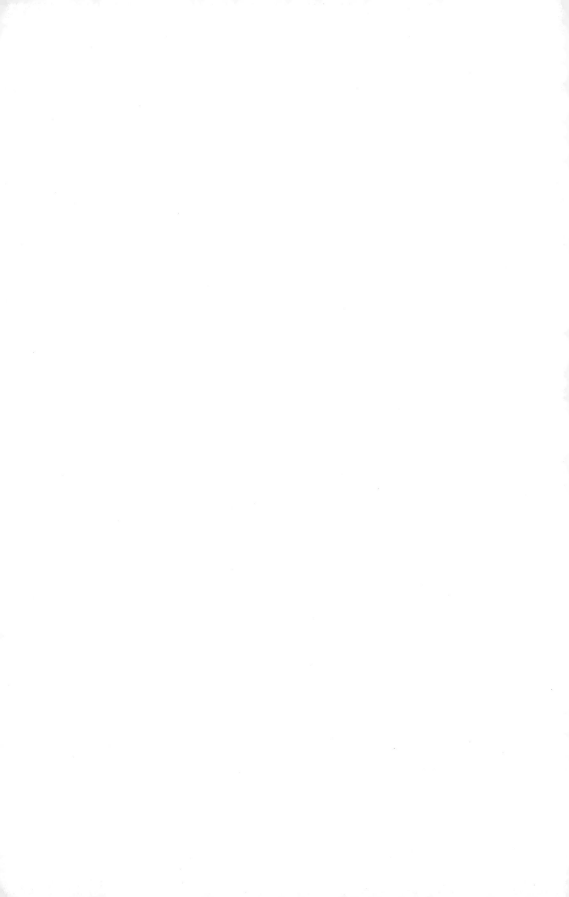

"华中村治研究丛书"总序

一

2002年发表《村治研究的共识与策略》一文，我们提出了村治研究的三大共识，即"田野的灵感、野性的思维、直白的文风"，这三大共识是华中村治学者多年研究所形成的基本共识，一直以来也指导着华中村治学者的研究实践。

"田野的灵感"强调华中村治研究中的经验优先原则。当前中国正处在史无前例的巨大变革时期，经验现象十分丰富，从经验中来，到经验中去，以理解中国经验与实践作为出发点和归属，在理解经验与实践中形成对经验与实践的解释，是华中村治研究的显著特征。

"野性的思维"强调华中村治研究中理论与方法的多元性。只要有利于增加对经验与实践的理解，任何理论与方法都是好理论和好方法。正是在用各种理论与方法来理解和解释经验与实践的过程中会形成各种提炼与概括，会形成基于中国经验与实践的具有主体性的中国社会科学。"野性的思维"另外一层含义是，不拘一格，大胆假设，不怕出错，敢于探索。

"直白的文风"强调华中村治研究要能容纳多学科、经验性与原创研究的特点。经验研究看起来没有进入门槛，真正深入进去却需要长期积累和学术功力。"直白的文风"反对雕刻文字、闭门造车，注重想事说事，注重研究向大众开放，注重多学科研究对话。开门搞研究而不是关门自我循环，是华中村治学者的一个基本准则。

中国是一个大国，有5000年文明，14亿人口，陆地国土面积960万平方公里。按购买力平价计算，中国GDP已是世界第一。中国正处在史无前

例的伟大变革时期，农村人口迅速城市化。中国正由一个传统国家变成一个现代甚至后现代的国家。如何理解巨变中的中国经济、政治、社会、文化和历史，在这个理解与解释的过程中形成有主体性的中国社会科学，并转而指导实践和改造实践，就成为当前中国社会科学的伟大使命。

立足中国经验和实践的中国社会科学一定是伟大的，是具有中国主体性的，是饱含中国民族性和地域特色的。社会科学研究的目的是改善我们观察和理解实践的视野，而不是屏蔽我们的视野。脱离中国实践的语境，套用没有经过中国实践注解和浸泡的西方理论，往往不仅不能改善我们的视野，反而可能屏蔽我们的视野。只有真正进入经验与实践，我们的理论才有还原经验与实践的能力，才能改善我们观察和理解经验与实践的视野，真正理解实践和改造实践。

中国社会科学是在理解和解释伟大的中国经验与实践中产生的，是服务于中国实践并以中国实践来检验的。这样一种从经验中来—形成理论提炼与概括—回到经验中去的社会科学研究循环，就是中国社会科学研究中的大循环。只有在这样的大循环中，中国社会科学才能选择正确的研究方向，研究也才能获得丰富的中国经验与实践的滋养，也正是在这样一个大循环过程中产生的有主体性的中国社会科学才具有生命力。有了从经验到理论再到经验的大循环，逐步形成了具有中国主体性的社会科学，就必然会有从理论出发—到经验中去—再回到理论的以学术对话为特点的小循环，这样一种小循环是服务于和服从于中国社会科学大循环的。

要在从经验到理论再到经验与实践的大循环中建立起有主体性的中国社会科学，就必须要有真正做中国经验研究的学者。这些学者要有充分的经验训练，要在长期经验调查中形成对经验的总体把握能力，要有"经验质感"，不仅要能从经验中提炼出理论命题，而且要有将理论还原到经验中的能力。

获得经验质感的不二法门是进行饱和经验训练，不断地到经验中浸泡，具有透过现象看本质的能力，具有将经验碎片整合起来的能力，真正形成想事的能力。饱和经验训练尤其要防止对经验的一触即跳，即仅在经验中产生了微弱问题意识就脱离经验去做精致"研究"。正是通过饱和经验训练，才能利用各种理论和方法来分析经验，才能将经验研究中提出的问题

进行理论化的概括，才能为建立有主体性的中国社会科学添砖加瓦。

十数年来，华中村治研究所追求的，就是建立在饱和经验训练基础上的有主体性的中国社会科学的事业。这个事业从理解和解释经验与实践开始，又回归经验与实践，中间留下的理论提炼与概括正是建设有主体性中国社会科学所需要的砖瓦。

二

最近十数年来，我所组织的华中村治研究团队每年驻村调研时间都超过了 4000 个工作日，平均下来，我们研究团队每天都有 10 人以上在全国各地农村调研。某种意义上，我们团队同仁都是经历了饱和经验训练的。

从时间上看，我们在取消农业税前的 20 世纪末期开始农村调研，到现在国家正推进乡村振兴战略，国家与农民关系发生了巨大变化。2000 年时中国城市化率只有 36%，现在中国城市化率已近 60%，几乎所有农村青壮年劳动力都进城了；从地域上，我们不仅在南方中国、北方中国和长江流域调查，而且近年密集地到东部沿海发达地区和西部贫困地区调查，发现了南北中国、东西中国和中国腹地的巨大区域差异；从研究主题上，我们从基层政治研究开始，进入对乡村治理社会基础的研究，再延展到对几乎所有乡村主题的研究上，比如家庭制度、农业发展、宗教信仰、土地制度、乡村教育、医疗保障，等等；近年来我们的研究也跟着农民工进城，开始城市社区、街头治理、信访制度、地方治理等方面的研究。

我们希望在调查和研究中，能做到从经验中来，到经验中去，真正从经验中得灵感，依靠经验形成"想事"的能力，并在此过程中形成若干理论提炼与概括。

十数年来，我们研究团队在饱和调研基础上形成了大量理论概括，这些理论又作为视角参与到政策问题的讨论中，并在一定程度上对政策产生了影响，比如对农业、土地、信访、乡村治理、城市化等方面政策产生了或大或小的影响。我们相信，只要我们团队坚持下去，再坚持十年、十数年，我们就一定可以形成理解中国经验的具有中国主体性的社会学科一家之言。我们希望中国社会科学有百十家这样的一家之言，我们呼吁各种一

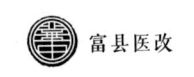

家之言良性竞争，相互启发，相互补充，共同发展，最终成长出与中华民族伟大复兴相适应的高水平的中国社会科学来。

我们计划在未来七八年时间将我们团队的最新研究纳入"华中村治研究丛书"出版。希望丛书能增加读者对华中村治研究的了解。

是为序。

贺雪峰

2018 年 4 月 10 日晚

目 录
contents

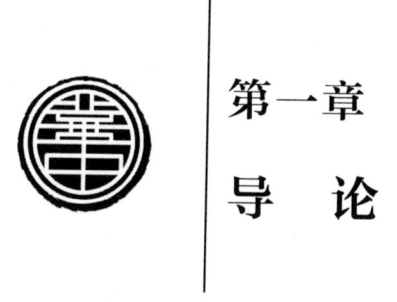

第一章

导　论

一 研究缘起与背景

（一）研究的缘起：调研中的困惑

在全国多地开展农村社会调查的过程中，疾病问题总是不断进入笔者的视野之中，并日益积累成为一个引人注目的研究议题。众所周知，21世纪以来，"打工经济"在全国兴起，此后，农村中的青壮年大都外出务工——客观上说，他们都是不太容易患病的人——而留下来的则主要是老弱病残妇幼，也被形象地称为"386199部队"，而他们正是农村中最容易患病的人。在这样的背景下，当我们在农村开展社会调查时，主要的访谈对象就是这些容易遭受，且有很多人当下正在遭受着某些疾病困扰的农民。因此，在他们的叙述中，疾病总是会直接或间接地出现：有时是以一种十分直接的方式被叙述出来，而另一些时候则是在低保、婚姻、老人自杀、扶贫等现象中间接地呈现——从这些现象之中可以看到疾病的重要影响。总体来看，打工经济不仅优化了农民的收入结构，提高了农民的生活质量，进而大大改善了农民长期以来营养不良的局面，而且大大改善了农民的社会关系（尤其是家庭关系）——年轻媳妇外出务工，此前主要以婆媳矛盾为主的家庭矛盾几乎是在一夜之间就被化解掉了。农民因为营养不良所患的疾病以及因社会关系紧张导致的悲剧越来越少。但是，因为生活方式不健康、卫生意识淡薄以及卫生知识匮乏等带来的疾病，则日益成为广大农民的主要困扰。

那么，当疾病来袭，农民是如何应对的呢？早在2008年，笔者所在的研究团队在江汉平原调研时便发现，当地农民主要以"自杀"的方式来应对疾病威胁。当调查人员问到最近村里有没有老年人"非正常死亡"时，有两位老年人回答道："最近这些年，我们村民组就没有老年人是正常死亡

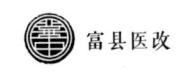

的!"在当地,所谓的非正常死亡主要是指自杀行为。其中又分两种类型:一种是因为得了重病而自杀,另一种则是因为子女不孝而自杀(贺雪峰,2010)。值得注意的是,当地已经形成了一种鼓励农村高龄老人,尤其是因病丧失了劳动能力乃至自理能力的老人,采取这种令人震惊的应对方式的公共舆论,并转化成很多人的行动自觉,即构成了一种当地人普遍认同的人年老或得病以后没了用了就该去死的"自杀秩序"。对此,贺雪峰(2009)、刘燕舞(2009,2012,2014)、杨华和范芳旭(2009)、陈柏峰(2009)等人分别从农村社会结构变迁、农民家庭关系变动、中国的传统社会文化价值生态等多个角度分析了这种"自杀秩序"的形成机制和社会后果,十分具有启发意义。不过,在笔者看来,上述研究都是将疾病作为一种预先给定了的影响因素和变量,将研究和分析的注意力主要放在了农民患病以后当地社会和个人的行为响应方面,进而考察当地的村庄社会性质和社会变迁。

笔者虽未参与上述调查,但2014年11月在江汉平原堤村开展村治模式调研时,也发现了几乎同样的现象。当地人表示,近些年来,由于农闲时还能打工,农民的收入增长较快,生活水平也越来越高。在这样的背景下,子女不孝顺老人的现象已经很少了,再加上国家的保障制度对老年人养老进行了兜底,老人靠养老金即可以解决基本生存问题,因此家庭关系也和睦了很多,因家庭关系紧张而自杀的老年人现在已经很少见到了。目前,老年人自杀的主要原因是疾病,尤其是大病或绝症。很多老年人出于不给儿女增加负担的考虑,往往自己主动选择自杀。这样的家庭老年人自杀的原因往往并非子女不孝,而是出于无奈:农村老人的病,往往一查出来就是大病或绝症,治病需要花很多钱,有可能影响家庭其他方面的计划和发展。为了不给子女增加负担,当地一些老年人在自己房屋内尤其是床边准备了农药,一般是用来控制和调节棉花生长的助壮素,以便以后自杀时无须求助于人。在对一位老年人进行访谈时,在笔者多次要求下,她给我看了早已准备好的三支助壮素,笔者至今想来都觉得后背发凉。

与上述学者将疾病作为一个给定因素不同,笔者的问题是:目前,农民的病——尤其是农村老年人的病——为什么一查出来就是大病或绝症?笔者出生于一个基层医生家庭,我的爷爷、父亲、姑姑和姐姐都是基层医

务人员。因此，对笔者来说，疾病从来都不是一个预先给定的状态。疾病有一个从小到大的发展过程，而在这个过程中，疾病总是会以相应的症候表现出来，只要及时注意到这些症候，进而采取必要的干预措施，完全可以在疾病还没有恶化乃至演变成绝症之前进行治疗，根本不会发展到最终必须以自杀的方式来应对。那么，在当地农民从健康到生病最终到自杀的整个演变历程中，个体、社会、市场、国家（医疗卫生机构和医保制度等）究竟发挥了什么样的作用？众所周知，2009 年，我国启动了"新医改"，在新医改的第一个阶段（2009～2012 年），基层医疗卫生体制改革和建设是工作重点，相应的制度建设和财政投入的力度都是很大的。然而，我们 2014 年在农村调研却发现了与 2008 年在农村调研时几乎同样的问题，这些问题不仅没有得到解决或缓解，甚至还在加剧和扩大。这个现象引起了笔者对新医改在农村中的实践过程及其所发挥的作用与存在的问题的研究兴趣，并最终成为本书的主题。

（二）研究的背景：媒体的披露

"医改是一个世界性难题"（李克强，2011）。一直以来，世界上有很多的国家都在不遗余力地推进医疗卫生体制改革。然而，在改革的过程中，这些国家或多或少遇到了困难，有些国家甚至举步维艰。其中，负面典型当属美国，其高昂的卫生费用与相对低下的卫生绩效形成了非常鲜明的反差；尤其让人震惊的是，与其他发达国家相比，美国至今仍有 10% 以上（2900 多万人）的居民没有获得任何形式的医保，是唯一未实现医保全覆盖的发达国家。与美国实行个人自愿参加商业保险的模式不同，英国采取由财政将国民卫生服务全包下来的办法，而德国则采取强制性地统一参加社会医疗保险的模式，这些是目前世界上最主流的三种卫生体制（乌日图，2003；宋其超，2009）。遗憾的是，后两种模式近年来也遇到了各自的问题：前者效率低下，后者则费用剧增。因而英国和德国也在进行着改革——而从目前的状况来看，两国医改所取得的效果均十分有限。

我国目前的医改一般被称为"新医改"，其标志是 2009 年 3 月 17 日由中共中央、国务院发布的《关于深化医药卫生体制改革的意见》（中发〔2009〕6 号）。与新医改相对的是改革开放初期的"医改"——为了表述方便，笔

者称之为"旧医改",其标志是 1985 年 4 月由国务院转批卫生部的《关于卫生改革工作若干政策问题的报告》（国发〔1985〕62 号），故而 1985 年也被称为"医改元年"。当然，旧医改以前，是现代医疗卫生事业在我国逐步建立的阶段，也可视为一种医改。旧医改的指导思想是"放权让利"，强调医疗卫生事业的商品性和市场机制的主导作用；新医改的指导思想则是"政府主导"，强调医疗卫生事业的公益性和政府的公共职责。新医改的思想早在 2000 年前后便已基本确立起来。1996 年 12 月，中共中央、国务院召开"建国以来规格最高、层次最高的全国性卫生工作会议"，时任中共中央总书记和国务院总理出席并发表重要讲话（王绍光，2014）；1997 年 1 月 15 日，中共中央、国务院颁布《关于卫生改革与发展的决定》（中发〔1997〕3 号）；2002 年 10 月 19 日，中共中央、国务院颁布《关于进一步加强农村卫生工作的决定》（中发〔2002〕13 号）等重要文件，因此，笔者将新医改的起点前移至"21 世纪"。

新医改一个最基本而又直观的特征是国家大量的公共财政向城乡卫生事业领域不断涌入，并且财政投入至今仍在快速增长。2017 年 5 月 11 日，财政部社会保障司的有关负责人表示，2017 年全国财政医疗卫生支出预算为 14044 亿元。这个数据是 2008 年医改启动前的 4.4 倍，比 2016 年同口径支出增长 5.1%，比同期全国财政支出预算增幅高出 1.9 个百分点，医疗卫生支出占全国财政支出的比重从 2008 年医改启动前的 5% 提高到了 7.2%（刘慧娴，2017）。至此，自新医改启动以来的 8 年时间内，全国各级财政医疗卫生支出累计约 7 万亿元。与之相伴的是国家自上而下的一系列公共卫生制度的出台。具体到农村卫生事业领域，笔者认为，农村卫生人才制度、新型农村合作医疗制度和基本公共卫生服务均等化制度是最重要的三项制度供给。21 世纪以来的农村新医改实践主要就是围绕这三项制度投入了大量的公共财政资金。截至目前，这三项基本制度已经初步建立起来，并取得了一定的成效，但与此前的预期相比仍然相差甚远。

国家卫计委公布的《第五次国家卫生服务调查分析报告（2013 年）》（国家卫生计生委统计信息中心，2016）显示，当前我国医疗卫生领域存在的问题和挑战主要有以下四个方面：首先，医疗卫生服务需求迅速增加。城乡居民两周患病率从 18.9% 提高到了 24.1%，15 岁及以上人口中被医生

明确诊断患有慢性疾病的比例从 24.1% 上升到了 33.1%。其次，健康危险因素尚未得到较为有效的控制。15 岁及以上人口饮酒率有所增加，不主动锻炼率达到了 72.2%，18 岁及以上人口超重和肥胖率分别为 24.8% 和 5.4%。再次，住院服务利用率呈快速增长态势，尤其是住院率在 10 年内增长了 150%。最后，医疗卫生费用控制面临着挑战。

对于新医改实施以来存在的问题，与官方的隐晦相比，原卫生部部长高强在 2014 年 12 月 27 日召开的"第七届健康中国论坛"上的发言则显得更为直白。他指出，2009～2013 年，全国财政医疗卫生支出累计高达 30682 亿元；仅在 2014 年，财政预算安排的卫生支出便高达 10071 亿元，与 2003 年全国财政卫生经费的 778 亿元相比，11 年间增长到了 10000 多亿元，国家财政的投入力度不可谓不大。然而，政府的财政投入并没有有效地减轻居民个人的负担，老百姓的获得感并不强（宣金学，2014）。那么，政府投入的钱究竟去了哪儿呢？

对此，有不少学者和官员认为，尽管新医改以来国家财政投入大幅度增加，但我国财政对医疗卫生事业的投入以及卫生总费用占国民经济的比重仍然偏低，这是造成新医改绩效不明显的主要原因。这个观点是值得商榷的。早在 2013 年 3 月，时任财政部副部长、国务院医改办副主任王保安便曾公开表示：由于我国的医保没有税收，与国际上通行的统计口径非常不同，存在医保收费与医保收税概念上的差别；如果同口径比较的话，我国医疗卫生支出占财政支出的比例在 2013 年便已经达到了 12.5% 左右，这一比例不仅高于希腊、瑞士等发达国家，同时也高于俄罗斯、巴西和南非等金砖国家（财政部，2013）。有研究进一步揭示，如果与国际数据做同口径比较的话，我国的实际财政投入水平并不算低：2013 年，我国广义政府卫生支出占卫生总费用的比重为 55.8%，虽然低于英国、加拿大、澳大利亚、德国、法国、日本等发达国家，但在俄罗斯（48.1%）、巴西（48.2%）、墨西哥（51.7%）、南非（48.4%）和印度（32.2%）等发展中国家中比重却是最高的，甚至还高于部分发达国家，如美国（47.1%）和韩国（53.4%），且已经十分逼近中高收入国家的平均值（56.2%）。此外，我国广义政府卫生支出占财政总支出的比重在 2013 年是 12.5% 左右，这个水平既高于全球中高收入国家的平均水平（11.4%），也高于俄罗斯（8.4%）、巴西（6.9%）、印

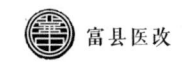

度（4.5%）等发展中国家，甚至超过了韩国（11.5%）等少数发达国家（王敏，2017）。

然而，自新医改启动以来，群众对医改成效感觉不明显的报道便时时见诸公共领域，其中影响最大的是零点调查集团在2013年10月28日公布的一份调查报告（零点研究咨询，2013）。该报告认为：4年来，新医改所取得的"阶段性成效不明显"。具体来说，第一，有八成以上民众感觉看病难的问题并未得到有效缓解，"81.3%的公众表示目前看病难，与新医改启动之前相比，仅有两成（18.2%）的受访者表示比以前容易些，57.5%的受访者认为现在看病比以前更难"。其中，排队时间长（37.2%）、挂专家号难（33.4%）和看病流程复杂（24.2%）被认为是其中的三个主要原因。第二，有九成以上民众认为看病费用仍然居高不下："95.6%的人认为目前看病较贵，其中有46.6%表示非常贵。与四年前新医改启动之前相比，仅3.5%的受访者认为看病便宜了，87.4%的人表示看病更贵了。而且，近两成的人表示'目前看病的费用超出了自己的承受能力，付不起'（19.2%）"。其中，药品费贵（34.4%）和检查费贵（51.1%）被认为是看病贵的主要体现；在看病过程中存在的多开检查项目（59.9%）、开高价药（59.3%）以及开大处方（35.7%）等问题被认为"进一步加重了老百姓看病的负担"。公众对医保在缓解看病贵方面的评价不高，主要体现在医保个人缴费比例过高（56.8%）、医保报销起付线过高（54.3%）和报销比例偏低（62.7%）。看病难与看病贵导致了"公众有病不就医"，损害公众健康。有60.1%的人曾应就诊而未就诊，有26.9%的人曾应住院而未住院，有14.6%的人曾同时出现上述两种情况。其中应就诊而未就诊的主要原因是"随便看下就要耗费很多时间，没空去"（51.9%）和"随便看下就会花费很多钱，不舍得"（46.2%）；而应住院却未住院的主要原因是"住院费用太高"（73.9%）和"想住院但没有床位"（40.6%）。

实际上，早在2012年11月12日"十八大"新闻中心举办的第4场记者招待会上，时任国家发改委副主任朱之鑫在回答"如何看待群众对新医改感受不明显"的记者提问时便已经指出，"城市，特别是城市中的大医院看病还比较难、比较贵"和"我国的医保水平还比较低"，难以满足群众日益增长的卫生保健需求是两个最主要的原因。在2014年的全国"两会"期

间，钟南山指出："医改走到今天有点走不下去了，这当中有好几个标志：改了这么多年，看病贵、看病难、医患关系、医护人员积极性等问题基本没有解决"，关键是公立医院的公益性没有得到切实解决，医疗卫生在"体制上有着致命缺陷"。在 2015 年的全国"两会"期间，有医药卫生界的政协代表表示，"2005 年政府对医药卫生的总投入是 8000 亿，2014 年增长到了 3.1 万亿"，但老百姓却感觉不出来——至少感觉不明显，这是因为政府财政主要投在了医保和医疗卫生机构的硬件建设方面，严重忽视了对人的投入，从而导致虽然"政府投入多了，但老百姓看病，自己掏的钱也多了，所以就感觉不出来"（邢婷、雷宇，2015）。在 2016 年的全国"两会"期间，钟南山再一次提出：医改 7 年以来，公立医院的公益性这一最根本性的问题仍然没有得到有效解决和落实，医院仍没有"脱离市场化的引导和市场化的机制"；实际上，国家对医保（需方）的财政投入已经很多了，但由于供方的公益性问题没有解决，仍然采取市场化的发展方向，于是造成医保的钱很快就被供方及病人的过度消费而白白消耗掉了；在这种情况下，国家继续增加对医保的投入，根本无济于事，因为"供方没解决……公立医院的公益性首先表现在医务人员的工资是国家给的，医生不用考虑药的问题，也不用考虑要多看病人"，医生收入应与开药脱钩；"改革方向是更好地向公益性方向发展，而不是更好地向市场方向发展"（中国新闻网，2014）。

在公众反馈方面，2016 年全国"两会"前夕，在参与人民网推出的"两会热点问题调查"的 388 万名网民中，有 45.89 万名网民选择了医改问题，使其成为排在 2016 年度两会"十大热点话题"第 3 高位的话题（人民网，2016）。在 2016 年的全国"两会"期间，也有不少媒体向相关官员提出了诸如"中国的医药卫生改革已经进行了一段时间了，作为普通老百姓还是不敢生病，好像获得感没有那么强烈"，以及"民众还是在说着看病难、看病贵这样的问题"等往往能引起广泛共鸣的问题（中国青年网，2016）。对此，时任全国政协常委、全国政协教科文卫体委员会副主任黄洁夫回应称：新医改以来，尽管"医改取得了重大的阶段性成果"，但"跟老百姓的需求还有很大的距离，就是看病难和看病贵的问题还没有缓解"（新华网，2016）。实际上，早在 2015 年的全国"两会"期间，时任全国政协

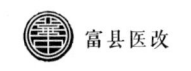

委员、民建广西区委主任委员钱学明便已经明确指出，"最近几年，偏远农村农民看病实际上是越来越贵、越来越难了"（中经在线，2015）。

显然，原本致力于解决看病难、看病贵问题的"新医改"，最终却出现看病更难、更贵的结果，其中缘由着实令人好奇。这也意味着新医改以来，国家公共财政投入的急剧增长并没有带来预期的效果，制度实践普遍遭遇到各种各样的困境和问题。具体到农村新医改中的两项重要制度实践来说，仍存在如下问题。

第一，尽管在新医改以后国家投入了大量的财政资金用于解决基层医疗卫生机构基础设施建设，大大改善了基层医疗卫生机构的工作条件和服务能力，但农村医疗卫生人才匮乏的问题依旧是制约基层医疗卫生事业建设和发展的关键因素。以海南省为例，据2014年底的《海口日报》报道，海口市有17家村卫生室因没有医生而闲置，129家村卫生室因村医业务水平或身体条件的限制而无法开展正常诊疗活动，形同虚设；在全省范围内，目前还有9个市/县共计232个村卫生室没有村医，按照国家规定的每千人口配备村医和卫生员1.53人的标准计算，村级医疗卫生人力资源的缺口达5200人（李晶晶，2014）。基层缺人才的困境在首都北京也不例外。据《新京报》报道，截至2015年，北京12个区/县的村医缺口为2080人（黄颖，2015）。在全国层面，据《中国青年报》的报道，截至2012年，我国农村地区全科医生的缺口高达53万人（韩妹，2012）。实际上，基层医生的缺乏并非因为我国各类医学院招生人数不足。李玲和陈育德教授的调查发现（中国青年报，2012）：我国每年约培养60万名医学生，但真正穿上"白大褂"的只有大约10万人，其他的医学生则往往经由各种渠道流失，说明我国卫生人才的培养存在明显的"广种薄收"困境。医学院培养出来的医学生，不是滞留在城市，就是流失到其他行业，导致我国医疗卫生人才呈现"倒金字塔"的分布结构。国家卫计委（2015）的公报也显示：2015年末，全国医院有613.3万人（占57.3%），比上年净增长40万人；而基层医疗卫生机构有360.3万人（占33.7%），比上年净增长仅约7万人。

第二，尽管新农合是新医改以来国家公共财政卫生支出的大项，但截至目前，新农合不但在帮助农民避免因病致贫、因病返贫方面的效果有待

增强，而且新农合基金自身的运行也面临较大压力；更加引人注意的是，新农合基金遭到了医方、患方和经办机构等多方的蚕食。2015 年 8 月 17 日的《人民日报》揭露，在贵州省毕节市、黔东南自治州、六盘水市等多个地区，从县医院到乡镇卫生院、村卫生室再到私立医院，均查出套取、骗取新农合资金的违规违法行为，甚至有医患合谋骗保。这种塌方式集体沦陷的现象十分突出，比如六盘水市抽查定点医疗机构 135 家，发现存在涉嫌套取新农合基金及基金管理不规范的有 107 家，比例高达 76.30%；而安顺市抽查定点医疗机构 41 家，均不同程度地存在套取新农合资金的行为，问题查出率达 100%（郝迎灿，2015）。此外，媒体还披露了更多的新农合资金遭蚕食的消息：在安徽宿松县，一名医生与村干部伪造资料骗取医保金近 20 万元；在四川苍溪县，新农合管理人员骗取近百万元新农合资金；在四川达州，一乡村医生替 20 多人伪造病例，骗取新农合补偿费；在广西柳江，一乡镇卫生院职工违反规定虚开收费项目骗取新农合资金；在重庆巫溪县，一乡镇卫生院院长指使下属伪造虚报住院和门诊病历、处方，骗取新农合资金；在云南彝良县，三名村医共谋虚填就诊记录，骗取新农合资金；在山东日照市，一医院医保处工作人员伪造住院信息，骗取新农合基金；在湖北南漳县，一乡镇卫生院职工利用空挂床位、虚开天数及药品等手段骗取新农合和城镇医保基金（人民网，2015）。另据 2016 年 12 月 4 日的央视新闻调查报道，有票贩子开虚假住院发票套取新农合基金，农民的"保命钱"遭到了黑手的疯狂蚕食。

（三）问题的提出：医改向何处去？

显然，不管是民众的直观感受，还是两项重要制度实践出现的困境和乱象，以国家大量财政投入为显著特征的新医改确实没有取得令人满意的结果。一直以来，政府财政投入不足往往被认为是造成看病难、看病贵的根本原因；然而，随着新医改实践的不断深入，政府将越来越多的财政资金持续不断地投向了卫生领域，却没有达到理想的目标，反而出现了更多的问题和各层面的不满。例如，中国社会科学院发布的《社会蓝皮书：2015 年中国社会形势分析与预测》（李培林等，2014）明确指出：新医改 7 年来，"从实践情况来看，改革并不尽如人意，'十二五'规划和医改目标不仅没

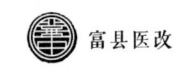

有实现，而且在某些方面甚至存在倒退"。2016 年 6 月 18 日，国家卫计委科技发展研究中心副主任代涛在"2016 中国企业家博鳌论坛"的分论坛"健康中国"上直言："很多改革总会有一部分满意，唯有医改做到让所有人不满意，医生不满意、患者不满意、政府也不满意。"由此可知，医改牵涉的问题相当复杂，并不能简单地将其归结为应由政府一味地增加对卫生事业的财政投入。

客观来说，自 21 世纪以来，尤其是自 2009 年以来，以国家持续不断地向卫生领域投入大量的公共财政资源为基本特征的新医改并未取得令人满意的结果。甚至可以说，老问题没有得到妥善解决，还产生了很多新问题。新医改以来的相关政策在具体实施过程中出人意料地偏离了决策部门的初衷和预期目标。那么，新医改为什么没有实现政策预期的目标？国家在卫生事业领域的财政投入和制度建设的力度和强度与这些财政投入和制度建设在实际运作中的效果之间何以形成如此鲜明的反差，以致最终出现了国家花了钱却谁也不满意的结局？应该如何理解新医改实践中遭遇的困境和出现的问题？进而，究竟应该从什么角度分析其中的问题才有助于解决新医改实践中面临的困境，切实提高卫生公共资源的绩效？以上问题构成了笔者的问题意识。本书将以富县的卫生事业变迁和新医改实践为主要考察对象，从纵向的历史演变和横向的制度实践两个维度探寻实现农村卫生公共治理的历史经验和现实路径。

二　文献回顾与评述

对于政策结果偏离了预期目标的现象，学术界按照其偏离的程度提出了诸如政策走样、政策扭曲、政策失效或政策失败等描述性的概念。社会政策的学科定位便是致力于揭示这些现象的形成机制和社会影响，并试图提出更为有益的改进方案。医疗卫生政策属于非常典型的社会政策范畴，故而对于本书中提到的新医改未能实现其政策目标这一现象或问题，我们也可以将其放在有关社会政策的传统社会学研究脉络之中进行考察，并尝试提出具有建设性的对策。

（一）国外关于社会政策的研究

学术界在研究社会政策时，一般是倾向于将政策主体聚焦在政府层面，即将政策视为"政府选择做与选择不做的事情"（戴伊，2010）。帕森斯（Parsons，1995）将其分为两种类型：一种是"对政策的研究（者）"，即试图深化理解政策的性质和功能；另一种是"为政策的研究（者）"，即试图改善政策的质量和效力。但在实际中，二者兼顾的现象更为普遍，即在理解政策的基础之上改善政策。

社会政策乃是政府为了实现特定目标而采取或不采取的一系列实践或行动。1973 年，Pressmain 和 Wildavsky 出版了《执行：华盛顿的伟大期望是如何在奥克兰破灭的》一书，将社会政策研究的焦点转移到了政策执行过程（丁煌、定明捷，2010）。这是社会政策学发展到一定阶段的必然产物。因为在福利国家建设期间，在各种经济社会政策的名义下，各国都密集上马了很多建设项目。但其中一些项目在启动后不仅没有实现预期的目标，甚至在建设期间或之后出现了很多新问题，即政策出现问题乃至失败。这些现象在福利国家建设高峰期十分普遍，引起了学术界的密切关注。早期的政策过程研究主要采取了个案研究方法，即从特定社会政策个案的角度来解释其出现意外（尤其是大型政策项目失败）的原因，其中主要包括在制定和执行政策的过程中存在的主要问题，从而揭示出政策过程的复杂性和动态性（丁煌、定明捷，2010）。此后的政策过程研究在研究方法上逐渐从个案研究向类型研究和比较研究过渡，关注更加一般化的现象和命题，从而获得了一些更具解释力的概念、观点、框架和理论。

丁煌和定明捷（2010）将西方社会政策过程研究的视角分为三种类型：自上而下的视角、自下而上的视角和整合的视角。其中，自上而下的研究视角以 Meter、Horn、Mazmanian 等人为主要代表。这种视角体现了政治与行政二分的原则，将既定的政策目标作为研究出发点，关注政策目标的实现程度，突出了中央政府在政策执行中的地位和作用。自下而上的研究视角以 Berman、Lipsk、Hjern、Porter 等人为主要代表。该视角首先将政策的既定目标悬置，把研究的重点放在了政策执行过程中具体的参与者的目标、意图、战略、策略、活动及其相互关系等因素——因为这些因素会深刻地

影响政策的具体实施过程，继而对政策结果产生实质影响。他们认为：政策不是高层领导的决议，而是最底层官员的行动，这些行动有时与正式颁布的政策相符，有时则背道而驰。整合的研究视角是试图将自上而下与自下而上两种研究视角有机地结合起来，以一个比较全面的角度考察社会政策过程的一种综合性的研究视角。它是在前两种视角都不可避免地存在某些缺陷的背景下，在这两种视角之间走出的一条"中间道路"。整合视角倾向于将政策制定和政策执行过程结合起来进行分析，同时考察政策制定者和政策执行网络中的相关方对政策过程及其结果的影响。其主要代表人物有 Elmore、Sabatier、Winter、Goggin 和 Matlang 等。

此后，政策过程研究逐渐建构出了一批颇具启发性的中层理论成果，主要有政策过程的"组织分析理论""网络分析理论""倡议联盟理论"和"制度分析理论"，以及在后现代主义思潮的影响下形成的"文化批评理论"等。

其中，组织分析理论主要揭示了政策不可或缺的组织载体对政策的本质及其过程所具有的重要影响，认为只有真正了解了政策过程中的组织，才能真正理解政策本身以及政策为什么没有得到有效执行等问题。政策过程问题的实质是组织问题，组织运转的失灵会直接导致政策过程的偏差乃至政策失败。随着组织分析的不断深入，人们不再满足于抽象地谈论组织，而是深入其中探究组织内部及组织之间的复杂关系对政策过程及其结果的影响。这些不同层面的互动往来形成了一个非常复杂的行动网络，而这个网络反过来又会对行动者的行为策略产生约束和激励，从而对政策过程及其效果产生决定性的影响，此即网络分析理论。倡议联盟理论是从泛化了的网络分析理论中选取一些关键要素对政策性质及其过程进行考察。具体来说，就是将政策及政策过程看作政策倡议者的联盟及其过程，揭示政策在一个较长时段内的变迁与学习过程（萨巴蒂尔等，2011）。这种理论"强调把共享的'信仰体系'作为联盟的核心，'信息和学习的角色'作为一种政策变化的激励，以及在调节冲突的联盟中作为'政策经纪人'的角色"（Young‐Jung Kim 等，2015）。当网络分析理论的研究视角逐渐揭示出网络本身对行动者的约束和激励作用时，便已初步揭开了制度分析理论的面纱。制度分析理论认为，当有多个组织参与其中时，如何避免某些相关方出现

机会主义或短期化行为，从而确保集体一致行动，是保障政策取得成功的关键因素。对于行动者而言，是否会采取机会主义行为主要取决于行动者在特定的制度环境中对其行动可能带来的"成本和收益"的综合权衡与理性考量。这就是说，特定的制度会形成特定的激励，从而影响行动者的行为选择，最终影响行动的结果，即政策的过程及其绩效。

文化批评理论是一种比较特殊的理论范式。它致力于从文化的维度来探讨政策的性质、过程及其问题。文化批评理论与上述四种理论范式存在巨大差异：前四种理论不约而同地把政策视为一个单一的、客观的、静态的存在，并认为政策执行者就是按照政策语言背后的客观意思去行动的；与此同时，某些外在因素——组织的、网络关系的、价值观的或制度的因素——的干扰削弱了政策的行动能力，从而使政策目标与政策结果产生鸿沟。文化批评理论认为，将政策失败归结于组织能力缺乏的看法忽视了文化感知因素。从文化的维度来看，这一鸿沟并不必然就是政策失败的象征，也有可能是人们对于政策背后所蕴含的意思缺乏一致的认知。由于政策文本及其内容往往具有多重意思和多种解释，因此，政策目标与政策结果的距离不应被视为一个意外。甚至可以说，如果政策目标与政策结果之间普遍地没有了差距，那才是一件非常令人吃惊的事情。文化批评理论特别"强调政策内容意思的阐释性和共享性、融洽性和冲突性，强调不同意思表达的互动以及说服在共享意思建构和解构中的作用以及对政策执行行为的不断重新阐释"（丁煌、定明捷，2010）。笔者认为，文化批评理论的优点在于"破"，缺点在于"立"，在锐利批判的同时把问题本身也取消了。

值得注意的是，在文化批评理论中，还有一种从宏观上对现代性进行文化或哲学层面反思或批判的视角。在这方面，波普尔和哈耶克显然属于先驱者。波普尔（1987）从认识论上批判了历史主义的决定论和总体论，认为"历史宿命论全然是一种迷信；用科学手段也好，或用任何其他理性手段也好，人类历史的进程都是不能预言的"，而总体论的主张应用到社会实践之中则必然会导致乌托邦社会工程，它适用于那种原始、野蛮的封闭社会，而不适用于目前这个"每个人都面临个人决定的社会"，也即开放社会（或抽象社会）的现实。波普尔（1999）认为，"对于吃过知识之树的人

来说，天堂已不复存在……回到和谐的自然状态是不可能的。如果我们走回头路，那么我们就必定走到底——我们必定回到野蛮中去"。也就是说，在现代社会中，极端理性主义者以决定论和总体论为认识论基础的社会改造活动，最终必然导向以极权主义为主要特征的现代奴役社会：在极端理性主义的作用下，"对政治奇迹的孤注一掷的希望。这种非理性的态度源于迷恋建立一个美好世界的梦想，我称之为浪漫主义……寻找它的天堂般的城邦，它也许竭力鼓吹'回归自然'或'迈向一个充满爱和美的希望'；但它总是诉诸我们的情感而不是理性。即使怀抱着建立人间天堂的最美好的愿望，但它只是成功地制造了人间地狱——人以其自身的力量为自己的同胞准备的地狱"（波普尔，1999）。哈耶克也有过类似论述（哈耶克，1997），并认为这一悲剧体现出一种致命的理性自负（哈耶克，2000）。由此，他们主张进行一种具有试错性质的、零星展开的社会工程学实验。正如波普尔（1999）在《开放社会及其敌人》中所说："如果我们希望仍然成为人，那就只有一条路可走，这就是通向开放社会的道路。我们必须对未知、不确定和不保险的事情不断进行探索，使我们所能具有的理性，尽可能好地为安全和自由而筹划。"

如果说波普尔和哈耶克在 20 世纪上半叶主要还是从学理层面进行批判和反思的话，那么到了 20 世纪下半叶，即福利国家理论或政府干预理论已经进入大规模实践阶段，学术界对其陷入的困境进行了更多具有现实经验支撑的深入反思。其中，斯科特的研究尤其具有启发意义。不过，与前两者将极端理性主义等同于极权体制及社会主义体制不同，后者将这种极端理性主义的幽灵扩展到了民主体制：它是现代社会"把国家带回来以后"的共同困境（吕鹏，2006）。

在《国家的视角：那些试图改善人类状况的项目是如何失败的》一书中，斯科特分别介绍了德国的科学林业、巴西的城市规划、苏联的社会主义集体农庄和坦桑尼亚的乡村改造等以失败告终的大型国家项目的具体历程，深入分析了其背后的关键性原因——极端理性主义（或极端现代主义）的乌托邦理念与高度复杂的现实之间的矛盾。斯科特（2004）认为："这些项目如此巨大，如此忽视生态和社会生活的基本事实，甚至当其致命的结果已经显现出来以后，仍然被不顾一切地继续推行"。它们所"代表的都是

对非常复杂的自然和社会系统所作的简单干预。对一个很难算清的有许多相互作用的系统进行简单抽象以后，只有几个因素被作为所施加秩序的基础。最好的情况下，新的秩序是脆弱和容易受攻击的，它由发起者所不曾预见的临时行动支持；在坏的情况下，它会带来数不清的未预期的灾难，损害到人们的生命、破坏生态系统并带来破裂或贫穷的社会"。

现代社会中以"革命者"或"立法者"自居的官僚知识分子、专家、规划师、工程师和其他的精英们主张对自然及社会进行基于理性的彻底改造。而他们的这种雄心壮志和宏伟抱负的根源，及实现这些雄心壮志和宏伟抱负所凭借的工具乃是建立在对线性的历史进步观念、科学技术知识的快速增长、社会生产的不断扩大和人类对社会秩序的理性设计能力高超等实际上并不具有现实基础的、神话般的自信。由于这些"所谓的规划者对其所要改变的社会或生态的所知之少"，故而当他们单一的、极其简单的、作为逻辑演绎结果的、标准化的、体系化的理性知识与多元的、高度复杂的、作为日常生活实践的、非标准化的、零碎和差异性的、感性和理性混杂的实践知识发生直接碰撞时，失败便成为一个不可避免的最终结果。正如斯科特（2004）所言："如果要我将这些失败背后的负载的原因归结为一句话，我要说这些计划的始作俑者往往将自己看得远比实际上更聪明和更深谋远虑，同时也将他们的对象看得远比实际上更愚蠢和低能。"

斯科特（2004）认为，保持多样性和某些复杂的形式具有十分重要的意义："那些长期存在的人类制度——家庭、小社区、小农场、一些行业中的家庭公司——它们在急剧变迁的环境里的适应能力受到了称赞。它们并非可以适应一切，但他们的确经历过不止一次似乎不可避免的死亡的预言。许多大型、有很大影响的、机械化和专业化的公司和国营农场已经失败的时候，小的家庭农场因为其有弹性的劳动力（包括剥削家里的孩子）、转向新作物和牲畜的能力和其多样化分散风险的倾向，在竞争经济中设法保存了下来。地方知识、对天气和作物条件的快速反应、低的管理费用（小型）对一些经济部门比对大工业更重要，在这种条件下，家庭农场的优越性是非常巨大的。"为此，国家制度的供给应该以能够激起人们内在的参与热情或积极性为基础，这乃是制度及其产品质量的试金石。

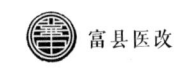

（二）国内关于社会政策的研究

国内关于社会政策的研究在时间上比较晚近，这与我国社会政策本身的发展历程有非常直接的关系。尽管目前仍未达到令人满意的状态，但出现了一批有启发的成果。依据政策过程性特征，可以将国内相关研究分为以下两种类型：一种是对决策过程的研究；另一种是对政策执行过程的研究。总的来看，目前国内学术界对政策执行过程的研究兴趣明显要高于对决策过程的研究兴趣。

通常来说，政治学界往往比较关心政策的决策过程。这可能是因为决策过程的背后往往是各个决策主体围绕着权力所进行的角逐，而权力及其配置和互动过程乃是政治学的基本关切。在这方面，王绍光（2014）比较全面、深入地考察了我国的政策决策过程，并形成了一系列非常有影响力的研究发现。在议程设置方面，他根据"议程提出者的身份"（决策者、智囊团和民间）与"民众参与的程度"（高和低）两个维度区分出了国内存在的六种公共政策议程设置模式，分别是：关门模式、内参模式、上书模式、动员模式、借力模式和外压模式，实质性地丰富了学界对此的认知。在政策制定方面，核心问题是民众的参与机制。针对这个问题，王绍光（2014）不仅将传统的公众参与机制分成了从"信息公开"到"听取民意"，再到"吸取民智"，最后到"实行民决"的四级位阶，而且还在传统的公众参与机制之外提出了由中国共产党创造的一种新的公众参与机制：逆向参与。后者不像传统的参与模式那样由民众推开大门参与到屋内决策者的决策过程中来，而是决策者走到门外，主动深入到民众中去。逆向参与机制的背后是群众路线决策模式。由于群众路线决策模式是将群众当作决策的主角，这使它与传统的民众参与机制存在着本质差别。公众参与模式强调民众的权利，而群众路线模式则强调与民众打成一片是干部的责任。

除此之外，王绍光还与樊鹏（2013）一起研究了我国新医改的决策过程，从中提炼出了一种以"开门"为主要机制的参与结构和以"磨合"为主要机制的主体互动逻辑为主要特征的"中国式共识型决策"模式。医改乃是重大民生事务，医改决策体现了我国（尤其是中央）重大政策的决策模式已经从过去的个人决策或集体决策的模式向一种更加民主化和科学化

的"共识型"决策模式转型。

前面提到，政策执行研究是社会政策研究的热点。政策执行研究将政策视为一种给定的状态，悬置政策的议程设置和制定环节，集中考察政策在执行过程中的遭遇和问题。社会政策的执行过程及结果往往会出现与政策的意图或目标相偏离的情况，即政策执行的差异、偏差乃至失败的现象，这些现象被统称为"执行偏差"问题。从目前的状况来看，学术界对政策执行的研究一般是在对中国的政策执行出现差异、偏差乃至失败进行原因分析的基础上构建出一套理解中国政治、国家治理、政府行为和社会性质等的一般化逻辑、机制、概念和框架。

从过程来看，政策的相关主体主要有政策的决策者、政策的执行者和政策的对象（或目标群体）三大主体。在此基础上，我们可以从政策执行的实际过程中解析出两对不同的关系：一对是决策者与执行者之间的关系，另一对则是执行者与政策对象的关系。由于在大多数民众眼里，作为政策执行者的基层政府往往也代表国家，因此，后一对关系本质上是国家与社会（政府与民众）的关系。就本书的研究主题和研究对象而言，就是指政府与农民的关系。

明确了政策执行中的三大主体和两对关系后，我们便可以在此基础上将国内的政策执行研究分为两种"理想类型"：一种是研究政策的决策者与执行者之间制度化的关系状况和运作模式、传统或偏好对政策执行的过程及其结果的影响，这实际上考察的是我国政府的行政体制，或者说政府组织的运行机制与政策执行之间的关系问题；另一种则是研究政策的执行者与政策的对象（目标群体）之间的关系状况或交往模式对政策执行的过程及结果的影响，这实际上考察的是我国社会基本性质与政策执行之间的关系问题——具体到本书来说，指的是乡村社会的基本性质与农村政策执行之间的关系问题。

第一种类型是对我国行政体制与政策执行进行的相关研究。政策是政府意志和政府行为的集中体现，因此，政府体制与政策执行的关系十分密切。众所周知，尽管我国是一个单一制国家，决策权高度集中于中央政府；但由于政府组织领域存在着纵向的政府分级和横向的部门分工，客观上仍然存在着政策从中央出台到地方传递最终到基层执行的过程，从而造成决

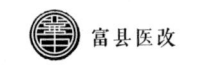

策主体与执行主体的相对分离，衍生出决策者与执行者之间的关系问题。显然，决策者与执行者的状况及相互关系必然影响到政策执行的过程和效果。根据研究视角的不同，可以将学术界的研究分为"自上而下"和"自下而上"两种视角——自上而下的视角更加关注决策者一端，而自下而上的视角则更加关注执行者一端。

首先，自上而下的视角强调中国的制度结构对政策执行的决定性影响，并致力于通过改善制度结构的方式来改进政策的质量。政治学研究领域比较青睐于这种研究视角（丁煌，2002；钱再见、金太军，2002；谭秋成，2008；董强、李小，2009；李侃如，2011；陈雪琼、刘建平，2012；周黎安，2004，2007，2014，2015；周飞舟，2009）。总之，探寻政策执行困境的制度根源是自上而下的研究视角的一个基本方法和共识，而防止政策执行困境的方法就是要建立健全相应的制度。

其次，自下而上的视角强调政策执行过程中执行主体的行为特征和行动策略及其背后的社会情景对政策执行的过程及结果的决定性影响。这种视角认为，执行者并不是消极被动的接受者，而是积极主动的行动者。显然，这是一种致力于从机制层面、运用动态的方式进行的学术分析，往往受到政治社会学和制度经济学等领域的学者的青睐（王汉生、刘世定、孙立平，1997；欧博文、李连江，1999；周雪光，2008；欧阳静，2009，2011a，2011b，2016；艾云，2011）。总之，与自上而下的视角具有鲜明的批判性、致力于提高政策的质量不同，自下而上的视角具有非常明显的阐释性、致力于理解行为及其背后的逻辑和意义的偏好。

除此之外，也有不少学者将自上而下的制度分析的视角与自下而上的行动分析的视角结合起来，共同用于解释政策执行过程中出现的偏差现象或问题（李芝兰、吴理财，2005；折晓叶、陈婴婴，2011；陶郁、侯麟科、刘明兴，2016；周雪光、练宏，2011；郑永年，2013；冯猛，2017；何艳玲、汪广龙，2012）。

第二种类型是对我国社会性质与政策执行之间的关系进行的相关研究。由于政策的触角一头来自政府、一头伸向社会，因此政策执行过程也可以看作政府与社会"打交道"或者互动的过程。尽管政策体现了政府（或者说国家）的意志或意图——这似乎给了政府强加其自身的意志于社会大众

的力量——但实际上，政策的具体执行毕竟不可能总是以直接的国家暴力作为依托，对社会不管不顾。实际上，社会有其相对独立和稳定的结构和规则，即社会基本性质，它们也会对政策的具体执行过程及结果产生不可忽视的影响。

当涉及社会性质与政策执行的关系问题时，舆论往往也将政策执行出现偏差的原因大而化之地归结到了政府环节，从而忽视了社会在政策执行过程中所发挥的具体而又复杂的作用。尤其是在中国作为一个巨型国家的背景下，受研究者研究条件、能力、视野等多方面因素的局限，局部地区的政策偏差很有可能会被放大成为全域性的问题，进而上升为国家决策层面存在的问题，从而出现明显的科学研究方法上的"层次谬误"问题。实际上，即使是自上而下的同一项政策，在不同的社会实施时，往往也会有不同的政策执行方式和最终结果。具体来说，有些地区能够较好地与政策对接，从而有较好的结果；而有些地区则较难与政策对接，从而呈现不太好的结果。从这个意义上说，社会因素对政策的影响不仅体现在决策过程，也体现在执行过程。目前，对中国社会基本性质与政策执行之间关系的研究，学术界主要有两个角度：一是从中国社会作为一个整体的角度，二则是从中国社会存在区域差异的角度。

首先是整体视角下的社会性质与政策执行的相关研究。这种视角的核心观点是社会的实际状况与政策对社会的要求或预先假设不相符合是导致政策执行问题的根本原因。其中，温铁军（2000）的"三农"问题研究，苏力（1996）、梁治平（1996）和夏勇（1994）等人的法律社会学研究，徐勇（2004）提出的"脆弱的小农能支撑得起一个农村现代化体系吗"的问题，曹锦清（2014）对黄河岸边中国农村的社会文化的观察，以及孙立平等（1994）对改革开放以来中国社会结构变迁的研究等，都属于其中比较有代表性的研究成果。

其次是"区域差异"视角下的社会性质与政策执行的相关研究。整体视角下的政策执行研究主要采取批判主义的立场，致力于从宏观角度把握中国社会的基本性质，试图在国家大政方针的决策层面改善政策的质量和绩效。与之不同，区域差异的视角主要采取了阐释主义的立场，致力于从一种比较中观或微观的角度理解国家自上而下的政策的具体实践过程，并

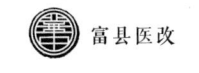

且通过对同一政策在不同地区的实践过程及效果的比较研究，考察社会性质与政策执行间的关系。

目前，我国学界关于区域差异的研究主要有两个维度，一个是从"经济－社会"角度将中国分成东、中、西三大区域，简称"东西中国"；另一个则是从"社会－文化"角度将中国分成南、中、北三大区域，简称"南北中国"。显然，"东西中国"看到的是中国不同区域在经济上的分化以及建立在这种分化基础上的社会阶层的分化；而"南北中国"看到的是中国不同区域在社会结构与文化价值规范上的分化，以及建立在这种分化基础上的农民认同与行动单位的分化。

在"东西中国"的相关研究中，经济学领域主要关注经济分化，社会学和政治学则更多地关注这种经济分化带来的社会结构的变化和权力关系的变化。改革开放以后，东西差异成为学术界的普遍共识，其中王绍光与胡鞍钢（1999）的研究最具有启发性和针对性。"南北中国"的相关研究则主要集中在社会学、人类学和历史学等相关领域，主要包括冯尔康（2005）、麻国庆（1999）、王询（2007）对南北农村的研究，以及林耀华（2000，2008）、庄孔韶（2000）、郑振满（2009）、葛学溥（2012）、钱杭与谢维扬（1995）、弗里德曼（2000）等人对我国东南地区农村的研究；平野义太郎、戒能孝通、福武直（李国庆，2005）、黄宗智（2000）、李怀印（2008）、杜赞奇（2003）等人对我国华北地区农村的研究；福武直（2005）、费孝通（2010）、黄宗智（2000）、施坚雅（1998）、杨国安（2004，2016）等人对我国中部地区（长江流域）农村的研究等。

在以上学术研究成果的基础上，结合广泛和持续的村庄调查实践，以贺雪峰（2008）为代表的华中学术团队对"南北中国"进行了更系统的探索，并进行了富有启发的类型学建构。不过，华中学术团队对这一领域的研究也并非一开始就有学术上的自觉，而是一个逐渐形成的发展历程。起初，基于政治学的学科路径和问题意识，他们主要关注的是"村庄政治民主化"这一宏大议题，具体到村庄层面，就是研究改革开放以后国家实行的村民自治制度。然而，在对村民选举的过程进行广泛的实地观察并主持和开展多地的农村民主自治实验的过程之中及以后，他们发现，实际的制度运作过程及结果与该制度最初的设计和初衷往往存在非常明显的偏差和

裂痕。通过对这些出乎意料的现象进行考察和分析，使这些学者逐渐意识到了村庄社会结构性因素对村民自治制度实践的重要影响，进而开启了他们以个案调查为基础进而建构理想类型并对不同的类型进行比较等为主要方法的"转型时期乡村社会性质研究"（贺雪峰，2003a，2003b；吴毅，2002；仝志辉，2004）。

关于乡村社会性质的研究很快便进入了对中国乡村社会的非均衡性所带来的区域差异的研究，即"中国区域非均衡性的研究"（贺雪峰，2004）。这是因为，随着个案调查的广度和深度日益增加，他们逐渐发现：国家自上而下的制度、政策和法律在不同区域的农村往往具有不同的甚至截然相反的运作过程和结果。显然，面对这样一个普遍存在的现象，整体视角下的中国乡村社会性质研究只能停留在对国家自上而下的政策、制度和法律"一刀切"的反思与批判层面，缺乏进一步指导具体政策制定的能力；或者说，当"政策不能一刀切"已经取得了广泛的共识以后，如何制定出"不一刀切"的政策便成为更迫切的问题，显然，整体视角的研究成果对于解决这个新问题的能力是十分有限的，它的贡献主要在于"破"，而非"立"。而上述致力于研究中国乡村社会的非均衡性及区域差异的学者则把侧重点放在了"立"的方面，并且在现实层面的政策关怀和理论层面的学术建设两方面兼收并蓄。"转型期乡村社会性质研究"致力于探讨中国农村的非均衡性究竟是什么？不同的农村政策在不同类型的农村究竟是如何实践的？他们认为，只有在充分研究和回答了以上两个基础而又重要的问题之后，基于其中的结论所制定出来的才能够确保不再是"一刀切"的农村政策。他们把围绕着这两个问题所构成的学术研究称作农村政策基础研究。

三 分析框架与方法

医疗卫生政策是社会政策的一个非常重要的组成部分。与贫困、养老、工伤等公共社会事业相比，医疗卫生事业的特殊性和复杂程度是最高的，因此，医疗卫生政策研究也被公认为是社会政策研究中的一座"珠穆朗玛峰"（巴戈特，2012）。医疗卫生事业本身的特殊性是本研究的一个重要基

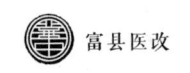

点。与此同时，本书主要研究的是农村地区的医疗卫生问题，因此农村本身的基本属性构成了另一个基点。笔者将主要从医疗卫生事业的特殊性和我国中西部地区农村社会的特殊性两个维度出发，考察和揭示我国农村医改实践及其困境的机制和逻辑。

（一）基本概念内涵的界定

（1）何谓医疗卫生政策？

医疗卫生政策通常也被称为"健康政策"，它的英文表达一般是 health policy。巴戈特（2012）在他的《解析医疗卫生政策》一书的开篇中便坦言：要对医疗卫生政策进行确切的定义是比较困难的，这在很大程度上是因为，无论是"健康"概念，还是"政策"概念，学术界长期存在着较大争议。

具体来说，人们对健康的理解既可以是消极的，即狭义的不生病或远离疾患的状态，也可以是积极的，即广义的身体、精神和社会层面保持完好的状态。与此类似，政策往往有广义与狭义之分以及积极与消极之别，从而使其成为一个饱含争议的学术概念。具体而言，政策既可以被广义地视为"居于权威地位的组织或个体在特定问题上所采取的立场"，同时也可以被狭义地看作"一项声明、一项决策、一份文件或一个行动纲领"（巴戈特，2012）；此外，政策也并非总是采取积极的姿态——政府选择做的或不做的都属于政策（戴伊，2010）。

近年来，随着世界卫生组织的持续推介和大力宣传，积极视角的健康理念已经取得越来越广泛的社会共识，很多学者都试图在偏广义的健康视角下把握医疗卫生政策的定义：医疗卫生政策是由政府提议或承担的行动方针，旨在影响卫生服务的筹资和供给；是影响医疗卫生系统的一系列机构、组织、服务以及资金安排的行动（及不行动）方针的综合；是指涉过程与权力，即牵涉政策制定过程中谁对谁产生了影响，以及这种影响是如何产生的。医疗卫生政策研究则是对医疗卫生政策所关切的问题、政策的起源、政策目标和结果的研究（巴戈特，2012），是关注医疗卫生议题的浮现、政策的形成以及贯彻实施背后的政治过程。它主要涉及政府体制和政府过程，但也包括在政策过程中非政府组织的活动。

本书在广义的健康视角下考察政府为防治疾病所做出的具体的政策安排，即将研究聚焦在由政府具体制定和实施的、致力于预防和治疗疾病的医疗卫生政策，但同时也不忽视其他因素，如经济、教育、环境等对民众健康的影响。

（2）疾病的社会学视角

俗话说，生老病死乃人之常情。疾病作为一种现象具有非常广泛的普遍性和影响力。可以说，自地球上出现人类这个物种开始，疾病便始终伴随着人类的历史进程。"人类的历史即其疾病的历史"（林富士，2004），"人类的历史就是一部与疾病斗争的历史"（卡特赖特，2004）。显然，疾病（以及健康）无疑是医疗卫生领域最常用、最基本的一个概念。但对于什么是疾病（或健康），医疗卫生领域的讨论却很不充分，似乎这些概念具有不言自明的特性。有学者指出，人们对其日用而不知，恰恰体现出了疾病和健康是一个最难以阐明的概念，"从事各个专业的医学工作者虽然天天同个别的具体的人的健康和疾病打交道，但也许除了病理生理学家以外，大概很少去探讨这两个概念"（邱仁宗，1985）。

疾病具有非常显著的社会属性，而非单纯的自然属性。尽管人们一般将疾病视为一种客观存在的生物学事实，但我们在实际生活中所接触到的往往并不是生物学意义的疾病，而是具有明显社会性质（或者说社会学性质）的疾病。具体来说，当我们从过程的角度将疾病分为生病、就诊和治疗三个基本环节后，这三个环节无一不体现出明显的社会属性。由于疾病的病理学研究（社会医学）早已认识到了社会和心理等非生物因素对疾病形成及治疗的重要影响，而治疗过程的社会属性也因为帕森斯（1988）提出的"病人角色"、W. 古德（考克汉姆，2011）提出的"医生职业化"以及凯博文（2008）提出的"躯体化"等重要概念而逐步成为共识，因此，这两方面的内容将不作为此处讨论的重点，以下主要从个体的就诊行为来考察疾病背后的社会属性。

在这方面，学术界区分了疾病（disease）、病患（illness）和患病（sickness）三个基本概念之间的微妙差异。其中，"疾病，乃是一个医学术语，指可以判明的人体生物学上的异常，可以从体格检查、化验或其他特殊检查加以确定……病患，则是一个人的自我感觉和自我判断，认为自己有了

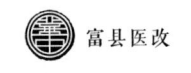

毛病，虽在一些情况下，是确有疾病，但在很多情况下则仅仅是一种心理学上的或社会学上的失调……患病，却是一种社会地位，即他人（社会）知道此人现处于不健康的状态"（恰范特等，1987）。简单来说，"疾病"主要指的是一种生物学上失常的医学判断，"病患"则主要指的是一种心理学或社会学上失调的自我判断，而"患病"则主要指的是对一个人处于疾病和（或）病患状态的社会判断。

也就是说，在临床疾病之外还存在以下两种情况：一是自感不适而主动就诊但经临床检查并无病理异常；二是实际已发生病理异常但因各种原因并未进行临床诊治。学术界一般分别称之为"功能性病患"和"前临床疾病"："功能性病患是没有医学分类学上的特定的'疾病'，但有不适感，自以为异常，但在临床检查时却可能查不出任何病理改变……前临床疾病是有了疾病，但尚无临床症状，尚无自我不适的感觉，自以为是正常的，但在进行医学检查（特别是专门用于早期发现某些疾病的敏感的专门检查）时，却可能确诊出特定的疾病来"（恰范特等，1987）。简言之，疾病主要涵盖的是临床疾病和前临床疾病两大类型，而病患则主要指的是临床疾病和功能性病患的总和。

显然，按照上面的划分，国家卫计委每年发布的就诊量数据反映的仅是临床疾病和一部分功能性病患的情况——这些数据既没有包括全部疾病，也没有包括全部病患。实际上，这种划分本身也并不具有绝对的客观性，因为它带有非常明显的"临床医学中心主义"色彩。但无论如何，这些数据仅是对人们到医疗卫生机构就诊的描述统计。一般来说，人们往往将个体的"不适感"当作其就诊行为的直接原因，但如果个体并未将这种不适感纳入其疾病认知的范畴体系之内，那么这种不适感往往不会转变成为实际的就诊行为。比如，原始思维往往将这种不适感归咎于神灵或鬼怪等超自然的神秘力量的作用（布留尔，2011）。尽管人们的就诊行为往往受到个体对疾病认知的直接影响，但由于个体对疾病的认知往往受到个体所在的社会团体对疾病的认知的深层影响，因此个体的就诊行为不仅具有个体性，而且还具有明显的社会性。当然，需要说明的是，疾病的社会性并非是对疾病客观性的否定，而是对疾病基本属性的补充。

（二）医改中的国家与乡村

（1）医疗卫生的独特性质

众所周知，医疗卫生事业具有明显的特殊性。这种特殊性主要体现为以下四个方面的内容：正外部性、高度的信息不对称性、过程性和社会性。

首先，医疗卫生服务具有普遍的正外部性。这是与疾病具有普遍的负外部性相对应的一个特征。之所以说是普遍的，是因为有些疾病（传染病）能够人际传播，进而引起社会恐慌，从而具有了外部性；即使是那些不具有传染性的疾病，也会对家庭关系、劳动力素质，进而对经济社会等产生不良的影响。不过，医疗卫生服务并不完全都是严格的公共品。萨缪尔森为公共品和私人品的区分提供了核心的依据。他指出，公共品具有私人物品所不具备的"非竞争性"和"非排他性"两大基本特征。其中，"非竞争性"指的是增加消费者的边际成本为零，即一些人对该产品的消费不影响他人对同一产品的消费，即消费者之间不存在利益上的冲突；而"非排他性"则指的是将那些拒绝为其消费行为付费的消费者排斥在产品的受益范围之外存在主客观的困难。其中，主观困难包括社会观念认为的不应该排他，客观困难则包括不必要排他或排他成本过高。

萨缪尔森的上述主张对医疗卫生产品的性质问题产生了非常深远的影响。一直以来，有不少经济学出身的医改研究者以"排他性"和"竞争性"特征作为分析的理论起点。他们主要是从医疗卫生服务产品的微观产权性质出发，强调医疗卫生服务产品在产权转移的过程中所具有的"竞争性"和"排他性"特征，进而认为医疗卫生服务属于私人品，而非公共产品（陆龙等，1999；郭继强，1994）。但是，由于医疗卫生服务具有显著的外部性，因此，医疗卫生服务属于一种比较特殊（具有社会公益性）的私人品，即"具有社会公益性的经济私人品"（余晖，2014）。在此基础上，国家应该为医疗卫生事业投入财政支持，从而促进这种社会公益性的实现。

其次，高度的信息不对称性是现代医疗卫生事业领域存在的一个最为显著的特征。一般意义上说，现代社会建立在分工基础之上，因此，信息不对称性是一个普遍现象。不过，医疗卫生领域不仅存在信息不对称性，而且这种信息不对称性的程度极高，从而与其他领域也存在的信息不对称

性之间有质的差别。"各个领域或多或少存在信息不对称问题，但是很少有领域像医疗卫生领域这样"（李玲，2010）。具体来说，对于自己得了什么病，应该做哪方面的检查，应该吃什么药，应该采取什么预防、控制和治疗措施，以及医生的治疗效果究竟如何等问题，患者的鉴别能力往往十分低下。尤其特别的是，由于生命只有一次，因此，患者往往很难像其他领域的消费者一样可以通过进行多次的重复试探来降低信息的不对称性，这决定了这一领域的高度特殊性。

信息经济学关于医疗卫生基本性质的观点也是医改争论的重要依据。早在 1963 年，阿罗便发表了一篇后来被称为卫生经济学奠基之作的文章——《不确定性和医疗保健的福利经济学》。在这篇文章里，阿罗指出：卫生领域具有特殊性，这种特殊性来源于这个领域普遍存在的不确定性（吴敬琏，2006）。第一，人们对医疗服务的需求具有非常明显的不确定性，"即它不像食物或衣服的需求那样稳定，而是不规则、不可预测的"；即使有再多收入和资金的人也不能避免疾病。第二，患者对医生的行为具有独特的期望。由于诊疗行为属于产品和生产活动完全相同的商品，病人在获得医疗卫生服务前完全无法检测这些商品，因此在与医生交往的过程中，患者往往会对医生的行为抱有比一般的商品提供者更高的道德期待。患者及社会都认为医生应以患者的福利为目标，而非自利或随意取悦患者。第三，医疗卫生服务的结果具有不确定性。这是因为，当面对高度专业和复杂的医疗知识，患者个人日常经验的作用往往是非常有限的——疾病的痊愈就像疾病的发生一样不可预测。而医生对于病人的身体状况、治疗方案的选择以及相应的结果等方面的信息的掌握远远超过患者。在后来的一篇回应和反思性的文章中，阿罗将这些特征归纳为"信息的不对称性"。第四，医疗卫生服务"供给的质量和数量受到社会非市场力量的强烈影响"。具体来说，一方面，为了保障服务治疗，确保生命安全，医疗行业往往面临着执业许可的限制。限制必然会减少供给，从而增加医疗保健的成本；另一方面，尤其是在医生的教育和培育方面，国家或慈善机构往往会补贴或资助。这种资助往往又会增加供给，降低医疗保健的成本。第五，价格对医生的收益约束十分有限。"有管理的价格表面上的价格刚性极大地低估了价格的实际弹性"。为了确保自己的预期收入，医生往往倾向于按病人收入情况有差别

地收费，进而支持按照服务项目收费制而反对预付制。阿罗的研究启发了学界（阿克洛夫、斯彭斯、斯蒂格利茨，2010），他对非对称信息理论和信息经济学等领域的开创做出了非常重要的贡献。

医疗卫生领域具有高度的信息不对称性，这是奠定政府积极介入这个领域的关键。钟东波（2008）认为，公立医院在全球盛行的原因在于"医疗领域是一个全面市场失灵的领域……在市场经济条件下，公立医院是政府为弥补市场缺陷而干预市场，实现特定社会政策目标而建立的一种公共服务机构"，其经济学实质就是"政府作为所有者，从要素市场购买生产要素直接提供产品或服务"。李玲（2010）也认为，高度的信息不对称性是医疗卫生领域的关键特征。正是因为存在着高度不对称的信息，人们对医疗卫生领域的态度也明显不同于对一般商品的态度，即人们在求诊时普遍对医生的谋利动机存在较大的恐惧，进而对医生的行为具有较高的道德期待。这是因为，患者在接受医疗服务的过程中，对医生所可能采取的"供给诱导需求"的行为几乎毫无讨价还价的余地。即在医疗卫生领域，医疗卫生服务提供者占据绝对的优势地位，患者很难像在一般市场上那样行使其"客户权力"。在此背景下，需要由政府或其他有公信力的第三方力量代表民众的诉求和利益积极介入，对医疗卫生服务的供给方（医生）的职业行为进行必要的监控和约束，从而改善医患间权力不对等的格局。

再次，过程性是医疗卫生的一个基本特征。这主要是因为疾病及其所发生的机体始终处于一个动态变化的过程之中。现代病理学认为，"所谓疾病……乃是机体在外界环境的因素作用下，由于其正常机能调节受损而产生的病理过程（局部性和全身性）的复合，这种复合引起一定的、具有相当特征而同时又是动态的临床解剖学现象……疾病是包含着一定组别的病理过程的概念；没有这些过程，疾病就不复存在……疾病是一个复合的、动态的概念，它绝不是症状或症候群的简单总和或偶然的堆积；它把病理过程结合在一起，组成一种完整、特殊、在临床解剖上被描述成所谓病状的东西"（达维多夫斯基，1965）。显然，"疾病并不是什么恒定不变的东西，每一个疾病都有一定的动态。疾病的发展动态是发病机制中最重要的部分……任何疾病都是在一定的时间内发展起来的，并导致某种结局"（阿勃里科索夫、斯特鲁科夫，1957）。我国现代医学先驱张孝骞（1984）指

出："人体是复杂的有机体，经常同不断变化的内外环境作斗争，来维持一定的适应和平衡……疾病的过程就是人体内的功能和致病因素之间充满着矛盾和斗争的过程，而矛盾是不断转化的，这就决定了疾病的复杂性和诊断治疗的难度……对疾病的认识过程是需要一些辨证的知识的……要有正确的临床思维。"我国著名病理学家武忠弼（1999）也曾指出："疾病是一个极其复杂的过程。在病原因子和机体反应功能的相互作用下，患病机体有关部分的形态结构、代谢和功能都会发生种种改变，这是研究和认识疾病的重要依据。病理学（pathology）的任务就是运用各种方法研究疾病的原因（病因学，ethiology）、在病因作用下疾病发生发展的过程（发病学，pathogenesis）以及机体在疾病过程中的功能、代谢和形态结构的改变（病变，pathological changes），阐明其本质，从而为认识和掌握疾病发生发展的规律，为防治疾病提供必要的理论基础。"我国古代的医学界和思想界对疾病的过程性也有十分深入的认识（姚春鹏，2009；张觉，2006；张仲景，1991；叶天士，2012；任何、林彬，1997；吴鞠通，2016）。

抽象意义的"过程"主要指的是空间上的延伸性和时间上的持续性。疾病显然具有这种时空上的特征，故而可以看作"过程的集合体"。疾病"是由多种因素引起的机体在功能、结构、精神情志等层面对时间推移而产生变化的动态演变过程……'疾病过程'呈现给人们的首先是疾病在时间意义上的异时连续的演变过程，即疾病信息、状态、现象及其它们的变化……疾病不单单是 CT、MRI、B 超等现代化诊疗设备诊断下的结局性改变，而是从病因回溯到病机辨证、再到病机衍化的一个动态变化过程。在这个过程中，各个主要责任环节起推动和维持作用，也是治疗和防护的靶点"（齐向华，2014）。因此，利用疾病的过程性特征，可以建立一套从预防到治疗再到预后的一体化的医疗卫生服务模式。

疾病的过程性决定了预防工作在医疗卫生事业中的重要性和优先性。在疾病的发生机制中，"有着一系列相互联系并互相制约的机制在发生作用"，其中的各个环节之间往往有着非常复杂的因果关系——"最初的原因的后果，其本身又是新的后果的原因"，从而"展示出一个复杂分支系统，该系统的各个线段靠着很多环节而联合成一个统一的整体"（阿勃里科索夫、斯特鲁科夫，1957）。而这个系统处于不断运动和发展之中，构成了疾

病的生成和演变的基本规律。依据这个规律，"只要对这一系统中的某一个环节予以影响，尤其是在破坏其中很多环节时，那就足以改变疾病的整个经过，或制止住疾病的进行，因此这样一来就会消除疾病发展的必要的发病学前提（即发病机制）"（达维多夫斯基，1965）。

疾病的过程性为预防思想提供了科学的证明。学术界以往对预防的讨论往往是将经济因素作为主要理由，即认为预防能够节约卫生总支出，从而有利于提高社会整体福利。实际上，单单从应对和消除疾病的角度来看，预防也具有十分重要的意义。由于疾病具有过程性，故而对疾病的治疗，即医疗卫生服务的有效性也必须在过程中获得。也正是因此，我国古代的医学思想和医学实践都十分强调无病早防、有病早治的观点（姚春鹏，2009；孙思邈，2013；朱丹溪，2005）。实际上，国外医学界和思想界对于预防也十分重视。其中，对我国现代公共卫生事业的建立产生过重要影响的兰安生有过"一盎司的预防胜过一磅的治疗"的著名论断（马军，2011）。他在北京协和医学院的工作和积极努力吸引并鼓舞了包括陈志潜和杨崇瑞等在内的一大批后来成为我国公共卫生事业重要先驱的知识分子和实务工作者（杨念群，2006）。

最后，疾病或健康与社会的关系十分密切。疾病或健康与社会的关系并不是自明的。在医疗卫生问题尚未构成一个社会问题的时候，即当西欧尚未启动工业化、城市化和现代化的历史进程的时候，疾病和健康主要是私人事务，政府和公共舆论的关注度极低。当时，不仅疾病的治疗主要依靠医生，对疾病成因及健康维系的研究也主要局限在医学领域。在当时主流的医学模式下，疾病主要被视为因微生物的影响而产生的机体结构变化或组织病变，与特定的社会结构与社会文化没有什么关系。进而，治病措施自然也与社会没有多大的关系。

此后，随着西欧产业革命的到来，全社会的生产力和生产关系都发生了巨大的改变。产业革命首先是生产方式的革命，启动了从传统农业国向现代工业国的转变。在这个过程中，城市和工业创造出了更多的非农就业机会，吸引了越来越多的农村人口涌入城市、进入工厂，从而使原本分散的农民集中成为产业工人。从这个意义上说，产业革命也引起了社会生活方式的革命。总之，产业革命不仅推动了经济的快速增长和物质财富的迅

速增加，也刺激了人口的大幅增长、社会分工的不断深化和社会交往密度的日益增加。也正是在这个时候，一批医生和医学研究者首先注意到了主流的生物医学模式和单纯的医疗机构或组织在应对疾病时的局限，并且关注到了疾病的成因和治疗之道与社会的紧密关系。

疾病与社会间关系的发现对既有的医学范式及学科体系产生了巨大冲击，促成了社会医学的诞生。在帕拉斯萨斯（张一鸣，1991）、拉马齐尼（甄橙、何丽华，2004）、弗朗克（蓝采风、楼钦元、郭永松，1990）和查德威克（冯娅，2012）等先驱的不懈努力下，疾病与社会的关系越来越得到承认和深化。人们逐渐意识到：社会环境与自然环境一样，都是疾病的成因；社会因素对于治疗疾病和维持健康也具有十分重要的作用。德国医学家纽曼在1847年提出，"医学科学就其内在的固有本性来说乃是一门社会科学，只要这一点还没有在实践中被认识到，我们就不能充分地享有它的益处，就会是虚假的空壳"（转引自恰范特、蔡勇美、刘宗秀等，1987）；而德国病理学家魏尔啸在1848年也提出："医学是一门社会科学，而政治学不过是宏观意义上的医学"（转引自韩俊红、李森，2012）。

社会医学是致力于"从社会的角度，应用社会科学的理论和方法研究人类健康和疾病的一门医学学科"（卢祖洵，2003），主要"研究社会因素和个体及群体健康和疾病之间的相互作用及其规律，制定相应的社会措施，保护和增进人群的身心健康和社会活动能力，提高生命质量，充分发挥健康的社会功能，提高人群的健康水平"（龚幼龙，2009）。显然，社会医学属于医学的学科范畴，它要回答的是医学的基本问题——健康或疾病是如何可能的？因此，社会在这个学科里仅具有工具性的意义，即是解释疾病或实现健康的手段。与其不同的是，医学社会学属于社会学的学科范畴，它要回答的是社会学的基本问题——社会是如何可能的？在这里，社会本身即是目的，而健康或疾病则处于工具性的地位。

由于健康或疾病与医务人员的关系十分密切，故而早期的医学社会学主要关注医疗职业及其组织现象。美国医生克英泰尔提出。医学社会学"是研究医生作为一类特定的和独立的群体的社会现象的科学；是调查调节医学职业与人类社会关系法则的科学；它探讨医学职业和人类社会的结构和二者目前的状态，以及文明的进程如何影响了它们和与之相关的一切"

（转引自沃林斯基，1992）；即"把医师本身作为特定群体的社会现象来加以研究的科学，是从总体上研究医疗职业和人类社会关系的科学"（转引自蓝采风、楼钦元、郭永松，1990）。此后，美国医学社会学的研究对象逐渐从医疗职业及组织拓展到了医患双方的社会行为，从而大大丰富了医学社会学的内涵。最终，帕森斯为医学社会学提出了"病人角色"这一重要概念。他认为，在疾病和健康状态下，个人的社会规定性（个人与社会关系）往往存在着非常明显的差异性；由此他提出了"病人角色是一种社会角色"的观点，并通过美国的价值观和社会结构两个层面归纳出了这种角色所（应）包含的四个内涵："一是病人可以从常态的社会角色中解脱出来；二是病人对于其陷入的疾病状态是没有责任的；三是病人应该努力使自己痊愈；四是病人应该寻求在技术方面的可靠帮助，通常应该找医生诊治，且应与医生合作。"（转引自蓝采风、楼钦元、郭永松，1990）显然，帕森斯关于病人角色的内涵的概括具有非常明显的功能主义倾向，它不仅具有十分深刻的理论价值，而且具有非常重要的学科意义——在以研究"病之人"为中心的医学社会学和以研究"人之病"为中心的社会医学之间划分出了一条清晰的界限，从而将作为一门社会科学的医学社会学和作为一门医学学科的社会医学有效地区别开来，真正确立了医学社会学的学科地位。

施特劳斯在1957年的一篇文章里将医学社会学分成"医学的社会学"和"医学中的社会学"两大范畴。其中，医学的社会学是对医学的社会学研究，"侧重于分析某些因素，如组织结构、角色关系、价值体系和医学作为一个行为体系，它的形式和功能"，比较适合职业社会学家来开展研究；而医学中的社会学则是指社会医学或社会病理学，它主要研究疾病的生态学、病因学、健康和疾病的行为模式等，"把许多学科的概念、技巧和人员综合起来进行协作性的科研和教学"，即试图采用社会学的方法和理论去解决一些医学相关问题，这类活动显然更加适合专业的医务人员来开展研究（沃林斯基，1992）。但在实际中，人们并不会特别去做这样的区分，正如考克汉姆所言："当代的医学社会学家不在乎他的工作是属于医学的社会学，还是医学中的社会学，他深为关心的是他的工作能否增进对社会因素和健康之间异常复杂的关系的理解"（沃林斯基，1992）。

疾病的社会性可以从以下两个方面体现出来：首先，疾病的成因和防

治均与社会因素存在非常紧密的关系。社会因素既是产生疾病的重要原因，也是防治疾病的重要手段。现代病理学早已发现："任何机体都和外界环境构成不可分割的统一。机体不断适应着外界环境的改变。社会环境的特性具有极为重要的作用……在许多人体疾病的发生和发展中，起决定性作用的与其说是生物性因素，还不如说是社会性因素。一定的社会制度对许多疾病的发生可以起着巨大的影响……社会性因素在疾病病因学中所起的特殊作用在于这些因素可对纯生物学的规律给以决定性的影响。"（阿勃里科索夫、斯特鲁科夫，1957）其次，围绕着疾病所开展的医疗卫生相关活动也无不体现了社会性。它不仅体现在前已提及的就诊行为背后所反映的社会文化因素，而且体现在病人与医生所进行的密切互动的过程之中。在这个互动的过程中，一方面，作为社会组织的医疗卫生机构、作为社会职业的医生和作为社会角色的病人等构成要素具有鲜明的社会性；另一方面，这种互动本身不仅是两个个体之间的互动，同时也是两个角色的互动，并与更大层面的社会因素具有密切关联。也就是说，对于疾病和医疗卫生的基本性质而言，不管是实质层面（这是社会医学的研究内容），还是形式层面（这是狭义的医学社会学的研究内容），都具有典型的社会性。

社会性既可以是文化价值层面，也可以是社会关系及结构层面，但无论从哪个层面来看，它都意味着，疾病的防治和医疗卫生服务的开展离不开供给者（医生）和需求者（患者）两方面的积极性，即需要相关方的共同参与和积极配合，才有可能真正实现预期的行为目标。正是由于医疗卫生具有的社会性，它内在地要求国家的医疗卫生政策必须能够对医患双方都进行有效的激励。

在学界关于人类疾病与其所处的社会结构和社会文化心理等之间的内在关系的研究者中，最值得一提的是凯博文。在其《苦痛与疾病的社会根源——现代中国的抑郁、神经衰弱和病痛》一书中，他试图用"躯体化"①这一概念来解释：标准意义上的心理/精神层面的抑郁症是如何变成躯体层面的神经衰弱。20世纪80年代初期，当凯博文来到湖南医学院第二附属医

---

① 具体来说，躯体化主要指的是在"缺乏确定的有机病理情况下的生理不适表现，比如，转换症状和疑病状，以及有确定的生理病理导致的症状的扩大化，比如，慢性病"等现象。

院精神科开展实地医学实践和访谈时，他发现：绝大多数被诊断为神经衰弱的病人，若按照当时国际通行的 DSM－3 标准应该被诊断为抑郁症；而神经衰弱作为一种疾病类别在美国早已被停止使用，在中国却仍被广泛应用于临床诊断和治疗实践。对此，凯博文认为，这种"误用"行为本身具有深刻的社会文化内涵：中国的病人和医生及医学之所以倾向于用神经衰弱这样一个躯体性的症状表达抑郁症这种精神性疾病，主要是因为其特定的社会文化禀赋（凯博文，2008）。

（2）乡村社会的基本特征

乡村社会的基本特征主要有两个方面，从静态的角度看，表现出"小而散"的基本结构特征；从动态的角度看，表现为快速的流动性特征。

首先，"小而散"是我国农村的基本特征。

根据国家有关部委发布的信息，2015 年，我国耕地面积为 20.25 亿亩；其中农民家庭承包总面积为 13.42 亿亩；由于该年度我国农村常住人口数为 6.03 亿，按照该年度我国城乡户均 3.10 人的平均水平，我们可以初步预计该年我国的农户总数约为 1.95 亿户。显然，目前我国农村常住人口的人均耕地面积为 2.23 亩，户均约为 6.90 亩。需要说明的是，上述农村常住人口并未将 1.69 亿名的外出农民工涵盖在内（他们因为在外打工而被统计为城镇常住人口），但他们中的绝大多数并未真正在城镇定居，最终会返乡。从这个意义上说，农民总数将大大超过农村常住人口数。因此，农民人均耕地面积显然要低于农村常住人口的人均耕地面积。

除了"小"以外，"散"也是我国农村社会的一个基本特征。根据民政部的统计数据，2015 年底，我国的行政村（即村民委员会）共计 58.1 万个，村民小组共计 469.2 万个。按照前面提供的农村常住人口总数（6.03亿）和城乡户均人口数（3.10 人）计算，平均每个行政村约有 1038 人、335 户，平均每个村民小组约有 129 人、42 户。显然，即使把 1.69 亿未统计在内的外出农民工也计算进来，上述数据也仅会有微量的增加。"散"主要指的是我国农村人口的居住形态——也是村庄的分布格局，以及建立在此基础上的社会、文化秉性——在总体上具有高度分散的基本特征，这个基本特征主要是相对于人口高度密集的城市而言的。人口的密集程度显然会影响到社会交往的方式和社会秩序的形成，这个观点早在涂尔干（2000）

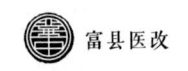

的《社会分工论》中便有过精彩论述。

　　"小而散"的农村社会基本特征显然不利于包括政府和市场在内的各种现代性因素快速有效地渗透到农村，它甚至造成了现代制度在农村的普遍失灵。其中，有两方面的原因共同促使我国的"三农"问题往往陷入"市场失灵"和"政府失灵"的双重困境之中。一方面，从经济管理体制层面来看，"无论计划还是市场，当这些外来制度面对着高度分散且剩余太少的传统小农经济时，都有交易费用过高的问题；因此才需要由中国特色的制度创新"。另一方面，从政治体制和社会治理层面来看，"无论集权或是民主，当这些政治制度面对高度分散的小农村社制的社会基础时，也都由于交易费用过高而难以有效治理；因此才需要重建以社区自治为主的农村管理体制"（温铁军，2001）。这个观点显然超越了目前主流学术界所秉持的"政府－市场"二元分析框架，将乡村社会基础这个因变量纳入，从现代性与乡村社会对接的角度优化社会政策的运作逻辑。

　　其次，农村社会具有明显的流动性。

　　改革开放以后，限制城乡自由的制度藩篱逐渐解除，城乡人财物的流动不再仅仅依靠政府行政手段这一只手。在价格信号的指引下，市场机制日益成为配置各种生产要素的主导机制。自21世纪以来，城乡人口大规模的流动成为一种普遍现象。农村人口大量地向城市涌入。由于受到我国目前的产业结构和经济发展阶段的客观限制，农民进城务工的收入水平往往很难支撑其全家进城以后的生活开支。因此，大多数农民并不是全家进城，而是主要劳动力进城，即大量的青壮年农民进城务工，而他们的父母和妻儿则留守在家，因此，广大中西部农村普遍形成了"以代际分工为基础的半工半耕的家计模式"（贺雪峰，2013）。

　　与全世界大多数国家存在的"非农即工"的家计模式不同，"半工半耕"是目前我国农村中最普遍的家计模式。这种模式的基本内容是：农民家庭中的一部分成员（青壮年劳动力）进城打工或经商，而另一部分成员（老年人和妇女、儿童等）则在家务农和生活。在这种劳动力配置的格局下，农民家庭拥有务工和务农两笔收入。其中，务工收入一般是货币（现金）形式，主要用于家庭在不同生命周期中的各种大项开支，比如建房、结婚、教育、医疗、创业等；除此之外，还有农民改善生产和生活条件所

购买的那些他们没有办法自行生产的产品和服务等。而务农收入一般是非货币（实物）形式，一般是自产自销，维持家庭的日常所需，即在不降低日常生活福利的基础上尽可能地减少货币支出。

从城市化的角度来看，"非农即工"的模式是一种彻底的、一步到位的城市化路径，而"半工半耕"的模式显然是一种不彻底的、两栖式的、来回往复的城市化路径（王海娟，2016）。由于农民进城可能需要家庭中几代人的密切合作和相继努力，即"接力式进城"（张建雷，2017），出现了我国独特的"弹性城市化"模式（王德福，2017）或"发展型半城市化"模式（陈文琼，2016）。

可以说，在半工半耕的基本结构下，中国农民一只脚已经踏进了城市，另一只脚却还深深地扎在农村的泥土里。对这种现象可以有两种理解：一方面，从横向的整个农民群体来看，这个群体的两头（农民中的老人和儿童群体）在农村，而中间（农民中的青年和中年群体）在城市；另一方面，从纵向的农民个体的生命历程来看，也是两头（个人的幼年和老年阶段）在农村，中间（个人的青年和中年阶段）在城市。对于农民来说，"出路"在城市，"退路"却在农村。农民进城的主要目标是为了改善整个家庭的处境，提高家庭的社会经济地位，尤其是对下一代的教育投资、婚姻投资和对上一代的赡养和照料。由此形成了农民工周期性地往返于城乡的两栖流动（"春运"是一个典型）。农民工主要是被中国的非正规经济体系所吸纳，工作的不确定性较大，导致他们换工作的频率普遍较高，进而出现了更加快速而又复杂的人口流动局面。

总之，流动性是目前我国农村社会的一个基本特征，农村人口的大规模向外流动开启了我国农村经济、社会和文化价值等层面的全面变革。人口流动的结果是村庄的开放，这种开放不仅表现在社会关系和社会结构层面，也表现在价值和意识形态层面，并由此带来了我国农村各层面的巨变。因此，与费孝通（2008）在《乡土中国》一书中所描绘的那个既封闭又凝固的"乡土社会"相比，当前的农村已经发生了非常巨大的变化。尽管传统的"乡土性"因素仍然有所体现，但是，它们已经被各种现代性的因素冲击得支离破碎，难以占据主导性的地位。然而，那些与现代社会相匹配的经济、社会和文化等现代要素还没有在农村彻底地建立起来。因此，乡

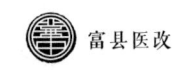

村社会整体上处于一种从传统到现代的变迁或转型的状态之中（王德福，2015）。受到我国国情的影响，这个变迁和转型的时间必然是相当漫长的，这种变迁和转型本身也构成了一种独特的社会形态。本书提出的流动性特征，不仅表征农村人口的变动不居，也表征在这种人口快速流动的大背景下农村社会关系、社会结构和价值文化等层面的流变。

（3）卫生政策与乡村社会

显然，新医改的各项制度或政策在农村场域中的具体实践过程、机制及结果，既会受到医疗卫生事业本身特殊性的重要影响，也会受到农村社会层面的特殊性的重要影响。笔者认为，新医改的实践之所以在农村地区陷入了一定的困境，其根本原因就是没有充分注意到这两个特殊性。因此，在具体如何改进这些政策方面，需要从医疗卫生和乡村社会的特殊性出发进行仔细考量。

在医疗卫生方面，首先，医疗卫生的正外部性特征决定了政府应该对医疗卫生事业进行必要的财政投入。这一点在目前的学术界和政策部门中已经是一个基本的共识，并转化为新医改的具体行动（自新医改启动至今，国家财政 8 年内累计投入近 7 万亿元，其中 2016 年财政预算为 1.2 万亿元）。不过，在财政投入的具体领域，存在两种不同的主张：一种观点认为应该"补需方"，即对医疗卫生服务的需求方——农民进行财政补助，提高他们看病就诊的支付能力，其中最典型的办法就是建立社会医疗保险制度；另一种观点认为应该"补供方"，即对医疗卫生服务的供给方——医疗卫生机构进行财政投入，减轻医疗卫生机构的财务压力，破除医疗卫生机构及其医务人员的逐利机制，让后者能够安心为人们防病和治病。

其次，医疗卫生的高度信息不对称性决定了政府应该对医疗卫生服务的供给过程进行强有力的干预。杨伟民（2006）认为：虽然在非传染性疾病的防治过程中，患者所消费的服务和药物等均属于可以分割和排他性地使用或享用的私人物品，但由于消费者信息贫乏导致的信息不对称问题普遍存在，如果不对医生的行为加以规范，"医生为了获得更多的经济利益，有可能会提供数量多、质次价高或质量高、价格也高的医疗服务及医药用品，这样的服务结果轻者损害资源的配置效率（患者的花费本可以用作其他方面以获得更多的效用），重者还可能损害直接的生产效率（在有些情况

下过度的医疗服务不仅不能增进人的健康，反而会损害人的健康）……医疗服务市场化的结果可能会造成供给方的垄断和基于医疗知识技能的专业权力的滥用"。为此，政府有必要进行"管制性干预"。

最后，医疗卫生的过程性和社会性特征从不同层面体现了医疗卫生事业的本质属性。其中，医疗卫生的过程性决定了预防疾病相对于治疗疾病的优先性。而医疗卫生的社会性则提供了在过程中防治疾病所能利用的社会性资源及其背后的社会病理学机制。具体来说，由于防治疾病的过程也是一个社会交往或社会互动的过程，因此，在这一过程中，不仅要注意调动医务人员的积极性，而且要注意调动患者的内在积极性。除此之外，还要注意在改善社会环境、融洽社会关系、弥合社会冲突、减少社会排斥等方面做出努力。

在乡村社会方面，农村社会的特殊性决定了政策供给在强化政府对医疗卫生的主导权的同时，还要特别注意调动农民的积极性和自主性，尤其是要以农民的实际需要和现实处境为本位，尊重农民的意愿和权利，切不可将政府主导蜕变成官僚本位、官僚作风、专家垄断，进而对农民进行想当然的预设或者要求，并粗暴地进行干预。

小而散的特征要求国家必须对农民进行有效的组织和整合，从而使其有能力接应国家自上而下的政策和资源。过于分散的农民难以形成一致行动的能力，也难以一致地表达真实的需求。在这样的背景下，不管是政府机制还是市场机制，都有可能出现严重的失灵现象。也就是说，要发挥社会机制的作用，首先应将农民有效地"组织起来"，形成与政府和市场对接的能力（贺雪峰，2012）。与此同时，流动性的特征虽然带来了农民收入的大幅度增加，但不仅没有改变农民分散化的基本处境，而且进一步冲击了农村传统的社会整合机制，从而强化了农民的分散性和多元性特征。在这样的背景下，农民更难以通过自身的经济能力和社会关系资源（资本）来解决自己的医疗卫生问题。因此，农村的医疗卫生事业更加离不开政府强有力的支持——这种支持不仅体现在财政投入层面，也体现在要将农民组织起来。新医改以来，国家对农村医疗卫生领域的财政投入大幅度增加，医疗费用农民个人自付的比例已经出现了大幅度的下降趋势。目前，新医改面临的是"最后一公里"难题，即如何将卫生财政投入真正用于减轻农

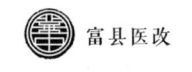
民的医疗卫生负担问题，这显然是一个治理问题，而不是一个单纯的财务技术问题。

在我国，出台政策的往往是上级政府（中央政府和省级政府），而执行政策的往往是基层政府（县乡两级政府），政策对象往往是农民。当上级政府出台的政策与农村的实际情况不相符时，便有可能遭到农民的抵制和不配合，从而给政策的执行带来巨大的阻力，甚至造成政策执行的偏差。然而，在现行体制下，出台政策的上级政府并不一定能够及时发现问题出在政策本身，而往往将政策出现的问题当作基层政府执行政策不力的结果，倾向于进一步强化对基层政府的激励，自上而下地加大对基层政府的行政压力，迫使基层政府在农民并不配合的情况下执行政策，从而造成了政策执行的进一步扭曲和偏差。

上述状况尤其是在面对不同区域的农村时显得更加重要。就我国的政策供给来说，由于我国幅员辽阔，区域差异极大，因此，可能并不存在普遍或绝对不符合某地具体实际的政策，更多的情况是某一政策在某地符合实际，并且取得了比较好的成效，然而并不符合另一地的实际状况，一旦被引介到该地，便有可能出现政策偏差。因此，在我国农村目前还普遍存在较为明显的区域差异的背景下，改革当前过于集中的决策体制，将决策的权力适度下放，或者由各级政府共享，并允许各级地方政府，尤其是基层政府依据当地实际情况开展多样化的政策实验，应该是一个比较契合实际而又更为有效的选择。从这个意义上说，国家政策不应该"一刀切"。尤其是当某些医疗卫生政策在东部沿海地区贯彻落实得比较好的时候，也不宜由上级政府出面，强制性地要求中西部基层复制。

总之，笔者认为，新医改的各种制度内容之所以会在农村地区遭遇到各种各样的困境和问题，主要有两个原因：一是在贯彻政府主导的基本原则过程中，决策权力高度集中在上级政府——尤其是中央和省级政府，从而束缚了地方政府——尤其是基层政府的灵活性和自主性，进而造成了某些并不符合基层当地实际的政策在压力型体制下却不得不硬性执行，最终造成了政策执行的偏差。二是政策的决策没有能够真正体现农民本位的原则，农民的参与性和主体性严重不足，农村社会的差异性在决策中没有得到基本的重视和充分的体现，农民的需求偏好得不到有效的表达和回应。

基于此，笔者提出，应该在通过适度下放决策权力的方式完善政府主导的基本原则的同时，着力强调农民在医疗卫生领域中的主体地位，农村的医疗卫生政策要以农民为本位，通过将农民有效地组织起来，形成与自上而下的国家各项医疗卫生政策及资源相对接的能力和平台。

具体而言，上级政府主要负责把握医疗卫生事业的大政方针，并承担主要的财政支出责任；基层政府负责具体的决策和执行，并承担必要的财政支出责任；农民不仅是政策的对象，而且应该是决策的重要参与者。各级政府部门在做具体决策时，应充分吸收和尊重农民的意见和建议，决策者要走出决策大门，走群众路线，问计于民，实现"逆向群众参与"（王绍光，2014），把决策权还给农民，使农民在政府的组织和引导下，实现决策权的共享。由于农民过于分散，其需求偏好往往也呈现多样化的特征，因此需要将农民组织起来，搭建一个将农民自下而上的需求与国家自上而下的政策及资源进行有效对接的公共平台；组织起来的农民能够更好地实现对农村医疗卫生公共资源的有效治理。这与吉登斯（2000）的观点不谋而合，即"共同体（或社区）这一主题是新型政治的根本所在，但它不仅仅是一个抽象的口号。全球化进程的推进使得'以社区为重点'不仅成为可能，而且变得非常必要，这是因为这一进程产生的向下的压力。重视'社区'不仅意味着重新找回已经失去的地方团结形式，它还是一种促进街道、城镇和更大范围的地方区域的社会和物质复苏的可行办法"。

（三）个案研究法及其拓展

本书集中考察富县的新医改实践，主要采用的是个案研究法。个案研究的优点在于可操作性强，能够深化对具体问题的本质性认识，即"解剖麻雀"。不过，个案研究者的抱负往往并不在于个案本身，而在于"走出个案"去解释一般，也即从具体的个案中得到一般性的规律和结论。因此，这种方法往往也会遭到方法论上的质疑：个案本身是否具有"代表性"或"典型性"？个案中出现的现象、问题及其背后的机理是否受到个案本身特殊性的影响？个案的特殊性与解释的一般性之间的裂痕如何得到弥合？这是首先需要回答的问题。

对此，费孝通提出了一种颇具"社会工程学"特点的解释：尽管个案

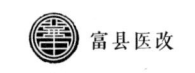
并不能代表整体，但我们可以通过对个案的深入分析和多个个案的比较研究去逐渐地接近整体，这是一种现实的可行的研究策略（费孝通，2010）。他认为，"以全盘社会结构的格式作为研究对象，这对象并不能是概然性的，必须是具体的社区，因为联系这各个社会制度的是人们的生活，人们的生活有空间的坐落这就是社区……社区分析的初步工作是在一定时空坐标中去描写出一地方人民所赖以生活的社会结构……第二步工作是比较研究，在比较不同社区的社会结构时，常发现了每个社会结构有它配合的原则，表现出来的结构的形式不一样"（费孝通，2008）。也就是说，通过在多个个案的基础上建构不同类型，可以有效避免个案研究的局限性，最终把握整体。在这里，个案研究构成了整个宏观研究的一个基点，同时也是坚持"科学－实证"研究路径所不可或缺的一个基本步骤。

不过，费孝通的这种科学－实证化的研究进路仍然没有从学理上解决个案研究的代表性和普遍性问题。对此，Edmund 进行了质疑："中国这样广大的国家，个别社区的微观研究能否概括中国国情？"（转引自费孝通，1990）但 Edmund 忽视了费孝通在同一著作中早已做出的方法论解释：基于具体研究的可行性和实际状况，为了使研究者能够更加深入全面、细致地研究人们的具体生活，有必要将社会调查的范围限定在一个比较小的社会单位之内；值得一提的是，尽管对这种较小的社会单位进行的社会调查所得出的结论并不一定能够适用于其他社会单位或者更大的社会单位，但是，这个基于较小社会单位进行的调查和研究所得出的结论却可以作为研究其他社会单位或者更大的社会单位时一个难得的、可以利用的假设，或比较的对象（费孝通，2010）。实际上，在完成《江村经济》之后不久，费孝通便开始对内地农村进行实地调查，以寻找与江村不同的村庄类型（费孝通、张之毅，2006）。显然，面对这种研究方法上的困境，费孝通主要采取了从个案到类型的过渡策略，即"将单个社区研究的意义主要定位在建立'地方类型'的贡献上，希望通过积累众多的'类型'，来反映中国社会结构的总体形态"（卢晖临、李雪，2007）。他曾明确指出：任何事物都是在一定的条件下才能够存在的，当条件相同的时候，就会出现相同的事物，众多相同的事物构成一种类型。当然，同一类型之中的事物并不是完全相同的，因为条件不可能完全相同，而是总会有一些差别，从而形成了事物之间的

差别。但这种差别不是本质性的，因此它们仍然构成了同一种类型。基于这个观点，费孝通认为，他与 Edmund 的焦点分歧在于他关注的并非江村能不能代表中国所有农村的问题，而是江村能否在某些方面代表某类中国农村的问题；或者说，形成江村的条件是否也形成了其他一些农村，从而使它们构成了一种类型？如果承认现实中存在江村这一类型的农村，那么是否还有其他的农村类型？当我们采用比较的方法把各种类型的农村都描述出来以后，也就不再需要把所有农村都一一地加以调查便能够接近于了解整体了。他特别强调逐步和接近这两个限定词，认为正是通过这种从个案到类型的渐进策略才逐步达到了整体（费孝通，1996）。

在《文化的解释》一书中，格尔兹曾提出："典型的人类学方法，是通过极其广泛地了解鸡毛蒜皮的小事，来着手进行这种广泛的阐释和比较抽象的分析……研究地点不等于研究对象。人类学家不研究乡村（部落、集镇、邻里……）；他们在乡村里做研究……此处理论建设的基本工作不是为抽象的规则编码，而是让深描变得可能，不是超越个案进行概括，而是在个案中进行概括。"（格尔兹，1999）。人们常常将个案的代表性与个案特征的代表性相互混淆。很多时候，学者研究的是个案特征，而不是个案。尽管个案可以是很独特乃至偏离正常的状态，但个案中所体现出的某些特征是具有代表性的（卢晖临、李雪，2007）。显然，个案研究能够丰富我们对相关现象及理论的认识。在此过程中，至关重要的并非个案，而是研究者的价值立场、问题意识和理论准备，它既是研究的出发点，也是研究的最终目标。基于上述观点，罗伯特·尹区分了"分析性概括"与"统计概括"两种类型，并将个案研究归入分析性概括的范畴（卢晖临、李雪，2007）。在分析性概括中，理论具有核心作用：正是因为理论的提出，才为个案研究提供一个参照对象；进而通过个案研究，又进一步丰富了理论。也就是说，正是因为理论的存在，个案研究才有了目标和意义；而个案研究也正是通过不断地与既有理论进行比照才能不断地逼近对整体的可代表性。

与 Edmund 等人主要是在西方社会科学研究的既有理论传统（即科学－实证主义传统与人文－解释主义传统）内进行反思和解构不同，贺雪峰基于对中国社会科学研究本身的反思回答了个案研究的代表性问题。他认为，在讨论个案研究的代表性问题时，首先需要回答的是"为了谁的代表性"

问题——需要对社会科学研究的目的进行反思，这是根本性问题；然后才是在上述问题的基础上，明确个案研究是通过什么样的机制才具有了代表性，这是技术性问题。贺雪峰认为，社会科学研究总是有它自己的目的，与西方社会科学研究在形式上追求普遍性的、一般性的、超时空的客观规律不同，中国的社会科学研究主要致力于认识和理解中国社会，进而改造中国社会，因而具有非常明确的实践取向。贺雪峰曾明确指出：就所关心的基本问题或者所追求的最终目标来看，费孝通与 Edmund 之间存在着非常明显的区别。费孝通考察农村的主要目的是要找到改造中国社会的办法，其中认识农村只是手段，改造中国社会才是最终的目的（贺雪峰，2007）。

实际上，在《江村经济》一书中费孝通（2010）便已提出：因为中国再也承担不起因失误而损耗任何财富和能量，因此，这个国家越来越迫切地需要这种通过一个比较完整的切片进行个案研究的方式所形成的对整个中国社会文化变迁及其动力与问题的相关知识，这些相关知识能够比较切实地反映出民众目前的实际状况，而依靠这些实际状况而生发的一些尝试性的判断能够帮助国家制定出更加切合当前实际的政策，从而改善民众的处境。这显然不应归入哲学式的思考，更不应纳入学院派的思想之争。在回应 Edmund 所提出的方法论质疑时，他犀利地反驳道：在西方人类学界，确实有一些学者将这个学科作为表演个人才华的一个舞台，或是对个人智力的一种操练或游戏，甚至是一种生活中的消遣，这样的动机并不必然会引起他人的反感，因为在一个富裕而又竞争激烈的社会之中，当个人的生存和社会地位已经有了保障以后，以这个学科来消磨时间、表现才能或操练智力，无疑是一种悠然自得的人生。但对于费孝通来说，他缺乏如此对待这门学科的条件，否则他也走不上这条路子；而且即便走上了，也不会觉得内心愉悦。因为他是出生于 20 世纪初的中国人，正值社会剧变和国家危急时刻。正是从这种实际状况出发，他才放弃了起初的医学，转而攻读社会人类学。因为这个学科更能帮助他学到一些认识并最终改造中国的观点和方法。也就是说，他学习社会人类学是有明确动机的，是有所为而为的。因此，如果真如 Edmund 所言——中国人研究自己的社会并不能够真正地认识中国社会，那么，他在当初便不会转入社会人类学领域；而且，即使最初不慎转入进来，也会因为实现不了自己的目标而早就改行了（费孝

通，1996）。由此来看，与 Edmund 所秉持的"为了学术而做学术"或"为了研究而做研究"的目标不同，费孝通是把学术研究当作改变现状、推动社会进步的一个工具或手段。对费孝通而言，世界上并没有哪种工具是绝对完美的，个案研究方法虽不完美，却是一种相对可行的、可积累的，并能逐渐接近理想目标的一种工具。这是一种非常现实主义的研究方法。

然而，费孝通的类型研究方法仍然存在一定的问题。具体来说，一个村庄究竟通过什么样的方式才得以上升成为一种类型？显然，在这个上升的过程中，存在着逻辑和事实的双重断裂。也正是因为这个原因，在费孝通等人的基础上，贺雪峰（2007）提出了区域比较方法，即将一个村庄拓展到一个区域，然后将区域类型化，并最终进行区域比较，从而解决个案研究的代表性问题。他认为，当确定了农村个案调查的目的是服务于理解和认识国家自上而下、自外而内的政策在农村的具体实践、机制及后果的目标以后，可以通过多个案的深度调研并进行区域上的比较，来解决个案的代表性困境。由于农村政策基础研究的主要目的是为国家制定具体的农村政策服务，因此这种调查的重点及相应的调查报告的书写方式，便不能与通常意义上的社会人类学一样以民族志为核心，而是要以国家自上而下的政策在农村中的具体实践过程、结果及其相关因素作为调查和写作的核心内容。进而，由于政策不只是在一村一地实践，故而考察同一政策在不同村庄或地区的实践过程、机制及后果，然后进行比较，就会形成具有明显区域特征的研究成果，从而能够真正使个案也具有更加可靠的代表性。

贺雪峰（2007）认为，在同一区域内，不仅地方政府的行政资源和行政方式是一样的，而且当地的经济社会文化的相似性也很大。由于共享这两大因素，区域内的政策实践过程及结果往往也具有相似性。这种区域的相似性构成了超出个案村庄的普遍性。当然，在同一个区域内，尽管不同村庄的实践相差不多，但也存在特殊性，也有好中差、先进与落后之分，因此，在撰写以个案调查为基础的村治模式报告时，还必须要对其中与区域相似性不符之处做出说明，从而反映出区域的一般性。剔除掉个案村庄中的特殊性，也就为个案所在的区域所具有的一般性提供了空间。显然，从个案调查上升到区域比较，需要经过两个步骤：首先需要开展具有深度的个案调查，并撰写出以此为基础的村治模式报告，详细说明自上而下的

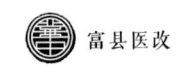

政策在个案村庄中的实践过程、机制和结果；其次是要将个案材料放回到区域之中，考察其中哪些是与区域常规中不同的，哪些是区域常规中普遍的。由于是在区域的范围内进行个案调查和研究，因此，个案相对于区域而言的特殊性和一般性便可以清晰地呈现，从而敏锐地发现那些仅仅局限于个案范围之内开展个案调查所不容易发现的议题。这种个案调查也是对区域的考察，要在区域内形成互动；与此相应的村治模式报告也必然是开放的、容许批评和讨论并因此不断修正和完善的。它看起来是对某个村的个案调查，但它的主题却是某个区域的村治模式。继而，通过对这些建构出来的不同区域的村治模式进行比较，便能够逐渐勾勒出整个中国农村政策实践的图景，形成一个具有真正普遍性的理论框架和体系，最终提高我国农村政策的制定质量及其实践的绩效。

本书正是在上述方法论的指引下进行的研究。当然，这里的研究仅仅是笔者学术研究生涯的一个起点。选择从个案切入，更多的是出于研究的可行性和操作性的考虑。在具体的个案分析过程中，只要在心态上保持开放，去除执念，便能在不断的接纳和试错中，从局部把握整体，从个案理解全部。在以后的学术研究中，这个个案便构成了研究的抓手和参照的对象，从而帮助笔者开展更多的个案研究。最终通过多个深度个案研究的积累，逐步逼近真实世界的内在逻辑。

（四）田野工作的主要历程

在基本确定了本书的研究领域以后，自 2015 年 3 月开始，笔者先后在湖北宜都和长阳、湖南麻阳和新晃、浙江宁海等地开展了相关调研。令笔者意外的是，"东西中国"的区域差异在农村医疗卫生事业状况方面的影响似乎并不明显。这个现象促使笔者思考：高度统一和一致的制度在面对全国各地的具体实际时，普遍性地出现了某些问题和困境。笔者认为，首先应从全国农村的整体视角出发，考察新医改在农村中的实践问题，而区域差异的视角则应该暂时放下，留待以后做进一步深化。因此，本书仅仅是笔者在该领域研究的一个开始。

在经历了初步的文献阅读以后，笔者从 2015 年 10 月开始，正式进入本研究的专题调查阶段。富县是广西壮族自治区鹤市下辖的一个县。笔者之

所以选择这个县，主要有以下三个原因：第一，入场的便利性。由于笔者所在的研究机构与当地政府有密切的合作，借用这个关系能够更加顺利地入场，从而开展田野调查。从 2015 年 10 月开始，通过当地组织部门的介绍和正式任命，笔者在富县卫计局挂职局长助理。这样一个身份有助于笔者得到当地各级行政部门和事业单位，尤其是县级卫生行政部门，县、乡、村三级医疗卫生机构，乡、村两级基层组织的积极配合。第二，富县具有较好的代表性和典型性。这一点将会在接下来对富县基本情况的具体介绍中加以说明。第三，笔者之所以不选择更加便利的家乡，是为了避免个人社会关系的因素对调查和思考产生直接的干扰。当然，这种干扰是不可能不存在的。把家乡作为调研点，势必受到这种干扰，而在与家乡基本状况相似却又相对脱离个人的社会关系网络中，既能帮助笔者保持调研和思考时的独立性，又能够在必要的时候利用家乡的资源和知识。总的来说，促使笔者选择这个县做田野调查最主要的原因有两个，即富县本身所具有的代表性和笔者入场的方便性。

富县地处桂东边缘，山多地少。下辖 12 个乡镇（9 镇和 3 乡），18 个社区居委会，137 个行政村，2267 个村民小组，853 个自然村。截至 2015 年底，全县总人口数有 33.22 万，其中农业人口 28.1 万人，占总人口的 84.59%。全县常住人口为 26.6 万人，由于该县几乎没有什么外来人口，因此可以推断全县外出务工的总人数大约是 6.62 万人，约占全县总人口的 19.93%。在全县的常住人口中，城镇常住人口为 9.82 万人，城镇化率为 36.92%。富县是一个典型的南方宗族型地区，农民以血缘关系为基本的社会关系纽带，同姓聚族而居，形成了一个个单姓的或某一姓氏占绝大多数的自然村落。不过，这些自然村落一般比较小，难以形成一个行政村的规模，因此，一个行政村往往包含多个自然村，有多个姓氏。由此，地缘关系是当地一种非常重要的社会关系纽带。

一般来说，医疗卫生事业与政府财政有密切的关系。截至 2015 年，全县财政总收入为 249093 万元。其中，公共财政预算收入为 30011 万元，仅占全县财政总收入的 12.05%；转移支付收入为 182839 万元（其中，一般性转移支付补助收入为 118630 万元，专项转移支付收入为 64209 万元），约占全县财政总收入的 73.40%。由此可见，全县的财政收入主要依靠的是自

上而下的财政转移支付。同年,全县财政总支出 233400 万元。其中,一般
公共预算支出 226776 万元,占全县财政总支出的 97.16%。一般公共预算
支出共有 20 项,其中,医疗卫生支出位居第三,支出金额为 23618 万元,
财政支出结构与中西部地区相同。总体来看,富县的财政收支状况与大部
分中西部地区农业县基本一致,具有比较好的代表性。

当地农民的收入结构也有很好的代表性。调查发现,富县绝大多数农
民家庭的收入结构包括务工收入和务农收入两部分,且形成了与全国绝大
多数农村一样的"以代际分工为基础的半工半耕的家计收入模式"(贺雪
峰,2013)。具体而言,农民家庭中的青壮年劳动力大都外出务工,外出的
地点一般是珠三角地区和省、市、县各级经济中心区域。农民家庭中的中
老年人则主要在家务农,种植水稻、果树、蔬菜、林木、烤烟等是当地主
要的农业生产类型;在农业生产之余,留守在家的中老年人往往也会在县
域内以及周边地区打零工,主要的工种是建筑工,如建房子、修路等。当
家里的农业生产负担过重,时间较为紧张时,外出务工的青壮年劳动力也
有可能临时返乡,帮助家里完成农业生产的任务,然后再外出务工。由于
农民工的收入相对有限,难以负担其全家进城的开支,因此,绝大多数外
出务工的青壮年农民都将自己的孩子留在了家里,交给中老年人照料。由
此可知,村庄仍然是农民生产和生活的重要场所。

正是考虑到富县能够较好地代表全国中西部地区,以及入场的方便和
顺利,笔者才最终决定以该县作为本研究的田野地点。笔者的问题意识是
观察自上而下的新医改在农村的具体实践、机制及结果,并分析其中的问
题。基于上述田野历程,笔者在本书的撰写过程中主要使用了以下三种
资料。

第一,文本材料。从中央到地方再到基层县、乡、村三级与农村医疗
卫生事业(包括新医改事务)相关的政策文件、规章制度、汇报材料、数
据资料等。具体包括以下两种类型:一是档案资料,如国家级、省级、市
级、县级的卫生史料(卫生史、卫生志等),县志、镇志、村史,以及相关
的文史资料等;二是政府相关文件和规章制度,主要是改革开放以来尤其
是新医改以来,各级政府出台的与农村医疗卫生领域相关的政策文件和规
章制度,同时也包括各级医疗卫生机构出台的相关文件和规章制度。这些

历史性的材料和制度性的文件能够帮助笔者搭建起关于富县医疗卫生事业发展的基本历程和框架。

第二，访谈材料和参与式观察的材料。在开展田野工作期间，笔者比较全面地对农村医疗卫生事业相关的机构和工作人员进行了观察和访谈，获得了丰富的口述材料和观察体验。这些被观察或被访人员主要来自以下两条线索：一是医疗卫生服务的管理方和需求方，即市、县两级党政部门中与医疗卫生事业及新医改等事务相关的行政单位（主要有卫计局、财政局、发改局、人社局、编制办、组织部、政府办等）、乡镇政府、村委会、村民小组中的现任和离退休干部，以及普通村民；二是医疗卫生服务供给方，即县、乡、村三级医疗卫生机构的工作人员，个体诊所医生，退休医生、"民间医生"等。这些访谈材料和参与式观察的材料一方面能够帮助笔者印证收集到的文本材料；另一方面也能够为笔者的研究提供思路和灵感。

第三，其他相关材料。主要包括三种类型，一是笔者在此前的调研中获得的相关资料；二是笔者所在的研究机构的其他研究人员的相关资料；三是网络媒体、报纸、杂志和著作中提供的相关材料，其中既包括与医疗卫生相关的材料，也包括与富县相关的材料。尽管这些资料比较零碎，但也有三个不可忽视的价值：一是能够丰富和深化笔者对研究主题和研究地点的认识；二是为不同个案之间的比较提供了基础条件；三是在比较中发现异同，进而激发出更多的灵感。

由于本书主要考察的是新医改在富县的实践过程、机制和结果，并试图提出建设性改进方案，因此，笔者将以文本材料为主，以访谈、观察及其他材料为辅。

四 章节安排

本书包括导论在内一共分为6章，各章的主要内容如下。

第一章是导论部分，主要介绍本书的问题意识、文献综述、研究方法等基本问题。笔者试图通过对目前富县农村医疗卫生事业发展状况的具体呈现和学理分析来审视和反思我国农村医疗卫生政策及其在农村的遭遇和影响，在此基础之上思考如何确保和维持转型期我国绝大多数农村地区的

基本医疗卫生秩序。

第二、三章主要是对 20 世纪的富县卫生事业进行历史梳理。在第二章，笔者主要梳理了现代医疗卫生事业在富县农村的出现和初步发展。通过对中华人民共和国成立前后两个时期的对比可以发现：现代医疗卫生事业进入农村地区并不是一件自然而然的事情。通过依托国家行政体系建设、积极利用现有卫生资源、开展群众性的卫生运动以及培养新型的农村卫生人员等方式，现代医疗卫生事业终于以一种比较适合农村实际的面貌快速地渗透到广大农村地区。在第三章，笔者主要分析了改革开放以后，随着政府行政力量的逐渐减弱，国家实行第一轮医改之后，富县农村医疗卫生事业出现的变化和问题。在初期，市场机制曾经被作为一种比政府的行政机制更加适合于卫生事业领域的新的资源配置方式或资源动员方式而被寄予厚望。但遗憾的是，市场机制不仅在动员农民进行医疗卫生消费方面能力低下，而且导致富县农村的卫生资源出现了严重的配置扭曲。显然，这两章从正反两方面分析了政府、市场和农民在农村医疗卫生事业中的作用和意义。

第四、五章作为一个整体，与第二、三章构成了一个纵向的时间序列。在这个序列里，它们从不同层面展示了新医改在农村的具体实践中所取得的成就和面临的困境。在这一纵向的时间序列里，我们不仅能够看到国家/政府、市场、社会/集体和个人在不同时期所起到的不同作用，并且在这三个时期进行比较的基础上，还能为把握医疗卫生领域的基本规律提供重要启示，进而对改革和完善我国目前正在推进的新医改提供更有价值的借鉴。其中第四章主要探讨了以城乡同一为基本特征的卫生人才制度在破解农民"看病难"问题上遭遇的困境。第五章主要探讨了以大病统筹为主要特征的新农合制度在破解农民"看病贵"问题上遭遇的困境。总的来看，这两个章节的内容都反映了在政府主导下的农村新医改中，国家自上而下的农村医疗卫生政策与农民自下而上的卫生公共需求在对接时所面临的困境。

第六章是本书的结论。主要交代了三个方面的内容：首先，本书所采用的分析范式；其次，本书所进行的逻辑推理和所提出的核心观点；第三，本书提供的某些具体的政策建议和启示。笔者认为，在政府主导的宏观卫生体制背景下，构建一个兼顾政府、市场和社会（农民）三大主体，行政

机制、市场机制和社会机制有效结合的新型治理模式，是推进农村卫生事业发展的关键。目前，相比于行政机制和市场机制，社会机制严重薄弱，这是新医改实践遭遇困境的关键原因。也正是行政机制和市场机制的越位侵占了原本应该由社会机制发挥作用的领地，不仅造成了政府失灵的问题，而且出现了市场失灵的问题，最终导致多方都不满意。笔者认为，以农民为本位，发挥农民的主体作用，即实现"政府主导下的农民参与模式"是体现社会机制的核心内容。因此，在具体的新医改制度设计和实践方面，应该更多地体现和利用这种社会机制。

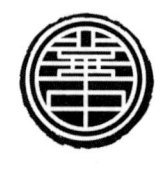

第二章

卫生现代性的兴起

20 世纪前，富县的卫生事业十分原始落后，卫生资源极为贫乏。各种传染病不断爆发，长期威胁着当地民众的身体健康和生命安全，并对当地经济社会发展产生了严重阻碍。进入 20 世纪以后，民国政府曾致力于向广大农村地区推行现代意义上的卫生事业，但实际的效果却与其响亮的口号相差甚远。中华人民共和国成立以后，现代医疗卫生事业才真正在富县全面建立起来。

一　民国时期的现代卫生行政

1934 年，民国政府卫生署颁布《县卫生行政方案》，提出要在县一级设立卫生院、区一级设立卫生所、村一级设立卫生员，健全基层卫生组织。1938 年，富县在县治所富阳区成立了首家县立医务所，这标志着现代卫生事业在偏远的富县正式出现。此后，政府又陆续在辖区 15 个乡中的 7 个乡各设立 1 家县立医务（分）所。1943 年，富阳医务所被改为县卫生院，并在 1944 年被改为县医院。1949 年底，在富县 15 个乡的 127 个行政村范围内，共有 1 家县医院、7 所乡医务所（黄色凤，2001a）。此时，距《县卫生行政方案》颁布已有 15 年之久，而富县的乡级卫生机构覆盖率仍不足 50%，村卫生员更是一片空白。

在卫生资源方面，早在富阳卫生所成立之时，便配有医务人员 9 人，其中所长 1 人（兼医师）、中医 1 人、护士 2 人、助产士 2 人、卫生稽查员（兼防疫）1 人、总务 1 人、勤杂 1 人；其他 7 家医务所分别只配有 1 名中医（此时全县还没有西医），除日常行医外，他们还需在每年春秋两季负责给当地小学学生种牛痘（黄色凤，2001a）。中华人民共和国成立前夕，全县仅有医务人员 12 人，病床 8 张，医疗器械寥寥无几，诊疗设备十分简陋，诊疗环境十分恶劣（《富县概况》编写组，1986）。显然，在国民政府治下，

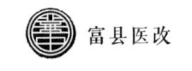

政府提供的卫生资源是极为薄弱和有限的。

在此期间，除政府自上而下投入的卫生资源之外，富县还有一些民间本土的卫生资源，包括主要分布在集市中人口较为密集之处的私人诊所和药铺，以及在城乡之间游走的祖传中医和草泽铃医。1949 年，全县共有个体行医的中医 39 人、草医 18 人，药铺 26 间（富县县志编纂委员会，1993）。尽管民间卫生资源也十分稀缺，但相比政府仍占了多数。因此，即使到中华人民共和国成立前，现代卫生事业仍未在富县占主导，传统卫生资源仍是当地民众的主要依靠。国民政府的卫生行政并未实质性地扭转当地缺医少药、疾病肆虐的总体形势。

落后的卫生事业和贫乏的卫生资源带来的是恶劣的卫生状况和悲惨的生命遭遇。天花、鼠疫、霍乱等具有流行快、患病率高、死亡率高等特征的烈性传染病长期严重威胁着当地民众的身体健康和生命安全。史料记载，1938 年，富阳镇永兴街爆发流行性脑膜炎，患病者 43 人，死亡 13 人（富县县志编纂委员会，1993）；同年，福利乡疟疾大流行，患病者 300 多人，死亡 8 人；1942 ~ 1943 年，天花流行，导致洋冲、蒙家、九凤岭、小深坝、毛爱塘和石枧等村寨共有 178 人死亡，其中有 11 户家破人亡（《富县概况》编写组，1986）；而几乎是在同一时期，麦岭乡近郊一个叫井子庙村的自然村有 5 户共 18 人因霍乱流行，在不到 20 天时间里，除 1 名 5 岁儿童幸存外，其他人全部死亡（黄色凤，2001a）。

缺医少药和疾病肆虐导致民众的身体素质普通较差，死亡率超高。受落后思想影响，过去妇女生孩子往往被认为是最见不得人的事。因此，在临产时，妇女不仅不会被细心照料，甚至会被赶到猪圈、羊圈或牛棚；有的虽在房内生产，却不许在床上或褥上生产（刘冰、钱序，2015）。传统接生婆往往没有文化，主要依靠个人经验和当地习惯，在断脐时通常使用生活剪刀、破碗片、石块、树皮等物品切割脐带，并且接生时多不洗手，极易造成母婴感染。官方统计数据显示，当时全国每年因旧法接生操作不当导致感染并最终死亡的妇女和婴儿分别高达 20 多万人和 100 多万人（黄树则、林士笑，1986）。中华人民共和国成立前夕，全县平均预期寿命 37.5 岁，孕产妇和婴儿死亡率分别为 708 人/10 万人和 253‰（黄色凤，2001a）。与当时全国平均数分别约为 35 岁、150 人/10 万人和 200‰（黄树则、林士

笑，1986）相比，富县孕产妇和婴儿的死亡率均较高。

总的来看，在 1938 年以前，富县没有现代卫生事业。1938 年到 1949 年的近十年时间里，富县的现代卫生事业发生了从无到有的质变，但并没有从弱到强。面对全县庞大的卫生服务需求，当地卫生服务资源的供给严重不足，缺医少药和疾病肆虐的状况并没有因为现代卫生事业的到来而发生质的改变。这种状况说明民国政府对富县农村卫生服务资源的动员能力较差，效率十分低下。

二 现代卫生的全面建立：三级卫生网

1949 年 11 月 19 日，富县宣告解放，新时代拉开序幕。然而，旧政府留给新政权的却是一个"一穷二白"的烂摊子。仅就卫生事业而言，"白"指的是富县当时的卫生事业十分落后，卫生资源严重匮乏。这种状况导致当地的疫情、病情此起彼伏，民众时常面临疾病和死亡的威胁。从这个层面上说，此时新政府应该大力兴办卫生机构，增加卫生服务资源。但此时的富县还有"穷"的一面，那就是新政府所能支配的财力、物力及人力也相当有限，根本不具备投资兴办大量卫生机构的客观条件。当地的医疗卫生事业陷入两难困境。

实际上，富县面临的两难困境具有全国普遍性，中央早已制定出相应的解决政策，其核心是卫生工作的"四大方针"，即面向工农兵、预防为主、团结中西医、卫生工作与群众运动相结合（黄树则、林士笑，1986）。四大方针的提出既是对以往革命根据地和解放区卫生工作经验的总结和继承，也是基于当时实际情况及卫生事业自身规律的考虑。1949 年 10 月，中央军委召开全国卫生行政会议，提出"预防在先、预防第一"的卫生工作方针；同年 11 月，新成立的卫生部制定了以预防为主的工作方针及相应的任务草案。1950 年 8 月，卫生部召开第一届全国卫生工作会议，提出了"面向工农兵、预防为主、团结中西医"的三大卫生工作方针；1952 年，根据时任政务院总理周恩来的指示，卫生部召开第二届全国卫生工作会议时决定增加"卫生工作与群众运动相结合"的方针，标志着卫生工作四大方针的正式确立（《人民日报》社论，1953）。

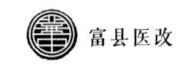

在卫生组织建设方面，第一届全国卫生工作会议做出了《关于健全和发展全国卫生基层组织的决定》，提出"要有步骤地发展和健全全国的基层卫生组织，要求城市的每个街道和农村的每个乡都要有一个医疗卫生机构"（黄树则、林士笑，1986b）。此时，周恩来总理也明确指示："人民政府决定，在最近几年内，在每个县和区建立卫生机构，以改进中国人民长期的健康不良情况。"（转引自黄树则、林士笑，1986b）新中国成立后，按照上述决定和指示精神，富县也开始进行基层卫生组织建设。显然，如果仅仅从农村卫生组织建设的形式来看，富县的卫生组织建设过程主要是依托基层政权组织建设过程展开，而不是在行政体系之外单独建设卫生组织，这种模式极大地降低了现代卫生组织在农村地区的建设成本。

（一）县级卫生组织建设

1951年10月1日，政府将接管的县医院改为县卫生院。1952年9月，富县与钟县合为富钟县，改原富县卫生院为富钟县卫生院富县分院。此时，该院有职工28人，病床18张、产床2张，有听诊器、体温计和血压计"三器"，医疗设备非常简单。1961年，富、钟两县分治，在原富县分院的基础上成立富县人民医院。此后，尤其是在1963年分配到首批大中专毕业生以后，富县人民医院的综合实力日益增强。1964年新建了门诊楼，内、儿科病房，妇、外科病房，手术室，传染病房和食堂，并购置了1台200AM的X光机和检验、手术台、病床、心电图和消毒等常规设备，初步形成了综合医院的格局。富县人民医院成为全县的医疗技术中心，是当地农村"三级医疗服务网"的龙头（黄色凤，2001a）。

富县卫生院不仅是富县人民医院（即县医疗机构）的前身，同时也是县卫生服务机构的前身。在富县卫生院成立之时便配备了2名医生负责全县的卫生防疫工作，同时配备2名助产士负责全县的妇幼保健工作，推行新法接生。富、钟两县合并后，卫生防疫和妇幼保健工作逐步从县医疗机构分离。1953年底，富钟县分别成立县卫生防疫站和县妇幼保健站。此时，县卫生防疫站有职工10人，下设防疫组、卫生组和总务组；县妇幼保健站有职工5人，当时的中心任务是大力培训农村接生员，积极推行和普及新法接生。此后，富钟两县分治，富县卫生防疫站和妇幼保健站于1962年4月25

日分别成立。此时，县妇幼保健站有职工4人；县卫生防疫站有职工3人，1968年增加至8人。到"文革"期间的1968年，县卫生防疫站和县妇幼保健站被撤销，县级卫生服务机构一度陷入混乱。1972年，两站又先后恢复。此时，除原来的职工被调回外，县卫生防疫站还充实了一批大中专毕业生，共有职工15人。与此同时，县妇幼保健站的职工也增加到了7人。富县的卫生防疫站和妇幼保健站不仅分别提供相应的专业卫生服务，同时也是全县卫生防疫工作和妇幼保健工作的专业技术指导中心，分别成为全县农村"三级卫生防疫网"和"三级妇幼保健网"的龙头（黄色凤，2001a）。

中华人民共和国成立初期，除烈性传染病外，以麻风病为代表的慢性传染病也严重威胁着民众的身体健康。为了对全县的麻风病患者进行隔离治疗，原富钟县人民政府于1959年10月在富县郊区成立了富钟县牛头山疗养院（实为全县的"麻风院"）。该院于1960年元月开始正式运营，此时全院有医务人员6人；1965年，麻风院职工增加至15人，其中有中医3人、西医4人、护士2人、检验员2人、总务1人、工人3人，医疗设备十分简单；1981年，该院迁至县城，改为富县皮肤病防治院（即县"皮防院"），此时有职工18人（黄色凤，2001a）。

（二）乡镇卫生组织建设

从1938年开始，尽管富县分别在富阳、古城、麦岭、朝东、城北、福利、白沙、葛坡8个乡各设置1家医务所，但这些医务所都属于县立卫生组织，而非乡级卫生组织。且除富阳医务所外，其他几家医务所大都只有1名医务人员，服务能力和辐射范围均十分有限（黄色凤，2001）。富县的乡级卫生事业到中华人民共和国成立后才真正拉开序幕。解放之初，富县的医务人员以个体开业医生为主，政府成立县卫生工作者协会，以吸收个体医生为会员的方式，初步将个体医生组织起来；1953～1956年，当地政府积极鼓励这些医生兴办独立核算、自负盈亏、民主管理的联合诊所，为此后的乡镇卫生组织建设奠定了基础（黄色凤，2001a）。总的来看，富县乡镇卫生组织建设与当时全县基层行政组织建设的关系十分密切。

中华人民共和国成立前夕，富县被划分为2个区；区以下设乡，每个区分别有10个乡。1950年11月，全县划为6个区，下设10个乡（《富县概

况》编写组，1986）。1951 年 2 月，五区（朝东）和二区（古城）分别成立区卫生所（黄色凤，2001），标志着乡镇级医疗卫生机构的正式出现。富、钟两县于 1952 年 9 月合并为富钟县后，1953 年成立了富钟县富阳区妇幼保健站，配 2 名领导；同年，成立富阳区接生站，由富阳区的 4 名接生员负责接生工作。1954 年，古城、朝东两区相继成立接生站，各配 3 名接生员。1954 年底，由县卫生院派出 1 名专职保健员到福利区负责妇幼工作，由富阳区抽调 1 名接生员到白沙片负责妇幼工作。1955 年 10 月分别在十二区（福利）和十三区（葛坡）成立区卫生所。依当时规定，区级不再单独设专业妇幼保健机构，妇幼保健站及接生站并入区卫生所，由区卫生所下设妇幼保健组或专职妇幼保健员。此时，除白沙片外，富县的 4 个大区均已设有区卫生所，且均配备专职人员负责区内妇幼和防疫工作（《富县概况》编写组，1986）。

1957 年 12 月，全县撤区划大乡，其中属今富县范围的共有 16 个大乡，下辖 64 个小乡。1958 年 8 月，全县划乡人委和大公社，实行"政社合一"，其中属今富县的共 4 个乡人委，大公社共 16 个生产大队中有 5 个生产大队于 1960 年 4 月成立卫生所，属于乡人委和大公社派出机构（黄色凤，2001）。这些卫生所的成立标志着现代医疗卫生事业向当地农村的进一步下沉，同时也为后来全县的乡镇级卫生事业搭建了基本的格局。

1960 年 6 月，全县改划人民公社，属今富县的有古城、富阳、福利、葛坡、朝东、麦岭 6 个公社，原朝东、古城、葛坡、福利、麦岭卫生所均被改为公社卫生院。同年 7 月，富、钟两县分治，富县划 15 个公社。同年 10 月，成立白沙公社卫生所。1962 年 2 月，改江塘卫生所为富阳公社卫生院，并成立城北公社卫生所。同年 8 月，成立龙归公社卫生所（后于 1965 年 8 月并入朝东公社卫生院）。此时，富县共有 6 个公社卫生院，并在莲山、洋新、柳家、白沙、城北、龙归 6 个（小）公社设立卫生所，组织体系更加健全（黄色凤，2001）。

1962 年 10 月，全县撤社建区，全县划古城、富阳、福利、麦岭、朝东 5 个区公所。1964 年 3 月，分别成立福利区公所、史家卫生所和新华卫生所。1968 年 3 月，增设富阳镇，自此，全县被分为 5 区 1 镇。1969 年 9 月，实行"大公社"体制，改区公所为公社（即公社革委会，后改为公社管委

会）。与此同时，从富阳公社中划出部分生产大队增设红旗公社，从朝东公社中划出部分大队增设城北公社。自此，全县有 7 公社 1 镇，下辖 108 个大队，1329 个生产队。与此同时，原洋新卫生所和柳家卫生所合并为红旗公社卫生院，原城北卫生所改为公社卫生院。此时，全县 7 个公社共 8 家卫生院，另有莲山、白沙、史家和新华 4 个卫生所。等到 1984 年 9 月国家改社为乡、大队为村时，上述 4 个卫生所分别因莲山乡、白沙乡、史家乡和新华乡的成立而成为乡镇卫生院，与前述 8 家卫生院一起，共计 12 家乡镇卫生院。除此之外，当时还从朝东分出油沐乡，并成立油沐乡卫生院，后于2005 年撤销，卫生院也并入朝东卫生院（黄色凤，2001）。由此可知，富县的乡镇卫生事业格局早在 20 世纪 60 年代末便已基本成形。

乡镇卫生院被称为农村三级医疗卫生网的中间枢纽，具有承上启下的重要作用。与县级卫生组织相比，乡镇卫生院距离农民更近，对农民的实际情况和需求也更加了解，因此可以更加灵活有效地开展卫生工作，实现国家卫生政策（资源）与农民实际需求的有效对接。也正是因为其具有如此重要的功能，早在国民政府时期，卫生署便提出了乡镇（区）卫生组织建设的计划，要求各乡镇设立卫生所。然而，国民政府基层政权建设的薄弱直接影响了其乡镇卫生组织建设的进程。前已提及，国民政府自1938 年在富县建立第一所乡医务所开始，到其 1949 年黯然下台，乡卫生所建设历十多年之久却仍未实现全覆盖。尽管其中具体原因可能十分复杂，但与此后新政府的建设进程相比，国民政府基层政权建设的疲软应是非常关键的一个原因。中华人民共和国成立后，农村卫生组织依托强有力的行政组织渗透，既节约又高效，使富县的乡镇卫生事业在此后的短短10 年内便基本成形，且影响至今，并将继续对全县乡镇卫生事业产生巨大影响。

（三）村级卫生组织建设

村卫生室被称为农村三级医疗卫生网的"网底"，是最直接、最频繁与农民打交道的卫生机构。中华人民共和国成立前，富县村级卫生事业一片空白，民众看病主要靠中医和草泽铃医的巡回诊疗。据史料记载，即使到1952 年初，全县也仅有各类医药人员 77 人，其中个体中医 32 人、西医 10

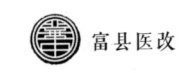

人、牙医 6 人、草医 20 人，私人诊所 8 间、药铺 20 间（黄色凤，2001），他们的卫生服务能力非常有限。中华人民共和国成立后，受国家卫生路线、方针、政策的影响，富县村级卫生事业才开始快速发展。

早在 1952 年，富县卫生院的 2 名助产士已经开始培训农村新法接生员（富县县志编纂委员会，1993）。县妇幼保健站成立以后，新法接生员的培训和管理工作进一步加强。此后，富县的新法接生员队伍在极短的时间内得到了快速发展。这种情况反过来也充实了乡镇级妇幼组织（最早是区保健站和接生站），为乡镇妇幼保健组织在短时间内完成全覆盖准备了基本的人力资源。随着新法接生队伍的日益壮大，到人民公社化时期的 1958 年，富县的一部分生产大队甚至还办起了村妇产院（富县县志编纂委员会，1993）。此后随着国民经济的调整和乡镇卫生院妇产科资源和能力的增强，绝大多数村妇产院都被撤销停办了。

几乎与此同时，县卫生院 2 名卫生防疫员也正在为全县培训村级种痘员。实际上，早在 1950 年 10 月，中央政府政务院发布的《关于发动秋季种痘运动的指示》便已经决定要在全国进行一次普遍种痘的活动。同年，卫生部发布《种痘暂行办法》，对种痘工作进行了具体规定（黄树则、林士笑，1986）。此后，全国性的种痘工作拉开序幕。1952 年初，为贯彻中央政府关于"全国在短期内消灭严重危害人民健康的天花等传染病"的指示精神，富县开始培训村种痘员。与此同时，为了更好地开展种痘工作，政府将这些新培训的村种痘员与当地原来的社会医生（也经过一定的卫生防疫知识培训）组织起来，成立了全县种痘工作小组。这个小组在县政府的直接领导下，奔赴全县各区开展全民性的种痘工作。通过种痘工作小组的艰苦努力，两年内种痘工作小组累计接种人数占全县总人数的62.75%。此后经过政府组织复种和补种及开展爱国卫生运动等，天花（及鼠疫、霍乱）等严重威胁富县人民身体健康和生命安全的疾病，终于在 1954 年被彻底消灭（黄色凤，2001）。尽管种痘工作小组属于临时性的工作机构，工作任务完成后就自然解散，但农村卫生防疫员队伍在全县防控疟疾、麻风病等传染性疾病和丝虫病等寄生虫病方面继续发挥着非常重要的作用。

在村级卫生人员中，除新法接生员、防疫员外，还有"半农半医"的

农村医生（以下简称"半农半医"）。1965年，卫生部召开农村医学教育会议，决定"有计划地培养半农半医"，建设"新型的不脱产的卫生队伍"（黄树则、林士笑，1986b）。1966年2月，为了落实"六·二六"指示精神，富县开始举办半农半医培训班（黄色凤，2001）。此后，当地政府逐年举办半农半医培训班，这支队伍迅速壮大并在农村卫生工作中发挥了非常大的作用。

在培训首批半农半医人员的同时，富县也开始建设大队卫生室。当年全县共建有大队卫生室36个，标志着富县村级卫生机构的正式出现。1967年，全县共有108个大队卫生室。1971年"大办合作医疗"，大队卫生室改为大队合作医疗室，改半农半医人员为赤脚医生。此时，全县共有赤脚医生214人，6年内，累计培训赤脚医生1333人次；共有大队合作医疗室105个，占全县大队总数的97.2%。1979年，改大队合作医疗室为大队卫生室。此时，共有赤脚医生195人，每个大队都有卫生室和赤脚医生，实现了机构和人员在大队的全覆盖（黄色凤，2001）。

村卫生室的出现标志着村级终于有了自己的医疗卫生机构，富县的村级医疗卫生事业进入了一个全新的发展阶段。依照国家当时的有关规定，村卫生室属于综合性的基层医疗卫生机构，其主要职能以公共卫生为主，同时也为农民提供一些最初级的医疗服务。因此，村卫生室的成员不仅包括赤脚医生，还包括此前以个体形式存在的接生员和防疫员等卫生人员。其中，赤脚医生是村卫生室的主要负责人，接生员和卫生防疫员等是村卫生室的组成成员。

显然，村卫生室是把赤脚医生、接生员和卫生防疫员（及其他类型卫生员）组织起来形成的一个集体行动单位。通过内部分工合作，村卫生室的服务能力更加强大，村级医疗卫生资源的使用效率也大大提高：一方面，赤脚医生可以兼任卫生防疫员或接生员，医中有防、防中有医、医防结合，极大地节约卫生资源；另一方面，各类村级卫生人员之间也可以更好地协作，提高工作效率。从全县角度来看，村卫生室作为其中一级医疗卫生机构取代了具体的医疗卫生人员（机构比个人的稳定性更高），标志着当地农村三级医疗卫生组织体系正式建立。

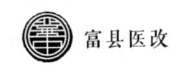

三 现代卫生事业全面建立的基本思路

显然，依托强有力的基层政权，富县农村卫生服务组织快速实现了广覆盖，与民国时期形成了非常鲜明的对照。不过，这只是形式上的比较。显然，中华人民共和国成立前后富县农村的卫生状况已经发生了天翻地覆的变化，这种变化不仅是形式上的，而且是实质上的。其关键在于，中华人民共和国成立后不仅农村各级卫生机构迅速建立起来，而且这些机构相应的卫生服务资源迅速得到了充实。与此同时，通过有效发挥这些农村卫生资源的作用，更加稳固了农村卫生机构的地位。如果说农村卫生组织是骨架的话，那么农村卫生服务人员（资源）便是血肉。农村卫生事业的骨架与血肉相互促进，使农村卫生事业的服务能力不断增强。

农村卫生机构是农村卫生资源的组织形式，而农村卫生人员是农村卫生机构的关键内容。现代卫生事业是以城市现代经济为支撑的，以小农经济为基础的农村地区内在地缺乏维持现代卫生事业的物质基础，故而传统农村天然地"缺医少药"。因此，这就涉及卫生服务资源的动员问题。国民政府的实践表明，农村卫生人员的配备远远难于农村卫生机构的建立。按照当时《县卫生行政方案》的要求，富县曾建设了一批基层卫生机构。但由于农村卫生人员极度缺乏，这些基层卫生机构的服务能力十分低下，对当地来说聊胜于无。这说明，国民政府的卫生政策既不彻底也不科学，导致其资源动员的效果极为有限。

中华人民共和国成立后，新政权也面临国民政府曾经面临的类似问题：一方面，农村缺医少药，疾病肆虐，广大农民的医疗卫生服务需求巨大且紧迫，因此，理应大量地兴办农村医疗卫生服务机构，培养医药卫生服务人才；然而，当时政府的财力、物力及人力相当有限，单纯依靠政府掌握的资源根本解决不了实际问题。对新政权来说，基层行政力量的坚强有力极大地便利了农村卫生组织建设的快速推进，但农村卫生组织建立起来以后，如何充实农村卫生服务人员成为决定农村卫生事业长效发展的根本性问题。此时，由中央政府制定的卫生工作"四大方针"以极其务实的态度有效破解了这一难题。

（一）四大方针与资源动员

在现实条件下，卫生资源的有限性是绝对的。卫生工作方针需要解决卫生资源有限的情况下如何有效利用的问题。因此，从卫生资源动员的角度来看，国家卫生工作的"四大方针"主要解决了以下两个重要的方向性问题：首先，有限的卫生资源如何使用；其次，潜在的卫生资源从哪里来。

其中，"面向工农兵"和"预防为主"的方针解决的是有限的卫生资源如何使用的问题。在卫生资源供需极不平衡的情况下，这个问题包含服务对象和服务内容两个层面。就服务对象来说，问题是应该为少数人服务，还是为多数人服务？显然，"面向工农兵"方针要求为多数人服务。由于农村人口占多数，卫生服务显然应该以农村为重点。而从服务内容上说，有限的卫生资源应该主要用于治疗疾病，还是用于预防疾病？显然，"预防为主"方针要求应该以防病为主、治病为辅，即积极主动地与疾病作斗争，减少疾病的发生，而不是消极地等待疾病的到来。当然，"预防为主"的方针并不是不重视治疗，而是要"无病防病，有病治病，防治结合，立足于防"（黄树则、林士笑，1986）。

"团结中西医"和"卫生工作与群众运动相结合"的方针是要解决潜在的卫生资源从哪里来的问题。由于现有的卫生资源远远满足不了实际需要，因此还要挖掘潜在资源。那么这些潜在的资源在哪里呢？一方面，"团结中西医"方针指出，潜在的卫生资源即是以中医为代表的传统医学资源，也包括那些没有被注意，实际上却有一定作用的卫生资源。如个体医生，现有的中医、草医、药铺、西医等，这些资源分散在各地，不成气候，一旦被组织起来，通过科学分工也能发挥巨大作用。另一方面"卫生工作与群众运动相结合"是一种卫生工作方法，它将潜在的卫生资源指向群众自身。卫生工作的对象是群众，但由于卫生工作关系到群众的生、老、病、死等切身利益问题，因此群众天然地会关心这些问题，因此蕴藏着巨大的能量和积极性（黄永昌，1994）。把卫生工作与群众运动相结合，实际上就是把卫生科学知识传授给群众，使群众不仅是卫生工作的对象，也是卫生工作的主动参与者，甚至在某些方面还是卫生工作的主体。让群众与自己的不良卫生习惯做斗争，同时积极主动地投入防病治病的卫生工作之中，可以

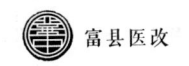

极大地动员卫生资源，降低卫生工作的组织成本。

（二）民国遗产与社会医生

尽管整个国民政府时期富县的卫生事业进展缓慢，经历十多年的发展建设仍然十分落后，但国民政府毕竟拉开了富县现代卫生事业的序幕，终究留下了一些可以利用的"遗产"。这些民国遗产对于中华人民共和国成立初期富县极为落后的卫生事业而言，也是十分难得的宝贵资源。比如，1951年成立的富县卫生院是由新中国成立前的县医院改建而成，其工作人员大都是原医院的工作人员。而新中国培养的大中专毕业生1961年后才陆续来到富县（黄色凤，2001）。实际上，富县最早一批县乡卫生机构大都来源于对民国遗产进行的改造。

不过，也不能因此夸大民国遗产的重要性。前已表明，富县的现代卫生事业在国民政府长达十多年的经营之下，不仅没有改变当地缺医少药、疾病肆虐的现实，而且在卫生资源的规模及影响力方面，仍远远比不上当地民间的卫生服务力量。实际上，这些民间力量也是极其薄弱的。因此，民国遗产的意义并不完全在于资源本身，而是体现了新政权在卫生工作"四大方针"的指导下，对一切可以利用的卫生资源所采取的积极而又务实的态度和方法。

新政权既然对民国的"遗产"都如此重视，那么，对社会医生这一当地当时最主要的卫生资源自然也是非常重视，甚至可以说一度十分依赖。1952年，全县对社会医生进行统计，初步掌握了这些民间卫生资源的状况。同时，政府又通过成立县卫生工作者协会，吸纳这些个体的社会医生为会员，推动其实现组织化、正规化。1953～1956年，县卫生科根据中央政府关于"团结新老中西医各部分医药卫生人员，组成巩固的统一战线，为开展伟大的人民卫生工作而奋斗"的指示精神，分别组织了这批社会医生成立联合诊所，每个联合诊所有3～5个社会医生（黄色凤，2001）。联合诊所明确体现了政府试图将这些一盘散沙、各自为战的个体医生组织起来的意图。将这些个体医生联合起来以后，通过科学合理的分工、协作和管理，能够更大限度地发挥他们的服务能力和工作效率，他们能够提供更多的服务，从而解决更多民众的卫生需求。

中华人民共和国成立初期，由于国家的医疗卫生组织尚未建立健全，因此，这些社会医生不仅向民众提供医疗服务，同时承担了政府大量的卫生任务。1951～1957年，富县开展的全民种牛痘工作，疟疾、丝虫病的防治工作，以及麻风病人的普查统计工作等，除当时培训的少量新卫生防疫员外，主要依靠这批社会力量开展实施（黄色凤，2001）。也就是说，历史上长期困扰富县人民的天花、鼠疫、霍乱、丝虫病、麻风病等疾病，实际上是在新生的人民政权的组织和帮助下，主要依靠当地原有的民间卫生资源彻底消灭掉的。在这个过程中，人民政府除了提供疫苗及设备以外，更重要的作用是将当地的社会医生组织动员起来了。国民政府没有解决这个问题，并非提供不了疫苗及设备，而是没有动员社会力量。

（三）培训不脱产的卫生员

按照国家的卫生工作"四大方针"，富县在利用一切当时可以利用的卫生资源的同时，也积极地挖掘了当地潜在的卫生资源。其中，培训"不脱产的卫生员"是最为重要的动员模式。这个模式的出现大约有两个历史渊源：一是共产党政权在中华人民共和国成立前的根据地、解放区及战争过程中积累的卫生工作经验；二是民国时期乡村建设运动中由陈志潜、杨崇瑞等人开展的农村卫生实验。当然，后者往往是作为一条比较隐秘的线索对中华人民共和国成立后培养"不脱产的卫生员"产生影响的。

当然，最关键的原因还是现实的卫生服务需要与客观条件的约束。对富县的新政权来说，一方面是国家自上而下的妇幼保健和卫生防疫等卫生工作要求——这当然也是当地民众极为迫切的卫生服务需求；另一方面则是当地政府极为有限的财力、物力和人力约束。在这样的现实困境之下，除了高效利用一切可以利用的卫生资源以外，大力培养不脱产的卫生员便成为一种必然选择。因此，自1952年以后，"不脱产的卫生员"开始在富县快速兴起。

（1）新法接生员

新法接生员与民国时期的助产士有着非常密切的关系。早在1928年以前，主流观点认为，助产士只有在接受培训以后才能开展接生服务。然而，面对年均1200万新生儿的接生需求，当时的正规接生队伍远不能满足实际

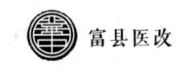

需要。当时，全国绝大多数的接生工作都是由传统的接生婆完成，而此时"主流"的医学界、政策部门和医学院校却罔顾这一事实，一味地追求产科工作人员的精英化和与国际接轨等目标。然而，此时的主要问题是由于分娩主要由传统接生婆以极不卫生的旧法接生，死亡率极高，故而只需要通过简单的无菌操作便能够防止绝大多数因此导致的孕产妇和婴儿死亡。毕业于协和女子医学院的杨崇瑞博士于 1928 年公开提出应该"将助产士专业合法化"（布洛克，2014）。同年，杨崇瑞在北京创办了北京助产学校（后改为国立第一助产学校）。1933 年，杨崇瑞在南京创办了中央助产学校。杨崇瑞的主张得到了国民政府的认可。此后，全国各地陆续开办助产学校、助产职业学校或助产班，培养助产士，截至中华人民共和国成立前，共培养助产士万余人（布洛克，2014）。

按照杨崇瑞的设想，助产士队伍建设应分为三个层次或步骤：一是用两个月时间改造传统接生婆，使其具有卫生接生的观念和习惯；二是用六个月时间培训年轻的现代助产士；三是用两年时间对高中毕业生进行培训，使他们能够管理和指导助产士（布洛克，2014）。民国时期全国的妇幼保健事业显然并没有完全按照杨崇瑞的计划实施。富县作为一个偏僻之地，更未能按照杨崇瑞的规划建设妇幼保健事业。1938 年富阳医务所成立时，该所配有 2 名助产士（富县县志编纂委员会，1993）。然而，这些助产士似乎并没有把主要精力用于培训当时全县居于绝对主流且人数众多的接生人员——传统接生婆，使她们掌握新法接生的基本观念和技巧，而是在医务所内为当地民众提供极为有限的现代助产服务，并一直维持到中华人民共和国成立前夕。与此同时，截至中华人民共和国成立前夕，政府也没有在当地成立专门的妇幼保健机构。以上这些原因极大地限制了新法接生在全县的传播和普及，导致当地的接生模式仍以旧法接生为主。

中华人民共和国成立后，妇幼保健工作受到了新政权的高度重视。早在中华人民共和国成立初期，具有国家宪法性质的《共同纲领》第 48 条便明确规定："保护母亲、婴儿和儿童的健康。"这一精神也体现在此后陆续颁布的《中华人民共和国婚姻法》（1950 年）《中华人民共和国劳动保险条例》（1951 年）及《全国农业发展纲要》（1960 年）等国家文件中，成为新时期妇幼保健工作的重要依据。早在富县卫生院成立之时，便配有 2 名助

产士专门负责妇幼工作，并要求她们在提供接生服务的同时，也积极培训新法接生员，宣传和普及新法接生。1952 年，富县卫生院开始培训接生员，培训历时 1 个月，当年共培训接生员 24 人（富县县志编纂委员会，1993）。然而，由于缺乏专门的妇幼保健机构，县卫生院的助产士又严重不足，因此，当时往往很难兼顾提供助产服务与培训新法接生员两项工作。此时，全县绝大多数接生仍然主要由传统接生婆以旧法接生的方式进行。

1953 年，富钟县妇幼保健站成立，全县开始有了专门的妇幼保健机构。1953 年后，富县各区接生站（后改为区保健站）也相继成立，并在 2~3 年内迅速实现了区（乡镇）级全覆盖。需要注意的是，县妇幼保健站的中心任务并非直接提供妇幼保健服务，而是改造传统接生婆、培养新法接生员、培训并提高新法接生员的技术水平，然后再由新法接生员为广大农民提供服务（富县县志编纂委员会，1993）。显然，以杨崇瑞对现代助产士队伍的设想来看，此时的新法接生员大约是前两个层次。此后，农村新法接生员队伍迅速壮大，新法接生率快速提高。

1957 年，区保健站被撤销，其妇幼保健工作改由卫生院妇幼部门负责。1958 年，公社化运动开展，林桂、毛家、莲盘、大坝、沙母、石角等生产大队曾一度成立了农村（妇）产院，每个村级产院配备 2 名新法接生员，新华公社当年的新法接生率达到了 90% 以上（富县县志编纂委员会，1993）。此时，富县建立了以县妇幼保健站为龙头、区卫生院的妇幼保健工作部门为枢纽、村级妇产院为基础的"三级妇幼保健网"。不过，随着 1959~1962 年的调整，以及卫生院妇幼保健机构服务能力的增强（尤其是卫生产科床位增加），村级产院急剧减少。

1968 年，县妇幼保健站被撤销，全县妇幼保健工作曾一度陷入瘫痪。此时，传统接生婆已被新法接生员（此后简称"接生员"）取代，而新法接生的新生儿也已占总出生数的 98%，因此农村新法接生工作并没有受到太大影响。1971 年，全县共有 283 名接生员，按照当时全县 108 个行政村计算，平均每个村有 2.62 名接生员。1972 年，县妇幼保健站恢复以后，对农村接生员队伍进行了整顿和培训。到 1979 年，全县每个公社卫生院都设有妇幼小组，每个大队卫生室都配有接生员，富县农村"三级妇幼保健网"基本建立起来（《富县概况》（修订本）编写组，2008）。

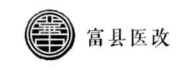

农村接生员是农村"三级妇幼保健网"的网底。在农村卫生资源十分稀缺的情况下，这些接生员在普及新法接生、宣传和落实国家妇幼保健政策、完成妇幼保健任务等方面具有不可替代的作用。同时，他们也为降低农村新生儿死亡率和孕产妇死亡率，提高妇女儿童的身体素质，改善人口质量等做出了巨大贡献。

（2）卫生防疫员

与新法接生员一样，卫生防疫员也并非中华人民共和国成立后的新事物。1932~1937 年，陈志潜在定县开展卫生实验时便已提出培训村卫生员的想法。基于定县及全国农村当时的实际，他认为，"以普通的非专业的人民作为农村卫生服务体系的基本人员更为合适"（陈志潜，1998）。这些村卫生员是晏阳初平民教育促进会的农民学员，基于志愿（无酬劳）履行职能，由医生选拔，培训 10 天而成。

村卫生员培训的内容主要包括："一般卫生知识、强调清洁、出生与死亡登记、免疫接种技术、天花防治、预防沙眼与皮肤感染性疾病的措施。"他们的职责主要有三方面：一是全村的人口出生和死亡统计；二是给村民接种牛痘；三是"用少量必备的和无害的急救药箱中的药品给予简单的处理。如阿司匹林、薄荷苏打、治疗沙眼的眼膏、消毒药与绷带。卫生员用这些简单药品不会犯严重的错误而又能减少许多不必要的躯体不适"（陈志潜，1998）。表 2 - 1 是当时的一些基本情况。

表 2 - 1　定县卫生实验中的"村卫生员注意"

1. 凡对于病症稍有疑惑时，即需用介绍书送病人到保健所。
2. 肚子疼与疟疾，是保健所医师才能治疗得当的病，不可轻易自用药。
3. 用药前，必须将两手洗得干净，指甲亦须保持短洁。

症名	用药名称	器具
1. 沙粒眼（由医师诊断）	枸橼酸铜膏	1. 绷带
2. 爆发眼	蛋白银水	2. 纱布 3. 棉花球
3. 眼泪多	硫酸锌水	4. 棉花棍
4. 耳底子	炭甘油	5. 胶带
5. 皮肤红肿（有或无小脓头者）	碘酒	6. 压舌板 7. 玻璃棍
6. 皮肤脓疮	氧化氨基膏（用白开水洗后）	8. 滴管（两个）

续表

症名	用药名称	器具
7. 头癣及身癣	韦氏膏	
8. 皮肤有毒	二锅头酒	9. 剪刀
9. 伤风头痛	阿司匹林	10. 镊子
10. 胃痛吐酸水	苏打	

资料来源：（张大庆，2006）。

定县卫生实验是乡村建设实验的重要组成部分，对当时的政府政策也产生了重要影响。国民政府 1938 年在富县成立富阳县立医务所时，便给医务所配了 1 名卫生稽查员，兼任卫生防疫工作；1938～1943 年，全县 8 家医务所成立后，医务所医生除诊治疾病外，也要负责在春秋两季为小学生接种牛痘（黄色凤，2001）。

与国民政府主要依靠专业医务人员开展卫生防疫工作不同，共产党早在第二次国内革命战争时期便已经意识到了发动群众开展防疫工作的重要性，并提出了"群众卫生运动"的口号（黄树则、林士笑，1986）。从根据地建设到抗日战争再到解放战争，减少疾病（预防为先）、开展群众性的卫生运动等防疫思想得到了长期贯彻。中华人民共和国成立之初，各类传染病或地方病肆虐，严重威胁着民众的生命和健康。但此时普遍增加专业卫生防疫机构和力量不仅在国家财力上是不现实的，在专业卫生人力方面也远不能满足需求，培养新的专业人员更是远水解不了近渴。当时，培训不脱产的卫生防疫人员、发动广大群众、改善民众自己的卫生观念和卫生习惯，便成为解决当时困境的重要思路。

1951 年 9 月，时任卫生部副部长贺诚向中共中央提交了一份题为《二十一个月来全国防疫工作的综合报告》，在总结了 21 个月以来防治传染病的工作情况和经验以外，提出了"今后数年内预防工作的主要内容，应以防治传染病流行为主……防疫工作必须使技术与群众运动相结合……使群众自觉自愿地参加防疫运动"（高恩显，2000）的主张。此外，他还提出了"要使防疫工作收到应有的效果，必需各级党、政领导同志给予适当的重视"（李洪河，2011）的重要观点。毛泽东主席在看了这份报告以后不仅给予了高度的称赞，而且以中共中央的名义起草了一份题为《关于加强卫生

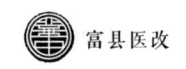

防疫和医疗工作的指示》，其中特别强调：

> 各级党委对于卫生、防疫和一般医疗工作的缺乏注意是党的工作中的一项重大缺点，必须加以改正。今后必须把卫生、防疫和一般医疗工作看作一项重大的政治任务，极力发展这项工作。对卫生工作人员必须加以领导和帮助。对卫生工作必须及时加以检查。在经费方面，除中央预算所列者外，应尽其可能在地方上筹出经费。必须教育干部，使他们懂得，就现状来说，每年全国人民因为缺乏卫生知识和卫生工作引起疾病和死亡所受人力畜力和经济上的损失，可能超过每年全国人民所受水旱风虫各项灾荒所受的损失，因此至少要将卫生工作和救灾防灾工作同等看待，而决不应该轻视卫生工作（《党的文献》编辑部，2003）。

显然，毛泽东主席和中共中央的高度重视，不仅为推动地方各级党委、政府重视和关心当地的卫生防疫工作注入强劲的压力和动力，而且这一精神也必然扩散到社会层面，促进群众性的卫生运动快速发展。在农村卫生防疫工作中，群众性的卫生运动为村级卫生防疫员的出现创造了良好的政策基础和舆论环境。

早在 1951 年 10 月富县卫生院成立之时，便配有 2 名医生负责全县的防疫工作。1952 年初，为贯彻中央政府关于"全国在短期内消灭严重危害人民健康的天花等传染病"的指示精神，富县开始培训种痘员。当年全县 5 个区共培训了 46 名新种痘员（麦岭区 7 人、朝东区 10 人、福利区 10 人、古城区 7 人、富阳区 12 人）。这些新培训的种痘员与全县 89 名社会医生一起成立了种痘工作小组（共 135 名种痘员）（黄色凤，2001）。这是村级卫生防疫人员的首次亮相。

村级卫生防疫人员首次亮相便显示出了其作用，效果显著。富县种痘工作小组在县政府的直接领导下，通过将全县分成 4 个大组的方式开展了全民性的普种痘工作。工作组每到一村，便由村农会组织男女老少集中到大自然村排队接受种痘，一村一村地开展种痘工作。经过种痘工作组两年的艰苦努力，全县接种牛痘的人数累计达到 78686 人，占当时全县总人口的

62.75%（黄色凤，2001a）。

高接种率为控制进而消灭天花打下了坚实的基础。1954～1955 年，政府又组织力量在春秋两季进行补种和复种工作，累计接种人数达 19091 人次；并对原疫区及其周边村庄的农民进行了 3 次鼠疫和霍乱疫苗的预防注射；同时积极发动群众开展以"除四害"为中心的爱国卫生运动等。经过实施上述几项工作，全县人民的身体免疫力大为增强。1954～1959 年连续 6 年的实测观察显示，这 3 种传染病在全县范围内都没有再发生过，说明长期威胁当地人民生命的天花、鼠疫和霍乱等传染病在 20 世纪 50 年代中期已被彻底消灭（黄色凤 a，2001）。

实际上，防治这类疾病的办法早已被现代医学攻克，但消灭这类疾病并不是单纯的技术问题，它还涉及如何推广和普及这些科学技术的问题，其中老百姓的思想观念和行为习惯的转变是一个非常关键的问题。对于民众长期以来形成的不良卫生习惯和卫生观念，做好群众的思想工作往往难于单纯的技术工作（黄树则、林士笑，1986a）。显然，通过培训村级种痘员并组织他们去普种牛痘，这些长期威胁富县人民生命安全的传染病在短短两年内就被彻底地消灭了，这不能不说是一个人间奇迹。当时，乡镇医疗卫生机构中仅有朝东和古城两家卫生所刚刚成立，且尚未下设卫生防疫组织；而县卫生防疫站也刚成立不久，且只有 10 名职工。显然，如果仅仅依靠县卫生防疫站的正规力量，根本不可能在如此短的时间内做如此多的工作，并取得如此好的成绩。

此后，这些农村卫生防疫员继续在防控疟疾、麻风病等传染性疾病和丝虫病寄生虫病方面发挥着不可或缺的作用。1959～1963 年，全县先后培训农村卫生员（含抗疟服药员、种牛痘员等）528 人（黄色凤，2001a）。通过大力开展预防接种和爱国卫生运动，富县人民的免疫能力日益提高，各类传染性疾病的发病率明显下降，大多数疾病得到控制，部分疾病基本被消灭。

四 现代卫生事业全面建立的重要创新

在村级卫生事业中，新法接生员（或妇幼保健员等）、卫生防疫员（包

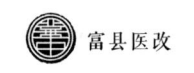

括种痘员、抗疟服药员等）和"半农半医"（即后来的"赤脚医生"）是三大主要群体。其中，新法接生员和卫生防疫员是村级卫生人员中较早出现的两个群体，而"半农半医"的农村医生则不仅出现的时间较晚，而且其出现的过程与当时的时代背景和教育革命密切相关。最早提出培养村卫生员的陈志潜（1998）认为，村卫生员不是医生，其职责应限于预防疾病和提供简单的医疗措施。这种观点在中华人民共和国成立初期也普遍存在。因此，当接生员和防疫员队伍日益壮大之时，政府部门早期并不支持他们向民众提供医疗服务。此时，农村医疗服务主要由基层医疗机构和城市医院派出的巡回医疗队提供，广大农村缺医少药的问题仍然没有解决。于是，在妇幼和防疫工作取得重大进展后，农村缺医少药的问题开始凸显。广大民众普遍呼吁要有"不走的医疗队"和"贫下中农自己的医务工作者（或医生）"。

（一）医学教育革命

这便涉及医学教育改革的问题。国民政府时期，医学教育机构规模小、招生量少且零散混乱，医学教育事业发展十分缓慢。而且，这些医学教育机构培养出来的医药卫生人员远远满足不了实际需要。更重要的是，这些医学院毕业生大都集中在城市，根本到不了占全国人口80%以上的广大农村地区。1950年8月，第一届全国卫生工作会议提出要结束教育混乱局面，实现医学教育体系化。1951年，卫生部、教育部出台《关于发展卫生教育和培养各级卫生工作人员的决定》，提出要改革旧的卫生教育制度，建立适合中国人民需要的新卫生教育制度；决定以发展中等医学教育、培养医士为主，以适应广大城乡人民的紧迫需要（黄树则、林士笑，1986b）。此后，国家又通过院系调整和再调整等方式，大力充实了各层次的医学院校，培养出了大量的医药卫生人才（黄树则、林士笑，1986b）。

然而，正规医学教育培养出来的医药卫生人才相对于当时广大农村的巨量医疗服务需求而言仍是一粟之于沧海、远水之于近渴。他们到农村开展巡回医疗服务虽然可以帮助农民解决某些紧迫的医疗问题，但根本不可能解决长期困扰广大民众的日常医疗问题，更难以将疾病消灭在早期或萌芽期。更值得注意的是，这些医药卫生人才在城市和农村医疗卫生机构

（当时只有县乡医疗卫生机构）之间的分布比例也极不协调，最终引发了我国卫生史上著名的"六·二六"指示。

（二）高位政治推动

史料记载，卫生部当时提交的一份汇报材料是引发"六·二六"指示的导火索，这份材料指出：截至 1964 年，在卫生人才方面，高级卫生技术人员有 69% 在城市、31% 在农村（县及县以下），其中县以下的仅占 10%；中级卫生技术人员有 57% 在城市、43% 在农村，其中县以下的仅占 27%，中医则大多数在农村。农村的中西医人才不仅在人数比例上大大低于城市，而且在业务技术水平上也远远低于城市。在卫生经费方面，1964 年全国卫生事业费共 9.3 亿元，其中有 2.8 亿元用于公费医疗，占 30%；有 2.5 亿元用于农村，占 27%，其中用于县以下的仅占 16%。也就是说，用于 830 万名公费医疗人员的经费，比用于 5 亿多名农民的经费还要多（张自宽，2006）。这些卫生数据的城乡差距之大，可见一斑。

实际上，早在"六·二六"指示以前，时任国家主席刘少奇便已经注意到了上述问题。在 1965 年 5 月与卫生部主要领导的一次谈话中，他明确指出："现在的医药卫生工作只是面向一亿左右的城市人口，全国百分之七十的医务人员是集中在城市，占五亿多人口的农村中医务人员和药品都很少。为了解决卫生工作面向农村，药品供应要研究，如何把供应点深入农村。"（中共中央文献研究室，1996）

1965 年 6 月 26 日，毛泽东在同身边医务人员谈话时，发出了著名的"六·二六"指示。

告诉卫生部：卫生部的工作，只给全国人口的百分之十五服务，这百分之十五中主要还是老爷。而百分之八十五的人口在农村，广大农民得不到医疗，一无医，二无药。卫生部不是人民的卫生部，改成城市卫生部或老爷卫生部，或城市老爷卫生部好了。医学教育要改革，根本用不着读那么多年。华佗读的是几年制？明朝李时珍读的是几年制？医学教育用不着收什么高中生、初中生，高小毕业生学三年就够了，主要是在实践中提高。这样的医生放到农村去，就算本事不大，

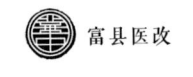

总比骗人的医生和巫医要好，而且农村也养得起。书读得越多越蠢。现在医院那套检查治疗方法，根本不适合农村。培养医生的方法也只是为了城市，可是中国有五亿多人是农民。那种做法脱离群众，中国百分之八十五的人口在农村，不为农村服务，还叫什么为人民服务。工作中，把大量的人力、物力放在所谓尖端，高、难、深的疾病研究上，对一些多发病、常见病、普遍存在的病，如何预防，如何改进治疗，不管，没人注意，或放的力量很小。尖端的问题不是不要，只是应该放少量的人力物力，大量的人力物力应该放在农村，重点在农村。还有一件怪事，医生检查一定要戴口罩，不管什么病都戴，是怕自己有病传染给别人？我看主要是怕别人有病传染给自己。（医务人员说：有些是应该戴的，例如做手术，不戴，怕医生口腔、鼻腔的细菌传染病人伤口。）要分别对待嘛！干什么都戴，这首先造成医生与病人之间的隔阂。今后城市的医院应该只留下毕业一两年的医生，本事不大的医生，其余的都到农村去，把好的都放在农村。"四清"运动到一九六八年就扫尾基本结束了，可是"四清"结束，农村的医疗卫生工作并没有结束啊！把医疗卫生的重点放到农村去嘛！把这些都告诉卫生部。（中共中央文献研究室，2013）

仅就医学教育而言，这个指示明确指出了当时的正统医学教育是在为城市而不是农村培养医生的本质。为此，在正统的医学教育之外，它为广大农村开辟了一条更加符合实际情况的医学教育途径：首先，大幅度降低农村医生的准入门槛，包括缩短学制、降低入学学历要求等；其次，通过在农村的具体实践提高这些农村医生的技术水平。这一指示促使卫生部立即召开了农村医学教育会议，决定要有计划地培养半农半医、卫生员和接生员（黄树则、林士笑，1986a）。

1965 年底，周恩来总理在谈到"卫生工作面向农村"的问题时明确指出，要在人民公社、生产大队和生产小队三个层次分别培养三种不同的卫生人员，他们分别是"脱离生产的专职医生""半脱产的卫生员"和"不脱离生产的卫生员"，并明确要求半脱产的卫生员和不脱离生产的卫生员也要具备治疗农村中的一般疾病的能力（《周恩来选集》编辑部，1984）。

在五年之内真正把农村中三种卫生人员培养起来，这是一个艰巨而伟大的任务。

一种是不脱离生产的卫生员。每个生产队有一名，全国有五百多万生产队，就要训练五百多万卫生员，五年能不能做到，现在还说不定，也许需要十年。要培养这样多不脱离生产的卫生员，使他们成为多面手，既能治一般的病，又能治妇科病，还会接生……卫生员不脱离生产，又有一定的本领，生产队非常欢迎。当然不能保证培养这样多的人都是百分之百合格，不合格就再培养，再进修嘛。

第二种是在生产大队和一部分公社能够有半脱产的卫生员，治病时给他记工分，不治病时也去参加体力劳动，这些人由公社或大队管。对他们的本事要求高一点，不仅能治一般的头痛、伤风，还能治一些比较难治的病。全国有八十多万个生产大队，一个大队培养一个人就是八十多万个，有的大队还可能不止一个人。

第三种是为公社或区里培养脱离生产的专职医生。全国有七万多个公社，每个公社培养三至五人，总共就要培养大约三十万人。这些人基本上脱离生产，在一年里有些时间能参加一些体力劳动也好。

……怎样才能帮助农村培养出这三种人，这是个大问题。现在整个卫生队伍除行政人员外，还不到一百万人，要训练这三级卫生人员六百万到七百万人，我看五年不可能实现，也许十年才能实现，可能还要扫尾。计划可以打得宽一些，工作要抓紧，如果不到十年完成当然更好……任务很艰巨。你们如何去培养呢？如何入手呢？一定要组织大中城市、工矿企业、机关、学校以及军队的医务人员，分期分批组成医疗队，到农村去，主要做两件事，一是治病，一是培养医务人员。只要真正为农民治病，为他们培训医务人员，农民就欢迎得不得了。

显然，与此前仅仅是为农村培养"不脱产的卫生员"相比，"六·二六"指示以后，农村有了"新型的不脱产卫生队伍"。其中，在生产队层面，仍要培养"不脱离生产的卫生员"；而在生产大队层面，则要培养"半

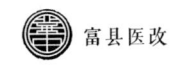

脱产的卫生员",这些"半脱产的卫生员"也被称为"半农半医",是一种非常特殊的医生,即赤脚医生。尽管非常特殊,但毕竟已经纳入医生的职业序列或职业系统之中了。

(三)培养赤脚医生

中华人民共和国成立前,富县的广大农村地区只有少数祖传的个体中医和草医。他们在城乡间巡回行医,分散地为当地群众提供防病治病的相关服务。1953~1956年,县卫生行政部门根据中央政府关于"团结新老中医各部分医药卫生人员,组成巩固的统一战线,为开展伟大的人民卫生工作而奋斗"的指示精神,把这些个体医生组织起来,成立了有3~5人规模的联合诊所(黄色凤,2001a)。

联合诊所一般设在人口密集的集镇,因此可视为乡镇卫生院的前身。在当时,联合诊所医生既坐堂行医,又巡回医疗。此外,由于国家举办的医疗卫生机构还未建立健全,卫生干部极少,力量十分薄弱,故而联合诊所也是完成政府的防疫等公共卫生事务的主力。实际上,1951~1957年的全民性种牛痘、疟疾和丝虫病防治以及麻风病人普查等工作,都是以这批联合诊所医生为主力开展的(黄色凤,2001a)。20世纪60年代中期,随着全县公立卫生机构的建立健全,联合诊所医生因年老或被公立卫生机构吸收而减少,联合诊所出现了解体。此时全县医疗资源仍然十分稀少,广大农村缺医少药的问题迟迟未得到解决。

1966年2月,富县举办了首期"半农半医"农村医生培训班,共培训半农半医人员35名。此后,逐年举办培训班,不断扩大村级卫生人才队伍。截至1979年底,共举办了13期培训班,累计培训农村医生381人次。在办农村医生培训班的同时,当地政府也开始组织各生产大队建立卫生室,然后将农村医生充实其中,巩固各大队的卫生事业。1971年,卫生室被改称为合作医疗室,半农半医人员被改称为赤脚医生。此时全县共有合作医疗室105个(占全县大队数的97.2%),有赤脚医生214人,基本实现了机构和人员的全覆盖。1979年,合作医疗室被改为大队卫生室,共有赤脚医生195人,彻底实现了全覆盖(黄色凤,2001a)。

表 2 - 2　1979 年底富县各公社赤脚医生统计

单位：个，人

公社名称	大队数	赤脚医生数	村均医生数
朝东	13	19	1.46
城北	9	17	1.89
红旗	7	19	2.71
富阳	15	39	2.60
古城	16	35	2.19
福利	22	35	1.59
麦岭	19	31	1.63
合计	101	195	1.93

　　早期，培训班学员主要有四个来源：一是原来的社会医生或社会医生的后代，他们具有一定的传统医学基础或家学；二是中华人民共和国成立前后县卫生院或乡镇卫生所的临时帮工，他们了解一些简单的医学或卫生知识；三是原来培养的"不脱产的卫生员"；四是高小或初中毕业生。其中，前三类学员在参加培训班以前已有一些基本的医学知识，因此可以算是当地既有的卫生人力资源。通过半农半医培训班的培训，既是对他们医学知识的进一步强化和扩展，也是给他们一个合法行医的资格。第四类以高小毕业为主，因为当时初中生很少，高小毕业已经算是当地文化水平较高的人了。此时的培训班以一年或一年半为周期，保证教学质量。学习内容十分庞杂，内、外、妇、儿、幼、中医等科基本知识都有，但并不艰涩，是非常初级和简单的知识内容。理论学习阶段结束后，安排到县医院或公社卫生院实习。实习结束后考核合格者回村当赤脚医生。

　　后来，随着富县农村教育事业的发展，越来越多的学生读了初中、高中，培训班的学员也从以高小毕业生为主变成以初中、高中毕业生为主。赤脚医生队伍的学历层次逐渐提高。随着学员文化素质的提高，学员学习能力也比此前有了更大的提升，再加上当时的政治大环境，培训班的理论学习周期被压缩，实习周期则被拉长。此时的培训班学习内容和实习方式基本上没有大的改变，只是因为此时公社卫生院更多了，因此学员的实习

地点也有了更多的选择。这些在广大农村中文化水平相对较高的年轻人，如果没有国家提供的学医机会，毕业后将只能回到村里继续务农。他们之中运气好的，因为文化素质相对较高，可能会当上大队干部。然而，此时全县20多万人口的医疗卫生需求，仅凭县、乡两级医疗卫生机构和城市医院巡回医疗队提供的服务根本不可能得到满足。"六·二六"指示及此后出台的半农半医政策无疑将这些潜在的农村卫生资源利用了起来，通过基本的培训，不仅有效地回应了全县人民的医疗卫生服务需求，同时也给这些具有一定文化知识的农村青年开启了一条新的人生道路。

显然，赤脚医生与陈志潜所说的村卫生员已有质的差别。首先，赤脚医生的选拔是在个人自愿的基础上，由学校或大队推荐，因此属于正式的组织行为；而陈志潜的村卫生员则是由卫生试验项目的医生在平教会的农民学员里挑选，正式程度相对较低，且极不稳定（国外基金会的资金支持一旦丧失，项目便会因缺乏医生而难以开展）。其次，赤脚医生的学习内容几乎是正规医学教学内容的简化版。从具有内、外、妇、儿科等之分来看，说明当时的教学内容已具有一定的专业化倾向了。而陈志潜主张的村卫生员的培训内容主要是一些与医学相关的外围基础知识，如卫生统计、卫生防疫等，并且缺乏分科意识，这些村卫生员也只能从事卫生防疫工作，根本没有能力从事疾病的诊疗工作，因此与赤脚医生不可同日而语，大约相当于生产队的"不脱产的卫生员"。最后，赤脚医生是大队集体福利事业中的正式成员，具有非常明确的制度化身份。他们的报酬依托当地的集体经济，具体表现为工分和（或）工资，具有较高的稳定性和确定性；而且，从收入水平上看，赤脚医生普遍比普通社员的收入高；甚至有的大队参照大队书记的收入来核定其收入，即把赤脚医生当作大队干部对待了，也反映了赤脚医生所具有的相对较高的村庄社会地位。而陈志潜的村卫生员则相当于社会志愿者，没有酬劳和明确的村庄社会地位，激励机主要依靠村卫生员对村庄的感情、工作过程中的成就感及上级的鼓励，显然缺乏可持续性和稳定性，与制度化的赤脚医生相差甚远，甚至比不上"不脱产的卫生员"。

五 本章小结

（一）成就

20 世纪 50 年代初期到 80 年代中期是富县卫生领域极不平凡的一段历史时期。这段时期的起点是国民政府遗留下来的一穷二白、缺医少药、疾病肆虐的局面；而在这段时期的末端，则是基本健全的农村三级医疗卫生服务组织体系、丰富的卫生服务资源、被有效控制乃至消灭的几种曾经严重危害人民身体健康的传染病。这个时期的卫生事业是在几乎一片空白的图纸上画出了一幅绚丽的画面，堪称奇迹（王军，2008）。在此阶段，富县的农村医疗卫生工作取得的成就主要体现在以下三个方面。

第一，全县各级卫生事业得到了快速发展，基本建立健全了农村三级医疗卫生服务组织体系。虽然在中华人民共和国成立初期富县的医疗卫生事业几乎是一片空白，但经过集体时代的艰苦努力，最终实现了广覆盖，较为彻底地深入广大农村地区（见表 2 - 3）。

表 2 - 3　富县农村三级医疗卫生机构发展历程

机构	起步时间	基本建成时间	总体格局形成时
县级医疗机构	1951 年	1961 年	1964 年
县级卫生机构	1951 年	1953 年	1962 年
（公社）乡镇卫生院	1951 年	1960 年	1969 年
（大队）村卫生室	1966 年	1967 年	1971 年

资料来源：由笔者对富县的卫生档案整理而成，参见黄色凤主编《富县县卫生史汇编（1949 - 1999 年）》。此外，以下各章的统计图、统计表，如无特别说明，均来自笔者在富县的调研资料汇编（1 - 25 卷），特此说明。

第二，疾病的预防与控制工作、妇幼保健事业都取得了巨大成就。一方面，通过开展有计划的免疫工作和群众性的卫生运动，有效地控制和消灭了几种严重危害人民身体健康的传染病和寄生虫病，提高了全民的身体素质。另一方面，通过大力改造传统接生婆，培养新法接生员，推广普及新法接生，极大地减少了产褥热和新生儿破伤风的发生率，大大降低了孕

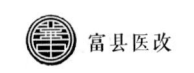

产妇死亡率和婴儿死亡率。

由于妇幼保健事业的成绩前面已经大体介绍，以下主要介绍当地在卫生防疫事业方面的成绩。由于娼妓被改造，性病在中华人民共和国成立初期便已被彻底消灭，富县也不例外；而麻疹、百日咳、白喉、破伤风、脊髓灰质炎等疾病的发病率也大幅度下降；肝炎、痢疾、结核病、流感、乙脑、伤寒等疾病也基本得到控制（黄色凤，2001）。例如，截至1985年，麻疹由1972年的1707.89人/10万人下降到了5.86人/10万人；百日咳从1972年的213.88人/10万人下降到了6.70人/10万人；而白喉、小儿麻痹症则已多年没有病例发生（富县县志编纂委员会，1993）。

中华人民共和国成立前，富县人民长期深受天花、鼠疫和霍乱等烈性传染性疾病之苦。中华人民共和国成立后，富县通过成立种痘工作组大力开展全民接种牛痘、预防注射鼠疫、霍乱疫苗以及爱国卫生运动等卫生防疫工作，彻底消灭了这三种疾病（黄色凤，2001a）。

麻风病是一种慢性传染性疾病。富县原属于中度流行区，几乎每个乡镇都不同程度地流行。中华人民共和国成立前，麻风病菌到处传播，严重危害人民健康，社会不得安宁。中华人民共和国成立后，富县于1958年开始进行全县范围的麻风病防治工作。首先进行麻风病的调查统计，基本摸清了全县的麻风病分布、菌型、患者状况等基本情况。然后通过建设麻风病院进行隔离和治疗，既确保了患者能够得到基本的治疗，又保证了社会的安宁和稳定。1989年7月，经地区卫生局和自治区研究所专家现场考核验收，富县已经基本消灭了麻风病（黄色凤，2001a）。

疟疾又叫"打摆子"。富县原属疟疾高发区，疟疾是全县流行最广泛的一种疾病，严重影响人民的身体健康。当地过去曾有"稻谷黄病满床，人有病架桥梁，烧香纸找仙娘，缺医药见阎王"的说法，反映了当时人们由于缺医少药，一旦疟疾流行，便只能求神拜佛、听天由命的悲惨境遇。中华人民共和国成立后，县里成立了疟疾防治领导小组，从1957年冬季开始组织全县的医务人员共210多人，分区乡包干负责，深入农村，依靠和发动群众，大力开展全民性抗疟服药工作。当年，全县36814人服用了抗疟药。此后，经过1958年至1960年的全民性预防疟疾服药工作，全县已基本控制了疟疾的流行趋势。此后1961~1966年连续6年开展了抗疟补服药品的工

作，补服药品人数累计达 23852 人次。经过多年的普服、补服和治疗工作，全县疟疾发病率大幅度下降。从防治前的 50 人/万人~280.6 人/万人下降到了 1987 年的 1 人/万人。后又通过对疟原虫阳性病人进行根治，最终于 1989 年基本消灭了疟疾（黄色凤，2001；富县县志编纂委员会，1993）。

丝虫病是一种慢性寄生虫病。富县原属低度流行县，流行面很广，各乡镇均有不同程度的流行。在 1958~1960 年大型水库/电站建设中，丝虫病以水库蚊子作为媒介导致人们相互感染而大量传播。从 1971 年开始，全县组织防治丝虫病专业队伍进行了为期 3 年的全县普查工作，受检人数达 149763 人，检查出阳性病者 2627 人，阳性率为 1.75%，其中罗山大队和富阳仁义、仁寿街感染率高达 17% 和 13.11%。为了消灭丝虫病，富县于 1978~1980 年全民服用"海生群"药盐；最终于 1985 年基本消灭了丝虫病（黄色凤，2001；富县县志编纂委员会，1993）。

第三，生育状况明显改善，人口质量大大提高，人口数量快速增加。中华人民共和国成立前，富县人民饱受灾害、饥荒、贫困和疾病之苦，人口增长极为缓慢。1933~1949 年 16 年间，总人口从 87872 人增加到 118944 人，年均增长 1942 人，增长率为 22.1‰。由于早婚、近亲结婚、旧法接生，以及普遍缺医少药、传染病流行和人口体质差等原因，人口再生产呈现高出生率、高死亡率、低自然增长率的显著特征。以 1936 年为例，当年人口出生率为 38.9‰，死亡率为 27.6‰，婴儿死亡率高达 179.7‰。"生一窝，埋一坡""只见娘生儿，不见儿走路"成为当时人口再生产状况的生动写照。此时，人口平均预期寿命很短，其中农村人口预期寿命只有 30 多岁，城镇人口的平均预期寿命也不到 40 岁（黄色凤，2001b）。

在中华人民共和国成立后的前 30 年，由于经济社会的发展，富县人民的生活质量得到了显著改善。尤其是当地农村医疗卫生事业的发展，为人口再生产创造了极其有利的外部条件。加上当时国家人口政策未能及时控制，富县的人口发展呈现前所未有的高速度。1949~1999 年 50 年间，全县总人口从 118944 人增长到 283312 人，净增 164368 人，比中华人民共和国成立初翻了一番多，平均每年增加 3287 人。

表 2-4 显示，中华人民共和国成立后，富县人口再生产呈现高出生率、低死亡率和高自然增长率的特征，人口数量增长势头强劲。历年的人口统

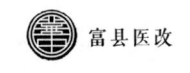

计数据显示，该县人口年均增长率为 19‰，其中年增长率低的是 1956 年、1957 年和 1959 年，分别为 4.5‰、1.08‰和 4.39‰；年增长率高的是 1962 年、1965 年和 1966 年，分别为 40.9‰、48.4‰和 31.4‰（黄色凤，2001b）。而 1960 年前后作为当地人口发展的转折点，恰好就是中华人民共和国成立前严重威胁当地人民身体健康和生命安全的疾病被基本控制、新法接生开始得到普及以及县乡两级医疗卫生组织基本建成之时。

表 2 – 4　1949～1985 年部分年份富县人口变动统计

单位：人，‰

年份	出生人数	出生率	死亡人数	死亡率	自然增长率
1953	4009	31.65	1317	10.39	21.25
1966	5967	37.69	1329	8.39	29.29
1970	4923	28.34	1283	7.39	20.95
1975	4614	23.44	1443	7.33	16.4
1980	4197	19.74	1239	5.83	13.83
1985	3832	16.60	1099	4.76	11.86

（二）经验

本章主要回顾了现代医疗卫生事业在富县农村集体化（人民公社）时期的发展历程，这也是当地现代医疗卫生事业的早期发展阶段。在这个阶段，行政主导的医疗卫生体制和在此基础上形成的卫生政治化极大地推动了现代医疗卫生事业深入农村社会。笔者以为，集体时期的农村医疗卫生工作之所以能够取得如此辉煌的成绩，最根本的原因是坚持了"政府主导"和"农民本位"的基本原则。其中，"政府主导"的基本原则非常符合卫生事业的基本性质，而"农民本位"的基本原则不仅符合卫生事业的基本性质，而且符合我国的基本国情和农村的实际情况，因此才能最终取得巨大的成功。

此时的"政府主导"具体体现在两个方面。在卫生事业的分布上，以行政力量为主导，坚持了以实际需求为导向，而不是市场需求为导向。卫生事业归根到底要服务于民众的卫生服务需求，因此从理论上说，有卫生

服务需求的地方就应该有卫生服务机构。然而，在自由放任的市场环境下，广大民众真实的卫生服务需求往往因为支付能力的不足而没有办法表达出来，而部分富人的虚假的卫生服务需求却有可能在市场上得到充分的表达。在市场机制下，卫生事业的分布并不是按照实际需求状况分布的，而是按照市场需求状况分布的，造成真正有需求的地方反而可能没有卫生服务机构，这就是市场失灵。

政府主导的行政配置有效地避免了上述问题。中华人民共和国成立初期，我国基层政权组织建设如火如荼地进行，卫生机构建设是政权组织建设的重要内容之一。因此，在基层各级行政组织建立起来的同时，作为其重要组成部分的卫生机构也随即建立起来了。卫生机构的建设以政权组织建设为基础，既解决了有效规划的问题（政权建设本来就需要规划），也解决了行政成本的问题。因此，当县级政权建立健全以后，县级医疗卫生事业也随即建立健全；而当人民公社体制建立健全以后，乡镇（公社）卫生院和村（大队）卫生室也相应地建立健全起来，这一切似乎都是顺理成章、水到渠成的事情。需要特别说明的是，尽管这种通过行政机制建立起来的卫生事业往往存在这样那种问题，但最重要的是，这种模式建立起来的卫生事业不是单纯地以市场需求为导向，而是以实际需要（基本需要）为导向，甚至曾经一度出现过"哪里有人，哪里就要有医药"的口号（人民日报卫生出版社，1970）。这种模式全面覆盖，深入了农村的最基层，最大限度地确保了卫生事业的公平性，是从 0 到 1 的突破。至于这个 1 的质量如何，那是另一个层面的问题。因为在自由放任的市场机制下，那些有实际需求但却没有能力表达的广大地区，往往面临着的"0"的根本性困扰。因此，相对于市场配置，行政配置具有明显的"保基本"的特征。

"政府主导"的基本原则还体现在高层党政机构及国家领导人对卫生事业的高度重视和积极推动方面。尽管这个时期国家对农村卫生事业的财政投入是十分有限的，但国家对农村卫生事业的重视并没有因此减少。毛泽东等国家领导人和中央政府的高度重视和积极推动，有力地促进了各级政府将更多的行政资源投入卫生事业。也就是说，尽管此时政府对卫生事业的财政资源投入并不多，但对卫生事业的行政资源投入却不少。由于农村卫生事业是各级政府高度重视的工作，这就为农村卫生事业发展营造了非

常有利的氛围。政府的高度重视有力地调动了农民集体组织对农村卫生事业的重视和热情。实际上，农民本来就深受疾病的困扰，当他们组织起来，并具有了一定的经济积累之时，在国家的积极引导和良好的舆论氛围之下，很快就自觉地开始了农村卫生事业的建设历程。在这个过程中，政府的作用主要是引领，而非包办一切。事实证明，当政府试图包办一切时，农村卫生事业往往会陷入低谷；而当政府积极发挥引领作用但又不包办一切，而是帮助农民自己建设自己的卫生事业时，农村卫生事业便会取得巨大成就。这说明，政府不仅要重视农村的卫生事业，同时也要摆正自己的位置，不替代农民包办一切具体的事务，而是在组织农民、动员农民、引导农民等大的方面发挥主导性作用。实际上，由于我国农民群体分散在细碎的小块土地之上，自觉合作的成本很高，需要政府在组织农民方面发挥主导作用。放任农民自愿合作或不合作，实际上是政府不负责任。

显然，在上面的论述中，我们已经提到了农民在农村卫生事业中的位置的问题。笔者认为，政府要在农村卫生事业的建设中发挥主导作用。这个说法主要针对的是那种认为农村卫生事业应该采取自由放任的市场机制，由市场需求的价格信号去引导卫生资源的配置和分布的观点。笔者认为，就卫生事业而言，市场需求并不一定就是实际需求，市场价格信号往往不能切实地反映民众的实际需求状况，因此会扭曲卫生资源的配置结果。这是由卫生事业的基本特性决定的。卫生服务需求存在高度的信息不对称性，因此需求表达极易出现扭曲，导致市场机制的严重失灵。因此，卫生事业建设需要政府主导。由于农民的支付能力普遍不足，因此，农村的卫生事业更离不开政府的主导作用。

然而，从本章的叙述来看，笔者认为，政府主导并不必然就是政府包办一切。在农民与卫生事业的关系方面，政府的主导作用主要体现为以农民为本位，帮助农民更好地发挥主体性作用。在克服疾病的困扰方面，需要农民发挥主体性作用。这既是卫生事业的内在需要，也是国家财政能力有限条件下的一种必然选择。一方面，国家财政状况决定了政府没有能力包办一切；另一方面，疾病的攻克归根到底需要依靠病人自己——这在疾病谱从烈性传染性疾病向慢性病转型以后表现得更为明显。然而，即使是在集体时期，疾病主要是烈性传染性疾病，但由于国家的财政能力有限，不可

能建设乡镇卫生院和村卫生室，因此农民的主体性作用主要体现为集体经济建设基层卫生事业，正是因为基层卫生事业是建立在农民集体经济基础之上的，因此自然就体现了农民本位。政府的主导作用体现在为农民集体建设基层卫生事业创造良好的政策和舆论环境。

杨文利曾指出，在国民政府时期，我国的医疗卫生问题表面上看是人口多、疾病多、医药少、政府的财政能力不足，但透过这些表象却不难发现，当时的卫生问题"本质是广大人民尤其是工农劳动群众几乎长期与卫生医药事业隔离，无权享受基本的医疗保障"（当代中国研究所，2014）。国民政府在建设现代卫生事业的过程中，不仅未能较好地体现政府主导作用，更为重要的是，其也没有以农民为本位促成广大农民的积极参与，这才是国民政府时期现代卫生事业不彰的根本原因。集体时期便提供了一个反证，天花、鼠疫、霍乱等疾病被消灭便是非常典型的案例。在这一时期，尽管仍然面临着人口多、疾病多、医药少、政府财政能力不足等一系列的现实困境，我国却以极少的卫生资源投入获得了极大的卫生事业绩效，创造了世界卫生事业的奇迹，其关键原因在于：政府主导和农民本位的基本原则不仅契合了卫生事业的客观规律，同时也契合了我国的发展阶段和广大农村的实际情况。

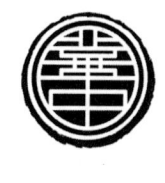

第三章

市场主导下的"旧医改"

1978 年 12 月，党的十一届三中全会召开，拉开了改革开放的序幕，改革很快便辐射到了农村地区。其中，家庭联产承包责任制、财政制度改革（以及行政体制改革）和医疗卫生体制改革对农村卫生事业产生了巨大影响。具体体现在以下三个方面。

第一，在此前的农村三级医疗卫生组织网络体系中，县级医疗机构和县级卫生机构是全民所有制的卫生事业单位，其机构的经费来源主要是国家财政拨款；而乡、村两级医疗卫生机构则大都属于集体所有制的卫生机构（少部分中心卫生院属于全民所有），因此社队集体经济往往是这些卫生机构的主要拨款来源。家庭联产承包责任制改革以后，家庭经营成为主要经营模式，绝大多数农村的集体经济受到了严重削弱，直接造成乡、村两级医疗卫生机构的拨款骤减。

第二，财政包干制改革重新厘定了中央政府与地方政府的责权利关系，而地方政府之间的关系厘定也参照了这种财政包干的基本模式。依照卫生事业分级管理的既有体制，基层农村医疗卫生事业的建设和发展主要是基层政府的责任，然而，经济发展的责任也同样属于基层政府。此时，财政资源极为有限的基层政府对经济建设的高度重视在一定程度上削弱了其对卫生事业的积极性。对于以经济建设为中心的基层政府而言，基层卫生事业构成了一种财政上的"包袱"。

第三，此时的国家医疗卫生体制改革参照了以"放权让利"为主要内容的国企改革的思路，引入了市场机制；改革卫生事业的运行机制，扩大了卫生机构的自主权，调动了卫生机构和卫生人员的积极性。不过，由于扩大卫生机构的自主权是在政府"甩包袱"的背景下进行的，政府对卫生事业的管理和监督普遍较为松懈，因此在改革的过程中也曾经出现了一些乱象，产生了严重的问题。

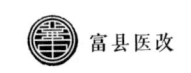

一 农村改革与乡村医生的"落单"

党的十一届三中全会后，农村开始进行经济体制改革。1979 年底，富县共有 1250 个生产队实行了"分组作业、定额管理"的模式，占全县生产队总数的 58.39%。此后，为落实 1980 年 9 月中共中央出台的《关于进一步加强和完善农业生产责任制的几个问题》精神，全县召开经营管理训干会，布置推行"五定一奖"（定劳力、定耕作区、定产量、定投资、定工分，超产奖励）的生产责任制。1981 年底，当地政府出台《关于建立和完善各种形式农业生产责任制若干问题的规定》，全县 90% 以上的生产队分别实行了包产到户、包干到户、专业承包、联产到户等多种形式的农业生产责任制；此后又出台《加强和完善农业生产责任制的意见》，积极引导和促进全县的农村经济体制改革。1982 年底，全县已全部实行了农村家庭联产承包责任制。此后，当地县委、县政府为落实 1985 年"中央 1 号"文件"进一步稳定家庭联产承包责任制"精神，在完善土地承包合同的同时，扩大了承包领域，各乡镇企业、集体山塘、水库、林场、茶场、竹场、果场等相继实行了多种形式的经济承包责任制［《富县概况》（修订本）编写组，2008］。

农村经济体制改革对农村经济社会各个层面都产生了巨大影响。对村级卫生事业而言，首先是合作医疗的垮台或停办，其次是赤脚医生/乡村医生的报酬问题开始凸显。当然，早在改革开放前，这两个问题便已经出现了，农村经济体制改革加剧了这一进程。早在引入承包责任制初期，赤脚医生的收入问题便已开始出现。这是因为在实行责任制以前，农民的工分相对较为均衡，由于赤脚医生的工分一般处于中上游水平，当时他们的收入是有保障的；引入承包责任制以后，工分的差异拉大了，赤脚医生受工作性质的影响，很难获得农业生产方面的奖励，因此工分数反而相对减少了。此后，随着土地包产到户及家庭经营的兴起，集体经济受到了严重削弱，工分制已经越来越不适应农村的形势了。

1981 年 2 月，国务院在转批卫生部的《关于合理解决赤脚医生补助问题的报告的通知》中明确指出："赤脚医生的待遇问题长期没有得到合理解

决。近年来随着农村经济政策和生产责任制的调整改革，赤脚医生因为防病治病、计划生育任务繁重，没有时间搞家庭副业，也得不到超产奖励，特别是在农业生产水平较低，经济条件较差的地方，困难就更大。有的弃医务农，有的转做民办教师，甚至经过多次培训已有十年以上医疗经验、技术水平较高的赤脚医生也改行了。"为此，该文件建议各地方政府对于"经考试合格、相当于中专水平的赤脚医生，发给'乡村医生'证书，原则上给予相当于当地民办教师水平的待遇"；而"对于暂时达不到相当中专水平的赤脚医生，要加强培训，其报酬问题，除记工分外，也要根据当地实际给以适当补助"。赤脚医生补助费主要有以下三个来源："一是经社员讨论，从社队企、副业收入中或社队公益金中提取；二是从诊疗业务收入或医疗站其他收入中解决；三是由地方政府给予适当补助。对于边远山区、少数民族地区和贫困地区，应给予照顾，地方财政的补助可以多一点。"

显然，这份报告看到了当时赤脚医生队伍存在的问题，但并未提供一个有针对性的解决办法。因为"记工分＋补贴"早在这份文件出台前便已存在：20 世纪 70 年代末，富县对在大队卫生室行医的赤脚医生采取"记工分＋现金补贴"的办法给付劳动报酬。因此，它并没有什么新意。而对于赤脚医生补助费的来源问题，国务院的这份报告并没有阐明中央政府的支出责任，而是把赤脚医生补助费的筹资责任推给了农村集体经济、农村卫生机构和地方政府。此时，一方面，改革以后的农村集体经济普遍出现快速衰退；另一方面，在当时的财政体制下，地方政府将事权层层下移，最后其实是把责任推给了财政能力极为薄弱的基层政府。集体经济和基层政府财政均缺乏保障，因此，所谓赤脚医生补助费来源，最终将主要由赤脚医生在大队卫生室的业务收入或其他收入来支撑。

顺着这条思路，到国家在全国大力推进承包制时，承包便顺理成章地被引入了农村卫生领域。农村卫生事业从集体中剥离出来，村（大队）卫生室实行"独立核算、独立经营、自负盈亏"，成为实质性的私人诊所，赤脚医生则成为村卫生室实质性的承包人。此时，"记工分"已经成为历史，村级卫生事业的性质从福利性变成了经营性。因此，村集体不仅不再需要向乡村医生提供补助，反而是乡村医生需要向村集体提交地租、房租或管理费等各类费用。此时，村级卫生事业变成了"副业"，成为缓解改革后集

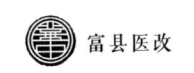

体经济衰退的收入来源。

在农村集体卫生事业日益衰败的同时，国家开始允许并且鼓励私人办医、行医。尽管新中国成立后国家并未出台文件禁止私人办医行医，但是，在新中国成立后的前30年里，医疗卫生领域的私人所有制几乎没有存在的空间和可能性。直到1980年8月24日，国务院批准了卫生部《关于允许个体开业行医问题的请示报告》，私人办医行医才开始兴起并快速壮大。这份文件指出，"1965年底，全国城乡共有个体开业人员44000余人。他们在十年动乱中，大多数被当作'走资本主义道路'，遭到打击，被迫停业"。该文件认为，"个体开业医生是独立脑力劳动者，是社会主义卫生事业的补充……可以允许极少数适合开业的医生个体开业"。

1982年，广东省组织了个体医生考试，颁发了全国第一批个体医生资格证书（社会医生）。不过，此时，私人办医行医的主要来源还是"现有农村医生"，其中主要是在农村经济体制改革后"落单"了的赤脚医生（乡村医生）。1983年，全国共有个体开业医生49148人，其中88.6%分布在农村地区（黄树则、林士笑，1986b）。显然，这些个体医生大都是此前的赤脚医生。个体开业行医是在农村集体举办卫生事业受到新形势的巨大冲击后出现的一种新形式，由于主要集中在农村，因此在一定程度上弥补了农村卫生事业能力的不足和缺陷。

不过，个体行医还是对集体卫生事业产生了不小冲击。个体行医出现以后，农村中同时出现了两种既竞争又补充的办医形式。其中，个体行医以利润为导向，医疗是主要工作内容；而集体卫生事业则以福利为导向，医疗服务只是其中一部分，预防保健也是非常重要的工作内容。但两种办医形式的收入来源都是以医疗业务收入为主。显然，个体行医更能够实现医生个人利益的最大化，因此有越来越多的赤脚医生转为个体医生，严重影响了农村预防保健工作的顺利开展。为此，国家曾经一度出台文件禁止赤脚医生"搞单干"，得到了少部分地方政府的响应，但对于全国绝大多数集体经济本来就十分薄弱的农村地区来说，一旦国家积极鼓励个体行医的政策信号发出来，赤脚医生转为个体医生开业便成为不可阻挡的潮流。不过，推动力往往来自于政府。对于这些地区来说，基层政府和集体组织内在地具有将卫生事业推向市场的积极性，而赤脚医生对此反而是不积极的，

他们更希望继续留在体制内，获得基本收入和身份地位的稳定。

总之，随着农村经济体制改革的实施，农村集体经济遭到了前所未有的挑战。此后不久，依托于集体经济的村级卫生事业由于缺乏足够的集体经济支持，日益陷入困境。首先是有越来越多的大队（村）合作医疗因筹资困难而被迫停办，然后是赤脚医生的报酬问题越来越难以从集体经济中解决，从而严重影响了赤脚医生的积极性。在国家大力推行承包制度的背景下，承包也开始进入农村卫生事业领域。村级卫生事业被集体当作"副业"承包，集体不仅不给予资金支持，反而还要收取租金或管理费等。与此同时，政府体系也正在经历剧烈的变革，政府财政领域实行"分级包干制"，大多数基层政府连县、乡两级卫生事业都"甩包袱"，更不可能有足够的财力和意愿支持村级卫生事业。因此，村级卫生事业成为政府不管、村集体不关心的事业，乡村医生刚一亮相便"落了单"。

从赤脚医生与乡村医生的对比不难看出乡村医生面临的窘迫局面。

首先，从经济收入方面来看，赤脚医生的工分收入一般处于整个集体经济中的中上游水平，而那时的集体经济是农村收入分配的主要渠道，这种模式能够比较有效地保障赤脚医生相对较高的收入水平。而乡村医生面临的是一个集体经济日渐萎缩的时代，因此即使乡村医生的工分继续保持较高的水平，工分的"含金量"却越来越低了。因此，需要对乡村医生进行补贴。然而，由于集体经济的衰弱和政府财政能力的不足，乡村医生补贴的主要来源既不可能是集体，也不可能是政府，最终便只能依靠村级卫生事业的"创收"，自行补贴。

其次，从社会方面来看，由于领袖和中央政府的高度重视，赤脚医生在农村中往往具有较高的政治地位和社会地位，有些地方甚至将赤脚医生作为大队干部看待，他们活跃在各类村庄公共舞台之上。这种状况在"文革"时期不仅没有受到冲击，反而得到了强化，甚至有些过度。在"文革"结束以后却出现了大逆转，曾经被称为此间"新生事物"的赤脚医生和与之密切相关的合作医疗制度在改革开放的拨乱反正过程中遭遇到了巨大冲击，一度被各级政府的少数领导干部当作"左"的东西来看待（吕兆丰、钱福华、王晓燕，2010）。因此，对赤脚医生（乡村医生）的整顿，不少地方存在过度化的情况；而对于此后的村级卫生事业建设和乡村医生的培养

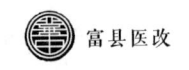

等工作则往往过于不重视。

二 以"放权让利"为核心的医改

党的十一届三中全会的公报指出，"现在我国经济管理体制的一个严重缺点是权力过于集中，应该有领导地大胆下放"。放权既包括中央政府向地方政府、上级政府向下级政府放权，从而推动财政包干制及分税制的形成；也包括政府向企业放权，扩大企业自主权。此时的医改也积极参照企业改革的思路，实行了以扩大卫生机构自主权为主要内容的改革。因此，李玲等人（2008）指出："20 世纪 70 年代末到 90 年代初，是以'放权让利'为主要方向的改革探索期。"

（一）财政体制改革：从包干制到分税制

政府的财政体制改革和农村行政管理体制的改革对农村卫生事业产生了巨大影响。1978 年 12 月，党的十一届三中全会召开以后，国家开始对财政管理体制和行政管理体制进行大刀阔斧的改革。1978～1979 年，国家实行了"定收定支、超收分成"的财政管理办法，标志着"财政包干制"的正式开始。与此同时，国家也开始改革既有的公社管理体制，实行"政社分开、建立乡政府"的工作。

正式的"财政包干制"有两个周期：1980～1984 年是第一个周期，这个周期实行"划分收支；收大于支，定额上交；支大于收，定额补助；分级包干，一定五年"的新体制。该体制也在地方各级政府中实施，富县为省定"定额补助县"。与此同时，县级财政也实行了"划分收支、分级包干、分灶吃饭、一定五年"的体制，对全县各支出单位实行"核定收支、预算包干、超支不补、结余留用"的财务包干办法，以期提高各支出部门财政资金的使用效率［《富县概况》（修订本）编写组，2008］。

1985～1988 年为第二个周期，该时期的主要任务是继续实行并不断完善"划分税种、核定收支、分级包干"的体制。自 1986 年起，富县开始建立乡级财政，制定了"定收入，超收分成"的财政管理办法。1987 年，实行"定收入、定支出、收大于支定额上交、支大于收定额补助、超收另行

分成"的财政制度。对企业,实行"定利润基数,逐年递增,超收全部返还企业,一定三年不变"的制度。1988 年 7 月 28 日,国务院出台《关于地方实行财政包干办法的决定》,对财政体制进行调整,实行"定死基数、递增包干、超收全留、歉收自补"的财政体制,并将其延续到了 1993 年[《富县概况》(修订本)编写组,2008]。财政包干制有效地克服了"财政大锅饭"的弊病,调动了全县党政和财政等部门生财、聚财、理财的积极性。

然而,财政包干制也带来了严重的问题,其中的关键是触碰到了"分权的底线":首先,国家财政对经济的汲取能力逐年下降,表现为财政收入占 GDP 的比重逐年减少;其次,中央财政收入占财政总收入的比重日益下降,地方财政的占比则日益增加(王绍光,1997)。此外,财政包干制与市场经济体制也越来越不匹配:地方政府在这个体制下有较强的冲动去干预企业生产经营,不利于资源的优化配置、产业结构的合理调整和地方经济的均衡发展。为此,1992 年,国务院转批财政部《关于实行"分税制"财政体制试点的通知》,决定实行分税制财政体制试点。1993 年 5 月,分税制改革被纳入国家经济体制改革总体方案。

分税制财政体制的基本框架:一是分别建立中央财政和地方财政的收支体系,尽可能明确划分中央和地方的收支范围;二是与中央和地方收支体系相配套,建立中央和地方收入征管机构,调动两级政府组织收入的积极性;三是尽量减少分税制对各方面造成的震动,妥善处理新旧体制的衔接问题,如实行中央对地方的税收返还等(李萍,2010)。实行分税制的结果是:不但将原来大量的地方财政收入集中于中央,也将税收权力和安排支出责任的权力集中于中央,因此具有明显的集权性质;然而,这种集权"并非是完全的财政集权",而"只是'财权'或者是收入的集权,财政支出责任(事权)在中央和地方之间并未出现重大的调整"(周飞舟,2012)。中央和地方财政支出的比重在分税制前后并未发生显著变化,中央政府通过财政转移支付制度弥补地方政府的财政支出缺口。

财政转移支付主要分两种类型:一种是一般性转移支付(后来也称均衡性转移支付),即不规定具体用途,由地方统筹安排使用,旨在促进各地方政府提供基本公共服务的均等化和保障国家出台的重大政策的实施;另一种是专项转移支付,即为了实现中央的特定政策目标,专款专用(李萍,

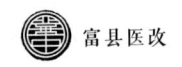

2010）。一般来说，专项转移支付更能体现出中央政府的特定意志和特殊偏好。1994～2000 年，专项转移支付占比最高为 72%、最低为 56%，均超过了一般性转移支付。地方政府为了获得财政转移支付资金，不得不考虑中央政府的意志和偏好（见表 3-1）。

表 3-1　1994～2000 年中央对地方财政转移的基本情况

单位：亿元，%

年度	转移支付总规模	一般性转移支付		专项转移支付	
		规模	占比	规模	占比
1994	590	229	39	361	61
1995	667	292	44	375	56
1996	774	285	37	489	63
1997	845	327	39	518	61
1998	1239	361	29	878	71
1999	1966	542	28	1424	72
2000	2459	846	34	1613	66

资料来源：（李萍，2010）

　　尽管财政包干制和分税制均是指中央政府与省级政府的关系，但由于地方政府上下级之间往往会自觉地复制这种关系，因此使财政包干制和分税制得到了层层实施。总的来看，在"财政包干制"时期（1980～1993 年），地方政府（尤其是基层政府）发展经济的积极性迅速被调动起来，基层政府之间形成了非常激烈的市场竞争。对于财政收入相对有限的绝大多数农业型地区来说，将有限的财政资源主要用于经济发展，便成为当地发展经济的重要方式。因此，在这个时期，基层政府没有积极性将有限的财政资源用于卫生事业，具体表现为基层政府对当地卫生事业财政投入的增长速度始终赶不上当地经济增长的速度。而在"分税制"时期（1994 年以后），中西部地区的很多基层政府出现了比较明显的财政缺口，中央政府财政转移支付成为基层政府正常运行的重要物质基础，因此中央政府的导向对基层政府的行为具有十分重要的影响。然而，王绍光（2014）发现，此时的主流观点仍寄希望于由基层政府和民众自己承担基层卫生事业的经费，在财政转移支付中并没有对基层卫生事业做出实质性的安排，这导致卫生事

业始终处于"包干"的状态。

（二）卫生事业管理体制改革：分级管理

财政体制改革对卫生事业的影响主要源于我国卫生事业的分级管理体制。早在 1957 年召开全国医院工作会议时，国家便已经明确提出了"医院和疗养院逐步交地方统一管理"的总体思路（卫生部医疗预防司，1958）。后来，时任卫生部副部长徐运北在总结我国第一个五年卫生事业计划的经验和教训时指出，"卫生部管的单位多，未管理好，使工作受到一定的损失，今后有些卫生事业主要应由地方管，凡是在地方的一定要交地方领导，依靠地方党政领导，做好工作"（聊城市革命老区促进会、中共聊城市委党史研究室，2014）。此后，我国的卫生事业分级管理体制基本确立，即使在"文革"时期也没有发生质的改变。

按照分级管理体制，县级医疗卫生机构由县级政府部门行使管理权。而乡、村两级卫生组织，当时提出要"把医生集体所有制稳定下来。坚持两条腿走路的方针，国家办、公社（大队）办、医生联合办、个体开业四种形式并存。在现阶段医生集体办是农村基层卫生组织的基本形式。它的概念是：独立核算、自负盈亏、民主管理、按劳分配；公社和大队有条件时在经济上应该给予辅助，但性质不能改变"（聊城市革命老区促进会、中共聊城市委党史研究室，2014）。不过，到了 20 世纪 60 年代中期以后，随着经济社会的发展和政府的大力推动，乡、村两级卫生组织逐渐从医生集体所有制过渡到了公社集体所有制和大队集体所有制。有少数公社卫生院（中心卫生院）甚至变成了由政府举办的公立卫生机构。此时，按照分级管理的原则，农村中的全民所有制卫生机构由县级政府部门管理，而集体所有制性质的乡、村两级卫生机构的经费主要由集体承担，但管理权一般集中在县级卫生行政主管部门。

"文革"期间，卫生分级管理体制虽未受到影响，但日益集权化。县级医疗卫生机构实行党委领导负责制，公社卫生院则由组织部各配备一名政治指导员加入领导班子（黄色凤，2001a）。此时，基层卫生机构"党政不分""以党代政"的现象十分普遍，卫生业务因政治运动等原因受到了一定影响。"文革"结束后，国家依照"党政分开"的思路对各级卫生机构的管

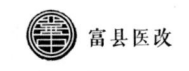

理体制进行整顿和改革，大体恢复为"文革"前的模式。1978 年 10 月，根据上级要求，全县取消公社卫生院政治指导员，任命业务人员为卫生院的正、副院长，农村卫生事业恢复为"以县为主"的管理模式（黄色凤，2001a）。

此后不久，以"财政包干制"为主要内容的财政体制改革启动。尤其是 1982 年新修订的《中华人民共和国宪法》明确了中央和地方国家机构职权划分的总原则以后，按照卫生事业分级管理的体制，农村医疗卫生事业主要由县级政府负责，卫生事业经费自然也应该主要由县级财政承担。从积极的角度看，明确县级财政对农村卫生事业的投入职责有助于调动县级政府发展卫生事业的积极性，但由于此时一方面县级政府的财政收入有限，另一方面县级政府主要以经济建设为中心，农村卫生事业反而成为县级财政的包袱和压力。因此，县级政府有极强的动力在卫生领域引入包干制，扩大卫生机构的自主权，把卫生机构推向市场。

此后，当人民公社体制被废除、乡政府及乡级财政普遍建立起来后，县级政府逐渐将乡镇卫生院下放给乡政府。1987 年 3 月，富县出台《关于乡镇直属单位管理权属下放问题的若干规定》，把各乡镇卫生院的"人、财、物管理权属划归所在乡镇，原上级主管单位仍负责业务上的指导，并协助各乡镇搞好管理工作"（富县志编纂委员会，1993）。显然，将乡镇卫生院下放给乡镇政府是卫生事业分级管理体制的延伸。从积极方面看，明确乡级财政对乡镇卫生院的投入和管理责任有助于乡镇卫生院的发展；而此前由县卫生局管理乡镇卫生院，财政投入和管理方面都存在力不从心的情况。然而，由于乡级财政普遍比县级财政更加没有保障，因此在绝大多数地区并没有起到发展乡镇卫生事业的作用。改革开放前，公社卫生院属于集体所有制机构，经费来源主要靠集体经济和财政补贴，具有相对稳定的经费来源。改革开放后，绝大多数地区的集体经济都瓦解了，乡镇卫生院只能依靠财政。而在实行财政包干制以后，乡镇卫生院的经费来源主要依靠县级财政，这无疑给县级财政带来了巨大压力；此后，乡镇卫生院被下放到乡镇政府，无疑是把财政压力转移给了乡级财政。原本就很孱弱的乡级财政难以支撑乡镇卫生院的财政需求，只能进一步向乡镇卫生院放权让利，将其推向市场。

理论上,通过"实行分级办卫生事业、分级管理的原则,有利于增加地方投入、统一筹措和合理配置卫生资源、加强卫生资源的综合利用效益"(黄永昌,1994)。然而,事实上,改革使我国的卫生事业在横向和纵向两个层面的不平衡程度加剧。这种不平衡具体到农村卫生事业领域主要表现为:首先,由于基层政府对农村医疗卫生机构的财政投入普遍不足,业务收入成为这些机构的主要收入来源;其次,由于县、乡两级医疗卫生机构的财务来源稳定性存在巨大差异(县级财政比乡级财政的稳定性更高),导致县、乡两级医疗卫生机构的差距越来越大,而且这种差距已经远远超出了原先农村三级医疗卫生组织体系因定位和分工的不同而存在的正常差距;最后,全县范围内的各个乡镇卫生院也因为财政、区位、管理等多方面的原因而出现了较大的差距。

(三)卫生事业运行机制改革:扩大自主权

显然,重新确立卫生事业分级管理体制后,基层政府对基层卫生机构的管理权更加明确。国家试图以此调动基层政府发展基层卫生事业的积极性,但并没有为基层政府提供相应的激励机制。基层卫生事业发展几乎完全取决于基层政府自身的财政能力和支出意愿。由于此时基层政府的中心任务是搞经济建设,因此,对卫生事业普遍缺乏重视和关切。中央政府把发展农村卫生事业的事权和责任交给了地方政府,结果这个事权和责任被层层下移,最终到基层政府时,基层政府直接将卫生事业推向了市场。因此,向卫生机构"放权让利"成为此一时期医改的主要内容。

1985年4月25日,国务院转批并原则上同意了卫生部制定的《关于卫生工作改革若干政策问题的报告》,这标志着全国医药卫生体制改革正式开始。该文件认为:"当前的主要问题是,卫生事业发展缓慢,与我国经济建设和人民群众的医疗需要不相适应",看病难、住院难、手术难是主要表现形式。其中,卫生事业经费及投资严重不足和卫生管理"大锅饭"体制没有调动各方面办医积极性是两个主要原因。因此,卫生改革的目标是调动各方面的积极性,改善服务态度,提高服务质量和管理水平。为了实现这一目标,文件提出要"放宽政策,简政放权,多方集资,实行中央、地方、部门一起办,国家、集体、个人一起上,允许个人开业,充分调动各方面

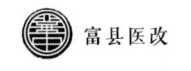

发展卫生事业的积极性，把卫生工作搞活"；其中特别提出，"按照现行财政体制，地方卫生事业的建设主要依靠地方投资"。

除政府财政投入外，国家还提供了两个解决卫生资源供给不足的办法：一是允许私人开业和多种形式办医；二是"用管理企业的办法来管理医院"，使卫生事业也"要按客观经济规律办事……让他们有权决定本单位的经费开支、核算、仪器购置、晋升晋级、考核奖罚"（李玲、江宇、陈秋霖，2008）。显然，"扩大全民所有制卫生机构的自主权"的举措重构了医疗卫生机构与政府的关系。

1978 年 12 月，卫生部颁布的《综合医院组织编制原则（试行草案）》，明确提出，"医院实行党委（总支、支部）领导下的院长分工负责制"（卫生部办公厅，1982）。后来，由于院长分工负责制存在模糊性，卫生部于 1982 年颁布《全国医院工作条例》，明确"医院实行党委领导下的院长负责制……院长负责全院行政、业务的领导工作，副院长在院长领导下分管相应的工作"。自此，医院的集体领导制逐渐被个人领导制替代。1985 年，国家提出："各级卫生机构要创造积极条件实行院、所、站长负责制，院、所、站长由上级任命，或民主推荐报上级批准，并实行任期制……其他干部实行聘任制，工人实行合同制。院、所、站长有权对职工进行奖惩、解聘和辞退；有权根据需要，在定额编制范围内从院外招聘医务人员，可以全日工作，也可以半日工作。职工也有权按合同辞聘。"（卫生部，1985）自此，医院的人事权被正式下放。

财权方面，1982 年的《全国医院工作条例》明确提出："各级卫生主管部门对医院的经费补助，要逐步实行'全额管理、定额补助、结余留用'的制度，结余的经费用于发展事业、改善集体福利和个人奖励。"1985 年进一步提出，政府对全民所有制"医院的补助经费，除大修理和大型设备购置外，实行定额包干，补助经费定额确定后，单位有权自行支配使用。对其他卫生机构则实行预算包干的办法。卫生机构内部要实行适合卫生单位特点的、责权利相结合的、各种形式的管理责任制。全民所有制的区、乡卫生院和其他规模较小的全民所有制医疗机构，在不改变所有制的情况下，可以按集体所有制的办法进行管理，也可以承包给职工去办"（卫生部，1985）。显然，财权也被下放了。

上述文件同样将"放权让利"的医改思路贯彻到了集体所有制卫生机构。"集体卫生机构要在人事、财务和经营管理等方面有充分的自主权,实行独立核算、自负盈亏、按劳分配、民主管理的制度。除留适当的公积金和公益金外,工资、奖金可按照有关规定根据集体收入和个人服务好坏实行上下浮动。要尊重集体卫生机构的所有权,对集体的财产不得随意平调或侵犯";要"改变国家对现有集体卫生机构的经费补助办法,要按完成医疗预防保健任务的情况进行补助。补助经费主要用于卫生机构的建设和人员培训"(卫生部,1985)。1983年,全国共有55000多所乡镇(公社)卫生院,其中有36900多所属于集体所有制,占66.6%;余下18100多所全民所有制卫生院中有一部分属于由集体所有制转为全民所有制的情况(张自宽,2010)。因此,这份文件中提到的集体所有制卫生机构不仅包括大队(村)卫生室,而且包括了大多数乡镇卫生院。

显然,"定额补助"厘清了政府与卫生机构之间的财务关系,在此基础上,医疗卫生机构获得了相对独立的财务和人事自主权。因此,扩大自主权的改革实际上是财政包干制在卫生事业领域的再现。对农村地区来说,以县级医疗卫生机构为主的全民所有制卫生机构和以乡镇卫生院和大队卫生室为主的集体所有制卫生机构都在改革后获得了更大的人事和财务自主权。"放权"的同时也是"让利"的过程。对医疗卫生机构而言,放权意味着医疗卫生机构获得了一定的自主权,尤其是财务上的自主权,促成了医疗卫生机构本位利益意识的萌生。自此以后,医疗卫生机构不再仅仅是执行政府意志的事业单位,同时也是有着自己独特利益诉求的经济主体。此后,随着政府财政投入的相对萎缩,政府对医疗卫生机构的支配能力也日益弱化,医疗卫生机构的自主性则日益增强。

(四)政府在市场化医改中的行动及其评价

当然,县级以上政府并非彻底地将农村卫生事业这个包袱甩给了基层政府,国家此时仍然提出要把医疗卫生工作的重点放在农村。具体而言,主要做了以下三方面影响较大的工作,即开展全国三分之一县卫生事业的整顿建设,推动乡村医生正规化、职业化和系统化,以及实施2000年人人享有初级卫生保健战略。

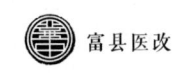

（1）开展全国三分之一县卫生事业的整顿建设

改革开放初，国家财政极为困难，难以对医疗卫生事业进行充分投入。为了加强农村卫生事业，国家提出了开展"三分之一县卫生事业的整顿建设"的卫生工作新方针，力图使县级医疗卫生机构真正成为全县的技术指导中心（卫生部办公厅，1982）。除此之外，国家还提出"公社卫生院，首先是中心公社卫生院，要逐步实现人员、设备、房屋'三配套'"的任务要求（张怡民，1999）。

一般来说，与普通卫生院不同，中心卫生院大都是全民所有制单位，但因数量较少，故而不再赘言。此时，国家对农村卫生事业的财政投入主要集中使用在了县级层面，乡村两级卫生事业则被交给了经济状态本来就不佳的基层政府（尤其是乡镇政府）和村集体组织。显然，国家是希望通过抓县级卫生事业来带动整个农村卫生事业的发展，因此具有一定的合理性。但由于农村卫生事业是一个分工协作的整体和体系，个别卫生机构技术水平上的快速提升并不一定就有利于整体的协调发展。结果，县级医疗卫生机构水平的提高大大拉开了县乡村三级医疗卫生机构间的差距，最终也影响到了三级医疗卫生机构间的分工合作。

（2）推动乡村医生的正规化、职业化、系统化

"低水平、广覆盖"是农村三级医疗卫生服务组织体系基本建立初期的突出特征，其中卫生人才及其背后的教育模式居于核心地位。随着经济社会的不断发展，提高医务人员的能力迫在眉睫。在县、乡两级，20世纪60年代中期以后，国家大中专医学院校培养的毕业生陆续被分配到了县乡两级医疗卫生机构，县、乡两级的医务人员逐渐从以社会医生为主转变成以医学院毕业生为主。在村级层面，生源和培训机构的层次也在日益提高。中华人民共和国成立初，新法接生员大都是此前的旧接生婆，而卫生员（防疫员）则是社会医生，培养方式主要是短训班；"六二六"指示后，村级医务人员主要来源于高小毕业生，培养方式主要是公社或县里举办"半农半医"训练班；到20世纪70年代，村级医务人员主要来源于初中、高中毕业生，培养方式主要是县里举办赤脚医生培训班。到20世纪70年代末80年代初，对赤脚医生的培养则开始由中等卫生职业技术学校（县卫校）专门负责了（见表3-2）。

表 3 - 2　20 世纪 50～90 年代村级医疗卫生服务人员培训基本情况

年代	生源	教育方式	培训机构	备注
50 年代	旧接生婆/社会医生	短训班	妇幼保健站/卫生防疫站	接生员/卫生员
60 年代	高小毕业生	训练班	公社卫生院/县医院	半农半医
70 年代	初中/高中毕业生	培训班	县卫生局/县医院	赤脚医生
80 年代	高中/初中毕业生	学习班	县卫生局/县卫校	赤脚医生/乡村医生
90 年代	初中/高中毕业生	专业教育	市/县级中专医学院校	"两化"教育

注：根据调查资料整理而得。

实际上，早在 1975 年夏，邓小平在接见外宾时指出，"赤脚医生现在虽然'赤脚'，但以后是要'穿草鞋'、'穿布鞋'、'穿皮鞋'的。赤脚医生不能永远'赤脚'，也不能'一步登天'"（转引自张自宽，2010）。20 世纪 70 年代中后期，湖南、山东、辽宁、上海、黑龙江等地开始以县为单位对赤脚医生队伍进行规范、整顿和培训，促进他们学习和专研业务技术（《赤脚医生杂志》特约评论员，1979），并实行考核发证、凭证行医制度：没有赤脚医生工作证的，不承认是赤脚医生，不准行医（湖南省安乡县卫生局，1978）。此后，培训和规范管理的工作从地方上升到了国家层面，成为当时我国农村卫生工作的重点之一。1985 年 1 月 24 日，时任卫生部副部长陈敏章在全国卫生厅局长会议上指出："关于'赤脚医生'这个名称，是张春桥等人在'文革'初期的一篇文章中提出来的，随后就在各地广泛使用起来。这个名称的含义也不确切。现在我们决定不再使用这个名称。今后，凡是经过考核已达到相当医士水平的，称为乡村医生；达不到医士水平的，都改称为卫生员。"（陈敏章，1985）1985 年，全国共有 125 万名赤脚医生参加考试，最终约有一半通过考试获得乡村医生证书。1986 年，全国共有 129 万名赤脚医生参加考试，仍然只有一半左右（64 万人）通过考试，而另有 65 万名赤脚医生则未能通过考试。与 1985 年初全国共有 240 万名赤脚医生相比，到 1986 年底，全国的乡村医生人数大约只有 126 万人（张开宁、温益群、梁苹，2002）。至此，不仅"赤脚医生"这个名称成为历史，而且在从赤脚医生向乡村医生转变的过程中，不少赤脚医生因为考核未通过而失去了行医资格，变成了卫生员身份。显然，赤脚医生"穿鞋"

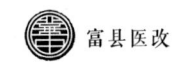

的过程也是赤脚医生队伍被分流的过程。在原有的赤脚医生队伍得到精简的同时，也标志着赤脚医生时代的结束和乡村医生时代的到来。

此后，国家进一步启动了乡村医生的正规化、系统化和职业化进程。1991年，卫生部颁布《1991～2000年全国乡村医生教育规划》，提出要转变过去"以初等教育为主"的指导思想，计划在"八五"期间，建立新的乡村医生教育体系（区别于培训体系——引者注），对乡村医生开始实施系统化、正规化教育（简称"两化教育"），"同时继续开展多种形式的乡村医生培训"；在"'九五'期间，逐渐完善乡村医生教育体系，在全国范围内开展乡村医生系统化、正规化教育"（卫生部农村卫生管理司，2008）。乡村医生队伍建设日益正式化和职业化。

乡村医生"两化教育"主要有两个方面的内容，一是要把乡村医生的教育机构纳入地方正规教育系列，确保乡村医疗教育机构具备基本的教学条件和教学资源。此后，有不少县卫生学校变成了卫生专科学校。二是提高乡村医生队伍的质量和素质。在卫生部门看来，乡村医生的素质和质量主要体现在知识结构、学历水平等方面。因此，需要对现有在岗乡村医生队伍开展系统化培训，提高他们的业务素质，改善他们的知识结构，即按照乡村医生的工作规范和中专水平的教学要求，系统地补充普通课、基础课和专业课；对达到中专水平的乡村医生提供继续医学教育；对于新增补的乡村医生要进行正规化教育，即全脱产三年制专业教育。显然，此时的乡村医生已不再是"半农半医"兼业人员，而是职业医生。

按照乡村医生"两化教育"的部署，"八五"期间的主要任务是对现有的乡村医生进行培训，以提高他们的技术水平和学历层次；"九五"期间的主要任务是全面实行系统化、正规化的乡村医生教育，实际上提高了新进乡村医生的门槛和要求。实际结果是，"八五"期间，乡村医生队伍的人数明显增加，人员的素质和学历层次也显著提升，并为此后实现"2000年人人享有初级保健"的相关指标奠定了基础。但到了"九五"期间，乡村医生的人数开始出现减少的趋势，说明乡村医生职业化对新进人员的吸引力已经十分有限。这是由于此时打工现象已经在全国悄然兴起，乡村医生作为农民中的精英群体也开始向沿海地区和城市流动，导致乡村医生"两化教育"在后一阶段面临着严峻的形势。比如，1992年，富县共有261名乡

村医生，比 1979 年增加了 66 人；但到了 1998 年，全县乡村医生共有 220 人，比 1992 年减少了 41 人；尤其值得注意的是，此时全县 142 个行政村中已有 29 个村变成了没有村医和卫生室的空白村。

（3）实施人人享有初级卫生保健战略

县级以上政府对农村卫生事业的重视和影响还体现在实现"2000 年人人享有初级卫生保健"这一目标方面。这既是我国政府对全世界的庄严承诺，也是改善我国农村卫生事业状况的内在需要，因此具有非常重要的影响和意义。

1977 年 5 月，召开的第 30 届世界卫生大会提出了"到 2000 年世界各国人民都应达到使他们的社会和经济生活富有成效的那种健康水平"的全球战略目标，简称为"2000 年人人享有卫生保健"。1978 年 9 月，世界卫生组织和联合国儿童基金会在阿拉木图召开了国际初级卫生保健会议，明确提出：实施"初级卫生保健"是实现上述战略目标的基本途径和主要策略。1981 年第 34 届世界卫生大会进一步细化提出了供参考的 12 项全球最低限指标（黄永昌，1994）。

"初级卫生保健"把社会公正、部门协同、社区和群众参与、可接受的成本以及较高的效益等作为基本的原则和信念。我国是初级卫生保健的发源地，早在 20 世纪 70 年代初期，世界卫生组织执委会派出专门研究小组对包括中国在内的 9 个国家的卫生服务模式和方法进行了仔细考察。结果在对世界卫生状况做出十分悲观的评价之外，中国农村的卫生工作模式却受到以世界卫生组织总干事马勒博士为首的卫生专家们的高度评价。专家们认为："中国在占 80% 人口的农村地区，发展了一个成功的基层卫生保健系统，主要由经过几个月培训的赤脚医生，向人民提供低费用和适宜的医疗保健技术服务，满足大多数人的基本需求，这种模式很适合发展中国家的需要。"（黄永昌，1994）也正是主要受到这一启发，世界卫生组织总干事马勒博士才提出了"初级卫生保健"的设想和思路。

为了探索经验，世界卫生组织与我国卫生部开展合作，从 1980 年起陆续在部分地区建立了开展初级卫生保健的示范点。1988 年 10 月，时任总理李鹏指出："'2000 年人人享有卫生保健'是世界卫生组织提出的全球战略目标。我国政府已宣布支持世界卫生组织为之所做的一切努力，积极促进

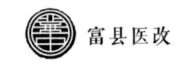

这一目标的实现。我国有 8 亿农村人口，发展农村的医疗卫生事业一向是我国医疗卫生工作的重点，也是实现'2000 年人人享有卫生保健'的关键。"此后，我国的初级卫生保健工作逐步发生了两个非常重要的转变：一是从卫生行政部门的工作变成了各级政府的工作，二是从试点或示范的阶段进入到全面实施的阶段，从而大大推动了这项工作的进程（黄永昌，1994）。1990 年 3 月 15 日，卫生部、国家计委、农业部、国家环保局、全国爱卫会联合发布《关于我国农村实现"2000 年人人享有初级保健"的规划目标》、《村级卫生保健工作管理程序》和《"2000 年人人享有卫生保健"评价标准》等文件，标志着农村初级卫生保健工作进入了目标责任管理阶段，实质性地强化了对各级政府的激励和督促作用（黄永昌，1994）。自此以后，全国大多数农村地区的初级卫生保健工作才陆续开展起来。

富县的初级卫生保健工作于 1992 年初正式启动。依照自治区政府的规定，该项工作主要包括以下 13 项指标任务：一是要把初级卫生保健纳入县、乡（镇）政府工作目标和放低社会经济发展规划；二是县、乡政府年度卫生事业拨款占两级财政支出的比例不低于 8%；三是健康教育普及率不低于50%；四是行政村卫生室覆盖率不得低于 90%，其中甲级卫生室占村卫生室比例不低于 30%；五是集资医疗保健（实质上就是合作医疗）覆盖率不低于 50%；六是安全卫生水普及率不低于 60%；七是卫生厕所普及率不低于 35%；八是食品卫生合格率不低于 80%；九是婴儿死亡率每五年递降20%；十是孕产妇死亡率每五年递降 30%；十一是儿童"四苗"单苗接种率不低于 85%；十二是法定报告传染病发病率每五年递降 15%；十三是作为地方病病区，富县的各类地方病患病率每五年应递降 10%。

实行财政包干制以来，随着地方政府财政自主权的逐步扩大，中央政府的权威被严重削弱了，具体表现为地方政府在贯彻执行中央政府的有关命令和决策时有效性锐减（辛向阳，2008）。地方各级政府之间的关系也与此相似。在卫生事业分级管理原则下，农村卫生事业的事权主要由基层政府承担。因此，即使中央政府及上级政府三令五申地强调农村卫生事业的重要性，但由于中央财政及上级财政的支持十分有限，对基层政府难以形成足够的激励，这是造成改革开放以后农村卫生事业政府投入明显不足的一个重要原因。但当时的初级卫生保健工作却是一个例外。这是因为，初

级卫生保健不仅被纳入了全县的社会经济发展总体规划，而且还被纳入了领导干部任期目标责任制，列入政绩考核内容，并成立了专门的初级卫生保健机构、办公室和指导小组，非常有效地调动了基层政府重视初级卫生保健工作的积极性。也正是因为这个原因，初级卫生保健工作曾经一度成为农村卫生工作的龙头，缓解了此时农村卫生事业的一系列危机。

然而，初级卫生保健工作也受到了一些消极影响，使此时的农村卫生事业走得踉踉跄跄。由于初级卫生保健的经费主要依靠基层政府，而财政收入原本就十分有限的基层政府往往倾向于将这种财政压力向农民转移，从而出现了"农村卫生事业加重了农民负担"的说法。由于 20 世纪 90 年代中期正是农民负担问题受到中央政府和社会各界高度关注的敏感时期，因此，上级政府尤其是中央政府及相关部门在"农村初级卫生保健"和"农民减负"两项工作上的摇摆不定，直接导致基层政府在农村卫生事业建设方面的迟疑不决和起起伏伏。因此，到 2000 年，尽管初级卫生保健的各项指标任务大都顺利完成了，也即较之于 1990 年初有了明显的改善，但实际上从 20 世纪 90 年代中期开始，农村卫生事业的某些指标已经开始出现下滑的趋势。其中，农村合作医疗的普遍"短命"和乡村医生人数的急剧减少是两个非常明显的现象。

三 市场主导下的资源动员及困境

在医疗卫生机构获得了更大的人事和财务上的自主权以后，其收入主要分为两个部分：一是政府的财政投入，二是机构自身的业务收入。总的来看，由于政府财政投入严重不足，业务收入成为各级医疗卫生机构的主要依靠。这样一种状况实际上是将农村各级卫生机构推向了一个异常激烈的市场竞争格局之中。

（一）政府资源投入的减少

政府对农村卫生资源的供给主要体现在编制和财政两项资源上。其中，编制对于各级卫生机构组织具有基础性的作用；而政府向各级卫生事业的财政拨款，则会对各级医疗卫生事业的基本性质及其医疗卫生实践行为产

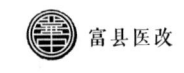

生巨大的影响。

（1）编制资源

1988年，富县开始给全县的社会事业单位核定编制，实行"编制管理与工资基金管理相结合"的新制度。此次定编过程明确了县、乡两级医疗卫生机构的机构性质，并给出了相应机构的编制参考数目。确定县妇幼保健院和县卫生防疫站为全额财政拨款事业单位，确定县人民医院、县皮肤病防治院及各乡镇卫生院为差额财政拨款事业单位。遗憾的是，大多数机构的编制数长期没有增加（见表3-3）。

表3-3　富县部分县、乡医疗卫生机构编制情况统计（1988～2010年）

卫生机构	1988年编制数	2010年编制数	备注（编制变动情况）
县人民医院	260	300	1989年加40名
县妇幼保健院	26	31	1990年加5名
各乡镇卫生院	268	279	——
古城卫生院	16	17	1992年加1名
朝东卫生院	36	37	1989年加1名
麦岭卫生院	23	25	1989年加2名
莲山卫生院	28	28	无变动
白沙卫生院	16	16	无变动
福利卫生院	26	26	无变动
葛坡卫生院	20	22	1989、1993年各加1名
城北卫生院	18	18	无变动
新华卫生院	10	15	1989、1991年各加3名、2名
柳家卫生院	20	20	无变动
史家卫生院	7	7	无变动
富阳卫生院	33	33	无变动
立新农场卫生院	15	15	无变动

数据来源：富县卫计局资料。

首先来看县级层面的编制情况。此处以县人民医院和县妇幼保健院为例，1988年7月，县编委会核定县人民医院差额拨款事业编制260名。同年12月，县编委会给县人民医院增加40名差额事业编制。县人民医院此时

的编制总数为 300 名，实有在职人员 264 人。1988 年 7 月，县编委会核定县妇幼保健站全额拨款事业编制 26 名。1990 年，县编委会给县妇幼保健院增加全额拨款事业编制 5 名。县妇幼保健院此时的编制总数为 31 名，实有在职人员 28 人。此后，截至 2010 年，县人民医院和县妇幼保健院的编制在近 20 年时间里都没有增加。

其次来看乡镇医疗卫生机构的编制情况。早在 1988 年 7 月，县编委会核定了全县所有乡镇卫生院为差额拨款事业单位，核定编制 268 名。此后，又分别在 1989 年、1991 年和 1993 年为个别乡镇卫生院增加了少数编制。此后，截至 2010 年，全县大多数乡镇卫生院的编制数同样历时近 20 年之久而未曾增加过，而全县所有乡镇卫生院的编制总数与 20 年前相比也没有出现明显的增加。

（2）财政资源

调查显示，1978 年前后，富县的财政收支状况及卫生拨款状况均发生了巨大改变：第一，在县财政收入方面，与改革开放前相比，改革开放以后，富县的县级财政收入快速增长；第二，在县财政支出方面，改革开放以后，富县的县财政支出也出现了快速增长；第三，从县财政收支比来看，早在改革开放以前，富县的财政支出便普遍高于财政收入，而这种状况在改革开放后有明显的扩大化趋势。也就是说，富县全县的财政收入始终不足以满足全县的财政支出（见图 3-1）。

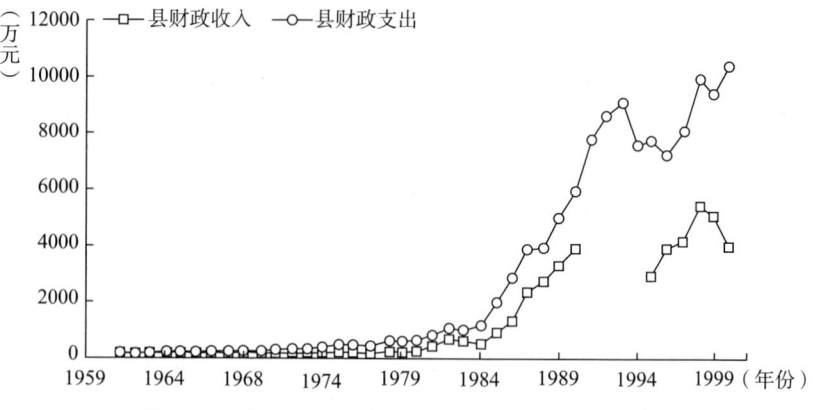

图 3-1　富县 1961~2000 年县级财政收支情况统计

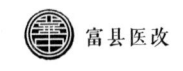

富县医改

实地调研发现，在富县的县级财政支出中，如果从绝对数来看，科教文卫社会方面的支出一直在增长；虽然总体具有下降的趋势，但局部存在显著的波动，其中，均值为33%。1964年的占比最大，达到了47%；1987年的占比最小，仅为25%（见图3-2）。

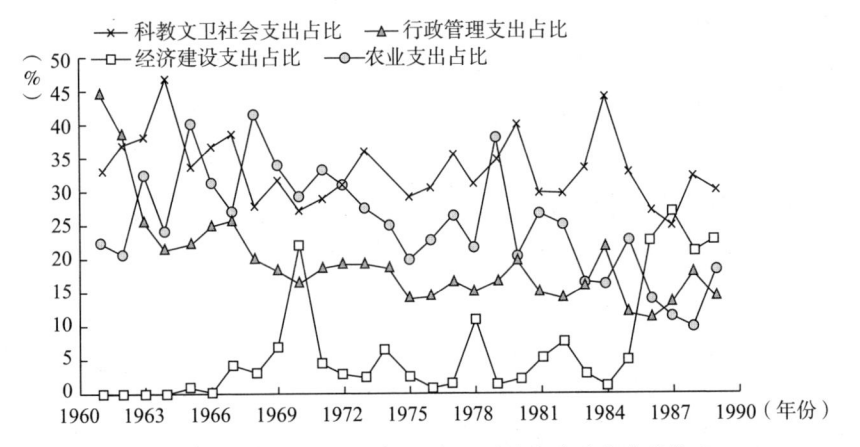

图3-2 富县1961~1989年县级财政支出流向占比情况

由于卫生事业是科教文卫事业的重要组成部分，因此卫生事业的财政投入包含在科教文卫社会事业的财政投入之中。图3-3显示，改革开放以来，卫生事业拨款占科教文卫社会事业拨款的比重总体上呈现下降的趋势。这说明，改革开放以来，卫生事业拨款在整个财政支出中的占比出现了总体下降的状况。

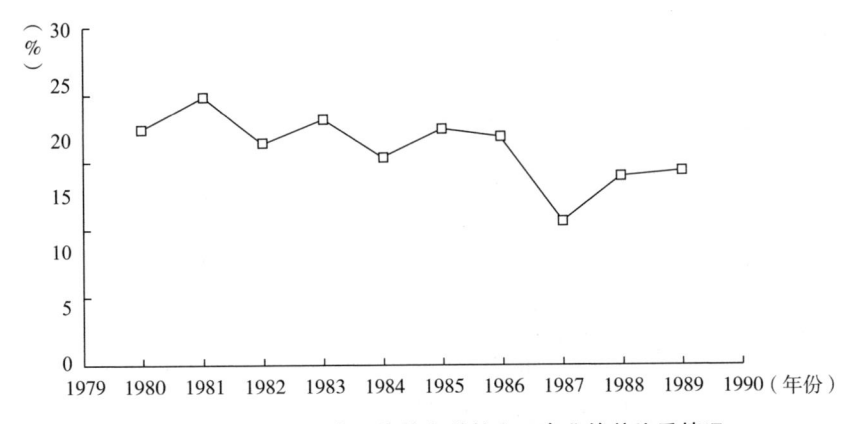

图3-3 富县卫生事业拨款占科教文卫事业拨款比重情况

富县政府对卫生事业财政拨款的具体情况见表 3-4。数据显示，全县的财政卫生拨款从 1980 年的 50.59 万元增加到了 1998 年的 503.12 万元，增长了 8.95 倍。与此同时，全县财政总支出从 629.7 万元增加到了 9900.00 万元，增长了 4.72 倍。因此，全县卫生拨款占全县财政总支出的比重总体来看是下降的，即从 1980 年的 8.03% 下降到了 1998 年的 5.08%，下降了近 3 个百分点。尤其值得注意的是，1987 年和 1993 年出现了两个卫生拨款占县财政支出比重的低谷，这应该不是偶然。因为 1987 年是乡镇卫生院下放的时间，而 1994 年则开始分税制改革。

表 3-4　1980~1998 年富县卫生事业拨款情况统计

单位：万元，%

年份	全县财政卫生拨款	全县财政总支出	全县卫生拨款占全县财政总支出比重
1980	50.59	629.7	8.03
1981	60.29	898.4	6.71
1982	60.46	1103.6	5.48
1983	75.54	1097.9	6.88
1984	91.63	1201.9	7.62
1985	128.91	2043.3	6.31
1986	149.85	2880.5	5.20
1987	118.11	3951.3	2.99
1988	206.63	3948.5	5.23
1989	248.90	4980.1	5.00
1990	335.22	5913.6	5.67
1991	308.68	7724.1	4.00
1992	332.23	8643.2	3.84
1993	241.28	9082.0	2.66
1994	330.92	7593.7	4.36
1995	383.00	7724.0	4.96
1996	390.00	7240.0	5.39
1997	411.00	8106.0	5.07
1998	503.12	9900.0	5.08

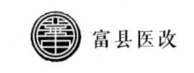

再来看全县卫生事业拨款占财政总支出的比重。表 3 - 4 显示，1988 年富县的卫生事业拨款是 206.63 万元，财政总支出为 3948.5 万元，与 1998 年相比，两者均呈现上升的总体趋势。不过，全县的卫生拨款占财政总支出的比重却有所下降，即从 1988 年的 5.23% 下降到 1998 年的 5.08%。以 1993 年为分界点，在此之前下滑趋势较为明显，并在 1993 年出现波谷；而此后的前两年则快速上升，但很快又开始下降，并趋于平缓。截至 1998 年底，仍未达到 1988 年的水平（见图 3 - 4）。

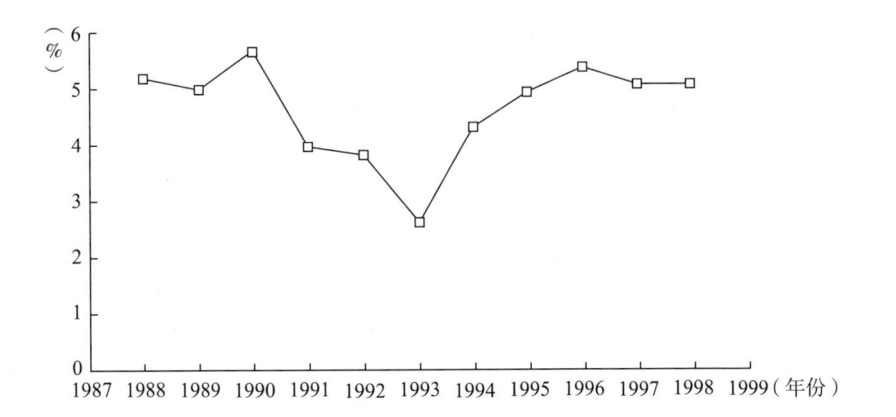

图 3 - 4　富县 1988 ~ 1998 年卫生拨款占全县财政支出的比重

前面已经提到，1986 年以后，富县建立了乡级财政，1987 年开始将乡镇卫生院下放给乡镇政府。此后，全县财政对卫生事业的拨款支出实际上包括了县级财政和乡级财政两个来源。表 3 - 5 是县级财政和乡级财政的支出情况。

表 3 - 5　全县卫生财政拨款来源及其流向统计（1988 ~ 1995 年）

单位：万元

年份	全县卫生事业拨款			全县卫生拨款流向	
	小计	县级财政拨款	乡级财政拨款	用于县级卫生事业	用于乡村两级卫生事业
1988	206.63	143.64	62.99	143.64	62.99
1989	248.90	172.75	76.15	172.75	76.15
1990	335.22	229.88	105.34	229.88	105.34
1991	308.68	199.28	109.40	199.28	109.40

续表

年份	全县卫生事业拨款			全县卫生拨款流向	
	小计	县级财政拨款	乡级财政拨款	用于县级卫生事业	用于乡村两级卫生事业
1992	332.23	221.33	110.90	221.33	110.90
1993	241.28	121.18	120.10	117.18	124.10
1994	330.92	186.92	144.00	209.82	121.10
1995	383.00	230.00	153.00		

由上可知，在全县卫生事业投入方面，富县的县级财政对卫生事业的拨款从1988年的143.64万元增加到了1994年的186.92万元，乡级财政对卫生事业的拨款从62.99万元增加到了144.00万元，县乡两级政府财政对卫生事业的投入均有所增加，共同推动了全县卫生拨款（财政资源）的总体增长。不过，从县、乡两级卫生财政投入的占比情况来看，如图3-5所示，县级财政卫生拨款占全县卫生财政拨款的比重在此期间出现了总体下滑趋势，而乡级财政卫生拨款同比出现了总体上升趋势。到1993年，这种状况已十分明显，县、乡两级财政的卫生事业拨款一度是"各占一半"。值得注意的是，1993年以后，尽管县乡财政卫生拨款的绝对值均在增加，但占比的趋势开始出现逆转：县级财政卫生拨款占比开始回升，而乡级财政卫生拨款的比重则开始下降。

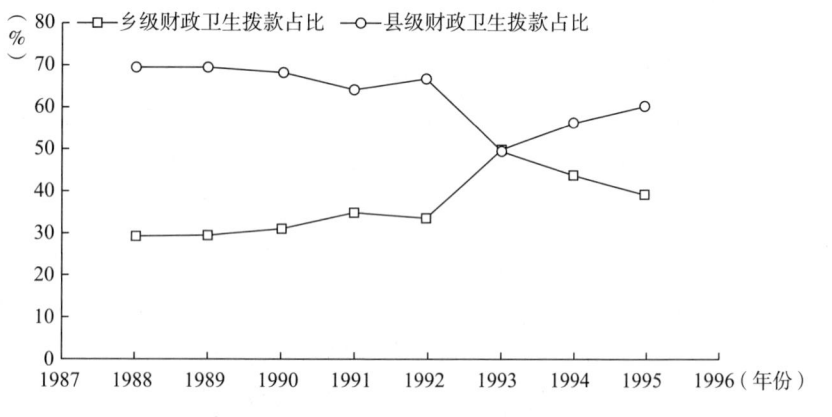

图3-5 富县1988~1995年县、乡两级财政卫生拨款占比

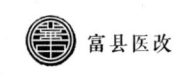

此外，从表 3 - 5 中可以看到，全县卫生财政拨款在县级和乡、村两级间的具体流向：县级医疗卫生事业获得财政拨款从 1988 年的 143.64 万元增长到了 1994 年的 209.82 万元，乡村两级医疗卫生事业获得的财政拨款则从 1988 年的 62.99 万元增长到了 1994 年的 121.10 万元。显然，县级和乡村两级卫生事业的财政拨款都有所增长，但后者获得财政拨款的增速更快（见图 3 - 6）。

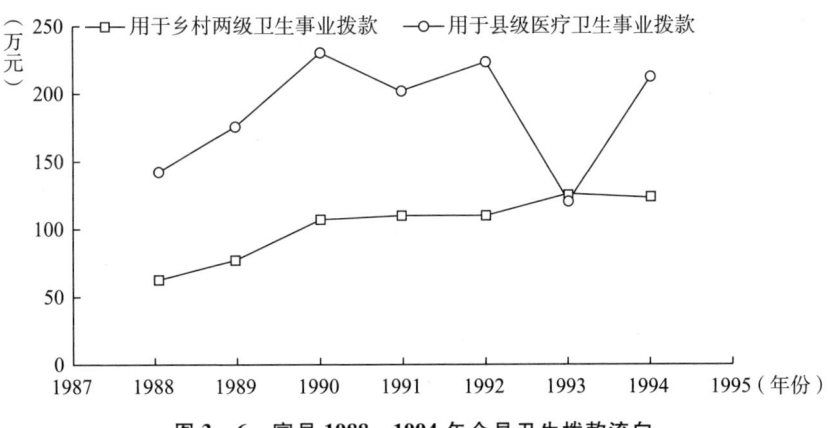

图 3 - 6　富县 1988 ~ 1994 年全县卫生拨款流向

那么，是谁推动了乡、村两级卫生事业财政拨款的增长呢？调查发现，乡、村两级卫生事业的财政拨款几乎全部来源于乡级财政。从表 3 - 5 也不难看出，1988 ~ 1992 年的 5 年间，乡、村两级卫生事业的财政拨款与乡级财政拨款的数额是一样的。由于乡级财政不可能向上支持县级卫生事业的投入，因此，按理说乡、村两级卫生财政拨款的总额应该不低于乡级财政对卫生事业的拨款总数，两者相差的部分即为县级财政对乡、村两级卫生事业的财政拨款数额。由于这个数额在 1988 ~ 1992 年是零，这意味着，在此期间富县乡、村两级卫生事业的财政拨款全部来自乡级财政，县级财政对卫生事业的拨款则全部用在了县级。县级财政于 1993 年和 1994 年分别向乡、村两级卫生事业拨款 4 万元和 6.1 万元，分别占当年乡、村两级卫生财政拨款总额的 3.22% 和 5.04%，县级财政的占比仍然十分微薄。如果按此时全县 13 个乡镇卫生院来算，每个卫生院平均能够获得 3077 元和 4692 元。这里值得一提的是，13 个乡镇卫生院下面还包括了近 150 个村卫生室。

也就是说，在 1987 年乡镇卫生院被下放给乡镇政府后，县级政府几乎

是把乡镇卫生院"彻底地"抛给了乡镇政府。村卫生室则早在分田到户后便已经变成没有任何财政支持的私人诊所——县级财政对乡镇卫生院都几乎没有投入，因此，更不可能向村级卫生事业提供拨款。而乡级财政对乡村卫生事业的拨款本来就十分微薄，因此，对村级卫生事业的财政投入也几乎是不见踪迹的。

理论上说，乡镇卫生院下放到乡镇，明确了乡镇政府的投入和管理责任，既保障了经费，又加强了领导和管理。正如前卫生部部长钱信忠所言："乡一级政府的成立，乡卫生院理应由乡政府管辖。财政管理切块，乡财政有了发展，乡卫生院交由乡政府管理是改革发展的必然趋势，也算是理顺了卫生管理体制……乡镇卫生院由原来县卫生局主管改为由乡镇政府管理，把乡镇卫生院的建设纳入乡政府的总体发展规划，农村卫生将出现生机勃勃的景象。"（钱信忠，1992）

早期的实践也证明了上述观点。在乡镇卫生院被下放的早期（从1987年到1993年），在对乡村卫生事业的投入方面，乡镇政府比县级政府更积极。前面提到，乡镇卫生院（人、财、物）被下放到乡镇政府以后，乡级财政卫生拨款占全县财政卫生拨款的比重出现了快速增长，甚至曾经与县级财政卫生拨款占比相近，为全县卫生事业做出了重大贡献。图3-5显示，从1988年到1993年，乡级财政卫生拨款占比逐年增长，而县级财政卫生拨款占比则逐年减少；到1993年乡级拨款占比达到最高，与县级拨款占比对半开。表3-6描述了富县1994年和1995年各个乡级财政对乡村卫生事业拨款的情况。不难发现，1994年和1995年全县乡级财政对卫生事业的拨款占乡级财政总支出的6.49%和6.31%，同比均高于全县财政卫生事业拨款占县财政总支出的比重（分别是4.36%和4.96%）。这就是说，乡镇卫生院下放到乡镇政府以后，卫生资源动员的能力增强了。

表3-6 全县乡级财政及乡村卫生事业财政拨款情况（1994和1995年）

单位：万元，%

乡镇名称	1994年乡级财政及乡村卫生拨款			1995年乡级财政及乡村卫生拨款		
	财政支出	乡村卫生拨款	卫生拨款占比	财政支出	乡村卫生拨款	卫生拨款占比
柳家	122.00	9.00	7.38	166.00	8.00	4.82

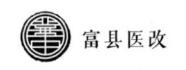

续表

乡镇名称	1994 年乡级财政及乡村卫生拨款			1995 年乡级财政及乡村卫生拨款		
	财政支出	乡村卫生拨款	卫生拨款占比	财政支出	乡村卫生拨款	卫生拨款占比
富阳	436.00	18.00	4.13	507.00	28.00	5.52
城北	164.00	8.00	4.88	159.00	8.00	5.03
朝东	202.00	16.00	7.92	205.00	17.00	8.29
油沐	95.00	5.00	5.26	96.00	4.00	4.17
麦岭	182.00	13.00	7.14	196.00	13.00	6.63
史家	120.00	5.00	4.17	126.00	5.00	3.97
福利	163.00	13.00	7.98	188.00	13.00	6.91
新华	160.00	8.00	5.00	154.00	8.00	5.19
莲山	153.00	15.00	9.80	186.00	14.00	7.53
白沙	109.00	10.00	9.17	127.00	10.00	7.87
古城	155.00	9.00	5.81	143.00	11.00	7.69
葛坡	158.00	15.00	9.49	171.00	14.00	8.19
合计	2219.00	144.00	6.49	2424.00	153.00	6.31
平均	170.69	11.08	6.49	186.46	11.77	6.31

但是，与县级政府相比，乡镇政府也具有内在的缺陷。首先，乡级财政的规模较小且极不稳定，因此其对卫生事业的拨款可能会产生波动。其次，乡镇政府是一个综合性的基层政权，不可能有非常清晰的部门分工，而且开展工作时往往也需要打破专业分工，因此，乡镇政府往往很难对乡镇卫生院这种具有较高专业性的部门进行实质性的管理。甚至有可能会利用自己对乡镇卫生院的权力，干涉乡镇卫生院的人事安排和正常的业务进程。表 3-6 也显示出，由于绝大多数地区的乡级财政均缺乏稳定可靠的财源，因此，由乡级财政负责乡村卫生事业的结果便是乡村卫生事业几乎处于独立经营、自负盈亏、自生自灭的境地。

1985 年，乡级财政从无到有，在经过了近 10 年的发展以后，乡镇财政状况仍不乐观，并且发展不均衡。表 3-6 显示，富县 1994 年的乡级财政总支出为 2219.00 万元，平均到每个乡镇为 170.69 万元。其中，财政支出最高的是作为全县城关镇的富阳镇（此处将富阳镇与富阳乡一并计算），而财政支出最低的则是成立不到 10 年的油沐乡。该年全县乡级财政向乡村两级

卫生事业的拨款为 144.00 万元，平均每个乡镇拨款 11.08 万元，卫生拨款占财政总支出的 6.49%。1995 年，全县乡级财政总支出为 2424.00 万元，比上年增长 205 万元；平均每个乡镇财政支出为 186.46 万元，增长 15.77 万元。该年，全县乡级财政向乡、村两级卫生事业拨款共 153.00 万元，增长了 9 万元；平均每个乡镇拨款 11.77 万元，增长了 0.69 万元；卫生拨款占财政总支出的比重为 6.31%，下降了 0.18 个百分点。

与全国绝大多数乡镇卫生院一样，此时所谓"乡级财政对乡村卫生事业的拨款"实际上就是乡镇政府按照乡镇卫生院的编制使用情况拨付的定额补助。早在乡镇卫生院被下放到乡镇以前，县级政府就对全县的机关事业单位实行了"预算定额包干"的管理制度。其中，乡镇卫生院实行"差额预算管理"，即"以单位的业务收入抵补支出，支大于收的差额由政府预算拨款补助，差额补助部分列入国家预算"（富县志编纂委员会，1993）。乡镇卫生院被下放以后，县级财政几乎是以"甩包袱"的方式将乡镇卫生院甩给了乡级财政。乡级财政继续按照"差额预算管理"的办法对乡镇卫生院实行"财政预算包干"制度，即按照编制部门核定的编制人数实际使用情况核定经费，"包干使用，结余留用，超支不补"。此时，政府与乡镇卫生院的关系主要体现在政府每年给乡镇卫生院一笔财政拨款，除此之外几乎没有什么关系了。而这笔财政拨款是按照乡镇卫生院有编人员的工资的一定比例拨付的，不仅临时聘用人员没有，且有编人员也仍有一部分工资须由乡镇卫生院自筹，故而，乡镇卫生院日益成为实质性的市场主体。

按照当时全县乡镇卫生院共有 279 名编制计算，1994 年平均每个乡镇卫生院编制的卫生财政拨款为每年 5161.29 元，平均每月为 430.11 元；1995 年平均每个乡镇卫生院编制的卫生财政拨款为每年 5483.87 元，平均每月为 456.99 元。在此需要说明的是，这些财政拨款并非全部为乡镇卫生院有编人员的工资，还包括了乡镇卫生院日常运行、乡村医生培训以及开展各类卫生服务时所需要支付的成本，因此真正能够到乡镇卫生院职工手上的要远低于此。显然，乡镇政府对乡村卫生资源的动员仅限于按照国家有关规定的要求给予最低水平的财政补贴，除此之外，对乡、村两级卫生事业没有任何的财政投入。而由于业务上的高度专业化，乡镇政府也不可能对乡、村两级卫生事业进行实质性的管理。这就使乡镇卫生院处于实质

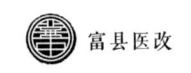

性的放任状态，在市场中自生自灭。

　　当然，最重要的还是卫生事业分级管理体制与乡级财政的不匹配。实际上，分税制后县、乡两级财政均有所增长，但乡级财政毕竟规模太小，难以形成规模效应，难以支撑分级管理体制的有效运作，从而导致乡级财政卫生事业的系列问题。前面已经提到，乡镇卫生院被下放到乡镇政府以后，首先面临的是乡级财政卫生拨款的不稳定问题。与县级财政相比，乡级财政的这个问题始终没有得到很好的解决。从表3-6中也不难看出，与1994年相比，1995年全县乡级财政卫生拨款占乡级财政总支出的比重下降了0.18个百分点；其中，3个乡镇的占比有所增加，4个乡镇的占比有所减少，另外6个乡镇的占比则基本保持不变，说明乡镇卫生院下放以后，出现了"苦乐不均"的局面：财政状况较好或领导较重视的乡镇与财政状况较差或领导较不重视的乡镇，卫生院所能获得的拨款不同，处境和发展状况也截然不同；有些乡镇卫生院资源极度短缺，而有些乡镇卫生院资源则相对过剩。

　　上述状况同时也暗示了在乡镇卫生院下放给各个乡镇政府以后可能出现的资源配置效率低下的问题。由于乡镇卫生院归属于各个乡镇政府，县级部门没有权力在全县范围内调配各乡镇卫生院的资源，造成了本来就十分有限的乡镇层面的卫生资源反而得不到最佳的组合，即资源的短缺和浪费并存。其中，最关键的是人事安排的僵化。由于各种各样的原因，20世纪90年代中期以后，出现了有的乡镇卫生院医生相对过剩，而有的乡镇卫生院却极度缺乏医生的情况，资源配置明显没有得到优化，从而产生了一定的问题。但是，这种状况在乡镇卫生院下放给了乡镇政府的情况下，根本没有办法解决。只有当县主管部门（卫生局、编制办、人事局、财政局等）可以调动乡镇卫生院的编制、人员等资源时，才有可能在全县范围内实现乡镇卫生资源的有序规划和优化配置。

　　1997年5月21日，富县出台《关于进一步加强乡镇卫生院管理工作的通知》，决定实行"条块结合、双重领导、以县卫生行政主管部门管理为主的新的管理体制"，同时明确乡镇卫生院为"我县设在各乡镇的全民所有制事业单位，定编、定员后的乡镇卫生院的经费纳入县财政预算"。乡镇卫生院从"下放"转为"上收"。1998年，全县财政卫生拨款为503.12万元，

比上年增长了 92.12 万元。其中，乡级财政卫生拨款 69.50 万元，县级财政卫生拨款 433.62 万元。此时，乡级财政卫生拨款占比为 13.81%（而在此前的 1993 年，乡级财政卫生拨款占比曾高达 49.78%），县级财政卫生拨款占比为 86.19%。显然，乡镇卫生院"上收"后，乡级财政的拨款明显下降，县级财政的拨款则明显上升。农村卫生资源动员尤其是乡、村两级卫生资源动员又重新回到了由县级政府负责的局面。

显然，改革开放以来，政府对卫生资源的动员能力和积极性是非常有限的。那么，这些非常有限的卫生资源主要流向了卫生事业的哪些具体领域？调研发现，卫生事业的财政拨款主要有四个方面的流向，即卫生防疫、妇幼保健、医疗事业和其他卫生事业（包括公费医疗、合作医疗、乡村医生培训等）。图 3-7 显示，1988～1998 年全县卫生事业拨款不断增长的同时，"其他支出"呈现明显的下降趋势；而卫生防疫、妇幼保健和医疗支出则均呈上升趋势；其中，卫生防疫和妇幼保健的增长不太明显，而医疗支出则出现了较大幅度的上升。

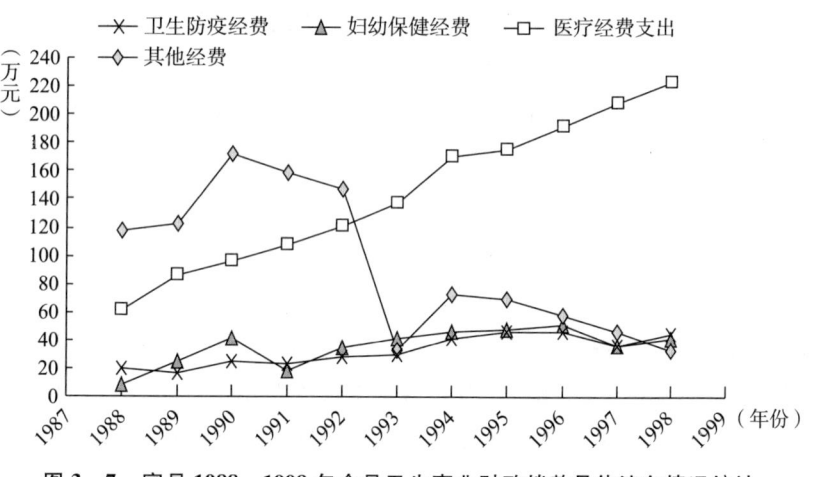

图 3-7 富县 1988～1998 年全县卫生事业财政拨款具体流向情况统计

图 3-8 显示，其他经费支出占比出现了快速下降，医疗事业经费支出占比则快速上升，卫生防疫经费支出占比总体上有所下降，而妇幼保健经费支出占比则有一定程度的上升，但远没有医疗事业经费占比上升的速度快。

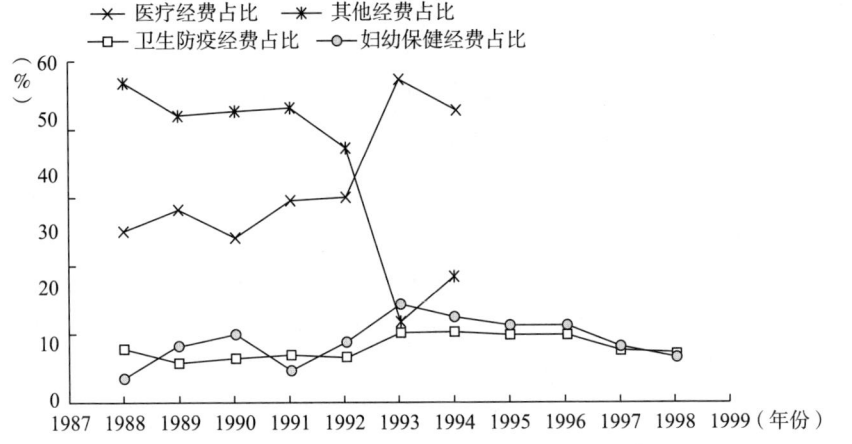

图 3 – 8　富县 1988～1998 年全县卫生事业经费具体流向情况统计

如果将妇幼保健和卫生防疫两部分加起来作为卫生事业经费的话，那么卫生事业经费占比总体上呈微弱上升的趋势，但其上升的速度远远比不上医疗事业经费占比上升的速度。这说明，富县的卫生财政拨款的流向和分布发生了巨大的变化。卫生财政拨款正在从以公费医疗、合作医疗为主要内容的其他卫生事业领域中流出，流入医疗事业和卫生事业领域。其中绝大多数流向了医疗事业领域，少数则流向了卫生防疫和妇幼保健等卫生事业领域。

总之，从农村卫生资源动员的角度来看，改革开放以后，中央政府将地方卫生事业资源动员的职责下放给了地方政府，而地方政府将这个职责层层下移，最终形成了由县级政权主要负责农村（县、乡、村）三级卫生事业资源动员职责的基本格局。然而，由于县级财政一方面非常有限（财政收不抵支，缺乏自我平衡能力），另一方面主要用于经济建设（以经济建设为中心），因此卫生事业财政拨款在一定程度上成为县级财政的"包袱"，卫生财政支出占比总体呈下降趋势。此后，由于 20 世纪 80 年代中期建立了乡级政权，因此县级政府曾将乡镇卫生院下放给乡级政府主管，以"复制"卫生事业分级管理的基本模式（即农村卫生事业县、乡两级分级管理的模式）。乡镇卫生院下放有效地动员了乡级财政对卫生事业的积极性，弥补了县级财政对乡村卫生事业财政投入严重不足的问题。不过，乡级财政动员卫生资源的能力存在客观局限，而且不利于乡镇卫生资源在全县范围内的

优化配置，因此资源动员的弊病也越来越突出。最终，以县级为主的资源动员模式得以重新确立起来。然而，此时的县级财政正处于分税制改革的开端和农业税费改革的末期，因此，单纯依靠县级财政自身的力量根本不足以承担全县农村卫生事业的投入责任。此时，县级政府的主要策略是依靠上级政府的各种专项转移支付资金（卫生项目），并继续将卫生事业推向市场。

（二）卫生服务的迅速增长

上述分析表明，改革开放以来，富县的卫生事业财政拨款占全县财政支出的比重在逐渐下降。这是因为民众的卫生服务需求减少了么？实际上，随着全县人口的增长，富县的医疗卫生服务需求不可能减少，而是大大增加了。

首先来看全县的总人口情况。1952～1999 年，全县总人口数呈逐年上升的趋势。人口增长往往伴随着医疗卫生服务需求的增长。显然，不管是从 1949 年还是从改革开放算起，富县的人口总量及密度都在快速增长，因此可以推断，全县医疗卫生服务需求只可能急剧增长，断然不会急剧减少（见图 3 -9）。

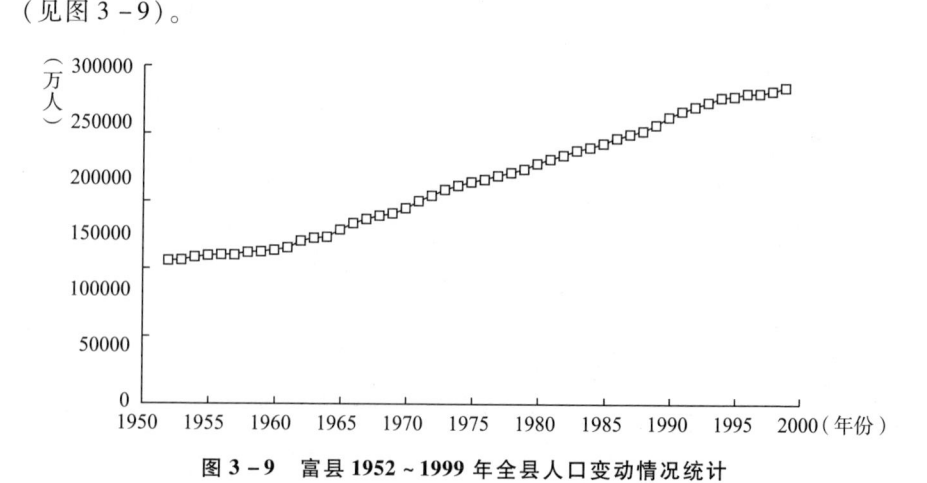

图 3 - 9　富县 1952～1999 年全县人口变动情况统计

其次来看当地疾病谱的基本情况。1990～1998 年，富县住院病人前十位疾病的顺位情况显示，消化系统和呼吸系统疾病以及损伤中毒历来都是全县住院病人疾病的主要类型，具有稳定性，疾病特征符合当地以农业和

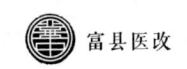

农村为主的生产生活方式。因此，这些疾病的发病数量只会随着人口的增加而相应地增加。此外，传染病的排位明显在往后退，而泌尿生殖系统和循环系统以及肿瘤等疾病的排位则在往前移，妊娠、分娩及产后并发症的排位有波动，但总体上保持稳定，这些情况都在一定程度上反映了当地疾病谱的发展变化情况，反映了卫生服务需求的转型（见表3-7）。

表3-7　全县住院病人前十位疾病顺位情况统计（1990~1998年）

年份	一	二	三	四	五	六	七	八	九	十
1990	消化系统	呼吸系统	损伤中毒	传染病	妊娠分娩产后并发症	泌尿生殖系统	起源于围产期的情况	寄生虫病	肿瘤	神经系统感觉器官疾病
1991	消化系统	呼吸系统	损伤中毒	妊娠分娩产后并发症	泌尿生殖系统	传染病	循环系统	肿瘤	肌肉骨骼结缔组织病	起源于围产期的情况
1992	消化系统	呼吸系统	损伤中毒	妊娠分娩产后并发症	泌尿生殖系统	传染病	循环系统	肿瘤	肌肉骨骼结缔组织病	起源于围产期的情况
1993	消化系统	呼吸系统	损伤中毒	传染病	妊娠分娩产后并发症	泌尿生殖系统	循环系统	肿瘤	肌肉骨骼结缔组织病	神经系统
1994	消化系统	呼吸系统	损伤中毒	泌尿生殖系统	妊娠分娩产后并发症	传染病	循环系统	肿瘤	肌肉骨骼结缔组织病	神经系统
1995	消化系统	损伤中毒	呼吸系统	泌尿生殖系统	妊娠分娩产后并发症	循环系统	传染病	肿瘤	肌肉骨骼结缔组织病	寄生虫病
1996	消化系统	损伤中毒	呼吸系统	泌尿生殖系统	传染病	循环系统	妊娠分娩产后并发症	肿瘤	肌肉骨骼结缔组织病	寄生虫病
1997	消化系统	损伤中毒	妊娠分娩产后并发症	呼吸系统	泌尿生殖系统	循环系统	传染病	肿瘤	肌肉骨骼结缔组织病	内分泌营养代谢及免疫疾病
1998	消化系统	损伤中毒	呼吸系统	泌尿生殖系统	妊娠分娩产后并发症	循环系统	传染病	肿瘤	肌肉骨骼结缔组织病	神经系统感觉系统

再次来看农民的收支情况。农民的收入水平与卫生服务需求密切相关。

一般而言，随着农民收入情况的改善，他们对医疗卫生服务的支付能力也相应增强，同时对医疗卫生服务的质量也会提出更高的要求。图3-10显示，在改革开放以后，农民的年人均总收入、年人均纯收入和年人均总支出都出现了明显的快速增长趋势，因此，有理由推断，当地民众对医疗卫生服务的需求也将快速增长。

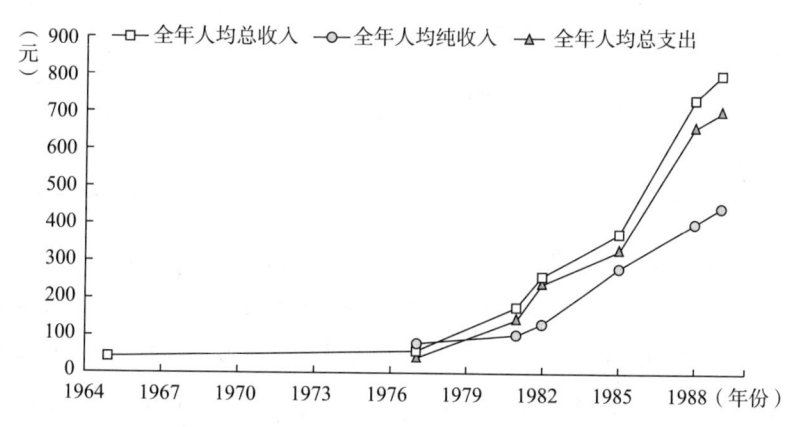

图3-10 富县1964～1988年农民人均收入和支出情况统计

最后来看卫生服务机构人员的情况。改革开放以后，由于实行"放权让利"的卫生体制改革，卫生机构获得了一定的人事自主权，可根据需要招聘职工。由于卫生服务机构人员情况可以从总体上反映卫生服务的供给情况，因此也能够间接地反映卫生服务需求的情况。表3-8显示的是县、乡医疗卫生机构职工数的变化情况。

表3-8 县、乡两级卫生机构职工人数情况统计（1988～1998年）

单位：人

年度	全县卫生系统（县、乡）职工数				
	总数	其中，卫生技术人员数			
		合计	高级	中级	初级
1988	542	—	—	—	—
1989	557	—	—	—	—
1990	655	461	5	75	381
1991	687	485	5	77	403
1992	737	505	5	77	423

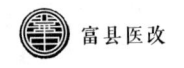
年度	全县卫生系统（县、乡）职工数				
	总数	其中，卫生技术人员数			
		合计	高级	中级	初级
1993	769	502	9	96	397
1994	716	517	13	117	387
1995	768	575	15	136	424
1996	808	644	16	144	484
1997	837	676	21	161	494
1998	891	747	24	175	548

表 3 - 8 显示，从 1988 年到 1998 年，全县卫生系统职工从 542 人增加到 891 人，净增 349 人，年增近 35 人。由于在所有职工中，卫生技术人员是直接提供卫生服务的群体。因此，卫生技术人员数量的变动更能体现卫生服务供给和需求的变化情况。表 3 - 8 显示，改革开放以来，富县的卫生技术人员也在逐年快速增加，即从 1990 年的 461 人增加到 1998 年的 747 人，增加 286 人，年均增加近 36 人。在卫生技术人员的职称结构方面，如图 3 - 11 所示，高级职称人数从 1990 年的 5 人增加到了 1998 年的 24 人，净增 19 人；中级职称人数从 75 人增加到了 175 人，净增 100 人；初级职称人数从 381 人增加到了 548 人，净增 167 人。卫生系统职工和卫生技术人员总数的增加说明全县卫生服务的供给和需求都在逐年快速增加。

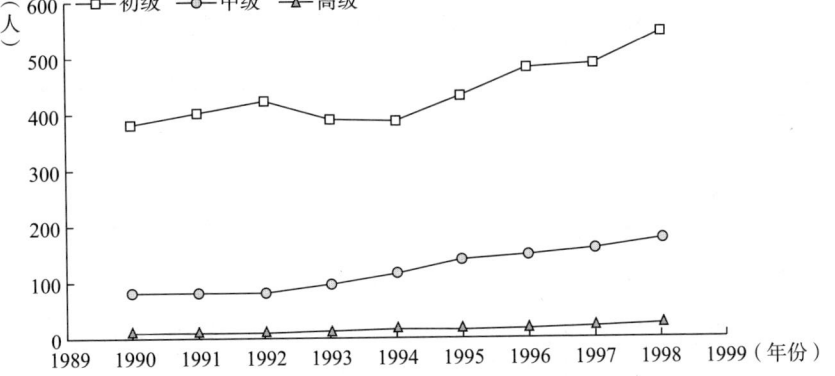

图 3 - 11　富县 1990～1998 年全县卫生系统技术人员职称情况统计

通过对全县总人口数、疾病谱、农民的经济状况和卫生机构服务人员等各项指标的分析可以发现，改革开放以后，富县的卫生服务需求不仅不可能减少，反而有快速增加的客观基础，亦即人口基础、疾病基础、经济基础和医疗卫生服务供给的基础。然而，与全县民众日益增长的卫生服务需求相比较，基层政府的卫生资源动员状况却显得极不匹配：一方面，全县卫生机构的编制资源竟长达 20 多年没有发生变化；另一方面，政府对卫生事业的经费投入并没有出现与其财政收入和支出相匹配的改变。其中，财政对卫生事业的拨款占财政总支出的比重甚至出现了下降趋势，体现出政府较为薄弱的卫生资源动员能力。

（三）卫生资源的市场动员

总的来看，20 世纪 80 年代的卫生管理体制改革是要调整中央政府和地方政府在卫生事业领域的关系，核心是要通过"放权"调动地方政府对发展卫生事业的积极性；而卫生事业运行机制的改革则是要调整政府与卫生事业机构之间的关系，核心是要通过"放权让利"调动卫生服务机构的积极性。卫生事业运行机制改革的主要内容是扩大卫生机构的自主权，包括允许多种形式办医，实行"院、所、站、长责任制"，实行"承包责任制"（后改为"综合目标管理责任制"）等。其中，实行各种形式的承包制和行政首长负责制是此次医疗卫生体制改革的关键内容。

显然，此时的改革主要参照了国有企业改革，是将卫生机构视为企业进行的改革。改革的主要方式是政府从卫生机构的具体经营环节中退出来，赋予卫生机构经营上的自主权；政府通过经济手段管理企业，而不是直接干预企业的经营行为。其中，预算约束从"软"变"硬"是改革的关键内容，卫生领域的改革也是如此。"定额包干、结余留用"后，政府对卫生机构的财政投入不再是模糊且软性的了，卫生机构自身需要有经济管理的自觉性和自主性，否则便要承担财务风险。显然，改革后卫生机构变成了一个相对独立的经济核算单位，随之需要一系列与之相匹配的卫生机构管理制度的具体安排，以利于其更好地进行自主经营。其中，院长负责制便是为了提高卫生机构的决策效率而进行的制度创新。

因此，当各级政府将有限的财政资源大都用于经济建设，对卫生事业

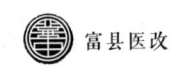

的财政投入急剧减少时，"经济利益"具有了事关卫生机构生死存亡的重要性。在经济利益的强激励下，卫生机构不断改进自身的运行效率，使其医疗卫生服务的能力和质量不断提高，卫生系统内的资源不断优化重组，并且动员了更多社会资源转变成为医疗卫生资源，从而大大增加了医疗卫生资源的总量。不过，由于卫生资源是按照经济效益的原则分布的，因此，并不一定具有最大化的社会效益。最终的结果是，在少数经济利益较为密集的地区出现了卫生资源的相对过剩，而在大多数利益较为稀薄的地区则出现了非常严重的卫生资源匮乏。

"放权让利"的医疗卫生体制改革深刻改变了各级医疗卫生机构的收入结构。政府"给政策不给钱"导致医院的财政补偿占比大幅度下降，而业务收入占比则快速上升。1980~1987年，全国医院院均业务收入比增加了4.1倍，院均业务收入占院总收入的比重从57.34%增加到了73.50%；而国家财政拨款的绝对数虽然有所增加，但占比快速减少，即从23.87%下降到了10.18%（张怡民，1999）。更重要的是，这些非常有限的卫生拨款主要被用在城市卫生领域：其中，高层次医院在政府卫生预算中的比重从38%增加到48%，而乡镇卫生院的比重却日益下降，从23%下降到18%；用于防疫的比重从15%下降到13%（张自宽，2006）。从1991年到2000年，政府对农村卫生事业财政投入的绝对值有所增加，但比重却从12.5%下降到6.5%（李玲、江宇、陈秋霖，2008）。

在富县，县级医院收入在改革前以政府财政为主、业务收入为辅；改革后则变成以业务收入为主、财政定额拨款为辅。县级卫生机构（县妇幼保健站和卫生防疫站等）历来属于政府全额财政拨款事业单位，但在改革后也因定额拨款不足而开展有偿服务。乡镇卫生院在改革前大多为公社集体所有制机构，收入来源主要是公社集体经济和政府财政补贴，同时还有一些业务收入；改革后，乡镇卫生院的收入转变为以业务收入为主、财政投入为辅的模式。村卫生室为村级农民集体所有制机构，改革前的收入主要以村集体经济和业务收入为主，同时还有少量的政府补贴；改革以后则变成了自负盈亏的私人诊所。总的来看，业务收入成为农村三级医疗卫生机构的重要收入渠道，而来自政府财政的补贴则取决于各级医疗卫生机构在被定编、定额时的具体情况。总体来看，政府财政补贴的占比呈快速下

降趋势；更重要的是，农民集体经济补助部分在改革后基本消失了（见表3－9）。

表3－9 "放权让利"前后农村三级医疗卫生机构的收入来源构成情况

卫生事业机构	改革前的收入来源	改革后的收入来源
县级医疗机构	财政（主）、业务（辅）	业务（主）、财政（辅）
县级卫生机构	财政	财政（主）、业务（辅）
乡镇卫生院	集体（主）、财政（次）、业务（更次）	业务（主）、财政（辅）
村卫生室	集体（主）、业务（次）、财政（更次）	业务（自主经营、自负盈亏）

王绍光（2003）曾经明确指出，这一时期国家的体制改革存在着两个非常普遍的"迷信"：一是对经济增长的迷信，即认为只要经济增长了，卫生事业等问题自然而然地就会得到解决；二是对市场的迷信，即认为市场化机制比政府行政机制能够更好地动员和优化配置卫生资源，从而更好地满足农民的医疗卫生服务需求。此时，基层政府在上述两个迷信的指导下，普遍倾向于将卫生事业推向市场，从而缓解财政压力。有不少人认为，卫生机构既然可以自己向患者收取费用，那么只要赋予卫生机构一定的权力，政府便不需要向卫生机构投入更多的财政资金了。因此，为了能够给基层政府预留更多用于经济建设的财政资金，政府在给卫生机构核定"定额补助"时，往往持"就低不就高"原则，财政拨款不足的部分需要卫生机构通过"开源"和"节流"的方式自己解决。所谓"开源"，就是通过开展各项医疗卫生服务业务以及其他与医疗卫生服务相关或不相关的副业获得额外的收入；所谓"节流"则是通过加强医院内部管理、节约成本、提高效率等方式减少支出。

显然，政府希望在动员卫生资源的同时，积极地发挥市场在动员卫生资源方面的作用。卫生资源的市场动员可以解决当时存在的三个突出问题。首先，可以缓解政府对卫生事业的财政支出压力，这对于财政包干制和分税制背景下的基层政府来说，确实具有十分切实的意义。其次，可以激励卫生机构及其医务人员树立以市场需求为导向的服务观念，改善服务态度，提高服务质量和效率。对于当时主流观点认为的医院不会算经济账、没有节约和成本的概念、医务人员工作积极性不高等问题，都可以通过市场的

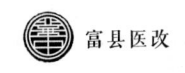

激励机制得到有效改善。最后，避免了"大锅饭"体制，可以激励患者自主节约医疗费用，提高人民群众自身对疾病和卫生事业的重视程度。不过，由于卫生事业的特殊性，市场动员卫生资源也有可能造成供方诱导需求的出现，使卫生资源的配置不是朝着广大群众实际需求的方向发展，而是朝着市场消费能力和卫生机构的利益需求的方向发展。与此同时，也有可能导致患者因支付能力的低下而放弃就诊和治疗等意外结果。

总之，20世纪80年代开始的卫生事业"市场化"改革导致政府与卫生机构的关系、卫生机构之间的关系以及卫生机构内部的关系都发生了质的变化。

（四）市场机制的弱动员力

那么，农村卫生事业的市场化是否有力促进了卫生资源的增加呢？答案是否定的，市场机制表现出了较差的动员力。下文主要从供需两个层面进行分析。

在医疗卫生服务的供给层面。1951年，全县仅有13名卫生技术人员；到1998年，县、乡两级卫生机构已有747名卫生技术人员，全县卫生技术人员数量有了巨大增长。显而易见的是，自从改革开放以后，全县卫生技术人员的增长速度有了加快的趋势。具体来说，就是在不到20年的时间里，从1981年的304人增加到了1998年的747人，净增加443人。这说明改革开放后的卫生体制改革激励了更多的人从事医疗行业，增加了卫生人力资源的供给（见图3－12）。

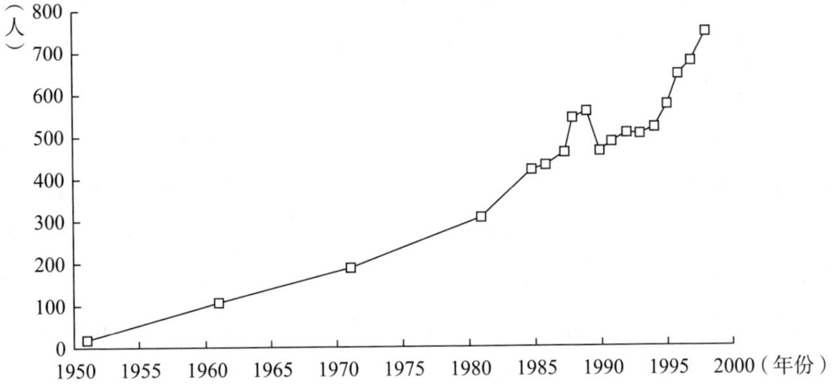

图 3－12　富县的县、乡两级卫生技术人员数变动情况

图 3-13 描述了县、乡两级卫生机构卫生技术人员占卫生人员总数的基本情况。1988 年至 1998 年，全县卫生技术人员占比总体有下降趋势，即从 86.86% 下降到了 83.84%。显然，卫生技术人员占比的下降主要是由于卫生系统中非技术人员的快速增加。这说明卫生改革也激励了更多的非技术人员进入卫生领域。其中，1988~1993 年，非技术人员的占比逐渐提升，这当然与乡镇卫生院被下放到乡镇政府有密切关系。乡镇卫生院下放后，院内建制逐渐正式化，因此需要增加非技术人员；与此同时，乡镇政府也安插了一些非技术人员进来。1994 年后，卫生技术人员占比快速提升，这一方面是由于乡镇卫生院建制初步成形，另一方面也与分税制和政府部门加强了对卫生系统的整顿和管理有非常密切的关系。

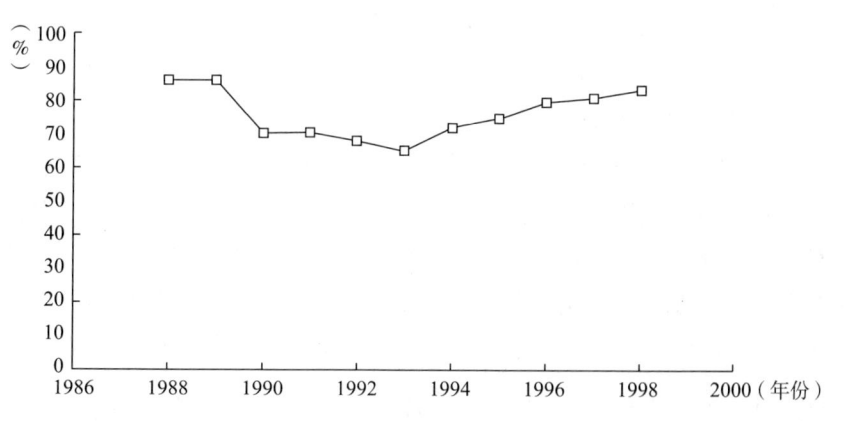

图 3-13 富县的县、乡两级卫生机构卫生技术人员占卫生人员总数情况

村级卫生人力资源也出现了明显的增长趋势。1979 年，全县 101 个生产大队中有 195 名赤脚医生。1992 年，全县 145 个行政村中有乡村医生 261 人，比 1979 年增加了 66 人。此外，还有卫生员（含接生员、防疫员等）376 人，村级卫生人员共计 637 人。不过，乡村医生群体内部逐渐有了变化。1997 年，全县 142 个行政村中有 223 名乡村医生，减少了 38 人，另有卫生员 299 人，村级卫生人员共计 522 人。而在此时，已经出现了 29 个没有乡村医生的空白村，占全县总村数的 20.42%。尽管在 20 世纪 90 年代后期，乡村医生总数有下降的趋势，但仍比 1979 年的人数要多。1998 年，全县有乡村医生 220 人，比 1979 年多 25 人；除此之外，还出现了 48 名个体医生，其中西医 36 人、中医 3 人、草医 4 人、牙医 5 人。总的来看，此轮

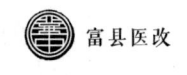

医改确实促进了农村卫生服务人员的增加。

在医疗卫生服务的需求层面，主要考察卫生体制改革是否刺激了农民将更多的资源用于卫生方面（简言之，即农民的医疗卫生的消费）。表3-10描述了富县几个年份农民家庭的人均收入与支出情况，可以得出以下几个结论：首先，在收入方面，改革开放以后农民的人均总收入和纯收入均快速增长。其次，在收入来源种类方面，集体收入日益萎缩，家庭经营收入快速增长。从占比来看，1977年集体收入和家庭经营收入占总收入的比重分别为36.73%和50.47%，1989年则分别为0.42%和89.54%，集体收入已经微不足道，家庭经营收入则占据了绝对的比重。再次，在支出方面，人均总支出也出现了快速增长的趋势。其中，家庭经营性支出和生活费用支出是两大主要支出项目，这两大支出项目也在快速增长。最后，在生活费用支出方面，食品、衣着、日用品、燃料、住房、医疗、文化等方面各有增长，但占比的情况则各有不同。

医疗方面，表3-10显示，农民人均医疗用品支出从1977年的2.60元骤增至1981年的7.62元。出现这种情况主要有两个原因：一是合作医疗陷入困境，纷纷停办，看病由个人付费，医疗费用显现化了；二是随着农民收入的不断增加，医疗消费也随之增长。然而，更加值得注意的是，从1981年到1988年，农民的人均医疗用品支出呈现总体下降的趋势，即从7.62元降至5.11元。此后在1989年又升至5.29元。也就是说，在1977年至1989年的13年时间里，农民人均医疗用品的支出仅增加了2.69元，增加了1.03倍；而与之起点相近的日用品支出和文化服务支出（分别是2.53元和1.77元）则分别增加12.58倍和22.45倍；住房支出和燃料支出从无到有，且支出额度很快超过了医疗用品支出的绝对值。

表 3 - 10　部分年份富县农民收入和支出情况统计

单元：元

项目	1977 年	1981 年	1982 年	1985 年	1988 年	1989 年
一、全年人均总收入	57.64	176.42	257.57	366.54	736.06	801.93
1. 集体收入	21.17	81.87	72.16	5.93	0.02	3.33
2. 家庭经营收入	29.09	73.62	125.06	340.93	697.74	718.01

续表

项目	1977 年	1981 年	1982 年	1985 年	1988 年	1989 年
3. 其他收入	7.38	17.06	42.96	19.68	38.29	80.59
4. 非借贷收入	—	3.87	17.33	—	—	—
二、全年人均纯收入	78.00	101.74	130.57	284.50	400.03	442.00
三、全年人均总支出	50.38	153.99	251.81	338.16	666.63	717.61
1. 家庭经营支出	3.63	20.17	52.10	81.65	217.11	234.01
2. 生活费用支出	32.43	113.82	162.00	219.55	439.92	458.97
食品	19.49	48.18	53.09	79.30	235.91	277.51
衣着	6.04	20.68	33.42	32.97	28.39	24.42
日用品	2.53	22.52	43.25	42.15	44.51	34.37
燃料	—	—	—	13.80	22.63	16.32
住房	—	2.93	12.00	28.99	71.32	59.55
医疗用品	2.60	7.62	6.16	5.11	5.11	5.29
文化服务	1.77	11.89	14.08	17.23	32.04	41.51
3. 其他非借贷支出	14.32	20.00	37.71	36.96	9.30	24.63

图 3 - 14 描述了 1977 ~ 1989 年农民各项人均生活费用支出占人均总支出比重的基本情况。显然，食品支出占比在快速下降后又逐渐恢复到起点水平；衣着支出占比在略有上涨之后出现了快速下降；日用品支出占比经历了快速上涨之后也快速下降；医疗支出占比则一直在下降，并长期在各项支出占比中处于最低水平；文化支出占比总体上呈现上升的趋势；住房支出占比和燃料支出占比则从零起步，并在总体上呈现上升的趋势。总体而言，1977 ~ 1982 年，农民在衣着、日用品、文化、住房方面的消费更为积极，而在食品、医疗方面的积极性则有所下降；1982 ~ 1989 年，农民的消费积极性主要体现在住房、食品、燃料、文化方面，而对医疗、衣着、日用品的消费积极性则有所下降。

显然，1977 ~ 1989 年，收入和支出都在快速增加的富县农民，普遍有着更大的积极性将他们的消费资金用在改善居住条件（建房子）、饮食状况（膳食结构）、能源结构（燃料消费）、穿着打扮及日用品消费等方面，而对医疗卫生方面的消费积极性则相对较低。这说明，卫生体制改革并未对农

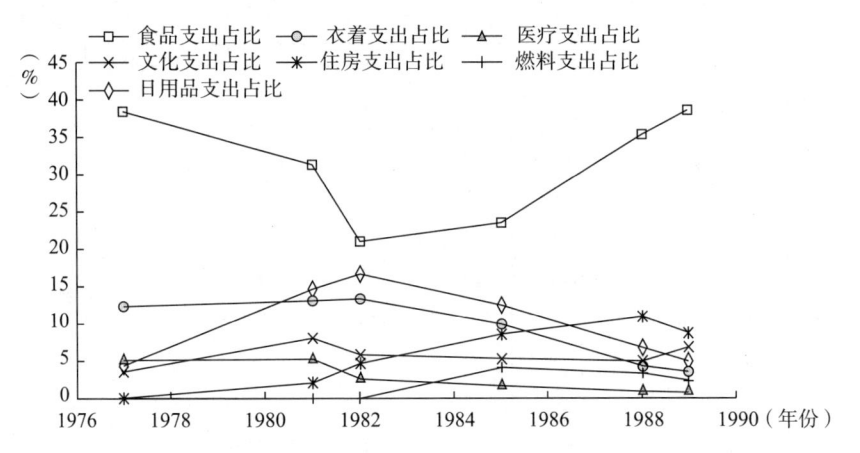

图 3-14　富县 1977~1989 年农民人均各项支出占人均总支出比重情况

民的医疗卫生消费产生足够强的激励，从而造成需求层面的卫生资源动员效果相对较差（见表 3-11）。

表 3-11　部分年份富县农民人均医疗保健支出的各种占比情况

单位：%

项目	1977 年	1981 年	1982 年	1985 年	1988 年	1989 年
医疗用品支出占生活费用支出比重	8.02	6.69	3.80	2.33	1.16	1.15
医疗用品支出占总支出比重	5.16	4.95	2.45	1.51	0.77	0.74
医疗用品支出占总收入比重	4.51	4.32	2.39	1.39	0.69	0.66
医疗用品支出占纯收入比重	3.33	7.49	4.72	1.80	1.28	1.20

实际上，富县农民的这种行为在全国并不罕见。改革开放以后，在农民的经济收入和支出不断快速增长之时，新的医疗卫生体制却缺乏足够的动员能力激励农民把他们手上的资金用在卫生领域。时任卫生部部长陈敏章在 1993 年 7 月召开的全国农村卫生建设经验交流会上直言："目前，农民医疗保健支出仅占人均生活支出的不到 13%，但年人均用于烟、酒的支出则高达 15% 以上，显示农民个人消费结构不合理、健康投入意识较差。通

过有针对性的健康教育和适当的政策调整，把农民手中的消费资金更多地引导到对他们自身健康的投入上，是完全必要的，也是可能的。"（张怡民，1999）在此次会议上，时任国务委员彭佩云（2009）也指出，要"通过加强对农民的健康宣传教育，引导农民在提高自我保健意识和对社会公益性事业责任感的基础上，自觉自愿地增加卫生保健投入"。

这当然体现了农民对卫生和健康的不够重视，问题在于农民为什么会不重视卫生和健康呢？除农民个人的原因以外，卫生体制也是一个非常重要的因素：它反映了在改革开放以后以"放权让利"为主要特征的卫生体制在动员农民消费行为的能力方面是十分薄弱的。当政府逐渐退出卫生机构的具体经营环节且财政拨款相对减少以后，农村卫生机构凭借市场机制往往难以非常有效地刺激农民在卫生领域进行与他们的收入和支出状况相匹配的消费行为。

当农民缺乏将消费资金用于卫生和健康领域的自觉时，政府部门和卫生系统严重缺乏制度化的渠道进行引导、激励和动员，这种状况与改革前的状况形成了非常鲜明的对比。改革前，劳动力的状况直接关系到集体利益，因此农民个体的疾病与健康问题实际上也是集体的公共问题，并经常在公共领域受到关注、重视；而改革后，个人的疾病与健康变成了私人事务，难以进入公共领域。由于疾病和卫生相关知识具有较强的专业特征，远远超出了农民个人的生活经验和阅历，因此与那些可以即刻获得效能感的衣食住行等消费相比，农民的个人医疗卫生消费往往容易出现盲目性和短期化。农民的盲目性主要体现在"有病乱投医"，短期性则体现为"有病才求医"或"病重才求医"，这说明农民缺乏相关经验与专业知识，看不到卫生消费与健康的长远关系，从而难以自觉做到早预防、早发现、早治疗。这种状况在医疗卫生服务资源日益匮乏的边远地区尤其明显。改革后，在经济条件较好的地区，卫生服务资源的供给相对充裕；但在那些经济条件不佳的边远地区，医生日益缺乏。当地农民得了小病往往得不到及时的治疗，等发展成为大病时则已经没有了治疗的经济能力。显然，改革后的卫生资源配置和农村经济分化相互影响，共同导致农民卫生消费的不足。

此外，合作医疗的瓦解也是造成农民卫生支出占比日益下降的重要原因。在改革前，合作医疗制度是筹集农民资金的一个重要机制，合作医疗

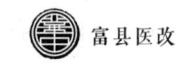

依托集体组织可以非常高效地筹集农民资金；而在改革后，农民的资金分散到各家各户，筹集成本快速提高，最终导致合作医疗难以为继。此后，农民的医疗卫生消费模式从原来的集体报销（合作医疗）模式为主转变为以个人付费模式为主。显然，与个人付费机制相比，以合作医疗制度为主要内容的集体付费机制更有利于提高农民的卫生支付能力，从而调动他们在医疗卫生方面进行消费。

四　本章小结

（一）成就

此轮医改的目标是增强卫生事业活力，提升卫生资源供给。从结果上看，卫生事业活力确有增强，卫生机构和卫生人员总体上有所增加，卫生服务能力和服务质量也都有了明显提高，基本实现了改革目标。李玲、江宇、陈秋霖（2008）指出，"辩证和历史地看，当时能够提出这种观点（即放权让利）是具有进步性的。当时医疗领域的主要矛盾是供给不足和效率低下，医院'早上是茶馆，中午是饭馆，晚上是旅馆'，卫生资源难以满足群众收入提高之后迅速增长的医疗服务需求。在这种条件下，解决供给能力的问题，是比控制成本和提高公平性更加紧迫的任务"。然而，在卫生领域中被激发出来的活力与民众的卫生服务需求和期望之间仍存在较大差距，集中反映为"看病难、看病贵"问题，并日益成为民众不可承受之重。

（二）问题

实际上，以上两方面的进步并不确切。与利益密集的城市不同，放权让利的卫生体制改革在利益稀薄的广大农村地区则出现了另外一种景象。首先，村级卫生事业在分田到户以后便失去了集体经济的物质基础和组织基础，村卫生室变成私人诊所，乡村医生成了"落单"的个体。村级卫生服务资源随着市场利益机会重新配置，最终出现了严重的卫生资源分布不均的局面：在那些人口密集、靠近城镇的村庄，乡村医生和个人诊所日益扎堆；而那些人烟稀少、位置边缘的村庄，则日益缺乏乡村医生，并最终

沦落成为"无医无药"的空白村。其次，乡镇卫生事业在放权让利的改革中经历了非常曲折的过程。改革开放以后，县及县级以上政府对农村卫生事业的非常有限的财政拨款主要都被用在了县级医疗卫生机构，乡镇卫生院（尤其是普通乡镇卫生院）能够获得的拨款往往十分有限。1987年被下放到乡镇政府以后，乡镇卫生院的处境相对有所改善，但仍然十分困难。1997年实行"以县为主"的改革以后，在中央和省级政府的专项资金的帮助下，乡镇卫生院的基础设施和硬件条件才开始有所改善。然而此时，卫生人才匮乏的问题开始显现。卫生人才的自由流动致使乡镇卫生院"缺人才"，不仅招不进"新人"，而且留不住"老人"。最后，县级卫生事业虽然在各级财政的帮助下有了比较大的发展，但城乡卫生事业的差距越来越大，导致县级卫生机构受到了城市卫生机构的严重挤压，人才自由流动的制度障碍被消除以后，县级卫生机构也越来越留不住人才，也出现了日益严峻的"人才荒"。不过，由于县级卫生机构比乡镇卫生院的条件相对更好，因此便能够将这种压力向乡镇卫生院转移，进而加剧了乡镇卫生院人才匮乏的局面。自此，农村三级医疗卫生组织从相互配合、补充的关系变成了相互争夺资源的关系。

简单来说，在改革开放以后，一部分卫生机构确实首先"富裕"起来了。从城乡关系的角度来看，城市卫生事业首先发展起来，而农村卫生事业的发展则相对迟缓，与城市卫生事业的差距日益扩大，受到了城市卫生事业的挤压；而从农村卫生事业内部来看，在农村三级卫生机构中，县级卫生机构首先发展起来了，虽然与城市相比仍然相对落后，但在县域范围内，县级卫生机构得到的政府支持往往是最多的，日益成为全县实质性的技术指导中心。

1998年底，富县人民医院有干部职工363人，其中副高职称18人、中级职称113人、初级职称152人、工勤人员80人，成为全县医疗教学、科研和医疗保健的技术指导中心。县妇幼保健院有干部职工64人，其中业务技术人员56人（副高职称4人、中级职称19人、初级职称33人），成为能防、能治、能抢救危重病例的妇幼保健机构和全县妇幼卫生技术指导中心。

与县级医疗卫生事业相比，乡镇级的医疗卫生事业的发展状况则显得有些捉襟见肘。1998年底，全县乡镇级卫生机构共有用房面积26033平方

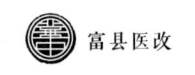

米、其中业务用房 18017 平方米、生活用房 8016 平方米；共有干部职工 333 人，其中主管医（技）师 30 人、医（技）师 98 人、医（技）士 129 人、工勤人员 76 人；每个卫生院都设有病房、门诊部，有病床 4～30 张，具有基本服务能力。

县、乡两级卫生机构的差距越来越大。卫生资源中最为重要的卫生技术人员的状况可以清晰地呈现这个问题。表 3-12 显示，1989 年，富县人民医院共有卫生技术人员 213 名，其中高级职称 5 人、中级职称 45 人、初级职称 163 人；到 1998 年，县人民医院的卫生技术人员为 283 人，增加了 70 人。在技术职称方面，此时全院分别有高级和中级职称 18 人和 113 人，分别增加了 13 人和 68 人；中级以上职称人数占卫生技术人员总数的比重从 20.47% 增长到了 46.29%。再来看全县 13 个乡镇卫生院的情况。1989 年到 1998 年，如果将乡镇卫生院的"士级"卫生人员也算为初级卫生人员的话，那么，1998 年卫生技术人员共有 257 人，比 1989 年增加了 78 人；在职称方面，高级职称继续为 0，中级职称 30 人，增加了 9 人；初级职称有 227 人，增加了 69 人。其中中级以上职称占比从 12.14% 下降到了 11.67%。显然，不论是卫生技术人员的总数，还是卫生技术人员的职称结构，县人民医院不仅优于且日益优于乡镇卫生院。

表 3-12　县乡医疗卫生机构技术人员构成情况统计

县乡医疗 卫生机构	1989 年卫生技术人员情况				1998 年卫生技术人员情况			
	合计	高级	中级	初级	合计	高级	中级	初级
县人民医院	213	5	45	163	283	18	113	152
乡镇卫生院	179	0	21	158	257	0	30	227

有学者认为，县级卫生事业取得快速发展应主要归功于以放权让利、扩大卫生机构自主权为主要内容的机制改革。但为什么同样实行了扩大卫生机构自主权的机制改革，县、乡两级卫生机构会出现差异巨大的发展状况呢？县、乡两级卫生机构的差异应该从三方面加以解释：一是区位因素（背后是卫生机构的级别），二是路径依赖，三是政府"抓大放小"的财政分配模式。首先，县级卫生机构位于全县的政治经济中心，利益密集程度相对较高，市场机会更加丰富。乡镇卫生院则相对分散，自然赶不上县卫

生机构的发展。其次，县级卫生机构历来都是全县卫生事业的龙头。最后，也是最重要的，政府此时对农村卫生事业非常有限的财政投入主要投向了县级卫生事业。

有趣的是，在此期间，乡镇卫生院并没有对村卫生室产生挤压。相反，少数村卫生室甚至挤压到了乡镇卫生院的发展空间。改革以后，由于农村三级机构之间的关系从原来的分工协作变成了围绕着业务进行激烈的市场竞争，因此如何争取到更大的就诊量便成为各级卫生机构需要考虑的首要问题。就技术水平来说，县级卫生机构原本就高于且日益高于乡镇卫生院，因此如果遇到大病，农民往往倾向于到县级医院就诊。而就便捷性来说，村卫生室明显要高于乡镇卫生院，因此对于很多常见病、多发病而言，农民往往倾向于到村卫生室就诊。县医院与村卫生室之间的职能是有效错开了的，因此并不构成竞争关系。而乡镇卫生院的职能往往与县级和村级卫生机构之间存在交叉，即本来是定位于满足村卫生室解决不了而又不需要县医院解决的诊疗需求的，但改革以后，这个界限往往被悬置了：为了获得更多的业务收入，一方面，村卫生室超出能力范围挽留了一部分本来应该向上转诊给乡镇卫生院的病人；另一方面，县医院降低门槛，收进来一部分本来应该向下转诊给乡镇卫生院的病人。于是，原本在农村三级医疗卫生组织网中发挥重要的枢纽作用的乡镇卫生院，突然面临来自县级卫生机构和村卫生室两个层面的夹击，陷入了"不上不下"的尴尬境地。

在村级卫生事业层面。1979 年，全县共有赤脚医生 195 人。1998 年底，全县共有乡村医生 220 人，其中女乡村医生 47 人，具有中专或相当于中专水平的 28 人。从总体数据来看，村级卫生人力资源在改革后确实增加了（当然增加得十分缓慢，年均约增加 1 人）。但是，从村级卫生人力资源的具体分布来看，则出现了有些村乡村医生扎堆，而有些村乡村医生匮乏的局面，村级卫生资源的配置和分布严重不均衡，存在非常明显的"绝对短缺"与"相对浪费"并存的现象。村级卫生资源正在日益向经济利益较为密集的地区汇集，那些利益十分稀薄的地区则出现了越来越多的空白村。一方面是少数村卫生室足以与乡镇卫生院同台竞技，另一方面则是越来越多村庄缺医少药。由于缺乏政府强有力的卫生规划，卫生资源的市场配置无疑出现了一定程度的失灵。

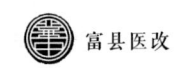

（三）经验

本章主要回顾了改革开放后的"第一轮医改"亦即旧医改中富县农村医疗卫生事业的发展历程。总体来看，与上一个阶段相比，这一阶段富县的医疗卫生事业经历了一个艰难而又曲折的时期。这说明卫生事业的进一步发展往往比早期的建设要困难得多，同时也说明了指导思想的重要性。

在此期间，卫生资源的动员逐渐从政府行政机制向市场机制转变，政府的力量逐渐退出了卫生事业的具体经营环节，卫生机构获得了更大的自主权，从而成为相对独立的市场主体。对于村级卫生事业，政府的介入历来不多，随着集体经济的瓦解，市场机制全面进入村级卫生事业领域。村级卫生资源的配置和动员从行政机制向市场机制转变，在刺激了村级卫生服务资源供给的同时，也造成了一定的市场失灵。

而对于县、乡两级卫生事业，政府财政对卫生事业的拨款总体上是严重不足的；而且在这极为有限的卫生拨款的配置上，也主要偏向县级医院，从而造成了乡镇卫生院的困境。有限的卫生财政资源主要用在县级卫生事业上，确保了县级卫生事业的基本发展，但也使县、乡两级卫生机构之间的差距逐渐扩大。乡镇卫生院一方面因财政拨款不足，另一方面因市场竞争中的结构性不利地位，陷入艰难的处境。在这个过程中，乡镇卫生院被下放给乡镇政府的举措，曾一度有力地支援了乡镇卫生院的发展，但由于乡级财政本身的缺陷，最终乡镇卫生院又重新回到了"以县为主"的管理体制之中。富县的县、乡、村三级医疗卫生机构就是在上述曲折而又艰难的困局中进入了新世纪。

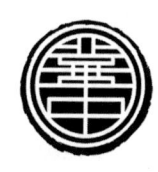

第四章

新医改中的"看病难"问题

本书第二、第三章分别介绍了富县农村卫生事业的发展历程及其历史经验，它们构成了本书的研究对象——21 世纪的富县农村卫生事业——的重要背景，同时也明确地呼应了本书的研究主题——农村卫生事业中政府与农民的关系。从第四章开始，21 世纪以来富县农村卫生事业的发展状况及其背后的生成逻辑成为笔者关注的重点。自 21 世纪以来，富县农村社会发生了深刻而又巨大的变化，出现了千年未有之大变局。在这一场巨变的过程中，政府主导的农村卫生发展体制逐渐成形，国家力量对农村卫生事业的介入日益深入。在政府主导的卫生体制下，富县农村卫生事业虽然有所改善，但也面临着某些深层次的困境，这些困境集中体现在农村卫生人才队伍的建设和新农合制度的运行两个重要领域。它们分别构成了接下来两个章节的主要研究内容。基于国家与农民关系的分析视角，笔者试图比较合乎实际与逻辑地揭示出这两个领域目前分别面临的问题及其背后的原因或机制，并提出适宜的应对之策。

在本章，笔者将集中探讨以下问题：进入 21 世纪以来，在政府主导的卫生体制下，国家出台了一系列旨在为农村提供卫生人才的公共政策，并且投入了大量的财政资源，然而，城乡卫生人才仍然存在着明显的"过剩与匮乏"局面。具体而言，从"城"的角度看，主要表现为卫生人才的过剩，引发了日益严重的医学院毕业生难就业的问题；而从"乡"的角度看，则主要表现为卫生人才的匮乏，导致基层（尤其是农村基层）卫生机构的职能逐渐萎缩、社会信誉快速下降，甚至有越来越多的村卫生室因为缺乏合格的卫生人才而被迫关门，导致村庄沦为无医无药的空白村。城乡卫生人才"过剩－匮乏"困境不仅是一个现实问题，同时也产生了"供给－需求"悖论现象——农村对卫生人才的强烈需求（表现为人才匮乏）与城市医学院校卫生人才的供给过剩（表现为就业难）现象同时存在，说明需求的存在并不会自然而然地引发相应的供给

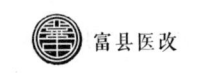

行为。

那么，应该如何理解这种农村卫生人才治理困境呢？笔者将主要从国家制定的城乡一律的卫生人才公共政策/制度与客观上将长期存在的城乡二元经济社会结构之间关系的角度进行分析。在国家诸多的卫生人才公共政策中，卫生人才资格制度与卫生人才流动制度是最为重要的两项制度。在城乡一律价值理念的指导下，我国逐渐形成了城乡统一的卫生人才市场和城乡同一的卫生人才资格制度。笔者认为，城乡二元结构、城乡统一的卫生人才市场和城乡同一的医师资格制度三个因素可以比较完整地揭示出城乡卫生人才配置困境的形成机制。也就是说，在城乡二元结构、城乡同一的医师资格制度和城乡统一的卫生人才市场三个因素的共同作用下，城乡卫生人才配置出现"过剩－匮乏"的困境具有必然性。

目前，学术界和政策部门的主流观点认为，在城乡同一的医师资格制度已经基本确立，而城乡二元结构在短期内不可能出现根本性改变的情况下，城乡统一的卫生人才市场是城乡卫生人才配置困境的主要原因。因此，要加大政府行政力量对卫生人才市场的干预，把被市场机制扭曲了的城乡卫生人才配置格局恢复到正常状态。然而，笔者认为，通过政府力量强制介入卫生人才的配置不仅存在不公平的问题，更重要的是，还面临着巨大的行政成本及财政代价与效率低下的问题。这一点已经被现实所证明。笔者认为，在城乡统一的卫生人才市场已经基本形成，而城乡二元结构在短期内不可能得到根本性改变的情况下，国家实行城乡同一的医师资格制度才是城乡卫生人才配置困境的主要原因。因此，破解这一困境的关键是要根据城乡二元结构的现实以及农村的实际，制定出城乡有别的卫生人才资格制度，为农村提供适宜的卫生人才。

一 医学毕业生过剩与农村医生短缺的悖论

截至 2016 年，我国城镇常住人口为 7.93 亿人，占全国总人口的 57.35%；农村常住人口为 5.90 亿人，占 42.65%（国家统计局，2017）。由于目前我国城乡疾病谱已基本趋于一致，因此农村有着与城市相似的卫生人才需求。但从城乡卫生人才的分布和流向看，城市卫生人才较为充裕，城市卫生机

构处于卫生人才流动的流入端。农村卫生人才则十分匮乏，农村卫生机构处于人才流动的流出端：不仅普遍招不到新人，甚至连留住现有的卫生人才都成了大问题。

（一）"广种薄收"的医学教育：双选会的无奈

笔者在富县调研期间经历了两次卫生人才双选会，直观且深刻地感受到了当地基层卫生机构在招聘卫生人才时的艰难和无奈。第一次是在 2015 年的国庆节期间，第二次是在 2016 年的 4 月前后。两次双选会都是由县卫计局局长亲自带队，分管人事工作的纪检组长（副局长）和人事股股长参加，并在全县 12 个乡镇卫生院中挑选出 2 ~ 3 名卫生院院长一起到全省的专科医学院校为农村基层招聘卫生人才。这样的招聘阵容意味着招聘过程中几乎所有的问题都可以当场拍板解决，体现了当地主管部门对农村卫生人才招聘工作的高度重视。

然而，令人遗憾的是，在这两次双选会上，富县没有招到 1 名临床医生。实际上，医学院校的临床医学毕业生并不少，但对于一个国家级贫困县发出的招聘邀请，真正有意向的卫生人才十分稀少。招聘方甚至将目标聚焦在了富县及相邻县区籍的医学生，仍然难以奏效。事后，局里的老干部对笔者谈起：双选会上招人难的现象早在 2000 年以后就开始出现了，最初是招不到紧缺人才，后来逐渐连一般的临床医生也招不到了；现任卫生局局长在 2015 年 9 月刚刚上任，"不信这个邪"，但最后也是空手而归，不得不接受这个残酷的现实。

双选会的"双选"即是指"双向选择"，具体是指招聘方与应聘方（毕业生）在学校官方举办的招聘会上进行公开、平等的双向选择，其核心是用市场机制联结供需两方，实现人才资源的优化配置。卫生人才双选会制度大约形成于 20 世纪 90 年代末，当时国家取消了毕业"包分配"制度，卫生人才配置的模式逐渐从以行政机制为主向以市场机制为主转变。双选会给供需双方以更大的自主选择权，使供需双方能够更加独立自主地做出理性决策，但也不可避免地出现了双向选择的落空。由于卫生事业的特殊性和重要性，政府对卫生从业具有十分严格的准入限制，因此，卫生机构在招聘临床医生之时，往往只能在一个非常有限的范围内（如特定医学专

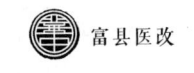

业）进行选择；而医学院校毕业生却可以选择不从事专业对口的职业，从而造成了卫生人才的浪费。

对 380 名医学本科生就业意愿的调查显示：80% 的医学生希望留在大城市。陈育德教授发现，在毕业包分配的年代，农村县医院甚至乡镇卫生院还常分配有大学生，而现在这种情况在中西部却越来越罕见（王梦婕，2012）。富县就是其中的一个典型，目前，当地乡镇卫生院连医学大专毕业生也很难招聘到。

（二）远虑与近忧：农村卫生人才的断层与流失

（1）远虑：农村卫生人才的断层

对于富县的乡镇卫生院来说，实行双选会制度以后，不仅招聘本科生是一种奢望，即使是大专生也越来越难招了。由于临床医学类中专生的招生规模被大幅压缩，全县的乡镇卫生院多年难以引进新人才。结果，富县的乡镇卫生院（村卫生室在当地属于实质性的私人诊所，主管部门往往力不从心）因为补充不了新的卫生人才，已经出现了非常明显的人才断层现象乃至问题。

一般来说，卫生机构的人才队伍最好是老、中、青三代形成梯队。笔者随机对该县 4 所乡镇卫生院 2016 年所有门诊/住院医生的年龄进行统计后发现：这 4 所乡镇卫生院共 20 名医生的平均年龄为 44.5 岁；其中年龄最小的 37 岁、年龄最大的 57 岁。由于年龄最大的医生与年龄最小的医生相差整整 20 岁，因此显然应该分属于老年和中年两代人。另外，医生的平均年龄约为中间位置，说明这些卫生机构只有老年和中年两代，青年一代则是缺失的。

村卫生人才方面，村医主要有三个来源：一是集体时期通过红医班、赤脚医生培训班或部队卫生员班等方式培养的赤脚医生，他们在 20 世纪 80 年代初期经考核后转变为乡村医生，出生于 1965 年前的村医大都属于这个来源。二是改革开放以后至 2004 年 1 月 1 日《乡村医生从业管理条例》正式实施前主要通过自费上学的方式产生的乡村医生——出生于 1966～1989 年的村医大都属于这个来源。由于他们正处于年富力强的阶段，因此是村医队伍的主力军。三是 2004 年以后通过自费上学或国家定向培养等方式产生

的执业（助理）医师（2004 年后不再有乡村医生考试），他们大都出生于1990 年以后（见表 4 - 1）。

表 4 - 1   富县乡村医生来源构成情况统计（截至 2015 年底）

单位：人，%

村医出生时间	人数	占比	主要来源
1965 年以前	24	42.86	原赤脚医生或卫生员的转化
1966～1989 年	31	55.36	参加乡村医生资格考试
1990 年以后	1	1.79	参加各类医师执考或执助考
合计	56	100.00	

笔者随机抽取了全县 56 名村医，发现 1965 年前出生、1966～1989 年出生和 1990 年以后出生的分别占 42.86%、55.36% 和 1.79%。显然，村医队伍年龄结构偏大，年轻村医的比重太少，说明全县的村医队伍存在非常明显的断层现象。

（2）近忧：农村卫生人才的流失

如果说基层卫生机构后继无人、人才断层现象还属于居安思危的"远虑"的话，那么基层卫生机构职能萎缩、人才流失现象则无疑是更为现实和紧迫的"近忧"。在现代社会，卫生人才的自由流动不仅是涉及基本人权的法律问题，而且是实现卫生人才资源优化配置的效率问题。随着我国的市场经济体制逐渐建立，卫生人才市场也逐步建立起来，卫生人才的流动性日益增强。在城乡二元结构背景下，卫生人才的流向具有非常明显的单向特征：通常是农村的卫生人才向城市流动，下级卫生机构的人才向上级卫生机构流动。当然，作为一项非常特殊的专业技术职业，国家对于卫生人才的资质有专门规定。因此，卫生人才的市场流动还会受到执业资质的限制，即必须具备相应的医师资格。

富县原卫生局的一份关于全县卫生系统人才基本情况的调查报告显示：截至 2011 年 8 月，全县卫生系统（主要指县、乡两级医疗卫生机构）在 5 年内共流失了 206 名卫生专业技术人才。从年龄结构上看，小于 30 岁的有 66 人，占 32.04%；31～40 岁的有 41 人，占 19.90%；41～50 岁的有 25 人，占 12.14%；51～60 岁的有 11 人，占 5.34%；61 岁及以上的有 63 人，

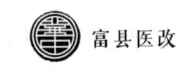

占 30.6%。从学历结构上看，本科学历的有 32 人，占 15.53%；大专学历的有 71 人，占 34.47%；中专以下学历的有 103 人，占 50.00%。从职称结构上看，副高及以上职称的有 5 人，占 2.43%（占全县副高及以上职称卫生人才总数的 19.23%）；中级职称的有 44 人，占 21.36%（占全县中级职称卫生人才总数的 16.73%）；初级职称的有 157 人，占 76.21%（占全县初级职称卫生人才总数的 28.39%）。尤其值得注意的是，这些流失了的初级、中级卫生人才，大多已经具备了申报中级、高级职称的条件。这也就意味着，他们大多是年富力强、临床实践经验丰富、专业技能高超的农村卫生事业骨干。调查发现，这些骨干人才的流向基本是由乡（村）到城（镇）、由下级到上级。

卫生人才单向流动的特征可以从富县农村县、乡、村三级医疗卫生机构围绕着当地现有卫生人才产生的激烈矛盾和冲突等现象中体现出来。富县原卫生局的调研报告中直言不讳地指出：某些县级医疗卫生机构"在引进外来人才较为困难的情况下，往往就把目光看到乡镇卫生院，利用各种手段想方设法将乡镇人才挖走，从而又造成了乡镇卫生院人才的紧缺"（富县卫计局，2011）。

实际上，县级医疗卫生机构也普遍面临着人才被城市及上级医疗卫生机构挖走的风险，因此，在难以引进新的卫生人才的背景下，它们只能将这种人才风险转嫁给下级乡镇卫生院。同样的道理，乡镇卫生院也普遍倾向于利用自己的优势积极地向下级村卫生室转嫁人才风险，想方设法将那些具有执业（助理）医师资格的乡村医生挖走，造成村卫生室执业医师人才的紧缺。而村卫生室作为最基层的卫生机构已经没有可供转嫁风险的对象了，由于村卫生室执业医师大多来源于原乡村医生，因此，当他们被上级卫生机构挖走以后，村卫生室被迫关门，沦为空白村。

不过，村医考取执业医师资质的情况毕竟不多，而村医改行、外出务工、去世等是村医流失的更为重要的原因。村医的大量流失使空白村正在日益增多。目前，全县共 137 个行政村中仅有 91 名村医。考虑到某些村有多名村医，另有部分村医仅登记在册，实际并未在村服务，因此，预计全县的空白村已经超过 50%。表 4-2 显示，全县 12 个乡镇中有不少乡镇的空白村已超过 50%。其中，新华乡 11 个行政村仅有 1 名村医，白沙镇 7 个

行政村中仅有 2 名村医。

表 4 - 2 富县各乡镇村医人数基本情况统计（2015 年底）

单位：人，个

乡镇名称	农业人口数	行政村总数	村医人数
富阳镇	42169	18	19
白沙镇	13596	7	2
莲山镇	26440	11	6
古城镇	22596	9	6
新华乡	20333	11	1
福利镇	22678	10	8
史家乡	14627	7	9
葛坡镇	21402	13	9
朝东镇	32950	18	13
城北镇	23541	11	5
柳家乡	17542	9	9
麦岭镇	23169	13	4
合计	281043	137	91

总之，目前富县农村卫生人才队伍建设面临的现实困境主要表现为两个层面：一方面，当地农村卫生人才日益匮乏，流失严重，断层明显；另一方面，当地政府部门对卫生人才的政策干预似乎并没有产生良好效果，难以扭转农村卫生人才日益匮乏的总体趋势。农村卫生人才短缺的问题成为新时期的顽疾。

二 卫生人才"过剩与短缺"困境的既有研究

农村卫生人才匮乏的现象显然属于"丰裕时代的短缺"：一方面，医学院校的卫生人才供给十分充裕，医学毕业生不当医生的现象十分普遍；另一方面，农村地区卫生人才短缺也十分突出。那么，是什么原因导致了城乡卫生人才"过剩与匮乏"的困境呢？或者仅就农村卫生人才建设来说，是什么原因导致了农村卫生事业出现了卫生人才断层的"远虑"和卫生人

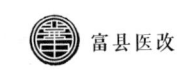

才流失的"近忧"呢？

一直以来，学术界对城乡卫生人才"过剩－匮乏"现象，尤其是农村卫生人才匮乏的问题均有所关注，并且产生了一些很有影响和启发的研究成果。其中，卫生人才市场机制的失灵和城乡二元结构的弊端往往被认为是导致这个问题的两大核心要素。除此之外，也有一些学者注意到了我国现行的医师考试政策存在的一些缺陷和问题。

（一）"城乡二元结构体制"因素

有学者认为，在卫生人才主要由市场配置的背景下，我国的城乡二元结构是导致农村卫生人才匮乏的根本原因（王文华、杨文燕、尹爱田，2012）。反过来说，如果没有城乡二元结构，也就不会存在农村卫生人才匮乏的现象。问题是，即使没有城乡二元结构，城乡卫生人才分布不均的现象也普遍存在。例如，在民国政府时期，现代医生便主要集中在城市，广大农村普遍缺医少药（黄树则、林士笑，1986）。而据世界卫生组织（WHO，2006）估计，尽管全球约有50%的人口在农村居住，但农村仅有38%的护理人员和不到25%的医生。实际上，即使在美国，也长期存在城乡卫生人才分布不均的现象（于浩、陈英耀，2002），只有不到3%的美国医学毕业生愿意到偏远乡村或小城镇工作（Rabinowitz，2001）。2008年，美国城市地区的平均每10万人口医生数为392.2人，其中城市地区为270人/10万人，农村地区为122.2人/10万人；具体言之，全科医生为98.1人/10万人，其中城市为104.5人/10万人，农村仅为65.0人/10万人。与此同时，美国农村专科医师数不及城市专科医师数的50%；农村专科医师数占农村医务人员总数的31%，而城市则为44%（欧阳伟、万真、朱明君，2013）。美国是全球最发达的国家之一，尽管不存在城乡二元结构，但同样存在着城乡卫生人才分布不均的现象。除此之外，在法国、德国等发达国家，同样也没有城乡二元结构的体制，但也存在城乡卫生人才分布不均衡的现象乃至问题（刘晓云，2012）。

进一步说，即使存在城乡二元结构，并不必然会导致农村卫生人才的短缺。我国农村卫生人才事业发展的历史显示：恰恰是在城乡二元结构最明显的时候，我国农村的卫生人才队伍从无到有，并得到了飞速的发展；

而在城乡二元结构体制松动的时候，农村反而出现了日益严重的卫生人才短缺。这就意味着，抽象地将城乡二元结构作为农村卫生人才匮乏问题的原因是不具有说服力的。

（二）人力资源市场配置机制失灵

前文提到，富县农村卫生人才短缺现象是在国家取消了医学毕业生包分配制度以后出现的，其中最直接的原因是医学院校的毕业生缺乏到富县医疗卫生机构工作的意愿。这也是全国大多数农村地区卫生人才匮乏的直接原因。因此，有学者认为，在国家取消医学生毕业包分配制度以后，市场机制主导了卫生人才配置；由于城乡二元结构的客观存在，城市比农村有更多样的职业选择、更丰厚的工资待遇和更广阔的职业发展空间等；出于理性选择的医学毕业生普遍缺乏到农村工作的积极性，客观上造成了城乡卫生人才供给与需求的错位。这是在城乡二元结构下市场机制配置卫生人才的必然结果，是市场失灵的典型表现。

（三）医师资格考试的技术性缺陷

也有学者注意到我国现行的医师政策，尤其是医师资格考试政策，与农村卫生人才匮乏现象之间的关系。众所周知，医师职业不仅神圣和光荣，而且责任重大。医师队伍的技术水平和服务质量直接关系到亿万人民的生命健康和切身利益。因此，国家有必要从制度上加强对医师队伍的建设和管理。医师制度的具体规定显然会对医师的供给产生直接影响（谢娟、傅新巧、方鹏骞，2010）。

金建强（2009）发现，目前我国医师资格考试的报考条件（学历、年龄）、考试难度和考试内容等均存在脱离农村实际的问题，这是导致农村缺乏执业医师的重要原因。陈涛（2016）也认为，"目前我国执业医师考试内容和标准全国是统一的，考试按分数从高到低以一定比例录取，没有针对性设置考试及准入标准（例如，我国高考分地区设置考试及录取标准，公务员考试是按地方及层次设置不同标准考试）；由于基层医生学历普遍较低，基层年轻医生考试通过率低，是导致基层执业医师减少的主要原因"。除此之外，我国现行的医师考试在科目设置方面也与农村地区的实际不相

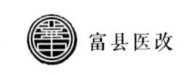

符合，不利于农村吸引和留住卫生人才。

总的来看，持有"医师政策缺陷"视角和观点的研究者大都是在农村医疗卫生机构工作的医务人员，以及在基层政府部门中从事农村卫生人才建设与管理工作的公务人员，他们在具体接触或执行我国现行医师政策（尤其是医师资格考试政策）的过程中，发现了现行的医师政策与农村的实际情况之间的张力和问题，并主要从调整现行医师政策的某些具体条款及标准等角度提出了相应的修改建议。这类研究本质上属于政策研究，具有很强的现实针对性和应用性特征。这类研究的缺点在于缺乏理论指导，容易陷入"只见树木不见森林"的误区。

（四）卫生人才困境的制度性根源

由上可知，既有的研究基于不同的研究视角、出于不同的研究目的、站在不同的研究立场和分析层次等，为认识和解决我国农村卫生人才短缺的原因和形成机制提供了非常有意义的探索和分析，提出了很多有启发的思路和建议。但不可忽视的是，这些研究的视角及观点也都或多或少存在某些局限和问题。笔者试图在这些研究的基础上，探寻农村卫生人才短缺困境的制度根源。

笔者认为，农村卫生人才匮乏是由城乡二元结构、城乡统一的卫生人才市场和城乡同一的执业医师制度三大因素共同造成的。学术界对前两大因素的研究已经十分丰富，但对第三大因素的研究较少，尤其是缺乏学理性分析。笔者试图基于历史和实地调研，探讨医师制度变迁与农村卫生人才队伍发展之间的内在关联，深入理解农村卫生人才匮乏的问题。即将城乡二元结构和城乡统一的卫生人才市场作为背景，考察我国的医师制度对农村卫生人才状况的影响。笔者认为，在城乡二元结构和城乡统一的卫生人才市场背景下，城乡同一的执业医师制度实质性地加剧了农村卫生人才的匮乏。因此，应通过实行城乡有别的医师制度，使之与城乡二元结构的现实相匹配，从制度上解决农村卫生人才匮乏的顽疾。

三 医师制度的变迁与村医的"执业化"

（一）城乡分立的医师制度：村医的"职业化"

我国农村地区历来缺医少药，尤其缺乏正规医学院校培养的职业化的卫生人才。中华人民共和国成立以前，全国的现代医生很少，连城里的需求都满足不了，更不可能去满足农村地区。因此，当时的现代医生主要集中在沿海地区的城市尤其是大城市，而广大农村地区则主要依靠传统的医生（中医、草医等）。实际上，即使是传统的卫生人才，也仍然是十分稀缺的。中华人民共和国成立以后，面对农村地区缺医少药的严峻现实，我国逐渐探索出了一条培养不脱产的卫生员、半脱产的赤脚医生和全脱产的农村医生（也包括少部分实现了全脱产的赤脚医生）的独特道路。

这些具有一定现代医疗卫生知识的卫生人才不仅深入了广大农村，而且形成了一条卫生服务体系的组织体系，初步并且有效地解决了农村地区缺医少药的问题。到改革开放初期，我国农村卫生人才面临的突出问题不再是数量不足，而是质量如何提升，这是一个历史进步。在新的历史起点上，国家出台了一系列旨在为农村提供更高水平的优秀卫生人才的政策。然而，也正是在这一系列政策文件实施的过程中，农村卫生人才匮乏的局面又开始出现了。

表4-3显示，在1975年，我国生产大队的赤脚医生155.92万人（其中，女赤脚医生50.22万人，占32.2%），生产队卫生员328.25万人，村接生员61.52万人，村卫生人员共545.69万人。到1984年，全国生产大队的赤脚医生125.12万人（其中女赤脚医生35.62万人，占28.5%），生产队卫生员115.81万人，村接生员52.37万人，村卫生人员共293.30万人。到1985年，全国有乡村医生64.30万人，村卫生员65.00万人，村接生员51.40万人，村卫生人员共180.70万人，比1975年减少了364.99万人，其中有行医资格的减少了91.62万人。

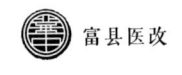

表4-3　全国几个年份农村卫生人员基本情况统计

单位：万人

年度	赤脚医生		生产队卫生员	农村接生员	合计
	有行医资格	村卫生员			
1975	155.92		328.25	61.52	545.69
1984	125.12		115.81	52.37	293.30
1985	64.30	65.00		51.40	180.70
1987	72.38	55.47		48.16	176.01
2000	101.98	29.95			131.93

资料来源：由笔者根据历年的《中国卫生年鉴》整理而得。以下涉及全国层面的相关数据，如无特别说明，均默认为此来源，不再赘述。

显然，在从1975年到1985年的10年时间里，村卫生人员的总数急剧减少。最直接的原因是国家在1985年开始组织乡村医生资格考试，乡村医生取代赤脚医生登上了历史舞台。政策规定，通过考试的颁发乡村医生证书，未通过考试的则称为村卫生员。需要特别注意的是，村卫生员与上述"生产队卫生员"是两个完全不同的群体。但此后有关部门在进行村卫生人力资源统计时，却把生产队卫生员队伍无端地抹掉了。此后，政府部门关于村卫生人力资源的统计，不再有生产队卫生员的踪迹，只剩下乡村医生与村卫生员，而村卫生员实际上是那些在改革后未能通过上述考试的赤脚医生。从结果来看，1985年全国仅有51.39%的赤脚医生通过考试，保住了行医资格，但有近一半（共60.82万人）的赤脚医生政策性地丧失了行医资格（张开宁、温益群、梁苹，2002）。

1987年，全国共有乡村医生72.38万人，比1985年的64.30万人增加了8.08万人，此时增加的乡村医生主要是那些通过乡村医生考试的原赤脚医生（村卫生员），说明日渐具有职业特征的乡村医生对原来的赤脚医生仍然具有一定的吸引力。但与此同时，村卫生员总数从65.00万人降至55.47万人，也即减少了9.53万人。显然，村卫生员减少的数量比乡村医生增加的数量要多，说明有一些赤脚医生在丧失了行医资格以后离开了农村卫生事业领域。

乡村医生与村卫生员这两个群体的变迁形成了非常鲜明的对比，而其中的关键因素无疑是政府对农村医生职业的资格限制。通过组织开展乡村

医生资格考试，国家从原来的赤脚医生队伍中筛选出了具有行医资质的乡村医生和没有行医资质的村卫生员，顺利整顿了赤脚医生队伍。结果，乡村医生可以在农村开业行医，与集体组织相对独立；村卫生员则不被允许行医，只能依附于集体组织。在农村经济体制改革以后，村级卫生事业失去了原来的经济基础和组织基础，乡村医生"落单"后可以变为独立开业的个体医生，而村卫生员由于没有行医资格，无法在农村提供可获得收入的医疗服务。这种根本性的差异导致乡村医生与村卫生员形成了明确边界，并朝着各自的方向发展。

前面已经提到，改革开放以后，受市场机制影响，乡村医生队伍的分布出现了非常明显的区域差异。具体来说，在那些人口较为密集、经济条件相对较好的少数地区，乡村医生较为充裕，甚至存在着相对过剩的问题；而在人烟稀少、经济条件一般乃至较差的大多数地区，则出现了乡村医生不断流失甚至匮乏的局面。不过，从总体上看，1980～2000年，乡村医生的总人数处于不断增加的状态，说明乡村医生这个职业仍具有一定的吸引力。乡村医生职业之所以在这个时间段内具有一定的吸引力，主要有以下几个方面的原因。

一是乡村医生收入的增加。农村经济体制改革以后，乡村医生的收入普遍增加。剔除诱导需求的问题，乡村医生收入的增加主要是因为他们原来被抑制的劳动价值在市场的作用下得到了显现。乡村医生是农村中的知识分子，而且是脑力劳动者；他们面对的服务对象主要是文盲、半文盲的农民，后者对于医疗卫生服务具有非常强烈的依赖性。在这样的市场结构下，乡村医生的要价能力必然是很高的。此前因为赤脚医生嵌在了集体组织之中，其收入受到集体分配制度的约束。而集体分配制度此时主要强调兜底和拉平，因此倾向于抑制赤脚医生的劳动价值，进而保持了他们与多数农民差距不大的收入水平。一旦集体瓦解，集体分配制度的抑制作用消失，乡村医生的劳动价值得以凸显。

二是乡镇卫生院陷入困境为乡村医生的收入增长腾出了一定的空间。前面提到，改革开放以后，由于实行了"放权让利"的卫生体制改革，县、乡、村三级医疗卫生机构之间的关系从互助合作的关系走向了激烈的竞争关系。其中，县级医疗卫生机构具有体制上的技术优势和区位优势，村卫

生室则具有先天的区位优势（便利），而居于其间的乡镇卫生院则面临着来自县级医疗卫生机构和村级卫生机构两方面的挤压。县级和村级不断地蚕食着那些原应由乡镇卫生院开展的业务，也分流了相应的业务收入。因此，在乡镇卫生院不断衰落的基础上，一部分村卫生室和乡村医生获得了更大的发展和更多的收入。这也说明，改革开放以后，农村有限的卫生资源不足以支撑市场关系背景下的三级医疗卫生事业，乡级卫生事业的萎缩促成了县级和部分村级卫生事业的发展。

三是人口流动性较低，农村社会相对完整，非农机会十分有限。大规模的外出务工经商到 2000 年以后才逐渐开始成为潮流，在此之前，大多数农民在家务农，收入主要靠农业。农村社会相对完整，非农就业机会十分稀缺。农民向上流动的空间也十分有限。其中，学医是一种可靠且可行的改变个人身份和地位的方式。因此，当时有很多农民家庭把自己的子女送到卫校学医，通过掌握这门技术跳出"农门"。显然，在人口流动性较低的时代里，学医是农民子弟跳出农门的一个重要渠道。即使回村当乡村医生，他们也是比一般农民有更多兼业收入来源的农民，因此在当地可以保持相对较高的收入水平。因此，当时有很多乡村医生的子女纷纷学医，同时也有很多普通农民的子弟纷纷选择自费学医，希望改变自己的地位和身份。

总的来看，1985 ~ 2000 年，乡村医生队伍的总人数有了非常明显的增加。全国的数据显示，1985 年以后，全国的乡村医生总数呈现快速上涨的态势。到 1999 年，乡村医生总数首次超过了 100 万人。2001 年，乡村医生总人数增长到 102.15 万人，比 1985 年增加了 37.85 万人；此时村卫生员共 26.91 万人，比 1985 年减少了 38.09 万人。显然，如果将乡村医生与村卫生员一起计算，则 2001 年的总人数与 1985 年的总人数基本相当。但是，此时的结构已发生了明显的变化——具有行医资格的卫生人员明显增加了。与 1985 年相比，2001 年村级卫生人员的质量有所提高，符合国家要求的技术水平的人员增加了。然而，再往前比较，村级具有行医资格的医生总数始终没有达到 1975 年的总数。

1979 年，富县共有 195 名赤脚医生，平均每个大队有赤脚医生 1.93 人。乡村医生总数快速增加，1992 年达到 261 人，每个行政村平均有 1.80 人。但此后乡村医生总数开始快速减少，1997 年降至 223 人，村均 1.54

人，还有29个村是没有乡村医生的"空白村"。2004年，全县的村医（含医师）总数已经下降到150人左右，远不及1979年的水平。显然，大约在20世纪90年代中期，村医这一职业的吸引力开始明显减弱，村医逐渐开始流失。2005年，全县共有村医132人，村均0.96人；有69个空白村，占总数的50.36%。2015年，全县共有村医89名，村均0.65人，其中乡村医生75名，执业（助理）医师14名。

乡村医生总数的减少反映了乡村医生职业吸引力的下降，同时也体现了此时农村经济社会领域发生的巨变。其中，农村人口流动是最为重要的一个因素。大约在20世纪90年代中后期，我国农村人口流动的速度明显加快。广大中西部农村地区有越来越多的农民离开家乡、进入城市，尤其是到东部沿海地区的城市务工。与在家务农相比，农民进城务工往往能获得更多的现金收入。于是，"农业副业化"日益明显，"打工经济"日渐兴盛。但是，受我国产业结构特征的影响，农民进城务工的收入不足以支撑其在城市安居乐业，因此尽管农民在城市里务工挣钱，却普遍回到农村消费。为了能够挣到更多的现金收入，同时减少在城市的现金支出，进城务工的农民大都是独自进城，家里的老人、小孩和妇女则留在农村。由于这些进城务工的农民大都是身强体壮的优质劳动力，患病较少。因此，在他们快速向城市涌入的同时，农村医疗需求并没有发生非常明显的减少，即农村仍然需要乡村医生提供基本的医疗服务。然而，由于农民进城务工以后，收入大大增加了，乡村医生在村行医的收入水平则相对下降了。于是，有越来越多的乡村医生离开村庄，进城去了。由于没有新的乡村医生补充进来，出现了乡村医生总数急剧减少、空白村数快速增加的局面。显然，此时市场机制已经成为配置包括乡村医生在内的农村劳动力资源的主导性力量。

总之，从农村卫生人才"职业化"的角度来看，改革开放以前赤脚医生的职业特征是最不明显的。在那个时期特定的政治氛围下，赤脚医生的职业特征甚至被有意识地掩盖了，模糊了医患之间的边界。也正是由于当时赤脚医生的职业特征不明显，赤脚医生的变动相对较为频繁。不过，由于当时农村人口流动性极低，而赤脚医生受到高度重视，因此赤脚医生职业具有很大的吸引力。改革开放以后赤脚医生改为乡村医生，在国家有意

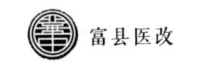

识介入的背景下，其职业特征日益明显。乡村医生职业化有助于稳定乡村医生队伍，保障乡村医生的服务质量和技术水平，因此具有进步意义。尤其是在农民尚未大规模向城市流动的时候，市场机制凸显了乡村医生的劳动价值，使乡村医生获得了相对较高的收入，乡村医生职业也具有较强的吸引力。但随着"打工经济"的兴起，越来越多的农民进城，他们的收入快速增长，相较之下乡村医生的收入水平出现了快速下降，最终造成了乡村医生的流失，乡村医生职业的吸引力也大大降低。

（二）城乡医师制度的并轨：村医的"执业化"

在乡村医生"职业化"的同时，乡村医生的"执业医师化"也逐渐被提上了政府的议事日程。在建设"法治国家"的时代背景下，乡村医生群体的"执业医师化"是整个医师执业管理法制化中非常特殊而又重要的组成部分。

改革开放以后，一方面我国医师队伍日益壮大，另一方面医师队伍的质量难以保障。由于医师执业管理的薄弱，我国医师总数从 1987 年 77.7 万人猛增到了 1989 年的 125.8 万人，两年净增 48.1 万人，远超出了同期医学教育的培养能力，说明医师队伍的总体质量出现了实质下降。反思过去的弊病，面对新的形势，有关部门开始着手将医师执业管理纳入法制化轨道。1985 年，卫生部开始起草相关法律。经过不断调查研究和论证，该草案最终于 1995 年由国务院提交全国人大审议。此后，又经过多次征求意见和修改，终于在 1998 年 6 月 26 日的全国人大常委会第三次会议上通过。《中华人民共和国执业医师法》（以下简称《执业医师法》）的出台，标志着我国医师执业管理正式被纳入法制轨道。（全国人大常委会法工委国家法行政法室、卫生部政策法规司、卫生部医政司，1998）

就《执业医师法》而言，"医师资格考试制度"和"医师执业注册制度"是该法的两大主要内容。其中，"医师资格考试制度"属于行业准入管制，即"国家对重要岗位专业技术人员执业的准入控制"，"医师执业注册制度"则属于市场准入管制。按照"未经医师注册取得执业证书的，不得从事医师执业活动"的规定，我国医师执业不仅需有医师资格，还需进行注册。显然，《执业医师法》设置了多重制度程序，以确保我国医师队伍的

服务质量和技术水平。

医疗关系到人民群众的生命安全和身体健康，意义重大。医疗事业需要以医疗质量作为基本保障，而医疗质量的关键是医师的执业水平。医师资格制度是保障医师执业水平的重要方式。《执业医师法》的核心内容是医师资格考试制度。这个制度包含两方面内容：一是行医需要医师资格；二是以考试的形式赋予医师资格。改革开放前，我国的卫生事业环境相对单纯，医学院大都由政府举办，医学院学生毕业后便获得国家认可的毕业证书，因此没有必要单独设立医师资格考试，医学生凭毕业证自动获得医师资格。改革开放以后，我国的办学和办医模式日渐多元，医师队伍不断壮大，国际交往日益频繁，此时将医师资格考试制度单独设置，更加符合新形势，可以更有效地保障医师队伍的质量和水平。

《执业医师法》规定，我国的医师资格分执业助理医师资格和执业医师资格两种。参照医师职称和职务序列，持有执业医师资格者相当于医师，持有执业助理医师资格者相当于医士。依惯例，只有执业医师才有独立的处方权，执业助理医师只有在执业医师的指导下才能开展执业活动。不过，考虑到我国的执业医师队伍人数十分有限，远不能满足实际需要，尤其很多乡镇卫生院甚至没有执业医师，因此《执业医师法》赋予了执业助理医师在乡镇范围内独立开展一般执业活动的权利，也即赋予其受限的处方权；在县级及以上医疗领域则严格限制执业助理医师的执业活动。事实证明，《执业医师法》对执业助理医师的从业赋权，有效地缓解了基层卫生医师匮乏的困境，是一个比较契合中国实际的创新。

更大的创新是涉及乡村医生的制度，同时也饱含争议。早在《执业医师法》出台前，这个群体便已经存在多年了，且规模巨大，影响深远，至今仍发挥着不可替代的作用。这部分医务人员的执业管理问题，是我国医师执业管理制度必须面对的现实问题。在立法过程中，有人从医师队伍管理的角度提出，《执业医师法》不应对乡村医生队伍做特殊规定，而应参照国际惯例，"不论工作在什么城市，还是工作在农村地区的医师，其标准是统一的，医师法不宜对不符合条件人员允许其进行医疗等活动；解决农村缺医少药的问题可以通过其他一些办法予以解决，如世界上有很多国家以法律形式规定，医学院毕业生有到基层服务的义务，义务期限各国不等……我们

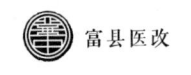
国家也可以参照多数国家的作法，由法律作出规定"（全国人大常委会法工委国家法室、卫生部行政法规司、卫生部医政司，1998）。

但也有人基于我国城乡差别的实际国情和农村的实际状况和需要指出，"我国经济发展的不平衡导致了卫生事业发展的不平衡，一小部分城市和农村地区卫生资源的人均占有水平和人民健康状况已经接近或者达到了发达国家的水平，而绝大多数农村和边远地区卫生资源人均占有水平还十分低，地方病、传染病和感染性疾病还是主要社会问题，仍然存在缺医少药和因病致贫现象，而目前这种不平衡有继续扩大的趋势，由于多种原因的影响，法律规定医学院的大学毕业生到边远贫困地区义务服务，难以执行，目前比较切实可行的办法还是应当充分发挥乡村医生的作用，应当规定允许这部分人可以从事预防、保健和提供一般的医疗服务，这是证明符合我国国情比较可行的做法。如果不给予这部分人行医的权利，将无法解决十几亿农民的医疗保健的基本需求，同时法律还应当进一步规定，使一些有实践经验和能力的乡村医生也有取得执业医师资格或执业助理医师资格的机会，以利于调动这些人员努力学习、奋发向上的积极性。"（全国人大常委会法工委国家法室、卫生部行政法规司、卫生部医政司，1998）

《执业医师法》综合了上述两种意见，在该法附则第45条中指出："在乡村医疗卫生机构中向村民提供预防、保健和一般医疗服务的乡村医生，符合本法有关规定的，可以依法取得执业医师资格或者执业助理医师资格；不具备本法规定的执业医师资格或者执业助理医师资格的乡村医生，由国务院另行制定管理办法。"尽管该法没有对乡村医生做具体规范，但上述条款仍然明确了以下三个非常重要的意涵：一是明确了"在乡村医疗卫生机构中的乡村医生可以向村民提供预防、保健和一般医疗服务"的权利；二是明确了那些符合《执业医师法》中参加执业医师资格或执业助理医师资格考试条件（主要是学历）的乡村医生参加医师资格考试的权利；三是明确授权国务院对那些不符合上述条件的乡村医生另行制定具体管理办法——国务院此后颁布了《乡村医生从业管理条例》。

1994年，卫生部开始组织起草相关管理办法，此后反复召开专题会议，听取专家、各级卫生行政部门和乡村医生等的意见和建议，对《乡村医生管理办法》进行了多次讨论和修改，并最终形成了《乡村医生从业管理条

例（草案）》（简称《草案》）。《草案》在 2003 年 7 月 30 日召开的国务院第 16 次会议上被原则通过。2003 年 8 月 5 日，国务院第 386 号令颁布了《乡村医生从业管理条例》（以下简称《条例》）。自此，乡村医生从业行为开始有了法律法规的保障和规范。

《条例》主要解决的是如何对现有的乡村医生进行规范和管理的问题。参照《执业医师法》的准入控制，《条例》明确提出实行乡村医生执业注册制度。对于新进人员，《条例》明确指出，"本条例公布之日起进入村医疗卫生机构从事预防、保健和医疗服务的人员，应当具备执业医师资格或者执业助理医师资格"。不过，考虑到某些地区可能还达不到上述条件，《条例》也开了一个小口子："不具备前款规定条件的地区，根据实际需要，可以允许具有中等医学专业学历的人员，或者经培训达到中等医学专业水平的其他人员申请执业注册，进入村医疗卫生机构执业。具体办法由省、自治区、直辖市人民政府制定。"但各地方政府出台具体实施意见时，有不少省级卫生行政主管部门甚至直接关闭了这个口子。

在起草《条例》的过程中，国家的意图十分明确，即始终坚持以下三项基本原则：一是要稳定现有的乡村医生人员队伍，最大限度地满足广大农民群众最基本的医疗卫生服务需求；二是要进一步强化对乡村医生的各项管理，尤其是要对乡村医生的执业行为进行严格规范；三是要进一步加大对乡村医生的专业技能培训，努力提高乡村医生的业务素质和专业能力，在此基础上，逐步提高新进入农村医疗卫生领域的专业技术人员的准入门槛，积极鼓励那些取得了执业医师资格或执业助理医师资格的专业技术人员到村卫生室执业，从而优化农村卫生人员的结构，为农民提供更优质的服务（汪建荣，2003）。尽管此时乡村医生仍是村卫生室的主力，但国家为了从整体上提高基层卫生事业的水平，已经明确了由执业（助理）医师替代乡村医生的大方向。也正是因为这个原因，《条例》对乡村医生采取了"关门政策"，即今后不再吸纳新人进入这支队伍（汪建荣，2003）。在既有的乡村医生被整顿、部分村医被剥夺行医权的同时，乡村医生的入口也被关闭了。这一举措不仅对当时的农村基层医疗卫生事业产生了重要影响，而且对当前农村卫生事业仍然具有重要影响。

实际上，《执业医师法》的相关条款中已暗含了要把乡村医生的入口关

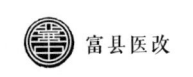

闭、促使其向执业（助理）医师转化的倾向。这与我国乡村医生队伍的来源密切相关。乡村医生主要是 1985 年以后由原来的赤脚医生转化而来的。但在乡村医生取代赤脚医生的过程中，正值市场化医改和农村经济体制改革，总体上数量不足和业务素质偏低日益成为乡村医生队伍的两大顽疾（卫生部农村卫生管理司，2008）。为此，卫生部曾经在 1991 年提出要在"八五"和"九五"期间开展乡村医生"两化"（系统化、正规化）教育、增加乡村医生人数、提高乡村医生业务素质的目标（卫生部农村卫生管理司，2008）。结果，乡村医生数量不足的问题在"八五"期间便已基本解决，但是，提高乡村医生业务素质的问题则始终面临较大困难——地方政府的财政投入不足和乡村医生的积极性不高是最大的两个难题（卫生部农村卫生管理司，2008）。因此，在 1997 年的《关于卫生改革与发展的决定》中，中共中央、国务院明确要求，各地应该通过各种形式的培训，使全国 80% 的乡村医生在 2000 年达到中专水平（张怡民，1999）。

因此，时任卫生部副部长彭玉（1999）1998 年 12 月 21 日在"全国乡村医生教育工作研讨会"上明确提出：对于新进入村卫生室从业的乡村医生，必须要在经过正规化的教育并取得中专学历证书以后才能上岗；而对于在岗的乡村医生，按照国家有关规定或要求已经取得学历、中专水平或逐项培训等相关证书的，可免于执业资格考试。此后不久，卫生部发布了《关于进一步加快九五阶段后两年乡村医生教育工作的意见的通知》，进一步明确上述要求。

随着两化教育的开展，乡村医生的数量逐渐增加，整体素质也明显提高，但仍存在区域不平衡、学历层次低、培训不积极、配套政策缺乏等问题。2000 年 7 月，时任卫生部副部长彭玉（2000）在"面向 21 世纪乡村医生教育改革与发展研讨会"上提出，乡村医生是在我国处于社会主义初级阶段的客观背景下，为了方便广大农民看病就诊的需要而采取的一种"过渡形式"，可以说是一种权宜之计。随着农村经济社会形势不断发展，广大农民群众对医疗卫生服务的要求必然会越来越高。从长远来看，乡村医生最终必然被执业（助理）医师取代。因此，国家应该严格控制乡村医生的人数，对现有的乡村医生采取培训和考核的方式进行精简，并逐步建立人才流动和内部竞争机制以推动这一进程。除此之外，各地还应制定相应的

优惠政策，积极鼓励那些已取得执业（助理）医师资格的专业技术人员到农村基层机构或自办机构工作，为广大农民提供服务。

此后，时任卫生部基层卫生与妇幼保健司司长李长明和时任卫生部基层卫生与妇幼保健司乡村处处长王斌联名发表了《我国乡村医生存在的历史意义和发展的现实局限》（一、二）文章，在充分肯定了乡村医生的历史意义的同时，指出了乡村医生队伍面临的四大现实局限（李长明、王斌，2000a）。第一，现有乡村医生队伍起点低，基础差，业务知识老化，技术水平落后，发展后劲不足，难以满足生活水平日益提高的广大农民的需要。第二，随着医学院校扩大招生规模以及自费获得大专以上学历的医学毕业生越来越多，对乡村医生构成了潜在威胁；当他们通过考试取得医师执业资格以后，在农村申请个体开业，将与乡村医生形成竞争乃至替代关系。两位主管官员乐观地提出，随着我国实施东部帮扶西部、城市支援农村等开发战略，必然会有越来越多的受过正规医学专科教育的高素质人才到农村服务。第三，在激烈的竞争格局中，大量富余的城市医务人员离开城市岗位，将目光投向农村；而国家也正在考虑出台优惠政策，鼓励这些专业人才到农村服务。第四，随着农民收入水平以及生活水平的提高、农村地区交通条件的改善、农民自身健康意识的增强，农民到医疗服务质量高的城市就医的现象也日益普遍。因此，作为我国社会主义初级阶段的一个独特现象，乡村医生实际上成为执业医师在农村的替身，它是在我国执业医师的数量尚不能满足农民的医疗卫生需要的情况下的一种过渡形式。但从长远来看，高质量的乡村医生将逐渐取得执业医师或执业助理医师资格，而低素质的乡村医生则逐渐被淘汰出卫生人才队伍（李长明、王斌，2000b）。总之，按照此时国家主管部门两位司处级领导的观点，乡村医生队伍发展的必然趋势是执业（助理）医师。

由卫生部基层卫生与妇幼保健司司长和乡村处处长联合署名的文章显然不仅是为了学术探讨，更是为当时正在推进的乡村医生相关制度改革释放积极信号。2001 年 5 月 24 日，国务院转批了国务院体改办、国家计委、财政部、农业部、卫生部等部门《关于农村卫生改革与发展的指导意见》，明确提出要加快调整农村卫生技术人员的结构。意见指出，在乡镇卫生院工作的医生必须在 3 至 5 年内达到执业（助理）医师资格，达不到要求的

应转岗分流。而在乡村医生方面，一方面，对于现有的乡村医生，主要是强化对其的学历教育；另一方面，对于新进入村卫生室工作的人员，则应具备执业（助理）医师资格。这份意见提出计划争取用十年的时间，使大部分农村地区的乡村医生都转化为执业（助理）医师。据时任司长李长明（2001）后来透露，在起草上述《指导意见》的过程中，李岚清副总理曾明确指示："要有合格的医生和护理人员，不能再靠'赤脚医生'的水平来解决农村的医疗卫生问题。"而所谓"合格的医生和护理人员"，在国家卫生部等有关部委及《条例》的起草人看来就是"执业（助理）医师"。在这一理解之下，"乡村医生向执业（助理）医师转化"的问题正式被提上了议事日程。2001年12月27日，卫生部出台《2001－2010年全国乡村医生教育规划》，进一步提高了对乡村医生队伍的外在要求——尤其是对乡村医生队伍的学历要求和业务能力（实际上就是培训）要求，并提出了具体的目标进度时间表：截至2005年底，要有10%的乡村医生接受过专科以上的高等医学教育，剩下的乡村医生则应当具备中专以上的学历或水平；截至2010年底，在经济水平或教育事业比较发达的地区，要有30%以上的乡村医生接受过专科以上的高等医学教育；而在经济水平或教育事业欠发达的地区，要有15%以上的乡村医生过接受专科以上的高等医学教育；剩下的乡村医生则应该具有中专以上的学历或水平。此外，上述《规划》还明确要求："1970年12月31日以后出生的乡村医生必须取得执业助理医师资格。"2002年初，《中国2001－2015年卫生人力发展纲要》进一步明确："西部人才开发，农村卫生人才建设要取得明显成效，农村地区乡村医生要全部达到中专以上学历水平，其中85%的乡村医生完成向执业助理医师的转化。"由此观之，国家卫生主管部门的要求不仅越来越高，而且越来越具体。

此后不久，上述部门意见便转变成为国家的整体意志。2002年10月19日，中共中央、国务院出台《关于进一步加强农村卫生工作的决定》，几乎重申了上述《规划》和《纲要》的目标和时间表。为了贯彻落实这一《决定》的精神，同年12月4日，卫生部、教育部、财政部、人事部、农业部联合出台的《关于加强农村卫生人才培养和队伍建设的意见》中明确提出：截至2005年，全国的乡（镇）卫生院医疗服务人员必须具备执业助理医师

及以上的资格,而其他卫生技术人员则要具备初级及以上的专业技术资格;截至 2010 年,全国大多数乡村医生要具备执业(助理)医师资格。这些相关文件的精神被正在起草的《乡村医生从业管理条例》吸收,拉开了"乡村医生执业化"的序幕。

(三)村医"执业化"目标落空的原因及后果

前文已提到,20 世纪 90 年代中后期,随着农村人口开始到城市和沿海地区务工,乡村医生职业的吸引力快速下降。富县的乡村医生人数从 20 世纪 90 年代中期便开始减少,导致无医无药的空白村开始出现。《执业医师法》颁布以后,尤其是《乡村医生从业管理条例》于 2004 年 1 月 1 日正式实施以后,与全国的情况基本一致,富县也开始启动乡村医生执业化的历史进程。然而,从全县乡村医生的实际状况来看,该县根本不具备完成乡村医生执业化任务的客观条件。结果,乡村医生执业化的目标始终未能实现,反而出现了越来越多的空白村。

(1)乡村医生执业化目标的落空

《执业医师法》颁布后,富县一部分符合报考条件的乡村医生参加了由国家组织的医师执业资格考试,结果有少数人获得了执业(助理)医师资格,村卫生室开始出现执业(助理)医师。不过,由于医师执业资格考试的准入要求相对较高,全县真正符合报考条件的人并不多;与此同时,相对于村医的应试能力来说,医师执业考试的难度较大,因此通过率也较低;更重要的是,取得医师执业资格意味着可以在村级范围以外执业,由于此时农村人口向城市流动的潮流正在形成,全国性的卫生人才市场已经形成。这些取得了执业(助理)医师资格的乡村医生很快就离开农村,仅有少数因年龄、家庭等特殊原因留了下来。

《乡村医生从业管理条例》颁布后,乡村医生队伍中不再新增人员。按照《条例》规定,被允许继续在农村执业的乡村医生主要有三种类型:一是在村卫生室已经连续工作了 20 年以上的老乡村医生;二是具有中等以上医学专业学历的乡村医生;三是按照各省(自治区、直辖市)人民政府卫生行政主管部门的相关规定,接受过专业培训并获得了考核合格证书的乡村医生。其中,除连续工作 20 年以上的老乡村医生以外,富县真正具有中

等以上医学专业学历的医生并不多，因此，为了能够继续保有行医资格，大多数乡村医生经过自学及政府组织的培训以后参加省里的相关考试。由于此时农村日益缺乏乡村医生的问题已经在全省普遍出现，因此，地方政府对于乡村医生的考试要求并没有上级要求的那么严格。在这个过程中，乡村医生的培训直接服务于考试，考试的目的则是在基本合格的基础上尽量让学员过关。除了某些极为特殊的情况以外，富县的乡村医生们大都通过了培训与考核这一关，从赤脚医生转为乡村医生。

但是，按照《乡村医生从业管理条例》的有关规定，以后新进入村卫生室工作的卫生人员必须是执业（助理）医师。实际上，这样的准入标准即使是城市医院也远未达到。众所周知，城市医院除有执业（助理）医师外，还有大量暂时尚未获得医师执业资格的医学院毕业生。他们在执业医师的指导下也能够开展医疗活动。如果没有这部分暂时欠缺资质的医学院毕业生，城市医院要想正常运转几乎是不可能的。然而，当国家把同样的标准套用在村卫生室时，便出现了巨大的问题。与城市医院不同，村卫生室大都只有 1 名医生，并且大多是没有医师执业资格的乡村医生。国家并没有赋予乡村医生指导没有医师执业资格的医学院毕业生行医的权利，也没有赋予暂时尚未取得医师执业资格的医学院毕业生在乡村医生的指导下行医的权利。对于那些在城市医院里不可或缺的但暂时尚未取得医师执业资格的医学院毕业生来说，他们根本没有到村卫生室工作的政策空间。显然，《条例》不仅对乡村医生队伍采取了关门政策，而且对那些暂时尚未取得医师执业资格的医学院毕业生到农村服务也采取了关门政策。这就意味着，村卫生室实质上变成了比城市医院准入门槛还要高得多的医疗卫生机构。

统计显示，2005 年，富县村卫生室村医（含乡村医生和执业/助理医师）共 133 名，其中乡村医生有 120 名，占总数的 90.23%；执业（助理）医师 13 名，占总人数的 9.77%。需要注意的是，这 13 名执业（助理）医师全都是以前的乡村医生。遗憾的是，国家此前所希望的由正规医学院校培养的或城里富余的执业（助理）医师主动到村里执业的现象，在富县是从未出现过的事。

更重要的是，这种状况一直到现在也没有发生非常大的变化。截至2015 年底，全县共有村卫生室从业人员 89 人。其中，乡村医生 75 人，占

总数的 84.27%；执业（助理）医师 14 人，占总数的 15.73%。显然，在 2005 年至 2015 年约 10 年时间里，全县村医净减少了 44 名。其中，乡村医生减少了 45 人，而执业（助理）医师仅增加了 1 名。表面上看，执业（助理）医师的占比有所增加，但实际上这种比重的增加是建立在村医总数减少的基础上的，因此并没有太大的意义。如果从执业（助理）医师的绝对数、每个行政村执业（助理）医师数或者千人口执业（助理）医师数等指标看，能够非常明显地看到执业（助理）医师队伍在村级卫生领域的严重匮乏和长期停滞乃至衰退的总体趋势。总的来看，全县的村级卫生人力资源状况处于不断下滑乃至恶化的状态。不管是从《执业医师法》出台时算起，还是从《乡村医生从业管理条例》实施时算起，乡村医生"执业化"都已经走过了十余年的历史。然而，从富县的实际情况来看，当地乡村医生的执业化基本是处于不进反退的状态，出现了理想与现实的巨大反差。

实际上，乡村医生执业化这一目标，不仅富县没有实现，全国层面也没有实现。首先，提高乡村医生队伍的学历水平的目标并没有最终达成。早在 1997 年的文件中，国家便曾明确提出：截至 2000 年底，全国要有 80% 的乡村医生达到中专水平。但截至 2000 年底，"全国乡村医生中大专及以上学历仅占 1.72%，中专学历占 26.28%，两者合计占 28.00%"（丁百林，2003）。当然，如果加上此时 52.14% 的乡村医生通过培训达到相当于中专水平，也可以说基本实现了目标。此后，2001 年卫生部要求到 2005 年全部乡村医生达到中专以上学历。但卫生部 2007 年对天津、江苏、河南、湖北、云南、甘肃等 6 省（市）乡村医生的抽样调查发现，有中专以上学历的只有 52.31%。实际上，全国乡村医生队伍中具有中专以上学历的人数占比也不到 63%（周令、任莛、柴连颖，2009），显然并未实现 2001 年的目标。

其次，农村医生执业化的实际状况与国家规划的目标相差甚远。以 5 年为周期考察：截至 2005 年底，全国的乡镇卫生院共有卫生技术人员 87.05 万人，其中，执业（助理）医师 39.88 万人，占总数的 45.82%（金建强，2009）。同时，我国村卫生室从业人员共有 102.04 万人，其中乡村医生 86.42 万人，占总数的 84.69%；执业（助理）医师 10.39 万人，占总数的 10.18%（国家卫计委，2015）。显然，乡、村两级均未达到国家的预期目标。截至 2010 年底，我国农村卫生室从业人员共有 129.24 万人，其中乡村

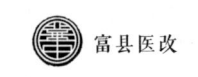

医生 103.18 万人，占总数的 79.84%；执业（助理）医师 17.33 万人，占总数的 13.41%（国家卫计委，2015）。显然，与此前国家提出的"到 2010 年底，全国大多数乡村医生要具备执业助理医师及以上执业资格"的目标相去甚远。更值得注意的是，即使到目前，上述目标仍显得遥不可及。截至 2015 年底，全国村卫生室从业人员共 144.8 万人，其中乡村医生 96.3 万人，占总数的 65.51%；注册护士 10.6 万人，占总数的 7.32%；执业（助理）医师 31.0 万人，占总数的 21.41%（国家卫计委，2016）。即使把注册护士也算进来，农村中"合格的护理人员和医生"占比也未超过 30%，因此，还远远达不到国家有关部门提出的"大多数"标准。

（2）执业化目标落空的技术原因

造成富县乡村医生"执业化"困境的首要原因是国家的准入标准太高。表 4 - 4 显示，在 2005 年的 133 名村医里，高中及以下学历的高达 51.88%，而中专及以上学历的仅占 48.12%。与当时卫生部统计的全国村医队伍学历的平均水平相比，富县村医队伍的学历远远低于全国的平均水平。按照《执业医师法》的规定，只有在中专学历（医学专业）以上的乡村医生才有资格参加医师执业资格考试。这就意味着，全县竟有高达五成的乡村医生仅仅因为学历不够条件而不能参加医师执业资格考试，也绝对不可能取得医师职业资格证并最终实现执业化。

表 4 - 4　2005 年富县村卫生室医生队伍学历统计

单位：人，%

学历/学历水平		人数	比重
中学教育类学历	高小及以下	15	11.28
	初中	38	28.57
	高中	16	12.03
	小计	69	51.88
中等专科和大学专科教育类学历	中专	61	45.86
	大专	3	2.26
	小计	64	48.12
合计		133	100

不少学者也认为乡村医生执业化的准入门槛太高。《乡村医生从业管理条例》并没有给现有的乡村医生报考执业（助理）医师提供特殊照顾，而是按照《执业医师法》的一般要求要求乡村医生，这就意味着即使没有《乡村医生从业管理条例》，符合条件的乡村医生也可以依法报考医师执业资格。这显然不利于乡村医生向执业（助理）医师快速转化。更重要的是，由于现有的乡村医生本来就是低起点进入农村卫生领域的，学历水平普遍较低，绝大多数乡村医生并不符合《执业医师法》中的报考条件，也即根本连报考的资格都没有。例如，金建强（2009）对6省乡村医生的调查发现，有46%的乡村医生因学历不够而未能参加医师资格考试。尽管从全国总体情况看，似乎乡村医生中的绝大多数都达到了报考条件（中专水平），但这实际上忽视了不同区域乡村医生的实际状况。

此外，由于现有的乡村医生起点低且长期在一线，基础知识本来就欠缺，平时又主要依靠实践经验积累而非书本知识的系统学习，导致其实践能力很强，但考试能力薄弱。因此，对他们来说，执业（助理）医师考试不论是形式还是内容都存在不适应，表现为考试难度太大，考试通过率普遍较低。即使是实践技能考试也存在脱离实际的状况。由于执业医师考试的考题内容在城乡及区域间基本一致，因此往往难以照顾到农村地区卫生事业的薄弱性和区域之间的差异。有些题目在城市或发达地区是个常识性问题，但在农村地区则是闻所未闻的新鲜事。金建强（2009）在河南长葛调研时，有医生反映，他们所在的卫生院从未装备过呼吸机，实践技能考试中却有呼吸机的使用，因此这位医生完全不会操作。

第二，由于村医队伍的年龄结构偏大，他们参加医师执业资格考试的积极性普遍不足。表4-5显示，2005年，富县全县46岁及以上的村医共48人，占总数的36.09%；其中56岁及以上的村医共21人，占村医总数的15.79%。全县36~45岁的村医共43人，占村医总数的32.33%。余下的即35岁及以下的村医42人，占总数的31.58%。实际上，除了学历水平、考试难度等客观限制因素以外，年龄结构偏大导致村医群体内在的缺乏参加医师执业资格考试的积极性，这也是造成富县乡村医生执业化陷入困境的重要原因。在全县80名中专以上学历（含高中学历）的村医中，超过40岁的有25人，占该学历段内村医总人数的31.25%。

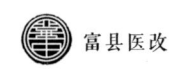

表 4 – 5   2005 年富县村卫生室医生队伍年龄情况统计

年龄（岁）		人数（人）	比重（%）
35 岁及以下	25 岁及以下	9	6.77
	26 岁至 35 岁	33	24.81
	小计	42	31.58
36 ~ 45 岁		43	32.33
46 岁及以上	46 岁至 55 岁	27	20.30
	56 岁及以上	21	15.79
	小计	48	36.09
合计		133	100

不少学者也发现，部分乡村医生对执业化的积极性较低（金建强，2009）。在现有乡村医生中，不少是原来的赤脚医生转化而来的，他们的年龄相对较大，对于参加培训并报考医师资格考试的积极性不高。对这些日渐老去的乡村医生来说，暂且不考虑考试内容和形式上的不适应和困难，即使顺利通过了考试，获得医师执业资格以后往往也是在本地执业。由于此时乡镇卫生院的境遇甚至比某些村卫生室的境遇还要差，因此即使获得了医师执业资格，他们也还是在村里行医，根本没有什么实质性差别，这导致他们缺乏动力。此外，根据《执业医师法》，乡村医生比执业（助理）医师反而有更大的灵活性，更适合农村实际。比如《执业医师法》规定，执业（助理）医师只能在其注册的执业类别内开展执业活动，超出职业类别的属非法行医（比如注册为口腔类，便只能看口腔病，看别的病则属于非法行医）；乡村医生则没有类别限制，相当于全科医生，什么病都可以治，因此更加灵活，也更加符合农村的实际情况。也就是说，当乡村医生辛辛苦苦参加考试成为执业（助理）医师以后，如果其仍在村里行医，那么，执业资格反而束缚了其执业行为，这种情况具有极大的不合理性——于公不符合农村实际，于私减少了医生收入，因此必然难以对乡村医生形成正向的激励。

表 4 - 6 描述了 2005 年全县 13 名取得执业（助理）医师资格的村医的基本特征。尤其值得注意的是这些执业（助理）医师的年龄结构和执业地

点这两项基本内容。表4-6显示，1969年以前出生的执业（助理）医师仅有2人。当时全县共有13个乡镇，因此，从平均数来看，平均每个乡镇仅有1名执业（助理）医师。然而，如果从实际分布来看，富阳镇有4名，福利镇有3名，白沙镇、朝东镇、莲山镇、葛坡镇、城北镇、新华乡各1名，而剩下的柳家乡、古城镇、史家乡、麦岭镇、油沐乡5个乡镇实际上1名执业（助理）医师都没有。

表4-6　2005年富县村卫生室中执业（助理）医师基本情况统计

编号	性别	出生年份	学历	执业资质	执业地点
1	男	1957	中专	执业助理医师	白沙镇白沙村
2	男	1966	中专	执业助理医师	富阳镇三宝村
3	男	1970	中专	执业助理医师	朝东镇福溪村
4	男	1970	中专	执业助理医师	城北镇魏峰村
5	男	1972	中专	执业助理医师	福利镇毛家村
6	男	1972	中专	执业助理医师	新华乡盘坝村
7	男	1973	中专	执业助理医师	福利镇罗丰村
8	男	1973	大专	执业助理医师	富阳镇黄龙村
9	女	1974	中专	执业医师	福利镇罗丰村
10	男	1975	中专	执业助理医师	富阳镇沙汪村
11	女	1976	大专	执业助理医师	富阳镇黄龙村
12	男	1978	中专	执业助理医师	莲山镇洞口村
13	男	1978	中专	执业助理医师	葛坡镇深坡村

卫生部2001年出台的《2001—2010年全国乡村医生教育规划》要求："1970年12月31日以后出生的乡村医生必须取得执业助理医师资格。"然而，富县的实际情况却是，全县42名年龄在35岁及以下的村卫生室医生中，只有9人获得了执业（助理）医师资格，占总数的21.43%；余下的33人均只有乡村医生资格。可见富县的状况与国家的要求相差甚远，而富县并非全国特例。

第三，当乡村医生取得执业（助理）医师资格以后，出现了非常明显的人才流失现象，这也是导致乡村医生执业化陷入困境的重要原因。国家对乡村医生采取了关门政策以后，不可能再有新的乡村医生加入进来。国

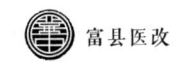

家希望由执业（助理）医师取代乡村医生，成为村卫生室的主力，但并没有给这些在村卫生室执业的医师提供相应的激励。此时的总体趋势是农村中的人财物在大规模地向城市流动。当农民进城务工的收入开始超过乡村医生在家的收入时，越来越多的乡村医生放弃了在家行医，加入到外出打工的队伍之中。而当留在家里的乡村医生取得执业（助理）医师资格以后，他们也具有了在城市里行医的资格。而此时，城市医疗机构正处于快速扩张阶段。

现实中，城市医疗机构的扩张往往建立在县医院骨干人才流失的基础之上，而县级医院在人才流失的背景下，一方面难以留住现有人才，另一方面也不敢花大力气培养人才，最终不得不向乡镇卫生院转嫁人才危机，结果造成了乡镇卫生院骨干人才的流失。乡镇卫生院一方面留不住现有人才，另一方面也很难引进新人（更不用谈培养人才），便只能将目光转向了村卫生室，即向村卫生室转嫁危机。按照国家有关规定，取得执业助理医师资格以后便可以在乡镇范围内具有独立的处方权。因此，一旦全县的村医队伍中有人拿到了执业助理医师及以上的资格证书，往往会成为乡镇卫生院乃至县级医院积极争取的对象。

如果说，上级医疗卫生机构向村卫生室转嫁人才危机的挖人才行为对村卫生室的执业（助理）医师流失形成了巨大的拉力的话，那么，村卫生室自身面临的困境则构成了一股强大的、促使村卫生室中的执业（助理）医师流失的推力。前面已经提到，随着打工经济的兴起，农村的人财物大量外流，村卫生室的业务量及业务收入等随即出现了明显的减少。但是，我们也不能高估这种打工经济及人口外流的负面影响，外出务工的大多是不太可能生病的青壮年农民，而农村中最容易生病的老年人、妇女和儿童则普遍留在了农村。从这个意义上说，打工经济、人口外流的主要影响是村卫生室收入的相对下降，也即农民的收入水平普遍提高了，而村卫生室的收入却没有随之提高，导致村卫生室的吸引力出现了相对的下降。然而，在富县，导致村卫生室吸引力下降更为重要的原因是政府的一系列卫生政策对村卫生室存在明显的歧视和排斥。其中，新农合制度没有将村卫生室纳入定点机构对全县的村卫生室形成了非常致命的冲击。村卫生室不能报销新农合，促使很多农民越过村卫生室到乡镇卫生院或县医院看病，从而

造成村卫生室的业务量越来越小，收入也随即大为减少。结果，村卫生室连普通的乡村医生都留不住，他们纷纷改行或者外出务工，更不可能留住那些已经取得执业（助理）医师资格的村医。

不少学者也发现，与大龄乡村医生对执业化的积极性较低不同，相对年轻的乡村医生普遍对执业化的积极性较高。不过，他们之所以对执业化抱有强烈兴趣，主要原因是想离开村卫生室，获得进入上级机构乃至城市医疗卫生机构执业的机会。夏松青（2008）发现，2004年至2006年，我国执业（助理）医师增加了9万人；而村级执业（助理）医师却只增加了1万人，反映了"农村执业医师有向城市'倒流'的倾向"。实际上，21世纪以来，随着中西部地区越来越多的农民进入城市和沿海地区，这些人口流入地的医疗卫生服务需求也随之出现了快速增长，需要更多的医疗卫生人才。众所周知，医疗卫生人才培养具有周期长、成本高的特点。由于此时城乡卫生人才自由流动的政策障碍基本破除，全国性的卫生人才市场基本形成，因此那些缺乏医生的城市医疗卫生机构积极地到农村"挖人才"。而那些在农村地区取得了医师执业资格的医生，往往受人口流入地高工资的吸引而不断涌入。在这样的背景下，城市卫生机构对农村卫生机构的医疗卫生人才构成了非常强烈的虹吸效应，而农村卫生事业内部的上下级医疗卫生机构之间也形成了非常明显的虹吸效应：县级医院的骨干人才纷纷被上级医院或沿海地区医院"挖走"，县级医院转而去"挖"乡镇卫生院乃至村卫生室中具有医师执业资格的医生。市场机制在医疗卫生人力资源的配置中占主导地位，必然造成乡村医生获得医师资格后便立即流失。

（3）执业化目标落空的制度原因

表面上看，"乡村医生过渡为执业（助理）医师"是一个非常单纯的技术问题，但实际上，这个技术问题的背后却是一个非常复杂的经济社会问题，因为它涉及我国普遍存在的城乡差别。根据形成原因的不同，可以将城乡差别分为两类：一类是由于政府在城市和乡村实行有差异的制度或政策（如土地制度、社会保障制度等），可称之为"体制性的城乡差别"；还有一类是因为城市和乡村之间存在的自然差别（如人口密度、经济密度、社会密度等），可称之为"自然性的城乡差别"。把那些导致城乡之间出现较大差异的体制性因素归结在一起，便构成了通常意义上的"城乡二元结

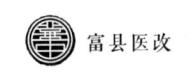

构体制"。

显然，不管是改革开放前的赤脚医生，还是改革开放后的乡村医生，他们都与城市的执业医师体系并立并行，因此都属于当时城乡二元结构体制的内在范畴。尤其需要注意的是，这个二元结构具有高度的稳定性。即使在政治运动最为激烈的年代，这种城乡二元结构也没有被打破。这种稳定性在城市和农村的卫生人才领域也清晰地体现出来。当大批城市医生被下放到农村后，他们大都是在县、乡两级卫生机构中执业，较少会被彻底下沉到村。此外，在政治运动的高潮过去以后，其中的绝大多数很快便离开农村，回到城市。城市医生"留不住"不仅是政治态度或觉悟问题，其背后是一些客观的结构性约束。也正是从这个意义上说，"培养农民自己的医生"并不完全是一个简单的政治口号，而是对超级稳定的城乡二元差异的一种积极适应和创造性改进，因此具有一定的科学性。

众所周知，改革开放以来，我国致力于建立社会主义市场经济体制，因此，打破既有的城乡二元结构体制具有极强的正当性。在这样的时代背景下，继续让农村医生体系与城市医师体系并立并行便显得不合时宜；而在《执业医师法》出台以后，更是没有了合法性。"乡村医生过渡为执业（助理）医师"就是在这样的背景下被提了出来。当体制性的城乡二元结构被破除以后，在市场经济条件下，卫生人力资源主要由市场机制来配置。但是，由于城乡之间存在自然性的差别，极易造成卫生人力资源配置的区域不平衡状况，即城市卫生资源严重过剩，而农村却缺医少药。这种因"市场失灵"导致的城乡卫生人力资源配置扭曲的状况已经被很多国家所证明，这些国家不仅包括发展中国家，也包括了很多发达国家，以至于卫生人力资源的分布不均衡几乎成了世界各国普遍面临的难题。前已提及，WHO 2006 年发布的报告显示，全球约有50%的人口生活在农村地区，但仅有38%的护理人员和不到25%的医生在这些广大的农村地区提供服务；在法国、德国等发达国家，尽管卫生人员总量丰富，但农村地区同样缺乏医生；而在科特迪瓦、马里、刚果（金）等国家，医务人员过剩，城市有大量未就业医生，但这些国家的农村地区却仍然缺医少药（刘晓云，2012）。

这就意味着，国家实行城乡同一的执业医师制度后，在城乡二元结构短期内不可能得到改变，而城乡统一的卫生人才市场已经基本形成的背景

下，农村地区出现缺医少药的问题具有必然性。由于乡村医生的新进大门已经被国家强制关闭，而执业（助理）医师又不可能得到及时补充，这种状况轻则造成农村卫生骨干的流失，重则直接导致当地无医无药。

由于《乡村医生从业管理条例》对乡村医生采取了关门政策，以后新进入村级医疗卫生机构从事医疗活动者必须具有医师执业资格。这就意味着，理论上，我国村级卫生人才队伍将逐渐发生从"以乡村医生为主"到"以执业（助理）医师为主"的转变。因此，根据村级医务人员执业准入标准的不同，有学者将我国村级医疗卫生人才的发展历史分为三个阶段：1965～1985 年是"赤脚医生时代"；1985～2003 年是"乡村医生时代"；2004 年以后则属于"执业（助理）医师时代"（刘炫麟、刘晓霜、王晓燕等，2013）。不过，由于在《乡村医生从业管理条例》颁布的初期，全国绝大多数农村地区仍以乡村医生为主，新进的执业（助理）医师短期内不可能占据多数地位，因此，现有乡村医生过渡为执业（助理）医师应当是此时的主要模式。由此，也有学者将第三个阶段称为"乡村医生执业医师化时代"，简称"执业化时代"（金建强，2009）。

但从以上诸多困境可以看出，村级卫生人才的执业医师时代远未到来，而乡村医生的执业化过程也远比国家预期的时间漫长得多，这恐怕是决策者未曾料到的一个结果。实际上，所谓的"乡村医生执业化时代"也是非常不准确的描述，因为实际的状况是乡村医生一旦转为执业（助理）医师，往往会因为各种原因离开村医疗卫生机构，其中有不少医生流向城市的医疗卫生机构。显然，从目前的实际情况看，尽管国家早已对乡村医生采取了关门政策，但乡村医生仍然是我国绝大多数农村地区村级卫生事业的主要力量，仍然发挥着不可替代的作用。因此，笔者认为，与其说目前是"乡村医生执业化时代"，不如说是"后乡村医生时代"。它是在农村的"执业医师时代"远未到来，而原有的"乡村医生时代"已经结束，但乡村医生过渡为执业（助理）医师以后受卫生人才市场机制的激励不断地从农村流向城市的背景下出现的一个特殊的"时代"。在后乡村医生时代，一方面，国家期望的执业（助理）医师迟迟不见踪影；另一方面，原有的乡村医生群体一部分在快速流失，一部分则在勉力维持着当地农村卫生事业的基本秩序。在这个过程中，随着乡村医生的流失，农村地区的空白村越来

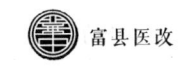

越多，呈现扩大化的趋势。

（4）意外后果：空白村的扩大化

在村卫生室的执业（助理）医师普遍流失的同时，乡村医生也在快速流失。在市场化背景下，村卫生室人才的流失均是从人口流出地（农村/边远农村）向人口流入地（城市/城镇）集中。不过，由于执业（助理）医师具有在村级以上行医的资格，因此，这个群体主要向人口更加密集之地的医疗卫生机构涌入；乡村医生的流失则因为受到政府限定的执业范围（只能在村级），而普遍表现为主动放弃行医权。也就是说，村卫生室中的执业（助理）医师流失主要发生在医疗卫生系统内部，导致卫生事业内部人力资源分布的不平衡以及村卫生室执业（助理）医师的相对匮乏等问题；乡村医生的流失则主要发生在卫生系统与整个社会系统之间，导致村卫生室乡村医生的绝对数量日益减少等问题。结果，令人意外的是，全县的村卫生室不仅没有如国家设想的那样入驻了执业（助理）医师，连原有的乡村医生也越来越留不住了。当这些原有的乡村医生因为改行、年老、去世等原因流失以后，由于很少有新的乡村医生，全县的空白村也逐渐出现了扩大化。

新农合政策对村卫生室的挤压是空白村扩大化的重要原因。2005 年，富县开始搞新农合试点，此后不久便在全县推开。前已提及，以县为统筹单位的新农合并没有把村卫生室纳入新农合定点机构。也就是说，按照新农合政策，农民只有在乡镇卫生院及以上级别的医疗卫生机构看病，才能获得新农合的报销优惠，这无疑对农民具有很强的导向作用。为了能够获得报销优惠，农民纷纷涌向乡镇卫生院和县医院。显然，新农合的横空出世对农村三级医疗卫生机构之间的竞争格局进行了重构。村卫生室处于非常不利的地位，受到了来自国家政策的强大挤压。实施新农合以来，县、乡两级医疗卫生机构的业务量快速上升，收入急剧增加，县、乡卫生事业处境有所改善；村卫生室的处境则迅速恶化，越来越难以维系。随着业务和收入的快速减少，越来越多的乡村医生放弃行医，或经营他业，或外出务工和经商，更谈不上吸引新的医务人员加入。村医在家行医的业务收入占家庭总收入的比重越来越低，村医看病已经成了无足轻重的事业，很多村医已经实质性地改行了。

实际上，21世纪以来，尤其是富县实行新农合以来，由于未被纳入定点医疗机构，村卫生室的业务急剧下滑，越来越多的乡村医生离开村卫生室到沿海地区打工。而那些没有离开乡村的乡村医生，也是"八仙过海、各显神通"：务农、种果树、种菜、经商、打零工、当村干部、跑运输，等等，不一而足。但是，他们毕竟掌握了医疗卫生的相关技术，且由于他们在家，村里除了他们没有别的医生，仍会有村民来找他们寻求帮助。受到乡情本色、职业伦理、额外收入等多重影响，村医总不会拒病人于门外。于是，行医成为大多数村医的副业，纯粹给村里人做好事，打发闲暇，这些情况在富县的村医中极为普遍。

村医的颓势由点及面，很多村的村医已经"名存实亡"，更多村庄甚至连"名存实亡"的村医都没有，无医无药的"空白村"越来越多。其中，最突出的当属该县的新华乡。新华乡成立于1984年，乡治所在地新华集镇距离县城24公里。全乡版图面积103.6平方公里，地形是"八山一水一分田"，属于典型的岩溶地貌，农民居住格局呈"大散居、小聚居"的特征。1994年，全乡有1.79万人、10个行政村，共有13名村医。到1998年，该乡有1.82万人、10个行政村，共有20名村医。显然，随着人口增加，该乡村医的数量也有所增加。不过，这一状况与全县的整体状况并不一致。此时，全县村医的总数在下降，绝大多数乡镇的村医人数大幅度减少。调查发现，这主要是因为新华乡是一个纯瑶族乡，当地的经济文化发展水平相对较低，农民外出务工的时间与其他几个乡镇农民外出打工的时间相比较晚。到2005年，全乡有1.89万人、10个行政村，共有4名村医，村医人数开始快速减少。到2015年底，全乡共有2万多人，下辖11个村（含1个社区）、61个自然村。在这11个行政村中，仅盘坝村有1名村医，其他10个村均为既无医又无药的典型"空白村"。

新华乡的农村卫生人才队伍状况及其变迁是全县卫生人才状况的一个缩影。实际上，自21世纪以来，尤其是2005年以后，富县的村医队伍里几乎没有再增加过"新面孔"，且"老面孔"也在快速减少，这不仅导致村医总数快速下降，而且无医无药的空白村也大量出现。这种状况造成了目前富县乡村医生执业化的总体形势与2005年相比不仅没有得到改善，反而恶化了。统计显示，截至2015年底，全县村级卫生人员共313人（前已提及，

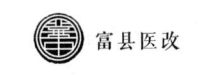

其中村医89人，占28.43%，具体包括乡村医生75人、执业助理医师13人、执业医师1人），其中中专学历及以上的卫生从业人员仅有53人，占总人数的16.93%。显然，即使这53人都是村医，且最终都能成为执业（助理）医师，那么，按照当年全县共有农业人口28.10万人计算，每千人口村医数仅为0.19人；而按照全县137个行政村计算，平均每个村仅有0.39名村医，显然，既达不到每千人口有1名村医的要求，也达不到每村有1名村医的要求。

四 "后乡村医生时代"的卫生人才供给

（一）农村卫生人才短缺治理的既有模式

农村卫生人才的短缺问题引起了国家的高度重视。不论是基于市场失灵的角度，还是基于城乡二元结构的角度，这些观点最终都指向政府要积极介入和干预。在我国，政府主要采取以下两种方式对农村卫生人才短缺的问题进行干预。

（1）城市支援农村卫生建设

城市支援农村卫生建设是中华人民共和国成立以来我国卫生工作的一项优良传统，对于城乡卫生事业意义重大。在不同时代，支援的方式和侧重点各有不同。早在20世纪五六十年代，国家把以"巡回医疗"为主要内容的城市支援农村卫生建设工作作为缓解广大农村地区尤其是边疆、山区、少数民族地区严重缺医少药问题的重要举措。此后，在毛泽东于1965年6月26日发出"把医疗卫生工作的重点放到农村去"的指示后，以开展巡回医疗、培训农村卫生人员和建立健全农村三级网等为主要内容的城市支援农村卫生建设工作得到了快速发展。这项工作即使在"文革"时期也未中断，甚至还得到了强化（张自宽、朱子会，2002）。

改革开放初期，卫生部提出"搞好三分之一左右重点县卫生事业整顿建设"的任务，提出"以三个五年计划为期，每5年进行三分之一县的建设"，重申了要继续组织城市支援农村卫生建设。1983年7月，国务院转批《卫生部和国家民委关于全国少数民族卫生工作会议的纪要》，明确指出城

市支援少数民族地区卫生建设不是权宜之计，而是一项长期的战略措施；"对外地支援少数民族地区卫生建设的人员，应该实行优待的政策和轮换的办法"，同时"搞好对口支援工作"。1983 年 8 月 18 日，劳动人事部、卫生部、国家民委联合发布《关于经济发达省市对口支援边远少数民族地区卫生事业建设的实施方案》，对对口支援工作进行了具体安排。1983 年 8 月 4 日，卫生部出台的《关于组织城市医疗卫生机构支援农村卫生事业建设若干问题的意见》提出，要把大力支援农村卫生事业建设作为一项义不容辞的任务，长期坚持下去，省级卫生行政主管部门要统筹规划、合理安排，明确分工，组织市地级以上医疗卫生机构与县级医疗卫生机构挂钩，建立业务指导关系，仍有余力的可以支援到中心卫生院。此时的支援任务主要包括提高技术水平和业务管理水平两项内容，并强调要把培养当地的医疗卫生技术骨干放在首要位置。不过。由于各级政府财政支持的不足和医疗机构之间的竞争关系，这项工作未能坚持下去（张自宽、朱子会，2002）。

20 世纪 90 年代，城市支援农村卫生建设的方式日渐多元化、经常化和制度化（张自宽，2010）。1991 年，国家计委、财政部、卫生部共同发起了"农村卫生三项建设"的目标任务，重点加强了对贫困地区县卫生防疫站、县妇幼保健院和乡镇卫生院的基础设施和技术能力的建设。1997 年，中共中央、国务院出台的《关于卫生改革与发展的决定》中明确提出了要"建立城市卫生机构对口支援农村的制度，采取人员培训、技术指导、巡回医疗、设备支持等方式，帮助农村医疗卫生机构提高服务能力"，拉开了城市支援农村卫生建设"制度化"的序幕。1999 年，国家计委设立专项资金，面向全国各地需要改造的贫困县医院开展了"一无四配套"项目。此外，各地还积极利用世界银行贷款项目、各类社会团体救助或扶助项目等，开展了加强贫困地区卫生事业基础设施建设和卫生人才培养等工作。此外，还有一些城市医疗卫生机构也开始对农村的医疗卫生机构进行对口支援，另外有一些医学院校也开始采取定向招生、定向分配的办法为缺医少药的西部和贫困地区培养实用型的卫生人才，在一定程度上缓解了一些问题（张自宽、朱子会，2002）。

2002 年，中共中央、国务院发布《关于进一步加强农村卫生工作的决定》，明确提出要建立对口支援制度。具体来说，就是要组织城市和军队的

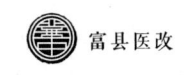

大中型医疗机构开展"一帮一"活动，采取援赠医疗设备、人员培训、技术指导、巡回医疗、双向转诊、学科建设、合作管理等方式，对口重点支援县级医疗卫生机构和乡（镇）卫生院建设；并提出了城市医生在晋升主治医师和副主任医师职称前到农村累计服务满 1 年的规定。2004 年 4 月 7 日，卫生部、人事部出台《关于城市医疗卫生机构新聘人员取得医师执业证书后定期到农村服务的规定》，明确要求由政府举办的城市二、三级医院和疾病预防控制机构取得医师执业证书的新聘人员必须到县、乡两级医疗卫生机构服务 1 年。2005 年，卫生部、财政部、国家中医药管理局联合启动"万名医师支援农村卫生工程"，该项工程最大的亮点是以中央财政和地方财政的专项经费作为支撑，有力地保障了城市支援农村卫生建设工作的实施（高强，2005）。

总的来看，城市支援农村卫生建设是政府利用行政力量和财政激励改善城乡卫生资源分布不均衡局面的一种重要方式。它既是我国卫生工作的一项优良传统，同时能够切实促进城乡卫生事业的协调发展，尤其是对于上派或下派的医务人员来说，更具有非常直接的积极作用。不过，尽管我国已经形成了一整套较为完善的城市支援农村卫生建设的制度，但相对于我国农村卫生事业的需求及问题而言，这些制度的有限性也是十分明显的。

一方面，由于人员派出医疗机构和接收医院之间的关系已经从原来的嵌于上下级政府行政组织体系的关系实质性地转变成了嵌于市场经济体制之中的关系，往往存在城市医生派不下去、派下去的不合适、城市医院积极帮助而基层医院不积极接受；农村医生派不上来、派上来以后不愿再下去、基层医院积极学而城市医院不积极教等问题。显然，不仅"只派医疗队下乡是解决不了问题的"（张自宽、朱子会，2002），而且基层医院上派人员往往意味着基层骨干的流失。

另一方面，且更重要的是，由于城乡卫生事业的差距越来越大，城市和农村医务人员日益脱节：部分城市医疗卫生机构的水平和实力甚至位于世界前列，部分农村的卫生事业则极为原始、落后。在此背景下，城市往往很难实质性地支援农村，农村也往往很难从支援过程中获得真正契合基层实际的能力。由于我国城乡之间存在巨大差别，城市建立在高度现代化的工业经济基础之上，而农村还普遍处于人均一亩三分地的小农经济的条

件之下，因此，解决农村卫生人才匮乏的问题，除了由城市医院提供有限的支援外，最终仍需要培养符合农村自身特点和实际需要的卫生人才。

国家统计局公布的数据显示，截至2016年，全国共有13.83亿人，其中常住人口城镇化率为57.35%，共有7.93亿人。不过，这并不意味着我国已有这么多的人口彻底变成了城里人。因为统计时把连续在城市居住超过6个月的人算作城市常住人口，其中包括很多在城里打工的农民。目前，全国农民工有2.82亿人，他们中的大多数最终要回到农村安度晚年。显然，考虑到目前我国乡村常住人口还有5.90亿人，而且2.82亿名农民工中的绝大多数必然会返乡，因此，如此巨量的医疗卫生服务需求不可能主要依靠城市下派医务人员或开展巡回诊疗等方式来满足。当然，我们也不能轻视其作用。由于我国城市卫生事业具有以公立医院占绝对主导地位的体制优势，因此政府可以用行政手段将城市支援农村常规化、制度化，从而可以极大地加强城乡卫生系统之间的互动和交往。但城乡毕竟有别，受各种主客观因素的约束，城市医生下乡一是只能救治有限且特殊的病人，二是成本高昂，三是不能落实预防为主的方针。农村需要自己的卫生事业，城市支援农村的中心任务应是帮助农村进行卫生事业的建设，而开展巡回诊疗等则只应是补充和救济。

（2）订单式培养免费医学生

订单式培养也是我国卫生工作中的一项优良传统。改革开放前，除了接收国民政府时期遗留下来的医疗卫生人才以外，我国县、乡两级医疗卫生机构新进的人员大都采取了定向招生、定点培养和定向分配的制度，这种卫生人才制度与当时的计划经济体制具有高度的一致性，因此取得了较好的效果。然而，在改革开放以后，随着城乡卫生人力资源分布不均衡的状况加剧，卫生人力资源配置领域的市场失灵越来越明显，因此，国家也开始提倡定向招生、定点培养和定向服务的模式，但由于此时已是市场经济体制，政府往往只能采取提前签订合同的方式对卫生人才进行相应的激励和约束。显然，与计划经济时期高效支配的情况不同，通过契约进行支配的有效性十分有限且财政压力较大。

2009年3月17日，中共中央、国务院出台《关于深化医药卫生体制改革的意见》，明确提出要"加大医学教育投入，大力发展面向农村、社区的

高等医学本专科教育，采取定向免费培养等多种方式，为贫困地区农村培养实用的医疗卫生人才，造就大批扎根农村、服务农民的合格医生"。次日，国务院发布《医药卫生体制改革及其重点实施方案（2009—2011年)》，提出要制定并实施免费为农村定向培养全科医生和招聘执业医师的计划。2010年3月，国家发改委、卫生部、中央编办、教育部、财政部、人力资源和社会保障部六部委联合发布《以全科医生为重点的基层医疗卫生队伍建设规划》，明确提出"从2010年秋季入学的新生起，实行订单定向免费教育"。

为贯彻上述精神，2010年6月2日，国家发改委、卫生部、教育部、财政部、人力资源和社会保障部等联合印发《开展农村订单定向医学生免费培养工作实施意见》，正式拉开了订单式培养农村医生的序幕。上述文件规定，各地应"从2010年起，连续三年在高等医学院校开展免费医学生培养工作，重点为乡镇卫生院及以下的医疗卫生机构培养从事全科医疗的卫生人才"。订单定向免费教育由省级政府部门负责组织实施，列入普通高校定向就业招生计划，"主要招收农村生源，优先录取定岗单位所在县生源……免费医学生分5年制本科和3年制专科两种。以5年制本科为主，3年制专科主要面向乡镇卫生院以下的医疗卫生岗位"。在校期间，免除医学生的学费、住宿费，并补助生活费，所需经费由省级财政负责统筹。免费医学生入学前应与学校和生源地所在县级卫生行政部门签署定向就业协议，承诺毕业后在农村基层从事卫生工作6年以上。免费医学生毕业后，按照先前签订的定向就业协议，应到生源所在地县级卫生行政部门报到，然后与相关的基层医疗卫生机构签订聘用合同，实行合同管理。如有违约，应按规定退还减免教育费并缴纳违约金，同时将违约事实记入个人诚信档案。

"订单式培养"农村医生可以说是市场经济条件下解决农村卫生人才短缺的主动应对。实际上，我国医学院校每年培养的医学生并不少，但这些医学生在毕业以后真正进入医疗卫生机构从事医疗工作的并不多，并且这些并不多的医学生绝大多数集中在城市。一方面是医学院校对医学生的大量供给，另一方面是基层医疗卫生机构对医学生的极大需求，按照市场经济的基本原理，似乎这种供给与需求会在市场机制的作用下自然而然地得到配置和满足。然而，事实是很多医学院学生宁愿从事专业不对口的工作，也不愿意下基层。显然，由于当前我国正处于快速城市化阶段，城乡之间

存在非常明显的人口流入地和人口流出地的差异，这种差异短期内不可能发生质的转变。因此，在全国性的卫生人力资源市场已经基本形成的背景下，在现有的医疗卫生体制和机构运行机制的约束下，市场机制根本不可能解决城乡卫生人力资源分布不平衡，尤其是农村医生日益匮乏的问题，因为这个问题本来就是市场失灵的产物。为了纠正市场失灵，需要政府力量的积极介入。其中，订单式培养模式就是政府以一定的强制性手段和经济激励措施实现卫生人才供给与需求的匹配。

然而，当前的订单式培养仍然存在一定的问题。总的来看，主要有以下几点。

订单定向培养模式的第一问题是供不应求。按照国家规定，订单式培养所需经费由省级财政统筹负责，中央财政进行补助。与基层政府捉襟见肘的财政状况相比，省级财政的状况相对较好，因此能够确保订单式培养农村医生项目所需经费的稳定性和经费使用的规范性。然而，与全省各地巨大的需求及多样化的需求偏好相比，省级政府部门设定的免费医学生的财政预算和计划指标明显不足，难以满足全省的实际需要。以广西壮族自治区为例，由于国家文件要求以 5 年制为主，因此广西的免费医学生培养政策早期是 5 年制本科模式。从 2010 年至 2014 年，每年的计划指标均为 250 人，其中临床医生（全科医生）200 人、中医 50 人。5 年来，全省累计招录了 1250 人。这个速度虽符合国家规定，却明显满足不了实际需要。广西共有 14 个地级市、111 个县（区）、1247 个乡镇（街道），免费医学生培养项目 5 年时间里招录的医学生总数，平均到每个乡镇约为 1 人。如果再加上中途退学、未能按时毕业、毕业后毁约等情况，则显然达不到每个乡镇平均 1 人的水平。

表 4-7 详细地列出了鹤市和富县自 2010 年以来享受到的国家免费医学生培养计划项目的基本情况。截至调查时，鹤市下辖 3 县 2 区，共有 61 个乡镇和街道，其中 45 个镇、7 个乡、5 个民族乡。2010 年至 2014 年，全市共获得免费医学生计划指标 46 名，平均到每个乡镇不足 1 名。虽然富县所获指标的具体数据未能收集完备，但从现有的数据来看，也不能满足当地的实际需要。

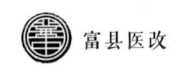

表4-7 广西壮族自治区免费医学生培养项目基本情况（2010~2014年）

单位：名

年度	广西壮族自治区免费医学生培养计划指标				
	临床医学类	中医类	合计	其中：鹤市	其中：富县
2010	200	50	250	14	3
2011	200	50	250	7	2
2012	200	50	250	7	-
2013	200	50	250	9	-
2014	200	50	250	9	2
合计	1000	250	1250	46	-

2015年6月30日，广西壮族自治区首批免费医学生毕业。在2010年招录的200名临床医学类医学生中，除2人中途退学以外，其他198人均顺利毕业。2015年6月9日，广西壮族自治区卫计委下发了《关于做好2015年首届农村订单定向免费医学生毕业后接转工作的通知》，对全区首批免费医学生毕业后的接转工作进行了明确规定和具体安排。事实证明，免费医学生普遍受到了重视和欢迎。不到一个月的时间，便有167名医学生被顺利安排了工作岗位，并且有86人顺利入编，这也从一个侧面反映了基层卫生机构对人才的"饥渴"。尽管总体而言订单定向培养项目下的医生供给远远不能满足乡镇卫生院的实际需要，但如此大规模的具有本科学历的医学生"逆市场潮流而动"，毕业后到县级卫生行政主管部门报到，与乡镇卫生院签订聘用合同，在乡镇卫生院上班，这确实是21世纪以来全自治区少见的现象，甚至是全国绝大多数人口流出地（中西部农村地区尤其是边远农村）少见的现象。

2015年，广西壮族自治区制定了更加丰富多样的订单定向免费医学生培养计划，增加了计划指标，并在原有的5年制本科类培养计划之外，启动了3年制的专科（高职）类培养计划，计划在2015年至2019年的5年内为基层免费培养3000名3年制专科的医学生。2015年，全区共计划招生1000人，其中5年制本科计划400人（临床医学类300名、中医类100名），3年制专科计划600人（临床医学类500名、针灸推拿类100名）。2016年，全区制定了与上年规模和类型相同的招生计划。富县在这两年内共获得了

16 名免费医学生招生计划指标（见表 4 - 8）。

表 4 - 8　广西壮族自治区免费医学生招生计划基本情况（2015—2016 年）

年度	全自治区免费医学生计划指标（名）			其中富县获得的计划指标（名）		
	本科	专科	合计	本科	专科	合计
2015	400	600	1000	5	5	10
2016	400	600	1000	3	3	6
合计	800	1200	2000	8	8	16

　　显然，当 2014 年招录的 5 年制本科医学生和 2016 年招录的 3 年制专科医学生在 2019 年毕业时，全区可基本实现平均为每个乡镇卫生院输送 1 名本科医学生和 1 名专科医学生的目标。这对于那些已经长期把招聘医务人员的目标群体锁定在了中专层次医学生的大多数乡镇卫生院而言，无疑是一个令人振奋的现象。毕竟在基层卫生机构，一个高水平的医生往往不仅能够改善一个科室的处境，甚至能够改善整个医疗卫生机构的处境和水平。不过，当免费医学生逆市场潮流到乡镇卫生院上班时，乡镇卫生院现有的人才尤其是其中的骨干却正在受到市场价格信号的指引和激励，源源不断地流向城市或上级医疗卫生机构。由于人才流失的速度远远快于人才引进的速度，订单定向免费医学生项目解决乡镇卫生院人才困境的效力是非常有限的。当然，按照当地主管农村卫生人才工作的科室干部的话来说，"有总比没有好"。

　　除了供不应求以外，订单定向培养模式的第二个问题是难以调动免费医学生留在基层服务的内在积极性。实际上，早在免费医学生入学时，真正有预期留在基层的医学生就很少。潘小炎、农汉红、李凤玲（2012）在对广西壮族自治区 2010 年招录的 200 名临床医学类免费医学生进行调查时发现，由于"待遇低、学习提高机会少"，只有 34.73% 的免费医学生愿意到基层卫生机构工作。张海英、韦波、赵永祥等（2010）对广西医科大学 199 名免费医学生入学时的调查也发现，只有 42.21% 的人员有坚定地回基层的决心。当然，这两个数据比后者 2010 年对广西三所医科院校 1546 名普通 5 年制临床医学类医学生的调查发现，只有 7.05% 的人愿意到乡镇卫生院工作、8.15% 的人愿意到社区卫生服务中心工作的数据要好得多，说明订

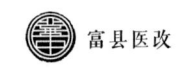

单定向培养免费医学生政策还是有助于促进卫生人才向基层流动。由于免费医学生事前已经签订了定向就业协议，因此上述两个关于他们到基层就业意愿的数据显然与订单定向培养政策的预期相差甚远。

免费医学生到基层就业的意愿较低在工作以后得到了更大程度的体现，其中最关键的问题是服务期满以后，基层没有任何可以留住人才的优势，这种状况反过来会影响免费医学生在服务期内的行为。目前的政策不仅没有积极地解决这些问题，还出台了一些不切实际的政策加剧了这一问题。2015 年，广西的部分乡镇卫生院迎来了首批免费医学生。在办理聘用手续时，围绕免费医学生规范化培训制度暴露出了一系列非常棘手的问题。订单定向培养免费医学生政策出台后，2014 年 1 月，国家卫计委等 7 部门联合出台了《关于建立住院医师规范化培训制度的指导意见》，明确规定医学专业毕业生必须先接受 3 年规培并通过考核以后才能行医。而免费医学生也被纳入上述新政策的范围之内。为了调动免费医学生参加规培的积极性，上述文件同时指出，规培 3 年的时间算在定向就业协议中要求的 6 年服务时间内，并在参加全国卫生专业技术中级资格考试及中级岗位聘用以及晋升中高级职称方面享受优惠政策。显然，名义上免费医学生被强制要求在乡镇卫生院服务 6 年，但实际上只有 3 年。而免费医学生规培的医院都是政府有关部门指定的城市医院，这些免费医学生在规培期间根本不可能对乡镇卫生院做出任何贡献。更重要的是，免费医学生的规培费用还需由乡镇卫生院来承担，后又改为规培费用由政府专项资金负担，乡镇卫生院则需支付免费医学生在规培期间的工资。这些规培政策受到很多乡镇卫生院的反感和抵制。

第一，乡镇卫生院承担规培费用或支付工资会加大其经济负担，而且不公平。第二，3 年规培时间挤占了免费医学生在基层的实际服务时间，既不利于免费医学生个人深入了解基层，也不利于乡镇卫生院进行稳定的人才队伍建设。第三，3 年实际服务时间很有可能变成免费医学生考医师资格证的过渡时间。第四，规培定点医院太高端，软硬件设施与基层卫生院的差距太大，免费医学生规培结束回到基层后，在城市医院学到的本领根本用不上，英雄无用武之地，而基层需要的技能他们反而没有掌握。第五，由太高端的医院规培出来的医生回到基层以后往往眼高手低，不仅难以适

应基层的规章制度和管理方式,同时也难以与大多数知识结构差异大、学历相对较低的医务人员形成密切的协作关系。

订单定向医学生政策的首要目的是给基层卫生院输送人才。因此,国家对医学生求学期间的费用进行了减免和资助,降低了入学门槛,促使更多的学生进入医学领域,愿意到基层服务的人数也增加了。然而,有关部门出台的规范化培训的相关政策却大大增加了乡镇卫生院用人和留人的难度。表面上看,上述规培政策是为了保障医学生的质量,为基层输送更多的优质人才,提高基层卫生院的服务水平和能力。但实际上,由于这些所谓的优质人才的知识结构和培养方式存在明显的城市偏好和技术至上思维,因此普遍与基层的实际"不合拍"。卫生人才培养没有梯队的概念,一味地强调高水平、高质量,这在全国性的卫生人才市场已经基本形成的背景下,无疑会进一步助长基层卫生人才的流失。而3年以后人才必然流失的结果反过来也会影响3年服务期内免费医学毕业生的预期和行为以及乡镇卫生院的预期和行为。乡镇卫生院反而成为给上级医疗卫生机构培养人才的单位,一拨拨卫生人才"走马灯"似的来了又走,不仅打乱了乡镇卫生院的运行节奏,也进一步加剧了乡镇卫生院的边缘化。

调查显示,首届毕业的免费医学生普遍希望获得基层卫生院的编制,为了吸引更多的免费医学生下基层并留在基层,适宜的做法应是给基层卫生机构提供更多的编制资源。然而,目前的医改思路恰恰在反其道而行之,并把希望寄托在根本不切实际的执业医师"多点执业"上。不过,由于此前广西大多数乡镇卫生院招不来人且人才严重流失等原因,全区普遍存在大量的空编现象。因此,首届免费医学生入编的难度并不大。实际上,编制资源对于基层卫生院具有十分重要的意义,是帮助基层卫生机构克服市场化中的结构性劣势、留住人才的重要方式。编制不仅意味着稳定的工作、待遇和福利保障,而且意味着身份和地位。然而,目前我国的医改倾向是要取消编制,这对于基层卫生机构留住人才,尤其是留住骨干人才,无疑是非常不利的。对于卫生人才来说,编制是一种将人才留在基层的拉力,但由于基层的编制及待遇本来就很有限,相对于市场的强大激励,这种拉力的效果十分有限;而医改取消编制意味着把这种拉力彻底取消了。脱离基层实际的规培政策则是把免费医学生从基层卫生机构推向上级医院和城

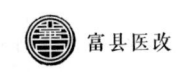

市医院的推力。原本就很微弱的留住人才的力量受到严重削弱，而市场机制的推力却在规培政策的帮助下进一步增强，这无疑大大降低了定向免费医学生政策在改善基层人才缺失上的效果。

总之，订单定向培养政策非常有限地解决了乡镇卫生院"招不到"人才的问题，但并没有解决乡镇卫生院"用不上"及"留不住"人才的问题。国家投入了大量的财政资源为基层培养免费医学生，但他们在规定的年限里完成任务以后普遍倾向于离开基层。而基层卫生机构对此却基本上没有办法，且极为有限的办法也越来越受到改革的削弱。显然，用不上和留不住的人才即使招到了，其积极作用也是有限的，甚至还可能起反作用。从目前的实际情况来看，能够长期留在乡镇卫生院工作的医务人员，编制、就近、收入和年龄是四个最重要的影响因素：年龄偏大、收入相对较高、离家较近（可以照顾家小，并获得一定的兼业收入等）和有编制（养老有保障，有身份，地位相对较高）。政府给乡镇卫生院增加更多的财政投入和编制资源，才是解决乡镇卫生院人才困境的关键。

需要注意的是，上面提到的定向培养免费医学生政策虽然名义上说是为乡镇卫生院及农村卫生机构培养卫生人才，但由于整个广西的乡镇卫生院层面普遍且极度缺乏临床医生，因此，作为乡镇卫生院以下的卫生机构——村卫生室几乎不可能获得免费医学生，它们仍然处于国家公共政策的不及之地。从目前的情况来看，现有的订单定向免费医学生培养政策在短时间内根本不可能满足乡镇卫生院的需求，也就是说，村卫生室将有可能长期处于政策顾及不到的境地。

实际上，原卫生部副部长王陇德（2005）早已指出："多年来，为解决农村医疗卫生人才缺乏问题，我们进行了多种形式的探索，制定了一系列优惠政策，试图吸引高素质的卫生人才向农村流动，如以定向招生、定向培养、定向分配为主要内容的'三定'政策；城市支援农村的政策；城市医生职称晋升前必须到农村服务半年或一年的政策；高等医学院校毕业生到农村服务提前转正定级、提高工资政策；等等。但在实际操作过程中，这些政策执行的效果都不理想。一些'三定'的农村毕业生，宁肯不要户口、档案，也不愿回到农村去工作，即便回到农村的，也是'身在曹营心在汉'，一有机会就远走高飞；城市支援农村缺乏动力和长效机制，政府推

一推动一动，很难持久下去；提高在农村工作的高等医学院校毕业生工作待遇的政策在绝大多数地区不能兑现。巨大的城乡差距，难以解决的现实问题，使得依靠计划手段和行政命令，强制向农村分配、派遣高校毕业生的做法已行不通，解决农村人才缺乏问题必须尊重客观规律，换位思考，另辟蹊径。"

（二）农村卫生人才治理之道：城乡有别的医师制度

显然，政府采取行政命令直接干预，以及通过公共财政的方式间接干预卫生人才市场的措施都面临这一系列的困境。解决农村卫生人才短缺的问题必须考虑到城乡二元结构和卫生人才市场的强大影响，从制度层面探寻解决之道。近年来，面对农村卫生人才短缺的困境，部分地区开始探索从制度层面寻求解决之道。其中，乡村医生本土化人才培养政策便是其中一个非常有意义的创新。接下来，笔者将以这个政策为例，介绍其具体内容、性质、功能和实践状况。

与湖南、湖北、江西等省已开展了多年的"乡村医生本土化人才培养"政策创新相比，广西在解决乡村医生后继无人的问题方面则十分缺乏新意和可行措施。参照国务院办公厅出台的《关于进一步加强乡村医生队伍建设的指导意见》（国办发〔2011〕31 号）和《关于进一步加强乡村医生队伍建设的指导意见》（国办发〔2015〕13 号）两份文件，广西壮族自治区政府于 2015 年 11 月 25 日出台了《关于进一步加强乡村医生队伍建设的实施意见》，原则性地指出了要"加强乡村医生后备力量建设"，然后将任务交给了县级卫生行政主管部门，并向后者提出了三个思路：一是探索定向培养的模式，"以本地农村生源为主，重点实施面向村卫生室的 3 年制中、高职免费医学生培养，增强乡村医生队伍造血功能"；二是结合订单定向培养免费医学生政策，"安排完成全科医生规培的免费医学生到村卫生室工作"，给予优惠政策；三是"进一步吸引执业（助理）医师和医学院校毕业生到村卫生室工作"。显然，最后一条建议提了 10 多年，基本没有效果；第二条建议则根本不现实，因为乡镇卫生院也急切地需要免费医学生；而第一条建议往往因为受到县级财政的约束而被搁浅，即使有这样的政策，也是在极少的财政支持背景下所产生的极少几个名额，因此根本不可能彻

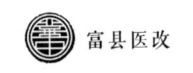

底扭转全县乡村医生人数快速减少、空白村越来越多的趋势。

由于上述政策由县级负责，不具有强制性，因此富县至今尚未出台相应的乡村医生后备人才培养政策。实际上，整个广西出台了相关政策的县也极少。2016 年 5 月 26 日，崇左市江州区实行了该区首批订单定向培养乡村医生政策。具体来说，通过委托广西中医学校培养乡村医生，解决全区乡村医生"青黄不接、后继无人"的问题。这一政策实行全日制 3 年，主要学习中医（针灸推拿方向）和农村医学。政府免除了学员的学费，并由区财政和乡镇卫生院统筹资金补助学员的生活费（标准为 3000 元/年·人）。学成后颁发中专文凭和乡村医生执业证，并按照定向就业协议由区卫计局将其安排到村卫生室工作，服务期限为 5 年。笔者认为，江州区的订单定向免费培养乡村医生政策具有十分积极的意义，当地政府已经开始重视村卫生室人才匮乏和人才培养的问题。尤其值得注意的是，当地政府出面组织并拿出专项财政资金为村卫生室这一级基层卫生机构培养卫生人才，而不是像以往很多政策那样含混地提"基层卫生机构"。另外，该项政策的生源学历门槛为初中，颁发乡村医生执业证书后并未硬性要求学员必须考取医师执业资格证书等，均比较符合目前农村的实际（马曼秀，2016）。

崇左市江州区的政策在湖南早已是全省战略。针对全省空白村占比较大、乡村医生日益老龄化、乡村医生断层、后继无人等问题，湖南省早在 2013 年便出台了"乡村医生'本土化'人才培养"政策，致力于为全省的村卫生室尤其是无医无药的空白村和现有乡村医生已高龄化的村培养新的乡村医生。该项政策对生源的主要限制是要求具有初中及以上学历、年龄在 30 岁（边远地区扩展为 35 岁）以下，所需学费由省财政全额资助。培养方式是由省政府主管部门委托有农村医学教育办学资质的高中等医学院校开办全日制（全脱产）3 年农村医学班（简称"农医班"，颁发中专文凭），其中理论学习 2 年、临床实习 1 年。湖南省政府主管部门计划从 2013 年至 2017 年连续举办 5 届，共计划招生 1500 名。

该政策一出台便得到了各级政府和当地社会的广泛好评。考虑到湖南全省"乡村医生缺口严重，社会需求量大"的实际情况，从 2014 年开始，湖南省政府主管部门提出要积极采取争取地方财政资金、社会资金及学员自筹经费等方式，加大对乡村医生的培养力度，而这一决定也得到了各界

的积极响应:一是溆浦县、攸县、湘潭市、江永县、长沙县、永州市、株洲市荷塘区等部分市级或县级的政府拿出专项资金作为培养经费,给当地增加额外的计划招生指标;二是香港嘉里集团郭氏基金连续多年为湘西自治州保靖县提供培养经费,帮助保靖县获得额外的计划指标;三是部分未能获得计划指标者愿意自费参加省里的培养政策。

表4-9 湖南省乡村医生"本土化"人才培养计划招生情况(2013~2016年)

单位:%

年度	小计	省级财政支持	部分市县财政支持	社会资金资助/支持
2013	300	300（100.00）	0	0
2014	395	300（75.95）	80（20.25）	15（3.80）
2015	678	305（44.99）	358（52.80）	15（2.21）
2016	544	300（55.15）	229（42.10）*	15（2.76）
合计	1917	1205（62.86）	667（34.79）**	45（2.35）

说明:本表为计划招生数,实际状况可能有出入,但只能反映总体状况。
* 该数据是按照2016年底全省共招生1917名的公开报道数据倒推出来的。
** 该数据是按照上述数据加总起来的,并且该栏包括了学员自费自筹部分。

正因为得到了社会各界积极的支持和响应,湖南省政府主管部门顺势而为,加快了人才培养进度,增加了计划招生规模——参与承担培养任务的院校从3所增加为8所,并在原计划共招生1500名的基础上,提出在2020年以前再增加5500名招生计划。截至2016年5月,全省已招生1917人,提前实现2013年的预期目标。表4-9描述了2013年至2016年湖南省乡村医生"本土化"人才培养计划招生的基本情况。从发展历程来看,湖南的乡村医生"本土化"人才培养政策从最初的由省级财政全盘负责,快速走向了以省级财政为主导,以市县财政、社会资助、部分学员自费为补充的多元筹资模式。截至2016年,省级财政、部分市县财政和社会资金资助各自承担培养经费的人员数分别占总培养人数的62.86%、34.79%和2.35%。显然,多元筹资模式使该项政策更具活力,大大加快了工作进度。

笔者认为,湖南等省开展的乡村医生"本土化"人才培养政策的创新在于,基于21世纪以来我国城乡医疗卫生人力资源配置的市场失灵状况,政府积极主动地介入进来,通过降低此前被硬性拔高了的村级卫生事业准

入门槛，将原本被《乡村医生从业管理条例》关闭的乡村医生大门又重新打开，增加了资源供给。在实践过程中，省级政府不仅提供了大量的财政支持，同样重要的是，通过不断的宣传、动员、组织、交流、激励、座谈等，省级政府部门为省以下的各级地方政府、有志于从事医疗卫生事业的积极分子以及有意愿对特定地区的村级卫生事业提供资金资助的社会人士等创造了良好的政策空间和舆论氛围。从这个意义上说，解决农村卫生人才短缺的问题，并不是简单地增加财政投入就万事大吉了。由于我国农村人口众多，居住分散，且处于快速的流变之中，因此，单纯地依靠政府的财政投入——不管是基层政府财政还是省级财政乃至中央财政，都难以彻底全面地解决问题。因此，政府在进行必要的财政投入的同时，还应该为政府以外的资源进入农村卫生领域创造条件和空间。政府的财政资金在卫生事业中占主导地位的同时，还应该具有"四两拨千斤"的动员效力。

这也意味着，国家卫生事业的决策不能仅基于科学技术的最新进展或决策者个人的主观设想和偏好，而是应该高度重视政策对象的实际经济社会状况以及医学及医疗技术的可积累性特征。实际上，集体时代的赤脚医生培养实践已经充分表明，医学知识和医疗卫生技术是可以积累的，医疗水平的高低与学历或文凭的高低之间并不具有绝对、直接的关系。由于疾病和身体高度复杂且变动不居，因此具体实践过程中的学习和体悟往往比照本宣科的课堂学习和对各种死知识的考试测评更加重要（靳之林，2016）。村级卫生事业的准入门槛到底应该定为高中学历还是初中学历，在村卫生室执业的究竟应该是乡村医生还是执业助理医师……这些问题看起来是技术问题，往往基于不同的价值判断而分歧巨大。实际上，这些技术问题受到农村经济社会发展状况的决定性影响。

《乡村医生从业管理条例》出台前后，官方舆论普遍持这样一种态度，即认为乡村医生（赤脚医生）虽然为农村卫生事业乃至全国的卫生事业做出了巨大贡献，但这个群体毕竟是过渡性质的，而且已经不符合时代需要了。随着农民经济水平的提高，他们的医疗卫生服务需求和支付能力也会相应提高，因此，在不久的将来，执业（助理）医师必然替代乡村医生（李长明、王斌，2000a；2000b）。在这样的思路指导下，国家有意识地对乡村医生队伍采取了关门政策，集中精力培训现有的乡村医生以使其执业

化，并大量地培养执业（助理）医师。遗憾的是，城市里"富余"的执业（助理）医师并没有如政府所愿主动到农村开展医疗活动，而且原本在村的乡村医生一旦转为执业（助理）医师后，还出现了向外"倒流"的现象；与此同时，国家花大力气培养的高等医学教育毕业生宁愿改行也不愿意下到基层。以上种种状况导致我国绝大多数地区的村级卫生事业由乡村医生在苦苦维持。对此，卫生部门和学术界普遍将责任归咎于政府财政投入的不足。然而，历届政府似乎都对卫生事业的财政投入不足，这显然不是单纯的某一届政府不重视的问题。

重新审视 21 世纪以来国家出台的农村卫生政策，尤其是在从业准入等方面，确实存在过于拔高而脱离农村社会实际的问题。21 世纪以来，越来越多的农村人口向城市流动，原本相对完整和静止的村庄变得越来越开放。随着国民经济结构的转型，农业占 GDP 的比重越来越低，工业和城市创造了越来越多的工作岗位和经济机会。为了获得更多的经济收入，农民家庭中的青壮年纷纷外出务工，老年人则留守在家务农，农村普遍形成了"以代际分工为基础的半工半耕的家计收入模式"。在这种模式下，农民有务工和务农两笔收入，务农收入解决温饱问题，而务工收入解决家庭再生产和家庭发展的问题。这意味着农民收入的快速增长和支付能力的快速增长。农村的巨变带来了农村卫生事业环境的巨变，乡村医生的服务对象主要变成了留守在家的老人、妇幼和儿童群体。这部分群体的医疗卫生服务需求较多，但需求表达的能力较差，支付能力也相对较低。因此，在普通农民的收入结构发生改变、收入水平快速提高的背景下，乡村医生的收入反而面临快速下降的危险。当外出务工的收入逐渐超过在家行医和务农的收入时，便有越来越多的乡村医生关闭村卫生室，离开家乡，加入外出务工的潮流之中。此时，国家不仅没有采取相应的措施扭转这一发展态势，反而还提高了村卫生事业的从业门槛，对乡村医生队伍实行了关门政策。此时，决策者一方面希望执业（助理）医师会逆市场规律而下乡，另一面却未给予这些逆市场潮流者足够的激励，最终只能是希望的不断落空，结果是村级卫生事业始终在吃乡村医生的老本。随着现有的乡村医生不断因外出打工、年老、死亡、考上医师执业资格后进城等原因流失，农村逐渐出现了越来越多的空白村。这也说明此前的农村卫生人才制度及相关政策对农村

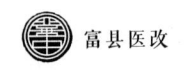

经济社会的发展存在着非常明显的错判和过于浪漫的想象。

显然，在现有的城乡经济社会状况下，农村卫生事业对既有的乡村医生都缺乏吸引力，因此更不可能对那些比乡村医生层次更高且自我预期也更高的执业（助理）医师产生吸引力。更重要的是，城乡差异决定了城乡疾病诊治方式的差异。目前，城乡之间最关键的差别是人口。城市是人口流入地，人口密集；而农村是人口流出地，人口稀疏。由于人口密集，城市的经济和社会密度较高，从而与高度复杂的分工和尖端的科学技术等相匹配；由于农村人口稀疏，经济和社会密度普遍较低，因此难以支撑高度复杂的分工和尖端的科学技术成果。显然，尽管改革开放以后我国城乡疾病谱已经基本一致，但城乡经济社会状况不同决定了城乡卫生体系在应对疾病时可以利用的资源和限度。《乡村医生从业管理条例》试图通过强制关闭乡村医生队伍的大门实现城乡医疗从业的无差别化，这种追求的出发点可能是好的，但卫生制度的基础结构——城乡经济社会的差别并没有发生实质性的改变，因此，贸然改变上层建筑，带来的只能是失败结局——这是比政府财政投入不足更深层的原因。农村并不需要与城市一样的医生，而是需要能够基于农村实际解决农村问题的合适医生。

反过来说，如果依照城乡经济社会的差别，尤其是按照农村实际的经济社会状况来制定农村卫生政策（包括卫生人才的从业准入政策），那么，政府有限的财政投入能够起到巨大的激励作用，并且产生非常良好的政策效果。表4-10描述了2015年湖南省怀化市乡村医生"本土化"人才培养政策报名人员的基本情况。有趣的是，该年全市获得40名计划指标，报名人数却高达118人。

表4-10　怀化市2015年乡村医生"本土化"人才培养报考人员基本情况

单位，人，%

年龄	人数	占比	学历	人数	占比
20岁及以下	43	36.44	初中	63	53.39
21岁~25岁	20	16.95	中专	20	16.95
26岁~30岁	28	23.73	高中	28	23.73
31岁~35岁	23	19.49	大专	7	5.93

续表

年龄	人数	占比	学历	人数	占比
36 岁及以上	4	3.39			
合计	118	100.00	合计	118	100.00

最终，在政府（省/县）财政承担经费的 40 名指标外，还有 48 名考生宁愿自费也要参加这一培养计划，参与热情高涨。最终，该年共招生88 名。显然，自费生数量超过了免费生，说明当地的乡村医生"本土化"人才培养政策极大地调动了农民的参与积极性。这种情况也表明，所谓的乡村医生"断层""后继无人"等长期困扰国家卫生行政主管部门的"顽疾"，实际上是一些不恰当的制度和政策造成的，如对村医的准入门槛设置过高（新进必须具有执业助理及以上资质）、招生计划指标太少（在"扩大高等医学教育、限制中等医学教育"的思路下，中等医学教育被严重削弱，而高等医学教育，尤其是本科则明显过度）、政府不够重视（即政府组织、动员、激励以及财政投入）等。显然，农村并不缺人，农民也并不缺钱。此前农民积极性不高一方面是因为没有政府的积极组织和引导、没有舆论氛围的激励；另一方面则是由于学历、年龄、招生指标等条条框框把很多有志于成为乡村医生的人挡在了门外。

在农村人口流动性较低的时代里，成为一名乡村医生（及赤脚医生）是农民提高社会地位和收入水平的一个非常难得的机会，此时村医队伍可以选择的后备人才资源相对充裕；而在农村人口流动性较高、农民务工收入远高于务农收入的背景下，村医的收入相对减少，社会地位也急剧下降。在这样的背景下，可供村医队伍选择的后备人才资源实际上是相当匮乏的。因此，与此前的乡村医生（赤脚医生）可以从 17～18 岁的应届高中毕业生中从容选择不同，目前的村医职业很难对年轻的群体产生吸引力。

由于我国实行九年义务教育，因此初中毕业标志着基本教育的完成。放宽学历准入可以有效扩大村医后备人才的可选范围。在城市化背景下，青壮年外出务工是主流趋势，但受我国目前经济发展阶段的限制，其中的绝大多数都在不断地进城—返乡—进城，直到最后彻底返乡。村医的后备人才资源应主要从留在农村或进城务工后返乡的中青年中选择，如此将会

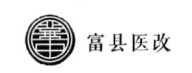

极大地降低村医后备人才的搜寻成本。表4-10显示，放宽年龄和学历准入条件以后，确实大大增加了村医后备人才资源的供给。其中初中学历的报名者占总报名人数的55.39%，而20岁以上的报名者占总报名人数的63.56%。显然，如果把准入门槛提高，那么目标群体将被极大地缩小。一般来说，20岁以上的报名者大都不是应届初中毕业生，这些报名者大都有过到城市务工的经历，后来因为各种原因（结婚、生育、家中有儿女或父母需要照顾等）才返回家乡。在政府放宽准入条件以后，他们主动报名参加，说明他们对村医职业和学医有内在积极性和明确目的性。因此在校学习期间，他们往往十分珍惜机会，努力刻苦学习，学成后也更能留得住。相对来说，20岁以下的应届毕业生则往往难有如此表现。尽管他们学习起来相对容易，但由于尚对城市有强烈幻想，学医意愿不高，对村医职业的认知相对不足，缺乏内在积极性和明确目的性，因此更有可能在学习期间和学成后流失。

按照目前我国平均每年约1%的城市化率增速，实现70%的城市化目标大约需要20年。也就是说，至少在这20年的时间里，农村人财物大量向城市流动的趋势不会发生本质性的改变。但在这个过程中，农村的人口数量仍然巨大；即使最终实现城市化目标，也仍然有30%的人口（以到时全国共16亿人计算，农村也仍有约5亿人）生活在广大农村地区。因此，农村始终有较大的医疗卫生服务需求。在全国性的卫生人力资源市场已经基本形成的背景下，城乡医师分布的不均衡具有必然性。因此，为了解决农村缺医少药问题，在国家积极提供财政补贴、提高村医收入的同时，作为过渡的村医队伍具有存在的必要性。

政策天然具有"时效性"，政策不可能也并不需要一劳永逸地解决所有问题。若能够针对上述约20年的快速城市化阶段我国农村卫生事业面临的实际问题提供有效的解决办法，便已是成功的政策了。等到城市化基本完成之时，城乡关系又会发生新的变化。此时便需要调整相关政策，做出新的部署。目前我国处于快速城市化阶段，卫生政策切不可脱离这个实际。既不能过于激进，也不能过于保守。考虑到空白村越来越多以及至少20年的快速城市化阶段，笔者认为，村医队伍的准入条件还可以进一步放宽，对潜在积极分子形成更大的激励。当然，具体的标准也不宜"一刀切"。对

于城市及沿海发达地区等人口流入地，可以适当地提高准入标准；而对于绝大多数中西部地区农村尤其是边远农村，则应该进一步降低准入标准。从这个意义上说，中央政府部门过于具体而又单一地确定村医准入条件是不符合当前绝大多数农村的实际情况的。

刘兰秋和赵婧（2013）认为，由于《乡村医生从业管理条例》是在国家对乡村医生"重规制、轻保护"的倾向下制定的，导致这一重要法规"对于乡村医生的执业权利、执业环境难以做周密而详尽的考量，对于乡村医生的执业风险分担机制及责任承担问题也难以给出较为完备的制度设计，这直接导致了乡村医生在执业活动中的诸多法律困境"。作者指出，"农村医疗卫生政策法律制定者大多不完全熟悉农村医疗卫生队伍人力资源现状等农村经济社会发展的实际情况，致使所制定的农村医疗卫生政策法律在一定程度上脱离农村的现实，最终在制度层面上致使乡村医生在行医过程中面临着诸多的法律困境。农村医疗卫生政策在一定程度上脱离农村实际是造成乡村医生面临法律困境的主要原因。"

由于政府并没有对村医后备人才的培养采取积极措施，因此富县村医的补充仍然主要依靠市场机制，结果自然是几乎没有补充新的村医，村医反而大量流失。一方面，国家的医学教育改革减少了农村卫生人才的供给。21世纪以来国家压缩了中等医学教育的规模，全省具有开办医学教育资质的中等院校大大减少；与此同时，这些具有开办医学教育的学校开设的专业也从临床医学类变成了医学相关类和护理类，导致适合农村的医学生越来越少，而护理人员和部分医技人员则严重过剩。另一方面，随着中等医学教育规模骤减，以这个层次的毕业生为主要招聘对象的乡镇卫生院和村卫生室受到了严重影响。由于乡镇卫生院医务人员收入较低、工作环境较差、晋升空间有限，乡镇卫生院并不如决策者事先预期的那样可以很容易地招到大专层面的高等医学毕业生。随着中等医学教育规模的减少，乡镇卫生院比村卫生室更有吸引力，因此间接地造成了村卫生室人才匮乏。另外，由于村医日益减少，空白村日益增加，大量原本可以在村卫生室解决的医疗卫生服务需求也开始向乡镇卫生院和县医院涌入，尤其是在新农合政策出台以后，原来被抑制的医疗卫生服务需求得到了释放，乡镇卫生院的业务量增加了，因此也需要更多的医务人员。

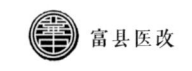

总之，国家压缩中等医学教育、扩大高等医学教育的结果是乡镇卫生院和村卫生室可选择的后备人才大大减少了，而高等医学教育毕业生滞留在县及以上机构下不来，最终造成了基层卫生机构人才短缺的现象，尤其是村卫生室"后继无人"的后果。需要说明的是，乡镇卫生院同样面临人才短缺的困境，这一方面是后备人才的供给数量减少了，另一方面则是乡镇卫生院也存在严重的人才流失现象，尤其是骨干人才的流失。显然，大多数中西部基层政府连乡镇卫生院的困境都未解决，更不可能解决村卫生室的困境。从这个意义上说，我国的医师制度必须基于我国现有的城乡差异进行有差别的供给，使医师制度更加符合城乡的不同实际，确保广大农民能够享有基本的医疗卫生服务。

刘宏兆（2007）认为："我国是一个农村人口占主导地位的农业大国，城乡差别不可能在短期内解决，我们要实事求是地面对至少一两代人无法解决的城乡差别问题。那么，经济基础决定上层建筑……我们国家在考虑城市和农村卫生工作发展方面，在城市引进人才和农村引进人才时，要考虑和认识到城乡差别是一个长期存在的实际国情。"也就是说，城乡二元结构是经济社会基础，医师资格制度则属于上层建筑。根据上层建筑要适应经济社会基础的基本原则，我国城乡差别长期存在的现实决定了我国需要建立适应国情的农村医疗卫生人才政策。

五　本章小结

本章的问题是：21 世纪以来，随着政府主导的卫生体制基本建立，国家越来越重视农村卫生人才的培养和建设问题，出台了一系列卫生人才公共政策，加强了相应的卫生人才制度建设，并投入了大量的财政资金；然而，为什么城乡地区仍然存在着卫生人才"过剩与匮乏"的悖论现象？尤其是，为什么在以富县为代表的中西部农村地区仍然普遍面临着卫生人才短缺的问题？富县基层卫生机构何以会因为招不到新的人才而出现明显的人才断层现象，又何以会因为留不住现有骨干人才而出现严重的人才流失及卫生机构职能萎缩的困境？

在理论分析部分，受学术界既有研究的启发，笔者基于城乡二元结构、

城乡统一的卫生人才市场和城乡同一的执业医师制度三方面分析了农村卫生人才短缺的问题。在此基础上，本章从中观的制度层面分析了农村卫生人才短缺困境的形成机制，探讨了农村卫生人才治理及其短缺困境的制度根源。本章重点分析现行的执业医师制度与农村卫生人才治理及其短缺困境的关系，认为在控制了城乡二元结构和城乡统一的卫生人才市场两大变量的情况下，现行城乡同一的执业医师制度是导致农村卫生人才治理及短缺困境的关键原因。

在实证研究部分，笔者以时间为线索，先后展示了不同时期的城乡医师制度建设与农村卫生人才治理状况的关系及问题，具体来说，可以分为三个阶段。

第一，在改革开放初期，我国实行城乡分立的医师制度，农村卫生人才队伍卖药治病的医疗特征越来越明显，而预防保健的公共卫生特征则越来越不明显，突出表现为卫生员的淡出和乡村医生"职业化"。在当时我国城乡差别尚不明显而市场体制尚未彻底建成的时代背景下，农村卫生人才的总数虽然出现了急剧减少，但乡村医生的数量有了一定增长。显然，在此阶段，城乡分立的医师制度为确保乡村医生的增长提供了制度基础。

第二，在进入21世纪前后，我国逐步将城乡医师制度并轨，国家关闭了原有的农村卫生人才供给渠道——乡村医生培养制度，确立了具有明显城市偏好的城乡同一的执业医师制度。在这一新的制度环境下，农村卫生人才队伍开始了艰难的执业医师化进程。由于此时我国的城乡差别已经开始显现，而市场体制也已经基本建立，因此，城乡同一的执业医师制度反而成为农村卫生人才流失的一个非常重要的制度原因。结果，不仅国家制定的乡村医生执业医师化目标频频落空，而且有越来越多的农村出现了因为乡村医生的流失而沦为无医无药的空白村的现象。显然，城乡同一的执业医师制度并没有让广大农村地区与城市一样进入"执业医师时代"，而是顽固地停留在了乡村医生不再可能新增的"后乡村医生时代"——农村卫生人才的主力仍然是乡村医生，而不是执业（主力）医师。尤其值得注意的是，由于城乡同一的执业医师制度，乡村医生队伍处于制度性的萎缩状态，随着乡村医生的不断流失，无医无药的空白村在农村地区有不断蔓延的趋势。

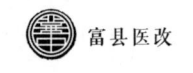

第三，21 世纪以来，在医疗卫生事业由政府主导的新的时代背景下，国家出台了一系列旨在解决农村卫生人才短缺问题的公共政策，这标志着我国农村卫生人才治理进入一个全新的历史时期。然而，由于这些公共政策并没有突破现行的城乡同一的执业医师制度，而是在现有的医师制度之下，利用国家的公共财政资源和强制性力量干预卫生人才市场。结果，国家花费了大量的财政资金，采取了一些非常严格的行政强制措施，却只是非常有限地解决了某些临时性的问题，甚至还产生了很多新的问题，给基层卫生人才队伍建设带来了更多的麻烦。这说明我国在解决农村卫生人才短缺的问题上始终没有形成一个长效的机制。

显然，解决农村卫生人才短缺的问题需要进行制度创新，尤其是突破现有的城乡同一的执业医师制度，实行城乡有别的医师制度，为农村卫生人才治理提供制度空间。通过对湖南省"乡村医生本土化人才培养政策"的考察和分析，笔者发现，由于乡村医生本土化人才培养政策实质性地突破了现行城乡同一的执业医师制度，有效地动员了社会资源，激发了民众的参与热情，实现了卫生人才需求与供给的有效对接，它不仅符合农村的实际，而且巧妙地利用了政府力量和市场机制的积极作用，为农村卫生人才的培养和治理创造了一个良好的、制度化的空间。

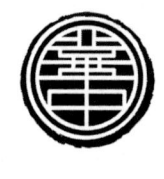

第五章

新医改中的"看病贵"问题

在本章，笔者将主要讨论以下问题：自 21 世纪以来，在政府主导的卫生体制下，为了积极回应社会强烈反应的"看病贵"问题，尤其是为了防止农民"因病致贫"或"因病返贫"，减轻农民的医疗负担，国家出台了一系列农村卫生公共政策，并且投入了大量公共财政资金。然而，从目前的实际效果来看，国家的卫生公共政策和卫生制度并没有达到预期目标：农民的医疗负担仍然十分沉重，而且在快速增长，看病贵的问题仍然存在。

在我国，合作医疗被广泛认为是一项能够有效减轻农民医疗负担的制度创新和优良传统。可能也正是因为这个原因，在 21 世纪初，面对农村卫生事业的严峻形势和农民备受疾病困扰的窘迫局面，国家出台了以大病统筹为主的新型农村合作医疗（以下简称"新农合"）制度，并将其作为减轻农民疾病负担的一项最为重要的制度安排。事实证明，新农合制度确实成为各级政府对农村地区进行卫生公共财政转移支付的最主要的制度载体和制度平台。然而，很多调查和研究发现：新农合在降低农民医疗负担方面的成绩并不理想；尤其是在超高覆盖率的背景下，农民仍然普遍背负着较大的医疗费用压力，因病致贫或因病返贫的现象仍然十分突出，新农合制度本身也被一些人称为"鸡肋"（付甜甜，2009）。

农民医疗费用治理十分复杂，牵涉多个主体，为减轻农民医疗负担的工作带来了较大挑战。其中，政府（包括中央政府、各级地方政府）、医疗卫生机构（包括各个层级、各种所有制类型的机构）和农民是最为直接和重要的三大主体。具体来说，政府的卫生公共政策和制度供给（包括卫生财政投入）、医疗卫生机构的行为、农民的行为等都会对农民的医疗费用产生巨大影响，都有可能成为农民医疗负担沉重的主要原因。一直以来，学术界、政策部门以及大众媒体普遍将政府的公共职能缺失，尤其是政府对农村地区的卫生公共财政投入严重不足看作农民医疗负担沉重的主要原因。然而，21 世纪以来的政策实践表明：在国家积极推动包括新农合在内的制

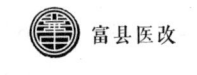

度建设并投入了巨量的公共财政资金之后，农民医疗负担治理的形势依旧十分严峻，卫生公共政策的效力十分有限。

那么，究竟是什么因素导致农民医疗费用治理陷入了困境？或者说，大病统筹的新农合制度为什么没有能够如预期的那样非常有效地解决农民因病致贫、因病返贫的问题呢？为什么在我国新农合制度长期保持超高覆盖率（近年来，全国新农合制度的覆盖率始终保持在90%以上，具有很高的稳定性）的背景下，农民却仍然面临着沉重的医疗负担呢？对此，本章将主要从新农合的制度定位与作为新农合制度对象的农民的关系角度进行分析，分析发现，新农合制度大病统筹的定位脱离了农民的实际状况，违背了疾病发生发展的客观规律，这是导致新农合制度目标落空，亦即始终未能有效减轻农民医疗负担的根本原因。

笔者认为，我国目前的发展阶段和农民实际的经济状况决定了新农合制度必然具有"低水平"和"广覆盖"的基本特征，进而决定了新农合制度不可能有效解决广大农民在已经罹患大病后的巨额医药负担问题。因此，将新农合制度定位为大病统筹不符合我国的国情和农民的实际情况。考虑到疾病的基本发生发展规律，借鉴集体时期合作医疗制度的历史经验，笔者认为，在低水平、广覆盖的条件下，新农合制度不能消极保守地等着大病到来后发挥分摊医药费用的作用（也即医疗保险功能），而是要积极主动地介入对疾病的预防，亦即实行以预防为主的新农合制度，引导农民和医疗卫生机构无病早防、有病早治，使农民少生病、少生大病，降低农民生病的风险。

一　新农合制度的现状及问题

2002年10月19日，中共中央、国务院颁布《关于进一步加强农村卫生工作的决定》，提出要逐步建立"新型农村合作医疗制度"，拉开了新农合制度建设的历史序幕。2003年1月16日，国务院办公厅转发卫生部等部委《关于建立新型农村合作医疗制度的意见》，对新农合制度进行了更为详细的规定和部署。此后，新农合制度建设进入试点运行阶段。2004年1月13日，国务院办公厅转发卫生部等部门《关于进一步做好新型农村合作医

疗试点工作的指导意见》，在规范指导的同时进一步推动了全国的新农合试点工作。也正是在这一年，富县成为全省的新农合试点县，并在 2005 年 1 月正式启动了新农合试点工作。

（一）新农合的现状：农民和政府的表现

（1）农民的抱怨及其悖论

笔者 2015 年 10 月到富县调研时，正是当地实施新农合制度的第 11 个年头。初到该地，便有农民向笔者反映："新农合是中央出台的好政策，出发点是好的，但是一到下面就变味了。"概括来说，一是参合费用越来越高，增长太快："最开始每个人只要交 2 元，现在已经涨到了每人 150 元"；二是医药费快速增长，以致在新农合报销后，农民个人自付的部分并没有明显减少，反而有所增加；三是治病的时间被大大拉长了："以往看门诊就能治好的病，现在非要住院才行""以往两三天就能好的病，现在非要十天半个月才见好"。

如果仅从上面的话语来看，农民似乎对新农合制度多有不满。不过，笔者在查阅近几年的参合率时发现：富县的新农合覆盖率始终保持在 90% 以上的高水平。考虑到我国新农合制度秉持"农民自愿"的基本原则，超高的参合率似乎说明：新农合制度受到了当地绝大多数农民的支持。实际上，即使是那些向笔者当面表达了对新农合制度不满的农民，也都无一例外地参加了新农合。用他们自己的话说：现在到医院看病拿药，一两百元成了低消费，自己交的那些钱，可以很快"赚回来"，所以，参加新农合并"不吃亏"。但如果所有的参合农民都持这种不吃亏心理，且在参合后想尽办法把自己参合的钱赚回来，那么新农合制度中农民"互助共济"的特征又如何体现呢？另外，由于新农合资金主要来源于农民的缴费和各级政府的财政投入，当所有的参合农民都"赚回"了自己的那部分参合费用"不吃亏"后，"吃亏"的便只能是公共财政了。

（2）政府的报道及其隐忧

当然，公共财政没有"吃亏"或"不吃亏"的说法。政府的公共财政投入新农合制度里面，就是为了解决农民的医疗负担问题；如果能够实现这个目标，"吃亏"也是值得的。实际上，在富县实施新农合制度以后，当

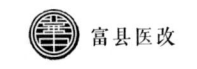

地便不断流传着新农合制度是如何帮助农民减轻医疗负担、避免因病陷入贫困的感人故事。

2006年上半年，朝东镇岔山村村民邓万春因患有风湿性心脏联合瓣膜病到桂林市人民医院接受了手术治疗，医药费用共65547.5元。邓万春一家原本就是村里的贫困户，这笔巨额医药费无疑使她家雪上加霜，一下子成为全村最贫困的家庭。出院以后，县农合办及时给她办理了新农合报销，其中，住院报销3000元，大病补偿7000元。当从县长手中接过1万元现金时，她激动地含泪说："合作医疗给了我第二次生命，还是参加合作医疗好！"

2006年8月，葛坡镇上洞村村民盘桂艳不慎摔伤，导致右踝软组织骨缺损、左第二拇指基底骨骨折等7处病伤，住院2个多月，花了54645.5元医药费。为了给妻子治病，丈夫唐世旺用光了家里的所有积蓄，并向亲朋好友借款2万多元。最终因家里实在没钱，只能被迫出院。县农合办得知此事后，立即派人到他家调查核实，仅用3天时间就办理好大病补偿手续。当副县长将13846元的大病住院补偿金交到唐世旺手中时，他紧紧地握住副县长的手，激动地说："参加了新型农村合作医疗，我妻子又可以继续住院治疗了！"

诸如此类的感人故事还有很多，它们不仅被各级官方媒体和网络媒体重点报道，也被笔者在实地调查过程中所接触到的农民、基层干部和医务人员等访谈对象多次讲述。这些故事的逻辑结构很简单，一般分为三个层次：首先介绍当事人的医疗负担，其次介绍新农合的报销状况，最后由农民之口表达对新农合的支持，因此具有明显的宣传新农合政策和动员农民参加新农合政策的倾向。不过，从这些典型故事中仍然能够发现一些问题。

在实地调研过程中，笔者关注的核心主题是新农合制度究竟在多大程度上减轻了农民的医疗负担，从以上两个典型故事来看，这种效果显然是十分有限的。具体来说，在邓万春的事例中，新农合的报销比例为15.3%；而在盘桂艳的事例中，新农合的报销比例为25.3%。这就是说，尽管新农合制度确实在一定程度上减轻了农民的医药费用负担，但是，农民个人自

付的部分仍然占较大的比例，农民仍有可能因病致贫或者返贫。在上述事例中，唐世旺接到新农合补偿款后称他的妻子又可以住院治疗了——这自然令人高兴，但摆在他面前更沉重的问题是，继续住院治疗所需的约 75% 的自付部分医药费从哪里来。

需要说明的是，这些故事大都来源于当地政府，尤其是作为主管部门的县农合办，因此，它们应该是最能体现新农合制度在减轻农民医疗负担方面的有效性的故事了。然而，笔者的分析却发现这种有效性十分有限。实际上，抛开这些典型案例，全县的总体状况也能体现这种有限性。以 2006 年为例，该年富县共有 18 万人参加新农合。2006 年 1~9 月，新农合补偿共计 1.5 万人次、372 万元，次均 248 元。其中，住院补偿共计 7648 人次、323 万元，次均 422 元。那么，这个补偿水平究竟在多大程度上减轻了农民的医疗负担呢？由于笔者没有找到 2006 年的住院费用数据，故而以当地新农合启动前的农民医疗卫生支出情况基线调查的数据作为参照。2004 年的基线调查数据显示，在该年 1~10 月，富县全县的次均住院费用为 2112 元。显然，即使按照 2004 年的次均住院费用标准计算，上述住院补偿也仅减轻了农民约 20% 的医药费用。考虑到新农合实施后医药费用必然上涨，那么，新农合在减轻农民医药负担方面的贡献肯定在 20% 以下。

实际上，到目前为止，新农合在减轻农民大病负担方面的有效性仍然十分有限。据媒体报道，截至 2017 年 4 月中旬，全县的县外住院已超过 1500 人次，新农合报销发票金额达 1500 多万元，补偿总额达 750 万元。粗略计算，县外住院次均费用约为 1 万元，其中新农合对县外住院的补偿约占 50%，农民个人需自付 50% 左右的医药费用。而世界卫生组织（WHO，2010）在 2010 年的世界卫生报告中明确指出：只有当患者的自付费用部分占卫生总费用的比重为 15%~20% 时，家庭灾难性卫生支出的发生率才有可能降低到可以忽略不计的程度。显然，与上述标准相比，富县目前约 50% 的自付比例难以使农民免除因病致贫或返贫之虞。

（二）新农合困境：经济绩效与健康绩效

学术界对新农合制度在解决农民医疗负担的效果等方面进行了长期的观察和研究，相关研究成果已经十分丰富，并且对新农合制度在解决农民

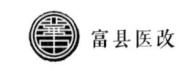

因病致贫或返贫时的有限性方面已经达成了基本共识。然而，学术界对于如何理解和解决新农合制度的这种有限性存在着较大的分歧。本小节将主要介绍学术界的共识，对新农合的分歧则主要放在下一节进行集中呈现。

（1）有限的"经济绩效"

胡善联（2004）较早地关注了新农合制度对减贫的效果，他发现：截至 2004 年 4 月中旬，即全国 304 个县开展新农合试点 1 年多以后，这些试点县的门诊和住院补偿率为 31.60%。这说明新农合的"保障水平还是很低的，农民的自费负担接近 70.00% 左右，还不足以防止因病致贫……（新农合）有限的补偿水平只能缓解因病致贫的发生"。从局部试点来看，袁兆康等（2005）对江西婺源新农合试点 1 年（2003 年 8 月~2004 年 7 月）后的追踪调查显示，尽管农民因病致贫的比例由 47.62% 下降到 27.78%，并且因经济困难导致农民应就诊而未就诊和应住院而未住院的比例也分别有显著下降，但经济困难仍是农民未就诊和未住院的主要原因，新农合未能彻底解决农民因病致贫或返贫的问题。实际上，即使在杭州这样的经济水平较发达地区，当时也同样感受到新农合制度"抗大病风险明显不足，解决不了农民大病，特别是困难家庭农民因病致贫的根本问题"（俞志新，2005），这显然与新农合制度的减贫目标不相匹配。

那么，是不是因为新农合的筹资水平过低呢？从 2003 年的试点阶段进入 2008 年全面实施阶段以后，各级政府加大了对新农合的财政投入力度，提高了新农合的筹资标准，新农合基金规模大大增加。然而，国家统计局与新华社新闻研究所等机构在 2009 年底联合开展的一项覆盖全国 31 个省区市的"百姓经济生活调查"发现：有 70% 的受访农民认为新农合效果不好，50% 以上的受访农民认为"药价和医疗费用还是高"，19.4% 的受访农民表示没有感受到新农合政策的优惠。无独有偶，学术界的研究也发现：即使在新农合的筹资水平大幅度增加以后，新农合的经济绩效（即减少农民的大病支出发生率和医疗支出方面）仍然并不显著（程令国、张晔，2012）。其表现又可以分为两个方面：一方面，新农合并未有效降低农民的大病支出发生率；另一方面，新农合也没有显著减轻农民的医疗负担。

针对新农合制度较低的保障水平和广大民众对大病医疗费用负担重的

反应仍较强烈的现实，国务院六部门于 2012 年 8 月联合出台了《关于开展城乡居民大病保险工作的指导意见》，提出在为城乡居民提供基本医疗保险的基础上，"对大病患者发生的高额医疗费用给予进一步保障"。城乡居民大病保险的筹资模式是从城镇居民医疗保险基金和新农合基金中分别划出一定比例作为城乡大病保险的基金，因此，可以视为城镇居民医疗保险和新农合各自的"升级版本"。

然而，项莉等（2015）对 L 市的调查显示，2013 年全市共有 2242624 人参合，共 326094 人次住院；有 10435 人获大病保险补偿，占参合总数的 0.47%，占住院总数的 3.2%；患者自付费用比降至 31.1%，新农合实际补偿比为 68.9%，新农合基金使用率升至 121.9%，出现了明显的赤字。这就意味着，即使新农合基金出现了透支，L 市农民个人自付部分也仍有可能导致农民因病致贫或返贫。那春霞等（2015）对 B 市三区县的调查也显示，实施大病保险后，当地平均实际补偿比由 47.13% 增加到了 51.92%，提高了 4.79 个百分点；但仍然存在因为补偿比例偏低导致的大病保险政策未能有效满足部分患者需求的现象及问题。李昱等（2015）对山东省 3 县 12 村的家庭入户调查也发现：2008～2013 年，医改对于缓解农村老年家庭灾难性卫生支出的作用十分有限，而且缺乏公平性。姜德超等（2015）对浙江、甘肃两省实施新医改前后的比较发现：医保对家庭灾难性卫生支出的发生率和发生强度并没有显著影响，尽管新医改显著改善了低收入群体看病贵的问题，但并没有改善其他群体的看病贵问题。庄天艺等（2015）对陕西省新医改的研究也发现："虽然医改降低了农村居民疾病经济负担的平均水平，但对灾难性卫生支出易发的家庭的疾病经济负担改善不大。"

（2）有限的"健康绩效"

程令国等（2012）发现，尽管新农合制度的经济绩效并不显著，但具有显著的健康绩效，即提高了农村老人对于医疗服务的利用率，改善和提高了老年农民的健康水平。也就是说，尽管新农合制度并没有显著地降低农民的医疗负担，但有可能提高农民使用医疗服务的积极性，进而有助于促进农民的身体健康。高梦滔（2010）也发现，新农合能够有效地提升农民利用卫生服务的积极性。

刘军强等（2015）考察了城乡居民对医疗服务的使用情况后发现：随

着医疗保险覆盖面的提高，医疗服务的使用率从下降转为攀升，医疗服务量呈现爆炸性的增长（见图5－1）。蒋远胜等（2009）指出，新农合主要促进了农民对住院医疗服务的利用。王翌秋等（2009）也发现，医疗保险会显著地激励患者对住院的偏好：在没有医疗保险时，患者选择住院的百分比明显低于选择门诊的百分比；而在有了医疗保险以后，患者选择住院的百分比明显高于选择门诊的百分比。

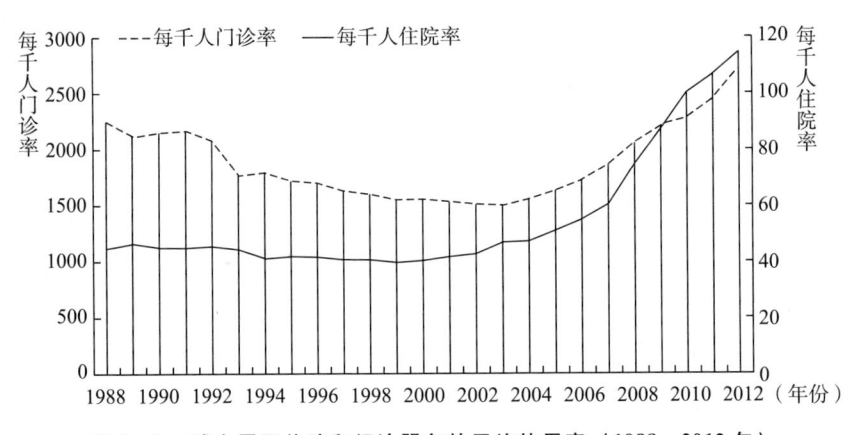

图5－1　城乡居民住院和门诊服务的平均使用率（1988～2012年）

　　然而，这种医疗服务利用率的提升及参合后的住院决策偏好等现象也有可能是"事后道德风险"的结果或表现，因此，医疗服务利用率的提高并不必然提升患者的健康水平。事后道德风险一般包括医生的过度医疗或诱导需求行为和患者过度使用医疗服务的行为。与事后道德风险相对应的是"事前道德风险"。彭晓博等（2014）发现，新农合制度会引发事前道德风险，即因为人们对新制度存在预期，促使农民不健康行为的增加，从而削弱了新农合的健康绩效，并有可能造成农民医疗支出的增加和新农合基金遭到侵蚀。傅虹桥等（2017）也发现，新农合会引起事前道德风险：与未参合老人相比，参合老人不健康行为的发生率增加得更多，这显然会增加个人及新农合基金的支出压力，其中，仅仅因为吸烟导致的事前道德风险便增加了4.1亿美元的医疗费用。

　　此外，李湘君等（2012）发现，医疗服务利用率的提高主要发生在高收入参合农民身上，对中低收入参合农民群体并不明显。这就意味着，新农合制度在提高了农民健康绩效的同时也加剧了农民内部的健康不平等，

新农合制度的公平性堪忧。王丹华（2014）指出，在农民参合初期，通过提高医疗服务的利用率，新农合制度有效改善了农民的健康水平，但随着时间的推移，这种健康绩效"有所削弱，制度弊端渐渐显露，对健康的改善效果不显著，反而增加了医疗负担"。霍灵光等（2017）采用了比经济绩效和健康绩效更具综合性的指标（满意度/幸福感）进行实证分析，结果发现新农合制度并未显著增加农民的满意度和幸福感。

总之，学术界普遍认为，尽管新农合制度在提高农民医疗服务的利用率方面成效显著，但在解决农民因病致贫或因病返贫（即经济绩效）和改善农民身体健康水平（健康绩效）方面的作用十分有限，远未达到制度的预期目标。

二 新农合制度困境的既有研究

（一）新农合的制度内涵及定位

要理解新农合制度的实践困境，首先需要分析新农合的制度内涵及定位。中共中央、国务院在 2002 年出台的《关于进一步加强农村卫生工作的决定》首次明确了新农合的制度内涵及定位。此后，国务院办公厅于 2003 年转发了卫生部等部门颁发的《关于建立新型农村合作医疗制度意见》，进一步明确了新农合制度的性质、内涵、原则、步骤和目标："新型农村合作医疗制度是由政府组织、引导、支持，农民自愿参加，个人、集体和政府多方筹资，以大病统筹为主的农民医疗互助共济制度……到 2010 年，实现在全国建立基本覆盖农村居民的新型农村合作医疗制度的目标，减轻农民因疾病带来的经济负担，提高农民健康水平。"

（1）新农合与"旧农合"

新农合是在"合作医疗"之前冠以"新"字，由此可以看出，新农合与传统合作医疗（以下简称"旧农合"）之间既有联系又有区别。对此，原卫生部医政司司长张自宽（2010）认为：新农合是在总结了全国各地 40 多年来开展旧农合工作的经验和教训的基础上发展起来的，是对旧农合的继承和借鉴。新农合主要有四点意涵：一是重点解决农民因患病特别是因患

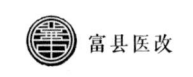

大病导致的贫困现象；二是采取农民个人缴费、集体扶持和政府补助相结合的筹资模式，明确了各级政府财政补助的具体数额，以发挥引导作用；三是"广覆盖"，基本覆盖全体农民；四是要建立健全新农合的管理体制和社会监管机制。

时任卫生部副部长朱庆生（2004）也曾比较了新农合与旧农合的区别。一、新农合是政府主导下的农民医疗互助共济制度，亦即是由政府出面，负责组织、引导和支持；旧农合则主要是依靠农民集体内部的自行组织和管理。二、新农合的资金主要来源于多方筹资模式，并以政府财政专项资金为主，政府负有明确且主要的筹资责任；旧农合则主要依靠个人缴费和集体经济的补助，政府的出资责任并不明确。三、新农合以大病统筹为主，重点解决农民因患大病而导致的贫困问题；旧农合则主要是预防和治疗常见病。四、新农合是"以县为单位"统筹，互助共济的能力较强；旧农合则一般以大队为单位统筹，少数以公社为单位统筹，互助共济的能力较弱。五、新农合还配套了相应的医疗救助制度。但他同时指出，新农合"是一种农民自愿参加的互助共济制度，还不是一种社会保障制度，因此它保障的水平、程度是有限的，特点是广覆盖、低水平"。从这个角度来看，新农合与旧农合在广覆盖、低水平的基本特点上具有一致性。

笔者认为，新农合与旧农合一样，都属于农民医疗互助共济，均以农民自愿为基本原则，政府对农民没有强制要求。其中，《中共中央、国务院关于进一步加强农村卫生工作的决定》和《国务院办公厅转发卫生部等部门关于建立新型农村合作医疗制度的意见》均明确农民自愿的基本原则。国务院办公厅 2004 年 1 月 13 日转发卫生部等部门《关于进一步做好新型农村合作医疗试点工作指导意见》则进一步强调，"必须坚持农民自愿参加的原则……严禁硬性规定农民参加合作医疗的指标、向乡村干部搞任务包干摊派、强迫乡（镇）卫生院和乡村医生代缴以及强迫农民贷款缴纳经费等简单粗暴、强迫命令的错误做法"。

然而，新农合与旧农合也存在明显的区别。在筹资和管理方面，新农合不仅有政府的财政投入，且政府财政投入通常占多数，因此具有很强的政府主导特征；而旧农合的筹资和管理一般仅限于村社集体，具有很强的村社自治特征。在新农合的功能定位方面，新农合强调以大病统筹为主，

致力于减轻农民因罹患疾病，尤其是大病的巨额医疗费用负担问题；旧农合则强调以预防为主，主要致力于解决农村缺医少药即农村医疗卫生服务的短缺问题。

（2）新农合与医疗保险

在考察新农合制度的决策历程时，王绍光（2008）发现，新农合不仅与旧农合关系密切，与医疗保险也有着非常密切的关系。实际上，自20世纪80年代中期开始，针对自费医疗制度的弊端，决策部门和学术界主要提出了两种思路：一种是巩固和恢复传统的合作医疗制度；另一种则是顺应世界潮流，实行医疗保险制度。这两种思路展开了激烈的竞争，直到新农合制度正式确立以后才逐渐冷却下来。学界对于这个曲折反复的历史过程有丰富的研究（曹普，2014），从中可以发现，这两种思路当时在我国局部地区都有过试点，而新农合吸收了两方面的经验。

顾昕等（2004）曾指出，合作医疗在21世纪初的重建工作面临着两种选择：一种是将合作医疗上升到国家/政府层面；另一种则是继续在农村社区或农民集体内部层面加以完善。从新农合制度的具体内容看，国家最终选择了第一条道路，即以县域范围作为基本的统筹单位、以大病医疗费用的分担和报销为主的新农合制度。这些内容显然不同于传统的以村社为基本统筹单位、以预防为主的旧农合制度，而是初步具有了社会医疗保险的特征（毛正中，2003）。可能也正是因此，学术界有不少学者将"新农合"视为"新型农村合作医疗保险"的简称（马双等，2010）。以至于杨海文等（2005）甚至直接将国务院六部委出台的《关于建立新型农村合作医疗制度的意见》错写成了《关于建立农村新型合作医疗保险制度的意见》；谭湘渝等（2007）则更是认为："一些学者在谈及该制度时一般都简称为'新型农村合作医疗制度'，事实上是有意无意地抹掉了'新型农村合作医疗保险制度'的保险属性"。实际上，自从新农合制度出台以来，从上到下各级政府部门的正式文件中从未加过"保险"这两个字。

上述学者对新农合的误解进一步体现了新农合与医疗保险之间的密切关系。实际上，尽管有很多学者都明确注意到了新农合与医疗保险的内在差别。其中，最关键的差别是新农合坚持农民自愿的基本原则，社会保障制度及社会医疗保险制度则普遍实行强制原则。然而，很多学者仍然将新

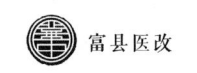

农合纳入社会医疗保险的范畴内进行分析，将新农合的自愿原则作为一个特色、特殊情况或者例外。李珍（2010）认为，自愿原则是新农合初期政府在可以利用的公共资源有限且面临政治压力和农民不信任等多种因素影响下的理性选择，是推进新农合的一个策略。董忠波（2004）也认为，新农合制度中农民自愿参加的原则"作为一种在工作方式层面上的提法在当前起步阶段是合适的，但仅是权宜之计"，而强制性才是新农合作为一项社会保障制度的基本特征。

实际上，新农合之所以会被视为医疗保险，最重要的原因是国家对该项制度做出了"以大病统筹为主"的规定。李珍（2010）认为："保险的作用是防止较大的医疗支出降低了居民对医疗服务的可及性以及医疗费用引起家庭的返贫、致贫……（新农合）以大数法则为基础，融入了风险管理技术，以'大病统筹'为主，对农民因疾病风险产生的医疗费用损失进行补偿，是典型的医疗费用风险分散机制，是保险机制。"吕国营（2013）指出，并非任何疾病都构成保险意义上的"险"——险的发生必须具备两个条件，"事件发生是不确定性的……事件发生对人们的正常生活造成重大冲击"。疾病发生虽然具有不确定性，但并非所有疾病都会对人们的正常生活产生较大的冲击。新农合资金往往被称为农民的"救命钱"，致力于解决农民因病致贫、返贫的问题，由于小病并不会危及生命，也不会导致贫困，因此没有必要保障，至少不应优先保障；而大病却有可能危及生命，也有可能导致贫困，因此应该保障，至少应优先保障。因此，把"保基本"等同于"保小病"显然是不对的。以大病统筹为主的新农合符合保险学的基本原理，因为"'保基本'就是'保大病'"（王元，2013），"新农合是一种政府补贴，农民自愿参加，以大病统筹为主的基本医疗保险制度"（乌日图，2013）。

总之，新农合与（社会）医疗保险最大的共同点在于：一是以大病统筹为主，利用大数法则，致力于减轻农民因罹患大病而产生的医疗费用负担；二是政府在其中发挥了主导性作用，且政府财政是新农合的主要筹资来源。两者最大的差别在于：新农合遵循自愿原则，而医疗保险遵循强制原则。这种差别主要体现在筹资环节，对于制度实践更为重要的管理及运行环节并不构成影响，故而农民自愿参加的基本原则并不对新农合制度的

本质产生决定性作用。因此,学术界和政策部门的主流观点认为,新农合本质上是一种社会保险制度(邓大松、杨红燕,2004)。如果将农民自愿变为强制要求的话,新农合就是名副其实的社会医疗保险。

(3)大病统筹的新农合

显然,新农合是我国一项非常独特的制度:一方面,它与旧农合和医疗保险均有相似之处;另一方面,它与后两者又都存在着非常明显的不同。整体来看,政府主导、农民自愿和大病统筹是新农合制度内涵的三项最为重要的内容。具体而言,政府主导是新农合制度的基本特征,这也是21世纪以来我国卫生体制的总体性特征,因此是一个背景性因素。农民自愿的基本原则由于仅限于新农合筹资环节,因此属于新农合制度实践中的某些具体工作原则,并不对新农合制度的性质产生决定性的影响。以大病统筹为主旨是新农合的功能定位和制度目标,也即致力于解决农民因罹患大病引致的医疗费用负担及陷入贫困的风险。因此,新农合虽被冠以合作医疗的名称,但其实质已经具有了明确的保险性质。

(二)新农合实践困境的理论评述

明确新农合的制度内涵及其定位有助于我们更好地理解新农合面临的实践困境。关于大病统筹的新农合并未有效地解决农民沉重的医疗费用负担的问题,也即新农合制度实践的绩效并未达到预期目标的问题,学术界目前主要有三种观点。

(1)"逆向选择"问题

科尔奈等(2003)将"医疗保险的投保者向健康风险高的人群集中的现象"称为逆向选择。作为医疗保险市场上的理性人,健康良好者更有可能放弃参加,而健康不佳者更有可能参加。国外(尤其是美国)的自愿性医疗保险实践普遍受到了逆向选择的困扰,它不仅会使自愿性医疗保险面临财务不可持续的压力,也会使医疗保险的广泛覆盖变得十分艰难(顾昕等,2006)。美国至今仍是唯一没有实现全民医保的发达国家,但该国的卫生总费用却高得惊人;在奥巴马医改方案实施后,该国仍有10%的人没有任何医疗保险(奥巴马,2016)。

因此,当坚持以农民自愿为基本原则的新农合政策出台以后,顾昕等

（2004）便断言：逆向选择是新农合制度所面临的最大问题和严酷挑战。逆向选择的制度根源是新农合所秉持的农民自愿原则，会导致新农合无法达到应有的覆盖率、不利于建立稳定的筹资机制、不利于基金的收支平衡等。总之，不利于更好地发挥大数法则在新农合制度实践中的作用，降低了其经济绩效。有不少学者主张新农合的参与原则应该由农民自愿走向政府强制（邓大松、杨红燕，2004；龙桂珍、骆友科，2005；董四平等，2007；李珍，2010）。

然而，对新农合的参与采取强制原则并不符合传统合作医疗的历史经验和客观现实。沈慰如（2003）指出：首先，新农合的自愿原则恰恰是在旧农合的强制原则失灵、失效或失信后的选择；其次，那种认为只要是为农民办好事就可以采取强制措施的想法是把复杂问题想得过于简单了；再次，自愿原则和强制原则都是不完美的，强制原则目前并没有法律依据，而且会大大增加筹资过程中的各种成本，甚至会引发社会不稳定事件；最后，自愿原则是社会进步的表现。

更重要的是，逆向选择在新农合制度的具体实践中并不显著，它更多的是学界的一种想象或担忧。通过对全国8省农户的微观截面数据分析，高梦滔（2010）发现，新农合的制度设计似乎没有出现医疗保险制度通常存在的逆向选择问题。实际上，自新农合制度实施以来，在坚持自愿原则的同时，覆盖率及农民的参合率始终保持在超高位水平，这已是对学术界关于逆向选择担忧的一个有力反驳。

既然逆向选择对于坚持以农民自愿为基本原则的新农合而言并非问题，那么那种认为逆向选择导致了新农合实践困境的观点便不攻自破了。但上述观点仍然具有启发意义，顾昕等（2004）指出，参合问题的关键不在于农民的支付能力，而在于农民的支付意愿。显然，至少在现有的筹资水平下，政府有足够多的办法激发出农民的支付意愿，确保较高的参合率。但如果筹资水平增长过快，超出了农民的支付能力或预期，那么参合问题将会凸显。

（2）筹资水平的低下

有学者认为，尽管新农合的参合率始终保持在较高水平，然而，新农合的筹资标准始终处于相对低水平的状态。这种状况从总体上限制了新农

合的保障能力和效果，尤其是在目前我国的医药费用处于快速增长的宏观背景下，新农合制度在减轻农民医疗负担方面的绩效被快速稀释了。一方面是沉重的医药费用，并且在不断地增长；另一方面是新农合筹资的低水平状况。"小马拉大车"的状况使新农合实践面临基础性的困境。

按照制度的规定，新农合的筹资理论上有四大来源，具体包括：农民个人缴费、集体补助、政府补贴和社会捐助。但在实际的制度实践过程中，由于集体的空壳化和社会捐助的缺失，农民的个人缴费和各级政府财政资金的补助往往是新农合的主要筹资来源。其中，各级政府又可以分为中央政府和地方各级政府，它们均按照一定的比例安排财政预算资金，对农民参加新农合进行补助。从这个意义上说，学术界的部分学者提出的所谓"新农合筹资水平的低下"的问题，既包括农民个人缴费标准的低下，也包括政府财政补助水平的低下。因此，不少学者提出了提高农民个人缴费标准和加大政府财政补助力度的政策建议。

不过，从现实来看，提高农民个人缴费标准或加大政府财政补助力度都存在某些客观的限制和阻力。首先，在农民个人方面，由于农民的收入相对较低，增速较慢，因此，提高农民个人缴费标准的空间十分有限。否则，不仅可能增加新农合的筹资难度，进而影响参合率，而且可能给农民制造新的经济负担。其次，在地方政府财政补助方面，分税制改革以后，地方政府（尤其是基层政府）的财政收入并不充裕，很多基层政府处于维持基本运转都很困难的状态。在事权相对较大而财权相对较小的"责权利不对等"状况下，要求地方政府（尤其是基层政府）为农民参加新农合提供更多的财政补助实际上也是不现实的。最后，在中央政府层面，实际上，中央财政在新农合的筹资中本已占据较大份额。由于我国农民人口众多，农村集聚程度低，因此，即使是由相对充裕的中央财政提高财政补助，它们分散到千家万户之后也不可能是很高的水平。从这个意义上说，目前，新农合制度的低水平筹资状况本质上是我国的发展阶段或经济发展水平还不发达的反映，具有不以人的意志为转移的客观性和现实性。

实际上，尽管新农合的筹资始终处于相对低水平的状态，但也在快速地增长。因此，更重要的问题是，为什么在新农合的筹资水平不断提升的背景下，新农合的经济绩效并未得到有效的提升和体现？显然，单纯提高

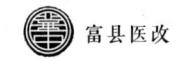

新农合的筹资水平是远远不够的，医药费用上涨尤其是不合理上涨是更为关键的问题。

（3）医疗费用的增长

医疗费用的增长客观上会削弱新农合的经济绩效。理论上可以将医疗费用增长分为两种类型：一种是合理的医药费用增长，另一种是不合理的医药费用增长。但在实际操作中，这种划分是很难做到的。一般而言，经济收入、医疗保障、医疗技术、人口结构等都会影响医疗费用。余央央（2011）发现，老龄化与实际人均医疗支出呈显著正相关，老龄化程度的提高会显著地增加医疗支出。

刘军强等（2015）进一步指出，"中国医疗费用膨胀机制本质上是体制和制度设计问题，是政治、经济、社会、文化因素结构性互动、社会博弈与各体系相互影响的必然结果"。价格和使用率则是驱动卫生费用增长的两大要素。他们发现，随着城乡医保制度建设的开启和医保覆盖率的不断提高，城乡居民医疗服务的使用率也在快速增长。与此同时，医疗服务的平均价格也日益升高。在此期间，由于政府对医疗机构的财政补助并没有显著增加，为了补偿日益增加的运营成本，医疗机构只能依赖自身的医疗服务创收。在目前主要以按服务项目收费的模式下，医疗机构有较强的激励实施过度医疗行为。而此时患者由于医保报销了大部分费用而对费用的敏感度下降，甚至出现了利用监管漏洞"医患合谋"过度使用医疗服务和医保基金等行为，出现了保险领域非常典型的"道德风险"。正是在这种状况下，自 2000 年以来，我国的医疗费用便呈现双驱动的增长机制：服务使用率和价格一起推动了医疗费用的高速增长。

道德风险指的是个体行为因保险而发生变化的倾向，具体是指被保险人对所投保的保险标的采取较少防损努力的一种倾向（高向华，2007）。江颖等（2015）认为，新农合中的道德风险是指，"制度的参与主体出于私人经济利益的驱使，利用自身的信息优势，违反诚信准则或借助不当手段谋取自身利益，导致新农合医疗保险费用不合理增长和骗取保费等机会主义行为"。实际上，作为需求方的农民、供给方的医疗机构及医生和监督方的政府部门都有可能出现道德风险。其中，农民过度使用医疗服务和医疗机构或医生诱导需求是最常见的两种类型。

新农合中的道德风险问题将造成新农合资金出现浪费性使用，这种情况不仅会侵蚀新农合基金，还会进一步推动医疗费用出现不合理的增长。由于新农合制度对参合农民的医疗费用普遍采取按比例报销，这就意味着，农民个人自付的部分也会随之出现快速的增长。在这样的背景下，即使新农合制度给农民提供了一定比例的医药费用报销，但这种减轻农民费用负担的努力往往被医疗费用的快速增长稀释了，大大降低了新农合制度的经济绩效和健康绩效。

因此，有不少学者认为，防治道德风险、控制医疗费用才是新农合的核心问题。早在2005年，顾昕（2005）便指出，中国的医疗费用之所以高并且增长迅猛，"问题的症结之一是第三方购买者根本没有形成"。然而，随着新农合等各项制度建设的快速推进，我国在不到十年的时间里就实现了医保的全民覆盖，搭建起了包含患者、供方和医保三方在内的基本框架，初步建立了"医保第三方购买机制"。但刘军强等（2015）发现，医保第三方购买机制并未在限制供方的过度医疗和患者的道德风险进而最终控制医疗费用增长等方面发挥有效的作用。在现实中，"多重约束下，医保机构有丰富的控费工具却难以推行，形成了弱势的监管方式。因而，医保第三方购买在现实中变成了强势医方和弱势患者的共谋。这一扭曲的机制造成大量医保资金浪费，构成医疗费用膨胀的重要原因"。

刘军强等（2015）的研究最终落脚在了完善医保第三方购买机制等方面，这对于全国层面的医疗保险制度建设无疑是具有指导意义的。不过，如果仅就新农合的制度实践和运作来说，笔者认为，他们的研究过于关注机制层面的缺陷，忽视了新农合制度本身的不足和缺陷。实际上，如果制度本身的定位就存在问题，那么，机制层面出现问题便是不可避免的。进一步说，如果制度本身的问题没有被彻底解决，那么，任凭机制层面再怎么完善和改革，恐怕也将事倍功半，难以真正解决新农合制度实践过程中出现的各种各样的困境和问题。

（三）新农合实践困境的制度根源

以上各种观点均给笔者以启发，但并未穷尽对新农合制度实践困境问题的解释和理解。笔者认为，新农合制度本身的某些规定性与新农合制度

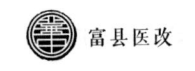

的实践困境之间实际上也存在着密切的关联。其中，以大病统筹为主的功能定位及制度目标脱离了目前的实际是新农合在具体实践过程中遭遇困境的制度根源。这里的"实际"既包括我国目前的经济发展阶段，也包括疾病治疗的基本规律。

（1）大病统筹的新农合超出了目前的经济发展阶段

大病统筹的新农合超出了我国目前所处的经济发展阶段。在现有条件下，非强制、广覆盖、低水平是新农合的基本特征。这些基本特征决定了我国的新农合制度不具有承担解决广大农民因为罹患大病产生的巨额的医疗费用问题。

第一，强制参合既不现实，也无必要。对绝大多数处于非正规就业状态、分散的小农群体采取强制性的筹资模式不仅交易成本极高，而且极易引发社会不稳定事件，因此不具有现实的可能性。实际上，政府对于同样处于非正规就业状态且人数相对少得多的城镇居民群体的医疗保险筹资都没有能够实现强制，对于人数更加庞大的农民群体就更不可能实现强制。总体来看，只要新农合的个人筹资标准能够控制在农民可接受的范围内，通过利用我国强大的行政动员机制，足以激发出农民的参合意愿，故而没有必要实行强制。

第二，广覆盖是新农合的基本要求。新农合内在地要求具有广泛的覆盖率，惠及绝大多数农民。这既是新农合追求公平的重要体现，同时也是发挥新农合风险分散/分摊机制的一个基本前提。在自愿原则的基础上，实现广覆盖的目标离不开政府的积极宣传、组织、动员，也即离不开政府的主导作用。可以说，没有政府主导，就不可能有广覆盖，这是改革开放以后多次重建旧农合失败的一个重要历史经验。然而，为了实现广覆盖，光有政府主导是不够的，还需要考虑到农民的客观支付能力，尤其是收入水平较低的农民群体的支付能力。因此，在尊重农民意愿的基础上，政府主导和低水平是实现广覆盖的必要条件。

第三，低水平是新农合的基本特征。就目前我国的经济社会发展阶段而言，卫生资源的有限性具有客观必然性，这是不以人的主观意志为转移的。具体到新农合来说，不管是农民的个人缴费部分，还是各级政府的财政补助部分，与城镇职工医疗保险或国外发达国家的医疗保险筹资水平相

比，新农合的筹资水平增长的空间均极为有限。这就意味着，新农合筹资的低水平具有内在必然性。

总之，非强制、广覆盖和低水平的基本特征表面上看仅是新农合制度的硬性规定而已，但实际上，这些特征在目前的经济社会发展阶段下具有客观必然性。在这些基本特征的约束下，大病统筹的新农合制度必然只能是低水平的大病统筹。低水平的大病统筹的新农合显然不可能解决农民因病致贫、返贫的问题。

（2）大病统筹的新农合不符合疾病治疗的基本规律

大病统筹的新农合也不符合疾病治疗的基本规律。医学研究发现，疾病的发生并非无缘无故，普遍存在从隐到显、从无到有、从小到大的历程。

从人们日常的生活体验来看，疾病可以分为小病和大病。小病一般指的是常见病、多发病等，大病则是指疑难杂症。当然，如果未得到及时处置，小病也有可能发展成大病。大病统筹的新农合对小病的忽视间接地激励了大病的发生。由于农民居住分散，医疗资源相对稀薄，很多常见病、多发病等小病小痛困扰着农民的日常生活。这些疾病虽然看起来无足轻重，很多甚至不需要专门的医学处置便可以自然康复，但如果过于轻视这些日常疾病，一旦恶化便有可能演变成为大病，给农民的身心和经济带来严重影响。大病统筹的新农合致力于解决农民的大病费用风险，客观上可能产生激励农民忽视小病、最终演变成大病的意外结果；同时也会激励农民及医疗机构采取小病大治的治疗策略。显然，不管是真的大病，还是假的大病，都会给新农合的运行带来压力。

从疾病转型的角度看，在我国疾病谱从烈性非传染性疾病转为慢性病以后，疾病的突发性特征越来越不明显。众所周知，慢性病的形成与个人的生活习惯和日常行为密切相关，因此往往有一个漫长的过程；而慢性病一旦形成，往往不易根治，因此，治疗也要经历一个漫长的过程。显然，上述疾病的发生和发展规律内在地要求医疗服务的供给将预防摆在核心位置。实际上，关于预防在医疗卫生事业中的地位，医学界早已形成了基本共识："早预防是最科学、最合理、最简单的治疗。一句话，早预防是最好的治疗。"（胡春松等，2014）大病统筹的新农合以治疗为中心，即将大病治疗摆在了最为核心的位置上，缺乏预防机制。

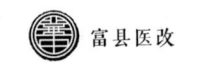

　　总之，新农合以大病统筹为主要内容的功能定位和制度目标脱离了我国目前的经济发展阶段和疾病治疗的基本规律，是新农合实践困境的制度根源。据此，笔者认为，新农合制度宜以预防为主，重视疾病的提早预防和及时治疗，积极致力于促使农民少生病，防止小病变大病，降低农民罹患疾病的风险。而对于大病引起的沉重医疗负担，一方面可以通过政府救助及社会捐助等方式加以解决；另一方面可以逐步通过商业医疗保险及真正的社会医疗保险来解决。

三　新农合制度困境的制度原因

　　接下来，笔者将主要通过介绍和分析富县的新农合制度实践历程，分析以大病统筹为主的新农合制度在当地的建立和发展过程，通过展示新农合制度实践过程中出现的困境和问题，揭示新农合制度实践困境与新农合制度目标的内在关联。

（一）新农合制度的发展概况

　　2004 年 12 月 28 日，富县人民政府出台《县新型农村合作医疗制度管理办法（试行）》（以下简称《办法》），对新农合制度进行明确规定。《办法》称：新农合制度是指"由政府组织、引导、支持，农民自愿参加、个人缴费，集体扶持和政府资助相结合，以大病统筹为主、兼顾门诊医疗的新型互助共济"制度；新农合制度坚持"政府引导、农民自愿、县级统筹、以收定支、保障适度、平等享有、科学管理、民主监督的原则，为农村居民提供基本的医疗卫生保障服务"。

　　2005 年 1 月，富县的新农合试点工作全面启动，并在同年的 3 月开始开展报销业务。由于 2005 年至 2006 年的试点工作十分出色，因此该县 2006 年被评为广西壮族自治区新农合工作先进县，并在 2007 年 9 月的全区新农合现场会上做先进经验发言。2007 年，新农合试点工作平稳运行。2008 年，根据国家部署，全国的新农合制度建设从试点阶段进入全面推开的阶段。这一年，富县将乡镇农合办从乡镇卫生院剥离，作为县农合办的派出机构。2009 年，农民个人筹资标准从 2005 年的 10 元（其中，农民自付 2 元，财

政奖补 8 元）增加到了 2008 年的 20 元，此后，除 2011 年与 2010 年持平外，其他年份均有不同幅度的增加，2017 年，新农合制度与城市居民医保制度合并，农民个人筹资部分增至 150 元。2018 年为 180 元，2019 年为 220 元（见图 5 - 2）。

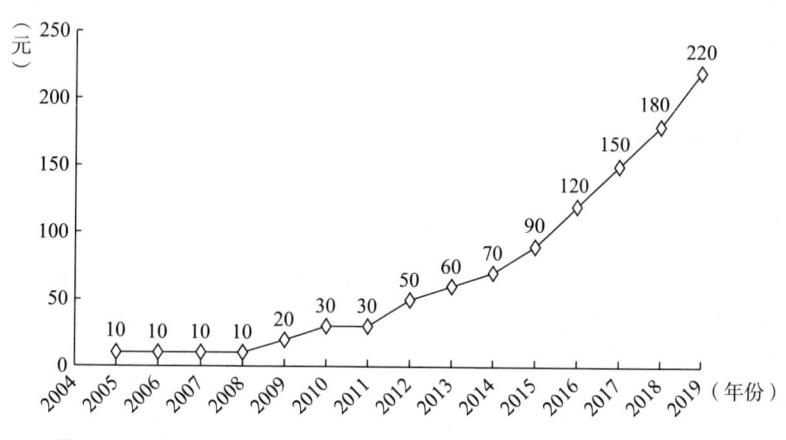

图 5 - 2 富县新农合农民个人缴费部分基本情况（2005 ~ 2017 年）

在财政补助方面，各级政府财政对参合农民的补助几乎每年也都有所增加。2005 年到 2016 年，各级政府财政补助从 20 元增加至 420 元。这也意味着，新农合的人均总筹资水平也从最初的 30 元增加到了 2016 年的 540 元。表 5 - 1 描述了富县 2005 年到 2016 年新农合筹资的基本情况。

表 5 - 1 富县新农合人均筹资基本情况（2005 ~ 2016 年）

单位：元

年份	中央财政补助	地方财政补助	农民个人缴费	人均筹资总额
2005	10	10	10	30
2006	20	15	10	45
2007	20	20	10	50
2008	20	20	10	50
2009	40	40	20	100
2010	60	60	30	150
2011	60	60	30	150
2012	156	84	50	290

续表

年份	中央财政补助	地方财政补助	农民个人缴费	人均筹资总额
2013	188	92	60	340
2014	220	100	70	390
2015	252	108	90	450
2016	300	120	120	540

在新农合筹资标准日益提高的同时，农民的参合率也出现了大幅度的增加，新农合基金总量也出现了快速的增长。2005 年，富县共有农业人口 25.60 万人，其中 16.81 万人参加了新农合，参合率为 65.66%，共筹集资金 504.43 万元。2015 年（2016 年数据暂缺），全县共有农业人口 27.52 万人，其中 27.17 万人参加了新农合，参合率高达 98.75%，共筹集资金 12770.84 万元。

（二）新农合制度的核心特征：大病统筹

富县新农合制度最为显著的特征是"大病统筹"。通常而言，门诊往往被认为是主要解决小病的，产生的医疗费用相对较少；住院则往往被认为是主要解决大病的，产生的医疗费用也相对较多。因此，大病统筹往往也被称为住院统筹。在富县新农合制度建设伊始，当地便明确把"大病统筹为主、兼顾门诊医疗"作为新农合制度的功能定位和制度目标。2005 年至今，尽管门诊补偿日益引起注意，但无论如何，以住院为中心的大病统筹始终是新农合制度的突出特征。

（1）大病统筹和家庭账户（2005～2011 年）

2005～2011 年，大病统筹和家庭账户是新农合基金配置的主要结构模式。但家庭账户实际上是一种特殊的家庭储蓄，并无医疗费用的共担机制，也即并未发挥互助共济的作用。此时的新农合制度具有非常纯粹的大病统筹特征。

以 2005 年为例，除个人缴纳的 10 元中有 8 元进入家庭账户以外，余下的 2 元和中央、自治区、市县财政为参合农民分别补助的 10 元、5 元和 5 元均进入大病统筹基金。在分配方面，尽管按规定新农合基金应被分为住院补偿基金、门诊补偿基金、大病补偿基金和风险补偿基金 4 项。但实际

上，门诊补偿基金是从家庭账户中支出的，且最高补偿不能超过家庭账户基金。这就是说，家庭账户并未实质地参与农民医疗费用的互助共济，成了农民个人及其家庭的专项储蓄。因此，此时的新农合制度乃是由个人出资 2 元与各级政府财政补助的 20 元一起作为新农合基金，专门用于补偿农民因为住院（包括费用超过一定金额的重大疾病住院）所带来的医疗费用，而门诊补偿机制并不存在。从新农合人均筹资的分配上看，按风险基金 3% 的提取原则算，大病及住院补偿基金为 21.1 元，占 70.3%；家庭账户为 8 元，占 26.7%；风险基金为 0.9 元，占 3%。

按照"大病统筹"的制度定位，此时的新农合仅对农民住院费用进行补偿，不补偿门诊费用。当年 6 月，主管部门发现，由于农民住院率很低，参合农民受益面太窄；而且补偿医药费用很少，农民的受益程度太低。具体来说，在新农合制度试点运行的首个季度（2005 年 3 月至 6 月），全县住院补偿约 2637 人次，与该年 168142 人的总参合人数相比，农民受益面仅为 0.15%。与此同时，住院补偿金额共计 73.67 万元，其中，最高补偿为 1 万元，最低补偿为 21 元，平均补偿 279.37 元。总的来看，新农合住院补偿仅占农民住院总费用的 19.52%，县级医疗机构住院补偿的比例甚至只有 14.5%，农民受益程度很低。

太低的受益面和受益程度显然既不利于调动农民的积极性，也不符合减轻农民医疗负担的目标。因此，当地的主管部门决定放宽新农合住院补偿中的约束性指标，并逐步开展门诊费用补偿业务和其他相关政策优惠。此后，农民的受益面和受益程度均有所提高：截至 2005 年底，全县因住院得到补偿的农民共计 5523 人次，农民的住院受益率为 3.28%，共补偿医药费 172.33 万元，人均补偿 312 元；共补偿门诊 159811 人次，补偿门诊医药费用 127.85 万元；体检 3500 人次，费用为 7 万元；减免门诊挂号费 8.02 万元；减免常规检查费 1.57 万元。

尽管政策调整以后情况有所好转，但不到 3.3% 的住院受益率和人均 312 元的住院补偿水平仍然太低，根本解决不了农民因病致贫或返贫的问题。由于该年的新农合基金结余约 200 万元，住院补偿支出仅占住院统筹基金的 48.8%，当时主管部门将受益面和受益程度低的问题归结为"设计的补偿方案不够科学，起付线过高、补偿比例偏低，封顶线过低，用药目录

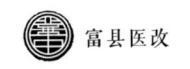

及报销范围较窄，资金是安全了，但参合农民受益小了"。但笔者认为，即使新农合基金没有结余，全部用于农民的医疗费用补偿，农民受益面和受益程度低的特征仍然会十分明显。

此后，随着新农合的筹资水平快速提升（尤其是政府财政投入的快速增加），新农合基金的规模也越来越大，加上政府设计新农合技术补偿方案的经验也越来越丰富，2006 年到 2011 年，农民的受益面和受益程度得到了更大程度的提升。然而，受益面和受益程度双低的特征始终没有得到质的改变。更重要的是，由于家庭账户并不具有在农民之间进行医疗费共摊的功能，家庭账户的基金沉淀十分严重，给新农合基金的管理、使用和效率带来了较大挑战。在这样的背景下，富县于 2012 年开始进行改革，引入了新农合门诊统筹。

（2）"门诊统筹"的引入（2012～2013 年）

从 2012 年开始，富县新农合在既有的大病统筹和家庭账户的基础上，引入了门诊统筹。门诊统筹的资金来源于门诊统筹基金。"原则上按当年扣除风险基金后的统筹基金总额 30% 的比例提取的基金再扣除 2012 年农民个人家庭账户基金后用作 2012 年门诊统筹基金"。上述政策可简化成一个数学计算公式：

门诊统筹基金 =（当年筹资总额 – 风险基金）×30% – 农民个人家庭账户基金

门诊统筹基金的成立标志着新农合制度中的费用共摊机制从住院扩展到了门诊，政府对门诊统筹做出了非常严格的限制。早在 2012 年的政策中已明确，"门诊统筹基金只能用于参合农民在乡镇门诊统筹定点医疗机构发生的普通门诊费用补偿"，符合条件的显然只有乡镇卫生院，而此前的家庭账户则可用于参合农民在全县范围内的任何一家新农合定点医疗卫生机构的任何医疗卫生费用补偿。

那么，引入门诊统筹意味着什么呢？仍以 2012 年的数据为例。按照该年的实施方案，农民个人缴费 50 元，其中 40 元进入家庭账户，10 元进入住院统筹。中央财政补助 156 元/人，地方财政补助 84 元/人，新农合人均总筹资额为 290 元。风险基金一般按照 10% 的比例提取，因此，根据上述计算公式，人均门诊统筹金额为 38.3 元，而人均大病统筹金额则为 182.7

元。从新农合基金的分配结构来看，大病统筹基金的占比最高，为 63%；家庭账户的占比次之，为 13.8%；门诊统筹的占比再次之，为 13.2%——仅高于风险基金的占比。与 2005 年相比，风险基金占比增加了 7 个百分点，大病统筹的占比减少了约 7 个百分点，家庭账户的占比减少了 12.9 个百分点，门诊统筹基金则"从无到有"。

（3）大病统筹和门诊统筹（2014 年至今）

2014 年，根据上级政府规定，门诊家庭账户基金被取消，大病统筹和门诊统筹成为新农合制度的主要组成部分。2014 年的政策规定：新农合基金分配变为风险基金、住院统筹基金和门诊统筹基金三部分。其中，风险基金按照 10% 的比例先行提取；住院统筹基金和门诊统筹基金按照 70% 和 30% 的比例配置。因此，从整体上看，住院统筹占 63%，门诊统筹占 27%，风险基金占 10%。与 2012 年的分配结构相比，住院统筹的占比没有发生变化，门诊统筹的占比则明显上升。不过，由于门诊统筹仅限于乡镇卫生院，因此，村卫生室便制度性地被排斥掉了。笔者在当地调研时，有不少乡村医生和村民都对新农合门诊统筹未将村卫生室纳入定点机构表示不满和疑惑。新农合未将村卫生室纳入定点机构的结果是乡镇卫生院以更加优惠的医疗费用优势大大压缩了乡村医生的生存空间，使原本就处于人才流失、整体衰落的村卫生事业陷入更加急剧的衰退之中。

2015 年，根据上级要求，实行新农合大病医疗保险。新农合大病医疗保险的基金来源于新农合现有资金，即大病统筹基金。因此，新农合统筹基金的分配因大病统筹基金的引入又重新变成四个部分：风险基金、大病统筹基金、住院统筹基金和门诊统筹基金。按规定，提取风险基金（按 10% 的比例提取）和大病统筹基金（按照规定不高于 30 元/人·年，该年实际提取金额为 28.5 元/人·年）以后，住院统筹基金和门诊统筹基金按照 75% 和 25% 的比例分配。由于本年度新农合人均筹资标准为 450 元（其中，农民个人筹资部分为 90 元），因此，各类基金分配的结构是：风险基金占比未变（即 10%）；大病统筹基金从无到有，占 6.33%；住院统筹基金人均 282.38 元，占 62.75%；门诊统筹人均 94.13 元，占 20.92%。由于新农合大病医疗保险是对农民"因患大病发生的高额医疗费用给予进一步保障"，因此，可以看作住院统筹基金的"升级版"，两项合计 69.08%，比

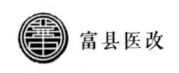

2014 年的住院统筹基金占比提高约 6 个百分点，门诊统筹基金的占比则明显下降（见图 5 - 3）。

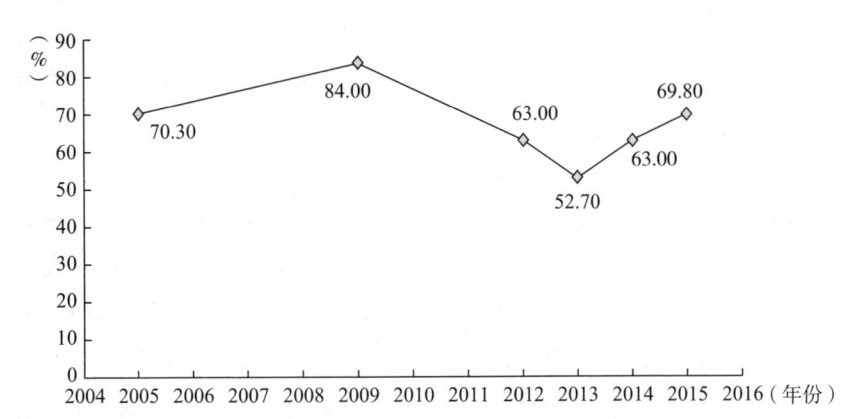

图 5 - 3　新农合"大病统筹"基金占比情况（2005 ~ 2015 年）

图 5 - 3 描述了新农合制度出台以来，广义上的大病统筹基金在新农合基金中的占比情况。大病统筹基金的占比反映了大病统筹在新农合制度中的重要性即分量。尽管在此过程中大病统筹的具体占比存在波动性，但其主导地位始终未被撼动。总体来看，大病统筹基金的占比在 2015 年达到了与 2005 年相当的水平。这说明，为了实现"减轻农民医疗负担……防止农民因病致贫、因病返贫"的目标，富县的新农合制度始终将大病统筹摆在了十分重要且突出的位置。

那么，这种大病统筹的新农合是否有效实现了其制度目标呢？换言之，新农合制度是否有效减轻了农民的医疗负担呢？接下来，笔者将首先说明新农合制度的绩效并不令人满意，其制度实践陷入了困境之中；然后对新农合以大病统筹为目标的定位进行反思，以此理解新农合制度实践遭遇困境的制度根源。

（三）大病统筹的新农合制度面临的困境

在上一节，笔者简要地梳理了富县新农合基金配置结构的变化历程，可以发现，尽管新农合基金的具体配置存在波动性，但大病统筹在新农合制度中的核心地位始终未被撼动。富县的新农合始终坚持了大病统筹的制度目标和定位。那么，如何理解其中的波动呢？笔者认为，这种波动并非

偶然现象，而是大病统筹的新农合制度在具体实践过程中遭遇困境（与制度目标差距甚远）时的调整。或者说，新农合制度未能有效实现制度目标是推动该项制度不断调整的内在动力。

本节将主要介绍富县新农合制度实践所遭遇的困境及其背后的制度原因。在新农合制度设计之初，该项制度便被明确定位为"切实解决农民因病致贫、返贫问题"。为了实现上述目标，"以大病统筹为主"成为该项制度的显著特征。然而，新农合制度实践的绩效与制度目标之间始终存在着较大差距。这种差距在上一节介绍 2005 年的政策调整时已经有所阐述：新农合制度在试点运行的第一个季度出现了农民受益面和受益程度双低的现象和问题。尽管很多技术方面的因素（政府确定的新农合技术补偿方案过于保守等）都可以解释和分析这种双低局面的成因，但不应忽视的是，受益面和受益程度本身即构成了新农合制度面临的一对矛盾——对于以大病统筹为基本定位的新农合制度而言，受益面与受益程度必然成反比：受益面高的时候，受益程度必然是低的；而受益程度高的时候，受益面必然是低的。因此，两者需要取得某种平衡。然而，笔者认为，更重要的是，新农合天然的低水平状态已决定了这种平衡的低水平。

为了更好地考察新农合的制度绩效，有必要确立一个参照点。以下是富县在开展新农合试点前夕在全县做的一个基线调查，笔者将以此作为主要参照对象。此次调查以乡镇为单位，每个乡镇各 100 户，共 1300 户。调查总人口数共 5430 人，户均 4.2 人。两周内，共有 482 人次门诊，农民门诊两周就诊率为 8.9%。各级门诊量的占比是：村级 35.9%、乡镇 51.9%、县级 11.0%、县外 1.2%。门诊费用共计 34636 元，次均门诊费用为 71.9 元。具体到各级的次均门诊费用方面：村级为 44.0 元，乡镇为 72.7 元，县级为 136.2 元，县外为 272.5 元。在住院方面，在该年的 1 月至 10 月，共有 102 人次住院，农民住院率为 1.9%。各级住院量的占比是：乡镇 33.3%、县级 49.0%、县外 17.6%。住院费用共计 174423.22 元，次均住院费用 1710.03 元。具体到各级的次均住院费用：乡镇为 545.08 元，县级为 17171.81 元，县外为 3888.9 元。由于没有全年的数据，因此按照月均住院率进行推算，该县农民全年的住院率约为 2.3%（见表 5-2）。

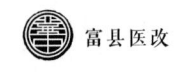

表5-2　新农合基线调查：农民卫生服务利用与费用情况统计

单位：元

类型	总人数	就诊人次	总费用	村级		乡（镇）级		县级		县外	
				人次	医疗费用	人次	医疗费用	人次	医疗费用	人次	医疗费用
门诊	5430	482	34636	173	7604	250	18177	53	7220	6	1635
住院		102	174423.22			34	18532.72	50	85890.5	18	70000

注：此次基线调查的时间为2004年12月5日至2004年12月8日。此外，门诊时间段为两周，住院单位则为2004年1月至10月。

（1）农民自付比例的降低及其局限

新农合制度究竟在多大程度上减轻了农民的医疗负担？众所周知，实行新农合制度以后，农民的医疗费用主要被分为两部分：一是农民个人支出部分，二是新农合的补偿部分。由于新农合以大病统筹为主，因此，因病住院发生的费用是医疗费用的主要组成部分。由于医疗费用本身在不断变化，故而，考察绝对费用情况往往不易做比较。因此，学术界一般是把两部分的各自占比作为考察新农合制度在减轻农民医疗负担方面的绩效的重要指标。

在农民的医疗费用中，农民个人自付部分占比与新农合对农民住院的补偿占比（即住院受益率）之间是此消彼长的关系。具体来说，农民住院的受益率越高，农民个人自付部分的占比便越低，那么，从比重上看，农民的医疗负担便越轻松；反之，农民的医疗负担便越沉重。笔者分析发现，尽管新农合制度较大幅度地降低了农民个人自付比例，但农民个人自付比例仍然维持在可能使农民陷入贫困的境地，因此并没有实质性地解决农民因病致贫、返贫的问题。为了研究和表述的方便，笔者将主要考察农民个人自付比例的反面——农民住院受益率。

研究发现，农民住院受益率与新农合的受益面之间存在一定的矛盾和张力。前已提到，富县在开展新农合试点一个季度（2005年3月至6月）后发现：农民的受益面仅为0.15%，这可能会严重削弱农民的积极性和新农合制度的影响力。与此同时，农民住院补偿的比例仅为19.52%，其中县级住院补偿比例只有14.5%。显然，农民的受益程度太低，医疗负担仍然十分沉重。

此后，经过政策调整，截至 2005 年底，农民住院受益面提高到了 3.28%，人均住院补偿金额为 312 元。尽管如此，新农合制度在解决农民的医疗负担方面仍然处于较低水平。以 2004 年基线调查时农民住院平均费用为 1710.03 元为例，假定 2005 年的费用水平维持不变，那么，新农合住院报销仅减轻了农民 18.25% 的医疗负担，余下约 81.75% 的费用（1398.03 元）仍需个人承担。不过，有趣的是，2005 年人均住院费用（1451.2 元）出现了下降，使新农合住院报销金额的占比达到了 21.5%。即使如此，农民仍有约 80% 的自付压力。

当地政府部门将农民受益程度较低的原因归结为新农合技术补偿方案的不合理，主要是过于保守。其中最重要的证据是，2005 年新农合基金结余了约 200 万元，基金结余率高达 46.54%，新农合基金的使用率太低。但是，笔者认为，这只是表面原因，即使基金的使用率达到 100%，农民的医疗负担仍然不轻，2006 年的情况便是例证。由于有了 2005 年的经验和教训，2006 年的新农合技术补偿方案相对宽松，基金结余率骤减。该年基金使用率高达 85.68%，但住院补偿比例只有 35.58%，住院农民人均仍有 64.32% 的费用需自付。换言之，基金使用率提高了 32.22 个百分点，农民个人自付率仅降低了 14.18 个百分点；也即，基金使用率每提高 1 个百分点，农民自付率下降 0.44 个百分点。这说明，提高新农合基金使用率以减轻农民的负担大约只是"事倍功半"。

2007 年的情况从另一个角度证明了上述论点。由于 2006 年的基金使用率较高，触碰到了县级政府对于新农合基金运行安全问题的敏感神经，2007 年的新农合技术补偿方案转为相对保守，导致基金的使用率降至 62.38%。有趣的是，该年农民住院补偿比例不仅没有随之下降，反而升至 40.87%。不过，与 2006 年约 7.19% 的受益面相比，2007 年的受益面下降为 6.84%。显然，受益面与受益程度之间存在显著的负相关。然而，在现有条件下，农民的受益面不仅关系到农民群众对于新农合制度的信心和积极性，而且关系到新农合制度的影响力和可持续性，因此是一个非常敏感的问题。过低的受益面反过来会对新农合制度造成非常不利的影响。因此，新农合制度通过压缩受益面来提高受益程度的空间是很小的，它需要在两者之间取得某种平衡。

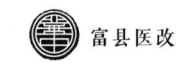

但这种平衡往往并不容易把握。总的来看，新农合制度建设始终面临三大任务。第一，基金不能透支，这是县级政府的基本底线——由于主管部门对新农合制度建设的经验尚不丰富，新农合的技术补偿方案普遍趋于保守，基金的使用率相对较低。第二，新农合的参合率必须较高，这是上级政府下达的任务，国家政策坚持自愿原则，尊重农民意愿，为了增进农民对新农合制度的了解，提高农民的参合积极性，基层政府部门除了加大宣传力度以外，更重要的是让政策契合民众的心理和目前的认知水平，在制度层面给农民以实实在在的、直接的、看得见的甚至即时性的实惠。这就要求新农合制度的受益面必须保持在一个相对较高的水平。第三，新农合制度本身的目标是减轻农民的医疗负担，尤其是大病引起的沉重医药费用负担，防止因病致贫、返贫，这就要求新农合具有相对较高的补偿水平。

由上文可知，大病统筹始终是新农合制度的显著特征。2005～2011年，家庭账户本质上并不具有风险共担的作用，只发挥了提高农民的总受益面、扩大新农合影响力的宣传效果。而这种效果往往也是打折扣的，而且引发了更多的问题。事实证明，大多数农民并没有使用家庭账户基金的积极性和自觉性，导致基金的大量沉淀，拉低了新农合基金的使用率，使新农合制度在减轻农民医疗负担方面的能力受到了社会的广泛质疑。截至2011年10月，全县参合农民总受益面为63.22%，其中，住院受益面仅为7.15%，说明总受益面中大部分是来自家庭账户基金的贡献。即使如此，这个总受益面仍然是不高的。正是因为这个原因，新农合基金使用率仅为49.8%。

为了更加充分地利用原本就十分有限的新农合基金，在上级政府的指导和要求下，富县开始引入门诊统筹，淡化家庭账户。以2012年为例，从该年5月开始，当地在乡镇卫生院全面实行门诊统筹，截至11月，参合农民的总受益面增加到了82.90%（其中，住院受益面为13.61%），基金使用率提高到71.83%；住院补助共计2.5万人次，住院补助金额为4509.05万元，次均住院补助为1803.62元，住院补偿率为60.02%。显然，引入门诊统筹后，农民总受益面和新农合基金的使用率都大大提高了，这也说明门诊统筹确实比家庭账户有更大的激励作用。此后，经过2012～2013年的过

渡，门诊统筹最终取代了家庭账户，成为扩大农民总受益面、提高新农合制度影响力的重要手段。

不过，引入门诊统筹以后，新农合基金的运行风险也明显增大了。尤其是2013~2014年，连续2年出现基金透支。在2013年，全县共有32.00万人次受益，受益面为120.4%；共补偿金额10062.25万元，基金使用率为111.32%。其中，住院补助共3.58万人次，住院受益面为12.99%；住院补偿金额为8066.73万元，人均住院补偿2253.28元，住院补偿率为69.47%，政策范围内住院补偿比例为77.31%。2014年，全县共有29.75万人次收益，受益面为110.12%；共补偿金额11303.86万元，基金使用率为103.09%。其中，共4.03万人次获得住院补偿，住院受益面为14.92%；住院补偿支出为9568.44万元，人均住院补偿2374.30元，住院补偿率为68.88%，政策范围内住院补助比例为78.38%。

为此，政府在2015年收紧了新农合技术补偿方案。该年全县共有32.76万人次获得新农合补偿，受益面为120.6%；共补偿金额10814.19万元，基金使用率为84.68%。其中，共3.265万人次获得住院补偿，住院收益面为9.97%；住院补偿金额7992.09万元，人均住院补偿2447.81元，人均住院补偿率为55.73%。

总之，新农合制度的受益面和受益率始终是一对需要不断地进行动态调整才有可能达到平衡的矛盾。在现有条件下，新农合制度必须兼顾受益面和受益率的平衡，不可偏废，这是由新农合目前所处的阶段决定的。过于偏重受益率，有可能造成新农合制度的社会影响力下降，损害新农合制度的公共性；若过于偏重受益面，则有可能造成新农合制度在减轻农民负担方面的能力受到削弱。从以上几年的数据来看，新农合住院补偿占比最高的时候达到了69.47%（2013年），此时，新农合基金出现了透支，说明已经达到了这个制度现有水平的极限。

客观地说，目前的新农合制度中农民个人自付比例为30%左右，这已经是一个非常了不起的成就。但这与世界卫生组织提出的指标仍然存在一定的差距。世界卫生组织认为：当个人自付比例占医疗总费用的15%~20%时，才有可能使个人避免因疾病而陷入贫困。如果按照这个标准，尽管新农合大大削减了农民个人医疗支出的比重，但并未使农民彻底摆脱因病致

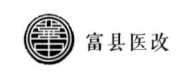

贫或返贫的困扰。这可能也解释了为什么农民仍普遍感觉到可能因疾病带来的不安全感。

（2）农民自付医疗费用的增长困境

对于普通农民来说，在住院医疗费用中，农民个人自付比例的变化往往是比较抽象的百分数，而农民个人自付医疗费用（现金）的变化则是与其切身利益具有更直接关系的数字。因此，在很多情况下，人们往往对个人自付占比的下降无动于衷或没有感觉，但对于个人自付现金的增加有非常敏锐的反应。显然，在新农合制度的实践过程中，如果在农民个人自付比例大幅度下降的同时，他们的个人自付现金数额却出现了较大幅度的增长，那么，我们将很难认同新农合制度在真正意义上减轻了农民的负担。事实上，在新农合制度实践的过程中，由于医药费用的快速增长，新农合减轻农民医疗负担的效果被严重稀释了。

学界普遍发现，新农合制度刺激了医疗费用的增长。这一点在富县得到了证实。实际上，早在富县新农合试点运行的第 1 个季度（2005 年 3 ~ 6 月），各级医疗机构人均住院费用都有不同程度的增长。具体来说，乡镇卫生院次均住院费用为 683.61 元，比 2004 年底基线调查时的 545.08 元增长了 25.41%；县级医疗机构次均住院费用由 1717.81 元增至 2263.57 元，增长了 31.77%；县外医疗机构次均住院费用更是由 3888.89 元增至 5709.86 元，增长了 46.82%。

不过，各级医疗机构次均住院费用的增长并不意味着新农合制度整体上的次均住院费用也必然增长。实际上，由于实行了新农合制度，农民的就诊率大大增加了（即计算整体次均住院费用的分母变大了）；而且，新农合制度往往是越在基层医疗机构报销比例越高，使基层医疗机构的就诊量增多；由于基层医疗机构的次均住院费用较低，因此，会从整体上拉低新农合次均住院费用的水平。

此时，富县县、乡两级医疗机构的医疗业务收入同比增长了 17%；其中，县人民医院业务收入仅增长了 2.4%，而费用水平与乡镇卫生院相近的县妇幼保健院业务收入则增长了 41.8%；全县此时共有 13 家乡镇卫生院，大多数乡镇卫生院业务都有不同程度的增长，而靠近县城的古城卫生院更是增长了 49%。实际上，2005 年全年的数据也显示，全县县、乡两级医疗

机构业务收入同比增长了23%，其中，乡镇卫生院的业务收入增长最多，部分乡镇卫生院的业务涨幅甚至超过了50%。显然，新农合制度激发出的就诊量大都涌向了乡镇卫生院这一级。结果，2005年农民人均住院费用为1451.16元，比2004年减少了258.87元。

前已提及，此时新农合住院补偿仅减轻了农民21.5%的负担，人均住院费用中约80%（1139.16元）仍需由农民个人支付。此时，富县农民的人均纯收入为2058元，因此，农民个人自付住院费用占个人纯收入55.35%。这个数据与基线调查时农民个人自付住院费用占个人纯收入96.55%的状况相比，显然已经有了很大的改观。农民人均纯收入从2004年大约仅足以住1次院的水平提高到了2005年实施新农合制度以后近乎足以住2次院的水平。

由于2005年的新农合基金结余率太高，受益面和受益率双低，因此，2006年的补偿政策较为宽松。结果，农民的就诊需求尤其是到乡镇卫生院就诊的需求进一步被激发。该年人均住院费用下降至1033.24元。由于新农合报销比例较大，因此，农民个人自付住院费用也降至664.58元。而该年农民人均纯收入增至2340元，因此，个人自付金额占人均纯收入的比重下降至28.40%。这就意味着，农民人均纯收入已经上升到了足以让农民住3.5次院的水平。

显然，新农合制度在此时非常明显且实质性地降低了农民的（住院）医疗负担。然而，自2006年开始，与此前的状况相比，新农合制度在减轻农民医疗负担方面的效果出现了非常明显的转变。表5-3描述了自实施新农合制度以来，富县农民人均住院费用、个人自付住院费用、人均纯收入以及农民个人自付住院费用占人均纯收入的比重4项基本内容。由表5-3的数据可以看出，在2005年，即新农合制度建设的初期，与新农合制度建设前的2004年相比，农民的人均住院费用、个人自付住院费用和个人自付住院费用占人均纯收入的比重均大幅度下降，体现出了新农合制度在减轻农民医疗负担方面的巨大作用。然而，从2006年开始，以上各项指标的演变趋势发生了非常大的改变。

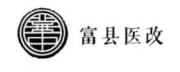

表5-3　农民人均住院费用及个人自付住院费用基本情况（2004~2015年）

单位：元，%

年度	人均住院费用	个人自付金额	农民人均纯收入	个人自付金额占人均纯收入的比重
2004	1710.03	1710.03	1771.10	96.55%
2005	1451.16	1139.16	2058.00	55.35%
2006	1033.24	664.58	2340.00	28.40%
2007	1340.84	792.84	2829.00	28.03%
2008	1700.25	966.25	3137.90	30.79%
2009	1800.51	849.84	3444.00	24.68%
2010	2293.26	1111.77	3861.00	28.79%
2011	2974.70	1568.56	4483.00	34.99%
2012	3013.35	1126.09	5380.00	20.93%
2013	3239.64	989.06	6079.00	16.27%
2014	3461.32	1084.78	6827.00	15.89%
2015	4392.27	1944.46	7544.00	25.77%

具体来说，首先，农民人均住院费用不再下降，呈现逐年快速上涨的态势。2006年，富县农民人均住院费用为1033.24元，此后逐年都有不同程度的增长。2015年升至4392.27元，为2006年的4.25倍（即增长425.10%），9年之内增加了3359.03元，年均增长率为17.45%。同期，富县农民人均纯收入从2340.00元增加到了7544.00元，9年之内增加了5204元，年均增长率为13.91%。也就是说，尽管农民的纯收入增速较快，但农民人均住院费用增速更快。

其次，农民个人自付住院费用总体呈上升趋势，但在局部年份会有波动。2006年至2015年，农民个人自付住院费用从664.58元增至1944.46元，年均增长率为12.67%，略低于同期农民人均纯收入的增长水平。

基于数据波动的情况，可分为以下几个阶段。2006年至2008年，个人自付住院费用逐年上升；2009年却出现了下降。这一方面是因为该年新医改出台，政府加大了对农村卫生事业的财政投入和重视程度（政府对新农合筹资的补助也随之增加）；另一方面是因为新农合的农民个人筹资标准从10元增加到了20元。个人筹资标准提高使新农合的基金规模大大增加，而

且新农合的技术补偿方案也相对宽松，农民个人自付住院费用出现了明显的下降。但这种趋势并未持续，2010年再次出现逆转，农民个人自付住院费用出现了大幅度增长。

从2012年至2013年，农民个人自付住院费用又出现了明显下降。这主要有两个原因：一是由于新农合的基金规模在随着财政补助的增加而快速增加的同时，农民个人筹资标准也从上一年度的30元增加到了50元；二是国家有关部门此时不断指出各地新农合基金沉淀过多的问题，并从制度上严格规定了基金结余的指标，促使各地不同程度地进一步放宽了新农合的各项约束性指标。也就是说，在基金规模不断增加的同时，新农合补偿政策的力度也越来越大，使农民个人自付住院费用出现了明显的下降。从数据上看，2012年新农合当年统筹基金实际支出5876.82万元，而当年统筹基金实际收入为6879.65万元，当年统筹基金使用率达到了85.42%，这个数据在2011年仅为71.80%。

不过，值得一提的是，由于此时的新农合补偿方案过于宽松，政策优惠的力度过大，新农合基金在2013年便出现了透支现象。2013年，新农合共筹资基金9039.14万元，补偿支出共计10062.26万元，补偿支出占基金的比重为111.32%，基金透支1023.12万元。好在此时新农合基金账户上还有往年积累的结余，因此，此次透支并不会使基金崩盘，抵扣后仍有1835.59万元的基金结余。但笔者调查发现，此乃当地政府部门有意为之的结果，目的是要减少基金沉淀过多、结余率过高的问题，使新农合的基金结构更符合上级政府部门的要求。

基于上述原因，2014年的新农合政策继续保持宽松的总基调，结果，新农合基金出现了再次透支的现象。2014年共筹集基金10535.42万元，补偿支出共计11303.86万元，其中，家庭账户补偿为443.41万元。由于2014年家庭账户基金不复存在，因此，家庭账户补偿的资金来源是往年的家庭账户基金积累。因此，扣除家庭账户补偿以后，当年新农合统筹基金补偿共10860.45万元，当年统筹基金补偿支出占当年基金的比重为103.09%，共透支了325.03万元。然而，在新农合基金出现透支的背景下，与2013年相比，2014年的住院补偿率下降了0.59个百分点，与此同时，农民个人自付住院费用也开始由降转升。

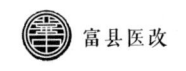

经历了 2013~2014 年的基金透支，富县的新农合基金结构逐渐恢复到上级政府部门认为合理的程度。因此，当地 2015 年出台的新农合技术补偿方案也逐渐回归正常状态。补偿方案的调整使住院补偿率出现了明显的回落，即从上年度的 68.66% 下降至 55.73%，下降了 12.93 个百分点。与此同时，农民的人均住院费用却出现了大幅度增长，即从上年度的 3461.32 元增至 4392.27 元，增长了 930.95 元，年增长率为 26.90%，远超前 9 年平均 17.45% 的年增长率。同比来看，2014 年比 2013 年增加了 221.68 元，年增长率仅为 6.84%。

最后，农民个人自付住院费用占个人纯收入的比重趋于稳定。具体来说，2006 年，农民个人自付住院费用占个人纯收入的比重为 28.40%；到 2015 年，这一比重变为 25.77%，9 年之内仅下降了 2.63 个百分点，平均每个年份仅下降 0.29 个百分点。这与新农合制度实施最初的 2005 至 2006 年——比重从 96.55% 骤降至 28.40%，平均每年下降 30.08 个百分点——形成了非常鲜明的对照。

图 5-4 更为直观地描述了上述转折，并且详细展示了富县实行新农合制度以来上述比重历年的具体情况。大体来说，2006 年至 2011 年，富县农民个人自付住院费用的比重略有上升，2012 年开始下降，然而到 2015 年又开始上升。其中，最高点出现在 2011 年，为 34.99%；最低点出现在 2014 年，为 15.89%；平均值为 28.28%。前已提及，2013 年和 2014 年是比较特

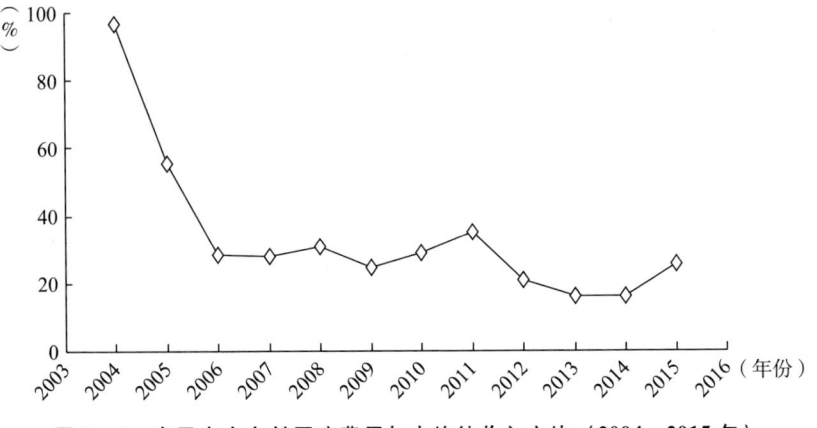

图 5-4　农民个人自付医疗费用与人均纯收入之比（2004~2015 年）

殊的两年，在这两年里，新农合基金出现了透支的现象。也恰恰是在这两年，上述比重跌到了 20% 以下。如果将这两年剔除的话，2006～2015 年的占比情况基本上是在 20%～40% 波动。显然，整个过程虽有波动，但幅度并不大，总体是平稳的。

农民个人自付住院医疗费用占人均纯收入的比重基本保持稳定（均值为 28.28%）的意思是：自 2006 年以来，在农民每年的个人纯收入的增量部分中，有大约 30% 的支出成为农民个人自付住院费用。与此形成鲜明对照的是，2006 年至 2015 年，新农合基金的人均筹资标准已经从 30 元增加到了 450 元，增长了 14 倍；参合人数也从 17.91 万人（参合率为 70.75%）增加到了 27.17 万人（参合率为 98.75%），增长了 0.26 倍；与此相应，新农合基金的总规模也从 806.08 万元增加到了 10535.42 万元，增长了 12.07倍；更重要的是，新农合基金的结余率在此时已经远远不及当初，基金的使用率经常处于 85% 以上，这说明新农合的大部分资金被用在了以住院/大病为主的补偿方面。

农民个人自付住院费用占人均纯收入的比重自 2006 年以后便长期保持稳定，这个现象说明新农合制度仅仅起到了不至于使农民因住院而增加医疗负担的作用，但并没有能进一步减轻农民住院的医疗负担。这也就解释了社会普遍反映的一个问题：为什么国家财政投入了那么多，农民却感觉不明显？这是因为在农民人均纯收入增长部分的支出结构中，住院支出的占比几乎没有变化。如果再将门诊支出也加入进来，农民个人自付医疗支出的占比将更大。在这种情况下，农民怎么可能明显地感觉到新农合制度（国家财政）的福利呢？

综上所述，通过对富县的新农合制度实践过程的全景式分析和展示，可以得出以下两个基本结论以及其中存在的现实困境。

首先，尽管新农合制度在降低农民个人自付住院比例方面取得了非常大的成就，但随着新农合筹资水平的提高，农民个人自付比例的进一步下降似乎遭遇到了瓶颈，始终未能达到由世界卫生组织提供的、学术界公认的 15%～20% 的目标，农民仍然没有彻底脱离因病致贫或返贫的高风险区域。

其次，新农合在控制农民个人自付住院医疗费用（现金）增长方面取

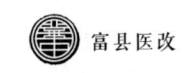

得了一定成就，但仅仅控制住费用是远远不够的，更何况是在新农合筹资不断增长的背景下。具体来说，尽管个人自付住院医疗费用仍然在不断增长，但在新农合制度的帮助下，其增长的速度与农民人均纯收入的增长速度几乎一致；农民每年新增的纯收入中用于住院医疗支出的部分保持着稳定增长，说明新农合制度有效地维持了农民的现状，但这也意味着情况并没有得到进一步的改善。或者说，尽管新农合的筹资水平在逐年快速提高，但新农合的主要贡献是避免情况变得更糟糕，而不是使情况朝更好的方向发展。这显然是不够的。

（四）新农合制度实践困境的制度性原因

众所周知，由于新农合并非"免费医疗"，在获得新农合报销的同时，农民也需要自行支付一定比例的医药费用。然而，由于医药费用快速上涨，在新农合报销金额上涨的同时，农民自付部分也在快速增加。这让很多农民产生了一种"新农合并没有减轻农民负担"的感觉。有农民向笔者说：

> 原来没有新农合的时候，到医院做一个阑尾炎的手术收费是300元；后来有新农合报销了，这本来是好事，但医院里的阑尾炎手术收费却涨到了1300元。新农合报销1000元，剩下300元还得自己出。看比例，好像减轻了农民负担，但实际上并没有，而且报销手续还很麻烦。如果涨到了1500元，新农合仍然只报销1000元，那么农民的负担不仅没有减轻，反而还增加了。

就这个例子来说，很难明确医药费的上涨是由于药品、器械、人力等成本上涨以及医学技术进步等原因导致的合理上涨，还是因为医疗卫生机构的逐利或者因患者的道德风险采取过度医疗的行为所导致的不合理上涨。但从总体上看，除了某些突出案例以外，农民的"获得感"普遍不够强烈却是事实。农民没有明显的获得感，国家却已投入了大量的财政资金，问题到底出在哪里呢？

在前面的文献综述里，笔者简要介绍了目前学界对这个问题的研究。受到这些研究成果的启发，笔者提出了从新农合制度本身存在的问题这一

角度分析新农合制度实践困境的原因的设想，并提出了一个分析新农合制度实践困境的制度根源的框架。接下来，笔者将以富县新农合制度实践困境为例进行应用分析。

首先，现行的新农合制度根本保不了大病。这在富县整个新农合制度实践的历程中表现得十分明显。常见病、多发病等不具有可保风险的特征，这已是医保领域的一个共识（王梅，1997），因此即使不考虑参合率和广覆盖的问题，把筹集到的所有新农合基金都用于报销住院，这种报销水平也难以令人满意。

2005 年，富县共有 16.81 万人参合，共筹资 504.43 万元；参合农民的住院率为 3.3%，共有 5523 人次获得住院补偿，人均住院补偿 312 元，占住院总费用（1451.2 元）的 21.5%。在其他因素不变的情况下，如果将基金全部用于 3.3% 的住院农民，人均住院补偿可达 913.33 元，占住院总费用的 62.34%。这就是说，即使新农合尽全力，农民仍然需要自付 37.66% 的住院医疗费用。

2015 年，富县共有 27.17 万人参合，共筹集资金 10535.42 万元；参合农民的住院率为 9.97%，共 3.265 万人次获得住院补偿，人均住院补偿 2447.81 元，占住院总费用（4392.21 元）的 55.73%。在其他因素不变的情况下，假如基金全部用于 9.97% 的住院农民，人均住院补偿可达 3226.77 元，占住院总费用的 73.47%。这就意味着，即使新农合全部用于保大病，农民仍需自付 26.53% 的住院费用。

2005 年是富县新农合的开局之年，基金规模最小，参合人数最少，主管部门的经验也很不丰富；2015 年，富县的新农合已经走过了 11 个年头，基金规模是 2005 年的 20.88 倍，参合人数是 2005 年的 1.62 倍，主管部门的经验已十分丰富。两者显然已不可同日而语。此时新农合制度仍然难以彻底实现保大病的制度目标与功能定性。

其次，大病统筹的新农合制度对农民的道德风险和医疗机构的过度医疗行为具有正向的激励作用，导致疾病越治越多、越治越大、越治越贵，使新农合陷入"筹资水平提高—医疗费用非理性上涨—进一步提高筹资水平—医疗费用进一步非理性上涨"的恶性循环，侵蚀了新农合的制度信誉，加剧了农民的医疗负担。由于新农合制度致力于保大病，对农民生大病给

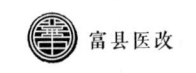

予了更多的补偿，客观上忽视了疾病的预防和小病的治疗（这在大病统筹的新农合制度设计时被认为是农民个人应该解决的问题，或者是政府其他方面的卫生政策应该解决的问题，遗憾的是，新农合制度最终被确定为政府向农村卫生事业进行财政投入的主要制度渠道，导致其他方面的卫生政策供给严重不足），从而催生出了诸如没病生病、年底突击取药、小病大治、开大处方或大检查等乱象。

笔者在富县调研期间，当询问基层医生"感到最为难的事情是什么"时，很多医生表示，取消家庭账户实行门诊统筹以后，由于农民个人门诊报销不能像家庭账户基金那样结转到下一年，很多农民都会在年底的时候到乡镇卫生院突击取药（因为村卫生室不具有报销资格）。实行家庭账户的时候，由于家庭账户不具有分担风险的功能，仅仅是家庭的一种特殊储蓄，其中的余额可以结转到下一年；但实行门诊统筹以后，农民个人门诊报销部分的余额（实际上不应该称为余额）不能够结转到下一年，这在很多农民看来是自己的钱被"白白充公"了——实际上是他们不理解门诊统筹的含义，没有理解门诊风险共担的机制。很多农民出于"不吃亏"的心理，纷纷到乡镇卫生院看病、取药，想方设法地把自己门诊报销部分的"余额"报完。这种情况导致了三个非常突出的问题。

第一，每到年底，很多乡镇卫生院的药房几乎被农民的这种突击取药行为给搬空了，导致真正有需要的病人可能得不到相应药物的及时治疗。第二，基层医疗卫生机构的人力和药品被大量浪费。人力上的浪费主要是指基层医生宝贵的诊疗时间和精力被这种没病看病的需求给挤占了。更重要的是药物的浪费，因为在农民的观念里，药品是比医生的服务更值钱的东西。突击取药成为最常见的现象，农民把板蓝根、急支糖浆、银翘片等常用药大包大包地往家里搬，实际上一年下来却用不了多少，最终浪费了。第三，药品的浪费最终由新农合基金买单。新农合本来是为了保大病的，但为了照顾覆盖面、参合率和农民的积极性，设立了门诊统筹。门诊统筹基金约占总筹资额的30%左右。这就意味着原本保大病的能力就先天不足的新农合，还需要拿出一笔资金用于保小病，这进一步削弱了新农合保大病的能力。农民浪费性地使用门诊基金，导致门诊基金的压力不断增大，最终不堪重负。

农民的上述行为被称为道德风险,尽管在前文中,笔者并未描述医疗机构/医务人员的行为表现,但实际上,农民大多数的道德风险都与医疗机构/医务人员的过度医疗行为存在着密切关系。客观来说,农民浪费性地消耗新农合资金与医疗机构/医务人员的业务收入有直接的关联。农民的道德风险和医生的过度医疗行为甚至可以看作同一个现象或问题的不同层面。实际上,可以从很多角度来理解、分析和评价一些农民和医生行为的扭曲,甚至可以进行道德伦理上的指控和法律上的制裁。然而,政策不能仅仅停留在道德指控的层次,政策的制定者应将农民或医务人员现有的思想观念、觉悟水平、思维方式等因素及可能存在的缺陷考虑在内,才有可能制定出真正符合实际的政策。笔者认为,新农合制度以大病统筹为主的制度定位客观上激励了参合农民没病生病、小病当大病治、要求医生开大检查或大处方等行为。换一个角度来说,由于基层医疗卫生事业逐利机制的本质并没有被破除,新农合制度以大病统筹为主的制度定位也在客观上鼓励了医疗机构和医务人员利用其信息优势进行小病大治、开大处方或大检查等逐利行为。结果,农民的病越治越多,越治越大,越治越贵,使医疗费用不断急剧增长。在这种背景下,迫于基金支出的巨大压力,新农合筹资标准只能不断提高,基金规模也不断地扩大;然而,增长的基金很快就被快速增长的医疗费用抵消了,进而只能继续不断提高筹资水平,然后又被抵消,最终陷入恶性循环。

以政策决策者自上而下的视角来看,上述问题乃是参合农民和医疗机构及医生行为扭曲的问题,是政策执行过程中发生的异化现象,并不构成对制度本身的质疑和挑战,因此,解决这一问题的主要办法是由政府主管部门(或所谓医保第三方机构)加强对农民的思想教育和医疗卫生机构/医务人员的监管(包括进行支付方式改革等)。然而,医疗行业普遍存在的高度的信息不对称特征决定了医保第三方监管机制即使是在人口密集、监控成本相对较低的城市其效果也是非常有限的,在人口稀疏、监控技术落后且成本高昂的农村地区则是聊胜于无。

医疗机构的越轨行为和农民就诊秩序的混乱是新农合基金安全性的两个非常现实的压力来源。富县原卫计局副局长卢守仁(2008)发现,医疗机构的监管十分困难。尽管当地已经于 2008 年将乡镇农合办从乡镇卫生院

中分离出来，使乡镇农合办成为独立法人单位，其监管医疗机构的服务行为有了相对的独立性，但定点医疗机构的医疗服务行为不规范仍旧是制约该县新农合科学健康发展的主要问题之一。这些不规范的医疗服务行为突出表现在"小病大医"和"开单提成"两个方面。具体来说，"小病大医"主要是指对于那些本来可以采取门诊治疗的病情或病种，当地医疗机构采取了不合理的挂床住院手段以获取新农合基金的报销；而许多参合农民由于不知内情，在被医院所谓的"只有住院才有报销"的错误鼓动下，纷纷选择住院。"开单提成"是指一些医疗机构为了提高业务量、增加收入，不在提高医疗服务质量和服务水平上下功夫，而是鼓励医师开大处方、多开辅助检查单，并给以提成；而医师为了获得更多的开单提成，违背医疗原则和职业道德，给病人开新特药等贵重药品及滥用检查等；这种情况不仅直接加大了病人的医疗负担，而且给新农合基金的安全带来了巨大压力。

新农合基金治理的更大难题来自医疗机构与参合农民的"合谋"行为。面对这种"医患合谋"，政府及基金监管部门几乎毫无办法。2015 年，《人民日报》报道了贵州省毕节市、黔东南州、六盘水市等地区新农合基金被市、县、乡、村各级公办医疗卫生机构和私立医院纷纷蚕食的现象，还指出了参合农民与医疗机构合谋的情况。实际上，医疗机构的这种蚕食还有很多变种，比如农民与村干部或与村医合谋，由村干部或村医收集参合农民的参合证；甚至直接与合作医疗经办机构人员合谋，花样繁多、不一而足。实际上，各地都对医疗机构的服务过程进行了精细化治理，比如规定检查阳性率、核验入院指征等，但这都属于非常专业的技术内容，而且治疗行为本身需要赋予医生一定的自由裁量权，因此由合管办深入医疗过程进行管理的有效性往往十分有限。医疗机构拿出"如果不做这些检查项目或者不让农民住院治疗，出了事谁负责？"等理由，监管部门无所适从。而且，对于很多具体治疗技术上的争议（比如该不该检查，该用什么药物，该采取什么治疗方案，是否存在过度医疗等），医保部门的监管几乎是无力的。

新农合的监管方面不仅面临技术难题，而且因为农村的医疗机构过于分散、缺乏集聚效应，使主管部门的监管工作面临着更大的困难。一方面，分布在各个乡镇的派出机构——乡镇农合办的工作人员技术水平太低（由于基层政府部门的工资待遇相对于乡镇卫生院而言更低，乡镇农合办有医

学专业背景的工作人员极为短缺），根本无力从技术上对乡镇卫生院的行为进行监管。另一方面，尽管县农合办的技术水平相对较高，但难以下乡。在富县的 12 个乡镇卫生院中，离县城最远的有 40 多公里，如此分散的布局，给新农合的监管带来了巨大的困难。

过程监管效果的有限促使监管部门探索外部监管模式，进行支付方式改革，实行按病种付费、按床日付费、按人头付费和总额预付等多种支付方式（王禄生，2010）。其中，按病种付费和总额预付得到了有关部门的认可并积极推广。按病种付费的核心机制是将疾病诊疗过程标准化乃至量化，进而达到控制医务人员行为、避免医药费用不合理上涨的目标。问题是，疾病出现在患者身上往往具有很强的综合性、并发性和变动性，再加上不同的医生在选择治疗方案时往往存在差异和偏好，因此疾病及其诊断难以做到标准化，按病种付费显得过于死板。与此同时，总额预付制也面临以下问题：一是总体控制的具体额度的测算及分配难以确定，医疗机构与主管部门年年都需要进行谈判或讨价还价；二是医疗机构受到总额预付的约束后，可能拈轻怕重、推诿病人，导致风险最终被转嫁到患者身上；三是总额预付控制中预算约束的"软化"，即医疗机构突破预付总额以后，利用其在当地的特殊重要性（垄断地位），要求扩大预算。由于农村医疗机构十分有限，一个乡镇通常只有一家乡镇级的医疗机构。与城市基层医疗卫生机构相比，乡镇卫生院这种事实上的垄断地位使其与当地的农民及政府形成了一种紧密的利益连带关系。从某些方面来说，处罚乡镇卫生院就意味着处罚当地的所有农民。这个机制对乡镇卫生院构成了一种特殊的保护，使得主管部门在进行严格执法时，不得不考虑其行政行为的连带后果，特别是政治后果。以取消定点机构为例，按照文件规定，医疗机构出现问题以后，可以采取暂停其作为定点机构的办法对其进行处罚。但实际上这个处罚措施并不现实，因为这样做，不仅乡镇卫生院的利益受损了，其所在乡镇的广大农民的利益也受损了。因此，支付方式改革与过程监管模式同属技术治理，面临同样的操作性难题。

显然，新农合作为一项自上而下的政府福利供给，在基金监管方面采取了一套自上而下的治理模式。随着相应制度的建立健全，监管部门的治理技术也越发精细化和专业化（渠敬东等，2009）。然而，由于医疗服务行

为本身具有很强的技术性、不确定性和高度的信息不对称性，这种通过技术进行治理的模式有效性往往十分有限。监管技术的创新远远赶不上医疗机构"越轨"技术的创新，基金安全面临越来越大的压力和挑战。支付方式改革在一定程度上确保了基金安全，但这仅仅是监管部门的无奈之举，因为这种模式在客观上将医疗服务中可能产生的外部性风险转嫁给了农民，这其实背离了新农合出台的初衷。在这个自上而下的条线治理结构中，农民处于非常被动的地位，监管部门显得很迟钝，而医疗机构的行为空间却很大，没有真正得到监管。然而，为了压缩医疗机构的运作空间，防止过度医疗，国家制定的对合作医疗的各项监管制度出现了越来越技术化和复杂化的倾向。结果，越来越复杂的新农合制度不仅导致制度对象——农民越来越看不懂，甚至执行政策的基层干部也越来越看不懂。更重要的是，越来越复杂的制度并未真正起到控制医药费用不合理上涨的效果。

换一个自下而上的视角来看，制度本身不考虑农民现有的觉悟水平、思想观念和基本需要，不考虑医疗机构和医生的现实处境、行为逻辑、思想观念和基本诉求，也是制度实践出现异化的原因。大病统筹的新农合制度预先设想：疾病预防和小病治疗可以通过农民自己的力量去解决。这种设想并不符合实际。

从农民自身存在的问题来看：首先，农民在预防的意识、重要性以及如何进行预防等方面的知识和技能十分欠缺；其次，农民对小病的及时治疗往往不够重视。更重要的是，从现实存在的问题来看，富县50%以上的村没有村卫生室及乡村医生，农民即使主观上想了解疾病预防的知识，想及时治疗小病，也没有客观条件——就目前农村绝大多数常住人口都是老弱病残妇幼来说，乡镇卫生院离他们的距离还是太远了。因此，新农合制度预设的条件在当地根本就不存在。然而，制度设计者并不首先考虑制度的基本前提和基本需要是否具有现实性，而是直接从当地提供大病统筹的新农合制度找原因，因此，制度实践中出现问题具有必然性。

归根到底，大病统筹的新农合制度既不符合现阶段我国新农合制度低水平、广覆盖的基本特征；也不符合疾病治疗的基本规律，或者说不符合国家历来强调的卫生工作要坚持"预防为主"的指导思想。其中，前一个问题是根本性的，后一个问题是派生性的。也就是说，新农合制度之所以

不符合疾病治疗的基本规律、未能贯彻以预防为主的指导思想，并非因为这些基本规律或指导思想没有被新农合制度的设计者所熟知，而是因为新农合制度的设计者脱离了新农合制度必然具有的低水平、广覆盖的基本特征这一事实，进而忽视了上述基本规律和指导思想。接下来，笔者将结合富县新农合制度实践的事实，分析新农合制度必然具有低水平、广覆盖的基本特征的结构性原因。

绝大多数学者都会注意到我国新农合制度低水平、广覆盖的特征，然而，在对具体问题进行分析和探讨时，人们有意无意地忽视或脱离了这一客观事实，陷入浪漫主义的想象。低水平、广覆盖作为现阶段新农合制度的基本特征，内在地要求新农合制度的具体内容必须以这个基本特征为根本。一旦脱离了这个基本特征和基本事实，新农合制度必然会在具体的制度实践中不断遭遇各种各样的困境和问题；为了解决这些问题，政府不断地对新农合制度进行调整，逐渐背离了这一制度最开始的目标定位。

一方面，"低水平"是新农合制度的客观现实。

新农合制度在现阶段必然具有低水平的基本特征是由目前的发展阶段和农村实际决定的，是不以人的意志为转移的，是构成制度或政策供给的基本前提。新农合制度要发挥作用，首要的前提是筹资，而新农合的筹资目前主要依靠的是农民个人和各级政府的财政补助。从目前的实际情况来看，不管是个人还是政府，能够为新农合筹资提供更进一步空间的能力都很有限。

在新农合个人筹资标准增长空间的有限性方面，贺雪峰（2007）指出，目前，我国绝大多数地区的绝大多数农民处于"温饱有余、小康不足"的状态。"'温饱有余'是指中国农民早已解决维持基本生存的物质所需，'小康不足'是指农民未来增收的渠道有限。"由于我国农村人口众多，农民从农村中转移出来将是一个艰难而又漫长的过程，因此这种"温饱有余、小康不足"的状态也将是一个长期的过程。因而，从宏观层面上看，个人筹资水平增长的空间是有限的。

而从微观层面上看，按照学术界目前的共同看法，新农合制度中的农民个人筹资标准一般以农民当年人均纯收入的2%为宜。当个人的筹资部分超出这个比例时，不仅有可能影响参合率，更重要的是，有可能对农民的

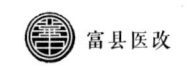

生活产生影响，从而影响到筹资工作的开展。图 5－5 描述了富县历年的新农合农民个人筹资标准占农民当年人均纯收入比重的基本情况。截至 2018 年，新农合个人筹资标准已经达到 180 元，占该年农民个人纯收入的 1.61%。显然，新农合农民个人筹资标准逐渐逼近 2%，再往上增长的空间已经很小了。

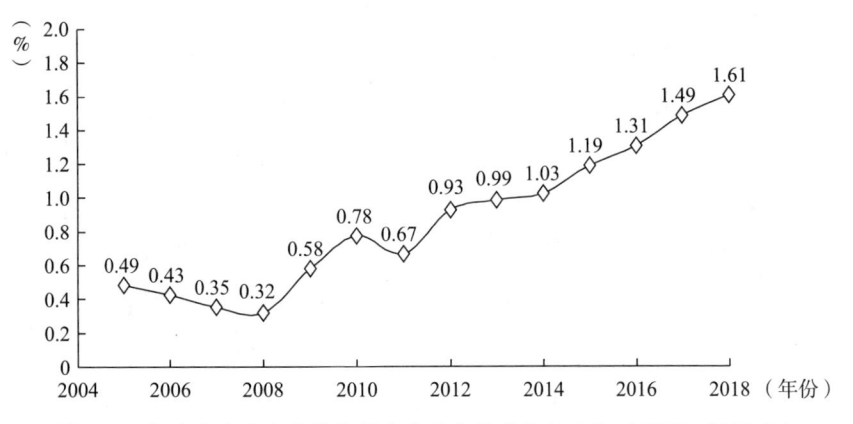

图 5－5 新农合农民个人筹资额占农民人均纯收入之比（**2005～2017 年**）

既然农民个人筹资标准的增长空间已经十分有限了，那么，政府补助方面的增长空间又如何呢？笔者认为，政府补助方面的增长空间也十分有限。实际上政府对新农合筹资的补助水平一直很高，且几乎年年都有增加。各级政府能够按照既有的水平继续补助和增加补助已属不易，再提高则十分困难。

图 5－6 显示，新农合人均筹资水平除 2010～2011 年没有发生变化以外，其他年份均有一定程度的增长。其中，贡献最大的当属中央财政。尤其是 2011 年以后，中央财政几乎以压倒性的优势凸显，至今仍然是新农合筹资的主要来源和筹资增长最快的部分。地方财政则在经历了一段快速增加的过程以后，逐渐趋于平缓，到 2016 年的时候，已经与个人筹资水平相当了。

2005 至 2016 年，各级政府财政对富县新农合制度中的农民人均补助标准从 20 元增加到了 420 元，11 年内提高了 20 倍，年均增长率为 31.89%。其中，中央财政的补助标准从 10 元增至 300 元，11 年内提高了 29 倍，年均增长率高达 36.23%；地方财政的补助标准则从 10 元增至 120 元，11 年

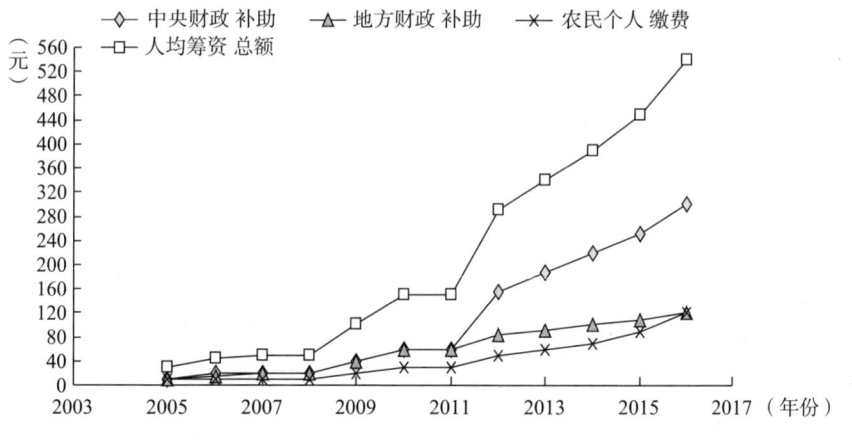

图5-6 新农合人均筹资标准等基本构成情况（2005~2016年）

内提高了11倍，年均增长率为25.35%。显然，无论是从整个财政投入还是分别从中央财政和地方财政各自的投入来看，国家在这11年内对农民筹资的补助力度远超GDP、中央财政、地方财政的增长率。这种非常规的投入显然是不可持续的。近年来，我国的财政收入增速开始逐年回落，2016年全国一般公共财政预算收入仅比上一年增长了4.5%，成为自1988年以来的最低增长速度。

显然，不管是农民个人筹资，还是各级政府财政补助，能够继续支持新农合人均筹资标准保持超常规增长的空间均十分有限。因此，新农合制度在目前我国的经济社会发展阶段和农民的收入水平状况下，处于低水平的筹资状态具有必然性。

另一方面，"广覆盖"是新农合制度的基本要求。

新农合筹资标准的低水平特征必然导致新农合基金规模偏小。在这样的情况下，要发挥新农合制度大病统筹的作用，可行的办法是尽量压缩农民的受益面，给极少数的大病患者提供补偿。但这在目前看来也是不可行的。

首先，受筹资的低水平约束，新农合的基金规模太小，相对于农民的实际需求而言，大病统筹的新农合制度根本实现不了"保大病"的目标。这一点笔者在前面讨论富县的新农合制度在降低农民自付比例所面临的困境时已经做了非常详细的介绍。分析结论是，新农合虽然降低了农民个人

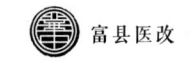

自付住院费用比例，但始终没能将这个比例降低到公认的标志着离开危险区的20%以下。显然，富县的新农合想要保大病，却始终没有能够彻底地实现这个目标。结果与全国相似，富县新农合制度陷入"小病不想保，大病保不了"的尴尬境地。

其次，只保大病不保小病的制度定位也不利于新农合制度的顺利实施。新农合制度显然不是一个单纯的经济问题，还是一个政治问题。从保险学的原理来看，保基本就是保大病，这主要是从技术层面上讲的。然而，从政治的角度来看，逻辑就完全不同了。李昌平（2008）曾对新农合制度仅保大病的倾向进行了严厉批评，并认为现在的新农合制度"不过是一场过时的、毫无价值的实验"。

> 新农合的主要功能是大病统筹——政府出40元/年人，农民出10元/年人，参与者小病自理，大病按比例报销。据官方（2008年）介绍：覆盖面已达到85%，其中有大病患者3%，其报销比例约为40%左右。这就是说，轰轰烈烈的新农合，解决的仅是3%的患者的40%的医疗费用，大约100亿元/年左右……（新农合制度的）目标定位错误：置97%农民的需求于不顾，仅仅解决3%的大病患者的需求，这是大错特错，是本末倒置了。3%的大病患者不是不顾，而应该纳入商业保险和医疗救济范畴才是……现在的新农合，85%左右的农民名义上是新农合的主体，但只有3%的大病患者才能报销医疗费用，97%的主体没法参与。即使3%的大病患者报销了40%的医疗费用，但也只能是到"衙门"求爷爷告奶奶才能报销，这与合作制完全背道而驰……（新农合制度的）效果不良。虽然政府和农民合起来出了300多亿（元）搞新农合，但新农合并没有改善97%的农民医疗和健康服务，绝大多数农民还是只能"小病拖成大病"，并不能起到整体上改善农民"看病难、看病贵"的问题，也没有减轻农民医疗负担，更没有起到改善农民健康状况的作用，这是其一。从另一方面来讲，用如此高的成本，仅解决3%的大病患者的40%的医疗费用，实在是不经济！如果仅仅解决3%的大病患者40%的医疗费用，只要政府给每个农民出15元钱，农民个人自掏3元钱，由保险公司来操作，效果肯定比现在的新农合好

很多。（括号为引者所加）

显然，由于新农合制度主要面向农民这个群体，政府采取类似于对机关企事业单位正式职工群体那样的强制参加医疗保险制度的规定不仅成本高昂，而且也不现实。因此，新农合制度遵循自愿参加的基本原则。在自愿参加的条件下，新农合制度首先需要做的是取得农民的认可。因此，广覆盖的基本特征并非国家刻意为之的结果，实乃客观的必然要求。

新农合制度必须符合广覆盖的基本特征，这是不以人的意志为转移的。一旦违背了这个基本事实，新农合制度便会遇到巨大的阻碍，促使政府对制度进行调整，以使之朝着广覆盖的方向转变。富县新农合制度的变迁历程非常生动地说明了这个问题：在富县新农合试点的第1个季度，大病统筹的新农合制度得到了最为彻底的执行——只对住院进行补偿。但由于只补偿住院，不补偿门诊，当地农民的受益面和受益率出现了双低的局面，造成了比较严重的问题，尤其是严重影响了新农合制度在农民心中的地位。为了解决这个问题，当地政府部门不得不进行制度调整：一方面，开展体检项目并利用家庭账户基金开展门诊补偿等提高受益面；另一方面，下调新农合补偿标准提高受益率。这样的制度调整在 2005～2011 年不断出现。然而，家庭账户在提高农民受益面上的能力十分有限，还造成了严重的资金沉淀问题。因此，从 2012 年开始，新农合制度开始引入门诊统筹，目的是进一步扩大受益面。结果显示，门诊统筹确实比家庭账户有更好的绩效。经过 2012 年至 2013 年的过渡，家庭账户最终在 2014 年被门诊统筹彻底取代。自此，最初纯粹以大病统筹为追求的新农合制度逐渐变成了以大病统筹为主、门诊统筹为辅的新农合制度。

四　实行"以预防为主"的新农合制度

富县新农合制度从纯粹的大病统筹到以大病统筹为主、门诊统筹为辅的转变给了笔者启发。笔者在上文已经清晰地展示了这一制度变迁的历程及机制。然而，目前的新农合制度仍然面临着严峻的挑战，仍然难以实现预期的制度目标。因此，笔者提出应调整制度定位，实行"以预防为主"

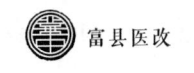 富县医改

的新农合制度。

笔者提出实行以预防为主的新农合制度最主要的现实依据是我国的新农合制度将长期具有低水平、广覆盖的基本特征，这是由我国现阶段的国情和农村的实际情况决定的，短期内根本没有彻底扭转的现实可能性。这种低水平、广覆盖恰恰也是旧农合制度的基本特点，因此，笔者提出实行以预防为主的新农合制度，也是受到了旧农合制度实践的启发。旧农合制度能够发挥巨大作用的原因是多样的，而坚持并落实以预防为主的方针应该是其中最为重要的一个原因。

笔者认为，目前的新农合制度从本质上看是"以合作医疗之名、行医疗保险之实"，因此，从严格意义上说不应称为"新型农村合作医疗制度"，而应称为"新型农村社会医疗保险制度"。然而，低水平、广覆盖的基本特征和基本要求决定了这一"新型农村社会医疗保险制度"难以真正在农村地区发挥作用。实际上，早在新农合制度实施以前的 20 多年时间里（1980~2000 年），国家有关部门、社会组织等便在我国部分农村地区开展过医疗保险（健康保险）的试验，均以失败而告终，早已证明社会医疗保险制度根本不符合我国农村的实际情况。

新农合制度只学了旧农合制度的形式，却没有学旧农合制度的实质，这是它在具体的实践过程中不断遭遇困境的根本原因。新农合制度遭遇到的各种困境，从具体的层面上看是制度执行出现的操作性问题；但归根到底，是制度与实际不符的必然结果，是脱离了低水平、广覆盖的基本要求和基本特征这一事实。旧农合制度则较好地尊重和利用了低水平、广覆盖的基本特征这一事实，从而创造出了巨大的成绩。因此，接下来，笔者将首先介绍旧农合制度如何体现以预防为主的基本方针。然后基于旧农合制度的启发，对以预防为主的新农合制度的具体方案进行简要设计。

（一）从广义的角度理解合作医疗

合作医疗的基本性质是一个非常重要的问题。自大病统筹的新农合制度实施以来，人们对合作医疗的理解和认识越来越狭窄了（杨团，2005）。前面已经提到，很多学者都不约而同地将新农合制度视为医疗保险制度或狭义的社会保障制度。早在新农合制度出台不久，原卫生部副部长朱庆生

（2004）便提醒：新农合制度"是一种农民自愿参加的互助共济制度，还不是一种社会保障制度"。然而，朱庆生的提醒似乎并没有得到学术界的广泛注意，很多学者仍然将新农合制度视为一种社会保障制度，甚至视其为社会医疗保险制度，这可能给人造成了一种刻板印象：农民共同分摊医疗费用（保险）历来是合作医疗的基本性质（田孟，2017）。

笔者认为，把合作医疗简单地归结为一种农民共同分摊医疗费用的医疗保险制度是不全面的。笔者非常同意部分学者对合作医疗制度基本性质的概括和理解。其中，朱子会（1988）提出可以从两个层面理解合作医疗：一方面，合作医疗就是"几个村子或几个生产队联合起来办一个保健站、卫生所，解决本地社员群众缺医少药的问题，开展医疗保健服务，就是医疗，或者说是初级合作医疗"；另一方面，合作医疗就是"由农民群众均交一定数额的医疗费作为合作基金，在看病吃药时即免收或减收应付的医药费用，故有所谓'全合作医疗'、'半合作医疗'或'合医不合药'、'合医又合药'之分"。笔者认为，前一个方面指的是农民合作办医疗卫生事业，首要解决的是农村"缺医少药"的问题，即解决农民看病难的问题；后一个方面指的是农民合作办医疗保险事业，首要解决的是农民"因病致贫、返贫"的问题，即解决农民看病贵的问题。因此，从广义上看，合作医疗综合了办医和医疗保险两个层面；从狭义上看则仅仅是医疗保险。

那么，以上划分是否经得住历史证据的检验？答案是肯定的。实际上，富县曾经同时开展过上述两种不同类型的合作医疗制度。1992年，富县分别在麦岭乡月塘村和朝东镇塘源村开展了重建合作医疗的试点工作。其中，月塘村的合作医疗制度既包括举办医疗组织，也包括举办医疗保险；塘源村的合作医疗则主要聚焦于举办医疗机构，并未开展医疗保险。

月塘村位于麦岭乡西北部，距麦岭乡治所在地约6公里，全村共有2个自然村，总人口1630人。由于人口较多，尤其是学龄儿童较多，村内办有一所完全小学。此时，当地农民收入主要依靠农牧林等产业，温饱问题基本上解决。月塘村村卫生室用房由村委会提供，共3间瓦房，面积约为40平方米。房屋的修缮和医疗设备器械（桌、椅、药柜、观察床、药品等）的采购等所需资金大部分由群众集资，实行集体办医。月塘村要求全村村民均参加合作医疗，第一年每人集资2.50元，以后每人每年集资2元。本

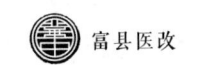

村村民到合作医疗室就诊免收挂号费（诊疗费），若需要医生出诊，则需要收出诊费。村民一次性住院费用超过 200 元的，超过部分可报销 10%，一次最高可报销 100 元，一年累计不超过 200 元。合作医疗室的药品指定在麦岭乡卫生院采购。乡卫生院提取 3% 的回扣作为本村村民患病时的报销和村医报酬。村医的收入分两部分：基本工资为每人每月 60 元，医疗服务收入则多劳多得。村集体将从医疗服务收入中提取 5% 作为集体积累。合作医疗采取"村办乡管"的方式，合作医疗基金主要用于乡村医生的工资和村民患病的费用报销。卫生室添加设备、器材等需要经费时，须经村委会干部和乡卫生院领导同意后方能列支。显然，月塘村的合作医疗不仅办医疗机构，也建立村内社会医疗保险，建立了一套医疗费用由全村农民共摊的机制。

　　与月塘村相比，朝东镇塘源村的"合作医疗"则简单得多：只涉及集体办医，不涉及费用风险共担。第一，由村委会向村卫生室提供用房 5 间，共计 68.4 平方米。村委会要求，房屋不得作为它用，只能用于开展医疗卫生服务。尽管属于免费提供房屋，但村委会要求村卫生室每月上交 1 元的房屋管理金。第二，村委会给村卫生室免息提供医药本金共 290 元，要求村卫生室必须保本使用。亏本的话，将由卫生室负责。第三，村民到卫生室看病所需医药费、挂号费等均由患者个人自付，现金交清。第四，要求村卫生室每天开诊时间为下午一点，医生无特殊情况必须严格遵守开诊时间，不得延误、推迟或关门。第五，村卫生室药品必须到镇卫生院采购，乡村医生不得私自采购药品，更不得从无证商贩中采购药品，卫生院按照进货价将药品出售给村卫生室。除此之外，村委会还要求乡村医生、村防疫员等人必须完成政府有关部门下达的各项计划免疫、妇幼保健和健康宣传等工作任务。显然，塘源村的合作医疗指的是集体创办的医疗。

　　上述对月塘村和塘源村的合作医疗试点工作介绍正是对改革开放以前富县出现的两种主要的合作医疗模式的再现。笔者在当地调研时，不少老干部和老乡村医生表示，合作医疗是在 1966 年以后县里开办的第一届赤脚医生培训班结果后回村工作才出现的。村里有了赤脚医生，也就有了合作医疗制度，这在当时是一个自然而然的过程。也正是因为这个原因，当时的大队卫生室也被老百姓称为合作医疗室，赤脚医生是合作医疗室的主要

负责人。后来，一些经济条件比较好的大队还对农民看病给予一定的报销优惠或补偿。尤其是对村民经批准到乡镇卫生院、县医院等村级以上的医疗机构住院的，也予以一定的报销，在当时形成了一种更高级的合作医疗。因此，对集体时代的合作医疗进行广义和狭义的划分是符合实际的。

从广义的角度理解合作医疗可以进一步深化我们对集体时代农村的卫生工作何以能够取得巨大成功的原因的认识。学界普遍将合作医疗、赤脚医生和农村三级卫生网作为当时医疗中的"三大法宝"。然而，这种说法很容易使人产生误解：这些因素各自发挥作用。然而，合作医疗、赤脚医生和农村三级卫生网是非常深入地镶嵌在一起的。赤脚医生本身就是三级卫生网中的一个基本单元；而赤脚医生和合作医疗更是被称为"一对孪生兄弟"，即是集体同时创建医疗事业与医疗保险事业，它们共同属于集体的福利事业。农民集体同时创建医疗事业与医疗保险事业，最大限度地降低了信息不对称的问题，最大限度地遏制了医药费用的不断增长，比较契合低水平、广覆盖的基本特征的事实。

单宝德（1990）认为，合作医疗的独特优势主要在于："把提供初级卫生保健服务与解决农民的医疗费用负担相结合，使建立基层卫生机构、培训乡村医生和解决农民的医疗保障等问题得到了统筹解决，并使之互为依托，同步发展，它对基层医疗卫生机构的建设发挥了巨大作用。"新农合制度将医疗保险与医疗服务分别开来，将制度定位在了医疗保险方面。李玲等（2010）指出，"与新农合相比，传统合作医疗的精髓是直接提供医疗服务，降低医疗成本。而新农合现在主要是医疗保险模式，逐渐发展成为保险的新农合还是否以较低的成本保障农民的健康，需要认真考察"。截至目前，现行的新农合制度在具体实践中陷入了费用不断增长的恶性循环的困境显然已经对此做出了非常明确的回答。

（二）新农合应该坚持以预防为主

新农合制度之所以主要聚焦于狭义的医疗保险，是因为当时主流观点认为，农村并没有缺医少药的问题，农民面临的主要问题是"看病贵"，而不是"看病难"（朱玲，2000）。但实际上，这个判断值得商榷。随着经济体制和市场化的卫生体制改革的开启，农村的卫生资源配置越来越不均衡，

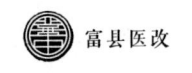
局部地区甚至已经出现了缺医少药的现象。21 世纪以来，随着打工经济的兴起，农民外出务工日益增多，再加上国家 2004 年出台的《乡村医生从业管理条例》对乡村医生实行了关门政策，城乡医师制度同一化，结果，缺医少药的农村越来越多。农民群体不仅面临看病贵的问题，也受到了看病难的困扰。而且，看病难与看病贵又相互构成因果关系，加剧了农民看病难和看病贵问题。作为国家在农村最为核心的卫生制度，新农合制度必须同时考虑上述两大问题。

另一种观点认为，新农合制度只负责解决农民看病贵的问题，至于农民看病难的问题应该通过其他制度供给专门解决。但这也是不符合实际的：首先，农村工作历来都具有很强的综合特征，事项过于分散并不利于开展工作；其次，各项卫生工作之间存在内在联系，过于专项化则成本太高；最后，从近年来的实际情况看，公共财政是新农合制度投入的主体。目前，国家对农村的卫生公共财政投入主要分布在三个领域：一是新农合制度，二是基本公共卫生服务项目，三是一般性转移支付（主要指县、乡两级医疗机构中有编制的医务人员工资待遇中的财政拨款部分）。富县 2015 年的新农合基金约有 1 亿元，而基本公共卫生服务费仅 1200 万元，一般性转移支付约为 2500 万元。显然，新农合制度的费用占了绝大多数。在财政投入的规模和投入结构不变的情况下，新农合制度必须发挥更广泛的功能。因此，新农合制度如何定位的问题实际上是农村卫生公共财政如何分配的问题。

笔者认为，在低水平、广覆盖的基本事实不可能得到根本性改变的背景下，对新农合制度也应该从广义的角度进行理解，要坚持以预防为主的工作总方针。广义的新农合制度，就是在思想观念上打破目前主流的、将新农合制度狭隘地视为一种特殊的医疗保险制度的刻板印象，将新农合制度看作一种独特的创办医疗卫生机构的制度。由此可丰富决策者和人们对新农合制度的内涵和功能的认知。新农合制度既可以是一种创办医疗保险的制度，也可以是一种创办医疗机构的制度，同时还可以是一种既创办医疗保险又创办医疗机构的综合制度。

在广义新农合制度的理念下，处于不同经济发展阶段的地区可以选择合适的新农合制度。具体来说，在少数经济条件极为有限的地区，可以实

行单纯地创办医疗机构的合作医疗制度，解决当地最为迫切的缺医少药问题。在大多数经济条件一般的地区，则可以实行医疗机构和医疗保险同时创办的新农合制度，即在解决缺医少药问题的基础之上，力所能及地解决农民的医疗费用负担过重的问题。在少数经济条件较好的地区，则可以实行单纯地创办医疗保险的合作医疗制度，甚至可以逐步向真正的社会医疗保险制度或商业保险过渡。

具体到以富县为代表的广大中西部地区农村，笔者认为，实行以预防为主的新农合制度（农村卫生公共财政的定位），主要应该采取以下的工作思路。

首先，新农合制度首先应解决农村日益严重的缺医少药问题，配齐农村各级卫生机构的卫生人力资源，建立健全农村三级医疗卫生组织体系，这是最低限度的合作医疗，也是开展更高水平的合作医疗制度必不可少的基础条件。狭义的新农合制度仅仅聚焦于解决农民的医疗费用负担问题，但实际上农民面临的显然并不是单纯的医疗费用问题，而是一个内部相互影响的非常复杂的综合性问题。以医疗保险为取向的新农合制度置农民其他方面的问题于不顾，结果必然是其保险功能也无法实现，这是造成新农合制度实践陷入困境的根本原因。广义的合作医疗以建立健全农村医疗卫生机构、配备卫生人力资源为基础，因此具有很强的综合性特征，能够发挥多种多样的功能（提供最基本的公共卫生服务，而不是单纯的医疗费用减免或报销的服务），更加符合农村的实际。

葛延风等（2007）曾明确提出："农村医疗保障制度应建立在公共卫生服务充分提供的基础之上。中国目前还没有能力实现按健康需求进行保障，只能实施对医疗费用的部分保障，但必须有'健康保障'的理念，不能背离了医疗卫生事业的根本目标——保障国民健康，并以尽可能低的成本来达到这个目标。因此，不管医疗保障制度如何设计，它都应该建立在公共卫生服务充分提供的基础之上，也就是说公共卫生服务的充分提供应优先于医疗保障制度建设，并有机结合，这对于还没有彻底完成第一次卫生革命的农村来说尤其如此。而公共卫生服务的责任应主要由政府来承担，大部分应免费向农村人口提供。优先提供充分的公共卫生服务对于农村医疗保障制度建设的意义在于：其一，接种免疫、妇幼保健等低成本的公共卫

生服务可以有效提高农村人口的健康水平，这是医疗保障制度和公共卫生的共同目标，但单纯的医疗费用保障机制无法有效发挥这种功能；其二，公共卫生服务的充分提供能有效降低各种疾病的发病率，减轻医疗保障制度的资金负担。同时，农村医疗保障制度的设计应该鼓励充分利用公共卫生服务资源，而不是相反。当前合作医疗的大病统筹取向在某种程度上违背了这一原则。"

21 世纪以来，虽然国家向富县投入了大量的卫生财政资源，但富县的农村三级医疗卫生网仍然严重缺乏卫生公共财政的支持，因为，绝大多数的卫生公共财政都用在了以医疗保险为取向的新农合制度上。结果，在卫生公共财政逐年快速增长的同时，富县农村最基层的医疗卫生机构却出现了明显的衰退。目前，在全县 137 个行政村中，有超过 50% 的行政村没有乡村医生，沦为空白村。与此同时，富县至今仍没有将村卫生室纳入新农合定点机构，这使村卫生室的处境进一步恶化。结果，农村三级卫生网变成了农村二级卫生网，原本可以在村卫生室解决的问题需要到乡镇卫生院或县医院解决，原本可以在村卫生室得到解决的小问题被拖成了大问题，最终加重了农民和新农合基金的负担。以预防为主的方针得不到体现，新农合的医疗保险模式也陷入了成本不断增长的困局。在这种条件下，笔者认为，卫生公共财政的投入首先应该致力于建立健全当地的农村三级医疗卫生组织网，配齐乡村医生，理顺各级医疗卫生机构的关系。在此基础上，力所能及地减轻农民的医疗费负担——随着新农合筹资水平的不断提高，新农合的医疗保险功能也会日益得到真正体现。富县的经验显示：在农村医疗卫生服务体系没有得到明显改善反而在恶化的情况下，单独实施医疗保险取向的新农合制度的效果必然是十分有限的，甚至根本达不到预期目标。因此，应调整卫生公共财政配置的重点，首先将资金用于农村卫生服务体系的建设。

其次，降低新农合制度的统筹层次，从制度层面保障和加强农民对新农合制度的参与权利，在政府主导的同时，突出农民在新农合制度中的主体地位。为了更好地彰显大数定理，大病统筹的新农合制度天然地倾向于提高统筹的层次。然而，笔者在前面已经指出，低水平、广覆盖是现阶段新农合制度的基本特性，这个基本特性决定了新农合制度根本不可能具有

保大病的能力，这是由现阶段我国的基本国情和农村的实际状况决定的。提高新农合的统筹层次并不能改变这个客观存在的事实。更重要的是，提高统筹的层次以后，医疗机构过度医疗和患者的道德风险行为将更加难以得到有效的监管，新农合基金被浪费性消耗的概率进一步增加，进一步推动医药费用出现快速的、不合理的增长，不仅难以真正减轻农民负担，甚至会加重农民负担。由于现阶段的新农合必然具有低水平、广覆盖的基本特征，在此基础上，新农合制度的重点不应该放在直接减轻农民的医疗费用负担方面，而应该放在尽量使农民少生病、避免小病变大病等方面，进而节约新农合基金；并利用节约出来的新农合基金，力所能及地减轻那些已经罹患大病的农民群体的医疗费用负担。

以预防为主的新农合制度既然已经放弃了大病统筹的目标，那么大数定理也就没有意义了。此时的关键目标是尽可能地调动基层医疗机构节约、高效使用新农合基金的积极性。为了实现这一目标，新农合的统筹单位应该进一步下放，交给乡镇或者村委会，交给农民按照村民自治的方式进行管理，通过实现新农合与基层医疗卫生机构的有机整合，让基层医疗机构成为新农合基金运行的责任主体，主动节约新农合基金。具体来说，就是将新农合的决策权下放给乡镇政府，并实行住院、门诊由乡、村两级分别统筹的制度。其中，门诊统筹下放给村委会负责，村委会一手托两家：既创办村卫生室，又负责新农合制度中的门诊统筹部分；并由乡村医生具体负责管理新农合的门诊统筹基金，村委会和村民对乡村医生进行监管和评议，乡村医生作为农民门诊方面的首诊负责人。住院统筹则由乡镇负责，乡镇政府一手托两家：既创办乡镇卫生院，又负责新农合中的住院统筹部分；并由乡镇卫生院具体负责新农合的住院统筹基金，乡镇政府对乡镇卫生院进行监管和评议，乡镇卫生院作为农民住院方面的首诊负责人。

简单来说，新农合住院实行以乡镇为单位统筹，门诊则实行以村为单位统筹。在这两级统筹的机制中，新农合制度既是一种医疗保险制度（分摊医药费用），也是一种办医形式（医疗机构的收入来源）。也就是说，乡村医生是新农合制度门诊统筹基金的具体负责人，而乡镇卫生院则是新农合制度住院统筹基金的具体责任人，新农合基金构成了乡村医生及乡镇卫生院的经费来源。门诊统筹基金的筹资标准、技术补偿方案等由村民民主

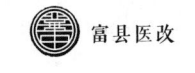

商议决定，而新农合住院统筹基金的筹资标准、技术补偿方案等则由乡镇人民代表大会民主商议决定；乡村医生、乡镇卫生院是具体的执行机构，分别接受村民、乡镇人大的监督评议。

笔者的上述观点与学术界和政策部门的主流观点存在很大差别，但这并不意味着笔者的观点完全得不到学人的共鸣。杨善发（2012）曾明确提出：

> 实际上，将合作医疗的事交给农民去办，农民最放心，政府也最省心。合作医疗本来就是农民自己在实践中创造的，我们应该相信农民的积极性和创造力，应该相信农民有自己办好自己事情的能力。因此，在新型农村合作医疗制度建设中，我们对盲目地提升合作医疗管理层级的做法要持慎重态度，并保持高度的警惕，防止党和国家的这项"德政"和"民心工程"随着管理层级的逐渐提高而离民心越来越远，最终重蹈"春办秋黄"的覆辙。相反，本书认为，可以在一些地区在保持现在的"县办县管"模式的前提下，尝试将部分新型农村合作医疗资金直接拨付给由村民选举产生的村民委员会或专门的合作医疗管理委员会，将农民筹集起来的资金和政府拨付的补助资金一起存入乡镇信用社合作医疗专用账户，由村民委员会或专门的合作医疗管理委员会根据本村的实际情况统一掌管使用，做到定点医疗机构公开、账目公开等。当然，政府及相关部门对其进行监管、指导和支持也是非常必要的。
>
> 理论和实践都表明，基层社区有时能做到政府和市场不能做到的事情，因为社区成员拥有关于其他成员行为、能力和需求的重要信息，社区成员这些信息支持社区行为规范，并充分利用有效的、不会被通常的道德风险和逆向选择问题所困扰的保险安排。社区能够解决国家和市场所无法应付的问题，在社会相互影响以及通过契约提供公共物品与服务的机制不完善或成本较高的地方，尤其如此。与国家和市场相比，社区能更有效地培育和利用人们传统上形成的规范自己共同行为的激励机制：信任、团结、互惠、名誉、傲慢、尊敬、复仇和报应，等等。事实也确实如此，本地人管理本地的事务，有一个无可比拟的

优势，就是只有他们自己最清楚当地的实际情况，最能因地制宜地做出对自己最有利的决策。由于所辖的地域不大，即使在实施中出现问题，付出的成本也不会太高，且船小好调头，可以根据实施的情况与效果和环境的变化，不断地动态调整。

总之，实行部分合作医疗基金的"村办村管"模式，将其纳入村民自治"一事一议"的范畴，不仅可以将党和政府的关怀直接送到广大农民的手中，使农民的信任感提高，医药费用的报销或减免手续将大为简便、省时，合作医疗基金运作的透明度和使用效率也将大为提高。更重要的是，村民通过对合作医疗事务的共同管理，还可以使合作医疗成为"民主决策""民主管理"和"民主监督"的一项实质性的内容，实现《中华人民共和国村民委员会组织法》第二条规定的"村民委员会办理本村的公共事务和公益事业"的要求，切实改变村民自治"四个民主"发展不平衡的状态，极大地提高他们的民主热情和合作意识，实际地锻炼他们的民主自治和合作能力，从而促使农村民主政治的进一步发展和实现。

在这一新的制度框架中，乡村医生和乡镇卫生院不再仅是提供医疗服务的机构，同时也是提供新农合补偿的机构。这就意味着，一旦新农合基金运行出现安全风险，乡村医生和乡镇卫生院将是第一责任人。基金运行越安全，医疗机构的受益也将越大。这就从制度上规避医疗机构及医务人员的过度医疗行为，进而极大地降低农民的道德风险。新的新农合制度有望有效克服医疗机构的过度医疗和患者的道德风险，从而使新农合基金不再被浪费性地使用或侵蚀，为实现将有限的资源用在最需要的地方的目标奠定了基础。更重要的是，在这样的背景下，由于基层医疗卫生机构有极大的内在动力去节约新农合基金，因此，其行为必然发生从"以治疗/医疗为中心"向"以预防为中心"的转变。

显然，以上的新制度设计主要围绕如何保障农民在新农合制度中的主体地位这个核心目标展开。笔者之所以如此强调农民在新农合制度中的主体地位，源于笔者对于农民的医疗卫生问题归根到底只有依靠农民自己才能解决这个基本的信念和观点。正如杨团（2007）所言，新农合再好也需

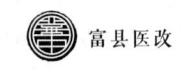

要农民参与。没有了农民参与，新农合制度有可能脱离实际，而农民自己是最了解实际的。脱离了实际的新农合制度本身就存在问题，因此在具体的实践过程中必然遇到各种各样的问题，不断陷入困境之中。因此，从卫生政治学的角度来看，新农合制度脱离实际的问题归根到底是由于农民的参与权利严重缺失，新农合制度未能真正体现农民本位，体现的是政府本位及专家本位。

新农合制度被视为一种"农民互助共济"的制度，在新农合筹资中，各级政府财政投入的部分历来都被界定为"补助"。这就意味着，农民才是新农合制度的真正主体。然而，在实际的操作过程中，农民的主体地位根本没有得到体现，农民单纯地成为被动享受新农合制度补偿优惠的对象。农民参与新农合的积极性严重不足，农民的具体需求偏好没有得到很好的表达。

潘林等（2008）发现："新农合制度中的参与主体有三，即农民、政府和医疗卫生服务机构。从理论上讲，在新农合制度的制定、执行、评估和监督等方面，农民都应参与其中。但从实际情况看，农民实质上只是新农合被动的接受者，失去了话语权。"富县也是如此。按照富县政府出台的新农合制度管理办法，县新型农村合作医疗管理委员会（以下简称"县合管委"）是全县新农合工作的核心权力机构——尽管乡镇新农合管理委员会（以下简称"乡镇合管委"）也有几乎类似的职能，但在"以县为主"的统筹体制下，乡镇合管委的权力实际上十分有限；而村合作医疗领导小组几乎仅限于执行筹资任务，纯属执行机构。新农合制度最重要的两项内容——筹资和技术补偿方案的确定，都是由县合管委最终决定并发文公布。一直以来，富县合管委都是由县长或县委书记任主任委员（有时候甚至是县长和县委书记共同任主任委员）；副主任委员一般有3名，分别是分管全县卫生工作的县委副书记、主管全县宣传工作的县委宣传部部长以及分管全县卫生工作的副县长。成员一般包括，联系全县卫生工作的县委办副主任和县政府办副主任，以及县发改局、财政局、卫生局、民政局、人社局、扶贫办等相关局、委、办的局长或主任。显然，在县合管委这个新农合制度的核心权力中枢的框架里，当地政府在制度层面没有安排农民的位置。实际上，面对如此强大的阵容，即使有农民的位置，也只能是象征性的。而县

合管委在出台各年度的新农合筹资方案和技术补偿方案等重要政策内容时，主要是参照上级主管部门的指导意见和医疗卫生机构的意见或建议，基层干部及农民表达意见的渠道以及意见的分量和重要性往往十分有限。由此观之，不管是在制度中还是在实际操作中，农民参与新农合决策的空间严重不足。

实际上，在县级统筹的体制下，农民直接参与新农合决策的权利必然是不充分的。全县约有 28 万名农民，分散在各个村落，根本不可能直接参与新农合的决策。农民对新农合的参与主要体现在县合管委定期对县人大的情况汇报和县新农合监督委员会（以下简称"县合监会"）的监督等方面。县合监会一般是由 1 名县人大常委会副主任任主任，1 名县政协副主任任副主任，成员则包括 1 名县纪委副书记（兼任县监察局局长的县纪委副书记）、县审计局局长、县人大教科文卫工作委员会主任和县政协教科文卫工作委员会主任。在这个过程中，实事求是地说，县人大和县合监会的监督能力是十分有限的——最多只能进行形式监督或事后问责，难以提前发现问题，更难以反馈广大农民的意见和诉求。

笔者认为，正是由于农民参与权利的严重缺失，导致了新农合制度未能真正体现农民的实际需要，也即导致制度脱离实际，这是新农合制度遭遇困境的根本原因。新农合制度首先要确保农民的参与权利，才能真正做到以农民为本位；而只有以农民为本位，才有可能真正解决农民面临的医疗问题。正如杨团（2004）所言："不把以消费者——农民为本的机制建立起来，往农村投多少钱都不顶用。"新农合制度以预防为主的关键是要从制度上保障农民的核心地位，而在低水平和广覆盖的客观约束下，以农民为本位的新农合制度必然具有以预防为主的取向，因为只有预防才能在真正意义上约束医疗费用的增长。以治疗尤其是大病治疗为取向的制度，最终只会不断地推动医药费用的非理性增长。

五　本章小结

本章的核心问题是：为什么国家自 21 世纪以来开始实施的、以新农合为最主要的制度载体和制度平台向广大农村地区投入的大量公共财政资金

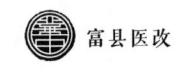

并没有非常有效地实现解决农民"因病致贫"或"因病返贫"问题的制度目标？这个问题主要来源于笔者在富县开展实地调研时经常听到或感受到的农民的一种情绪。为什么富县农民抱怨新农合制度根本没有减轻甚至在某种程度上加重了他们的疾病负担？他们的这种抱怨和不满的情绪到底是不是事实？

笔者对收集到的官方权威数据进行分析后发现，农民的这种抱怨和不满有着非常扎实的依据：当地农民个人自付住院费用占其人均纯收入的比重自2006年以后便基本保持在一个稳定的阈值范围之内。然而，根据学术界的普遍共识，这个阈值仍处于容易使农民陷入"因病致贫"或"因病返贫"的高风险范围之内。与此形成鲜明对比的是，自2006年以来，新农合的筹资水平——不管是农民个人缴费的部分，还是政府财政补助的部分——已经历了一个突飞猛进的急剧增长过程。也就是说，新农合筹资量的剧增并没有进一步减轻农民的医疗负担，充其量只是让农民的医疗负担保持在相对稳定的支出水平。然而，这个支出水平也并不足以让农民免除"因病致贫"或"因病返贫"之虞。而且，这种稳定也是建立在财政和个人投入都快速增加的基础之上。显然，在农民和国家财政都投入了大量资金的情况下，这种仅仅在量上有所改善而并未从质的层面改善农民状况的结果，怎么可能让农民感到满意呢？

在解释上述现象时，笔者从理论和实证两个层面进行了分析。在理论分析部分，笔者基于学术界既有的研究成果，主要从新农合制度的定位与农村经济社会特征和疾病治疗基本规律之间的关系的角度理解和分析上述问题。笔者认为，新农合制度以大病统筹作为基本的制度定位和将新农合视为社会医疗保险的倾向，不仅违背了农村经济社会发展的客观实际，而且不符合疾病治疗的基本规律。在接下来以富县为对象的实证分析部分，笔者用大量的材料证实了这一观点。

本章主要是从制度与结构的关系视角进行的分析。笔者认为，把新农合制度列入社会医疗保险制度的基本范畴明显脱离了农村实际。一方面，受制于我国农村经济水平的低下，新农合筹资的水平不可能很高，这就决定了新农合应对大病风险的能力必然是极其有限的；另一方面，疾病本身有一个从小到大的演变过程，因此在卫生资源相对稀缺的条件下，解决大

病风险的主要思路应该是积极主动地开展疾病的预防工作，从而降低大病的发生率，而不是消极地等待大病风险出现以后提供医疗保险服务。由于医疗保险天然地忽视预防的重要作用，必然导致疾病越治越多；而当大病风险难以控制时，医保系统便难以对医疗系统形成有效的约束，导致医疗费用快速增长。由于城乡居民的承担能力有限，因此只能将越来越多的公共财政资金投入这一领域，而这显然脱离了我国的基本国情，反过来影响了新农合制度的可持续性。

最后，笔者提出，在"低水平"和"广覆盖"的基本特征或基本要求在短期内根本不可能得到彻底改变的情况下，新农合制度应该坚持"预防为主"的基本定位和目标。新农合制度与社会医疗保险制度虽然存在交叉，但并不是同一种事物。"合作医疗"这个概念具有非常大的弹性，因此，它也具有非常广泛的适应性——既可以是农民在医疗服务供给方面进行的合作（也即创办医疗卫生机构、聘请专业技术人员等），也可以是农民在医疗卫生费用方面进行的合作（也即遵循大数定律的保险），还可以是上述两种类型的兼顾和结合。由于医疗卫生机构及医务人员是首要的需求，医疗卫生服务供给方面的合作应该优先于医疗卫生费用方面的合作——这种情况在市场不及之地的中西部农村尤为明显。

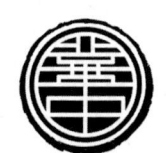

第六章

总结：医改中的现代与传统

医改是一道世界级的难题。为了解决这个难题，改革开放以来，我国进行了两轮医疗卫生体制和运行机制的改革实践。前一轮医改以"放权让利"为指导思想，通过将医疗卫生事业推向市场即"市场化"（葛延风等，2005），以降低政府的公共财政支出压力即"甩包袱"（王绍光，2003）；新一轮医改则以"政府主导"为指导思想，通过增加政府对医疗卫生领域的财政投入降低农民的医疗卫生负担。然而，自 21 世纪以来，尽管各级政府投入了大量的公共财政资金用于推进新医改的进程，但并没有实现预期的政策目标，甚至出现了很多意外的结果——"很多改革总会有一部分满意，唯有医改做到让所有人不满意：医生不满意，患者不满意，政府也不满意"（代涛，2016）。

新医改实践为什么没有实现其预期的政策目标呢？这构成了一个令人疑惑且担忧的问题。更让人担忧的是，随着国家经济发展进入"新常态"，各级政府是否还有意愿以及是否还有能力像 2009 年以来的那样在短时间内对医疗卫生事业进行大规模的公共财政投入呢？对于这个问题，财政部社会保障司副司长宋其超（2017）近期已经公开表示：新医改亟须"以投入换机制，切实提高政策及资金效能……2008～2015 年，我国卫生总费用从 14535 亿元上涨到 40975 亿元，年均增幅达 16%。当前及今后一段时期，在经济下行压力较大、GDP 增速放缓的情况下，卫生总费用不能再继续维持前几年的高速增长，否则将导致医疗卫生制度不可持续"。那么，具体又将如何做（改革）呢？

为了回答以上两个问题，笔者在既有的农村社会调查的基础之上，结合学术界和政策部门的既有研究成果，对富县农村现代医疗卫生事业的发展历程，尤其是 21 世纪以来的新医改实践历程进行了详细的考察和研究。在前面的几个章节里，笔者主要从"纵向"的时间维度和"横向"的制度维度两个层面进行了分析。

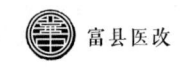

一方面，本书第二、第三章和作为一个整体的第四、第五章构成了一个纵向的序列，它们呈现了富县现代医疗卫生事业的历史变迁过程。第二章主要介绍了富县现代卫生事业的开端：集体时代的经验和成绩；第三章主要介绍了在改革开放后的前20年里，以放权让利、市场主导为主要内容的医改实践及其问题；第四、第五章在此序列中是一个整体，它们从不同层面展示了21世纪以来的新医改实践所取得的成就及其困境。在这样一个纵向的时间序列里，我们不仅能够看到国家/政府、市场、社会/集体和个人在不同时期所起到的不同作用，而且，如果将这三个时期进行比较，还能为把握医疗卫生领域的基本规律提供重要启示，进而为改革和完善我国目前正在推进的新医改提供更有价值的指导。

在纵向的维度里，我们看到了农村卫生公共事务所经历的治理转型。总的来说，富县卫生公共事务的治理先后经历了行政主导与群众路线相结合、市场主导、政府主导与市场机制相结合三种类型的治理模式。具体而言，在集体时代，农村卫生公共事务的治理主要依靠政府行政力量的全面主导，并通过群众路线的政治传统和人民公社的组织体制动员广大农民积极参与。而在改革开放后的前20年里，由于国家自上而下的行政管理体制和农村内部的经济社会结构都发生了巨大的变化，传承自集体时代的农村卫生公共事务的治理模式已经难以持续下去。随着国家（政府）的逐渐退出和农村社会（集体）的日益原子化，农村卫生公共事务的治理主要依靠市场力量，市场直接与农民对接。自21世纪以来，农村卫生公共事务则主要采取了政府主导与市场机制相结合的新治理模式。显然，新医改实践中所遭遇到的困境，与这样一种新的治理模式之间存在着非常紧密的关系。

另一方面，由于农村医疗卫生人才制度和新型农村合作医疗制度构成了新医改最为重要的两项制度，因此，针对这两项制度，笔者用平行的两个章节即第四、第五章分别进行展示。它们构成了本书最具现实针对性的研究内容。对于新医改遭遇到的现实困境及其破解之道，笔者并非笼统地进行研究和探讨，而是将其中最为重要的两项制度分解开来进行剖析，分别揭示其中的机制和逻辑，然后再回到整体层面。之所以如此，是因为从总体上看，这两个章节的问题意识是一样的。具体来说，这两个章节都致力于回答以下三个具有共性的问题：第一，新医改在农村中的系列政策在

什么层面没有实现预期的目标？第二，政策未能实现预期目标的原因是什么？第三，如何改进或完善这一政策？显然，这种基于中间层次的研究不仅能够避免研究过于宏观和抽象而陷入"空洞化"，也能够防止研究过于微观和具体而陷入"琐碎化"。因此，它体现了默顿（1990）所倡导的中层理论视角。

通过对上述两项制度分别进行研究，笔者发现，在政府主导和市场机制相结合的治理模式下，不管是农村医疗卫生人才制度，还是新型农村合作医疗制度，都出现了政策结果与目标相偏离的现象或问题；而有些政策甚至在执行过程中就出现了较大的偏差，使政策实践的结果程度较大地偏离了政策目标。在分别分析了上述两项制度/政策出现偏差的具体原因的基础之上，笔者提出，制度缺陷是造成新医改实践遭遇困境的主要根源。其中，社会机制难以在现有的治理模式中彰显是关键原因。

社会机制之所以必须在新的农村卫生公共事务治理模式中占据重要地位，主要原因是医疗卫生事业的特殊性和农村社会的特殊性，即是由这两个"特殊性"决定的。其中，医疗卫生事业的特殊性要求作为医疗卫生服务需求方的农民必须积极地参与医疗卫生服务，唯有如此，才有可能真正解决他们自己的医疗问题——在目前我国的疾病谱已转变成慢性病为主的现实背景下更是如此；而农村社会的特殊性要求在国家自上而下的政策与农民自下而上的需求偏好之间建立一个互动的平台，否则，不论是行政机制还是市场机制，都将因为难以承受与小而散且不断流动的农民打交道的交易费用而陷入失灵状态。

笔者认为，在政府主导的宏观背景下，构建一个兼顾政府、市场和社会（农民）三大主体，行政机制、市场机制和社会机制有效结合的新型治理模式，是推进农村卫生事业发展的关键。目前，相比于行政机制和市场机制，社会机制严重薄弱，这是导致新医改实践遭遇困境的关键原因。正是由于行政机制和市场机制的越位挤占了原本应该由社会机制发挥作用的领地，不仅造成了政府失灵的问题，而且出现了市场失灵的问题，最终导致多方面都不满意。笔者认为，以农民为本位、发挥农民的主体作用，是体现社会机制的核心内容。因此，在具体的新医改制度设计方面，应更多体现和利用社会机制。接下来，笔者将在前几章的基础上，就研究范式和

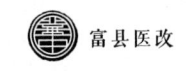

基本观点做一个尝试性的提升和总结。

一 从"政府－市场"到"国家－社会"：
卫生政策研究范式转换

（一）"政府－市场"范式及其局限

一直以来，在关于我国农村医疗卫生公共政策即新医改的学术探讨中，"政府－市场"范式始终占据着主流地位。客观来说，这样一种状况至今仍未彻底的改变。更重要的是，在"政府－市场"的分析框架下形成的学术主张，从不同的方面、在不同程度上影响到了我国医疗卫生事业建设和发展的目标、方向、道路等方面的制度/政策选择。毫无疑问，"政府－市场"的研究范式确实具有很强的解释力和启发性，它能够帮助我们更好地认识和把握医疗卫生领域的规律。在这一范式的基础上，学术界形成了"政府主导"与"市场主导"两种针锋相对的学术主张，并形成了相应的"政府主导派"和"市场主导派"。

（1）"政府－市场"范式的四种类型

在"政府－市场"范式之下，主要形成了以下四种主张：市场主导、政府主导、"政府－市场"的利弊权衡和"政府－市场"的分工合作。

一是"市场主导"的医疗卫生体制观点。

张自宽（2006）曾归纳了市场主导派的三个最主要的观点：一是"把市场作为优惠配置资源的主要手段，实行医疗机构自由发展的策略"；二是"按照市场经济规律转换医院经营机制，使医疗服务工作在市场之中运行和发展"；三是"遵循价值规律，建立由市场决定的医疗价格体系"。具体而言，"医疗机构要实行自由发展，医疗业务也实行自由经营，医疗价格要实行自由定价。归结为一句话，就是要把医疗机构推向市场，通过自由竞争，求得生存和发展，以此来提高医疗服务质量和效率"。总之，市场机制是实现医疗卫生公共资源治理的最主要方式。

其中，顾昕等（2006）提出了"有管理的市场化"思路，即认为政府在医疗卫生事业中的职责应主要表现在以下方面：一是充当保险者，建立

全民医保体系；二是充当购买者（医保机构），以公共契约（而非行政手段）约束医疗服务费用的上涨；三是充当规划者或资源配置者，抓大放小，将政府有限的资源主要用于初级医疗卫生机构，建立健全初级医疗卫生服务体系；四是充当监管者，抑制可能出现的市场失灵，完善医疗卫生服务市场（而不是替代市场）。

一般来说，医疗卫生领域可以分为医疗卫生服务供给（医疗卫生机构）、医疗卫生筹资（医疗保障制度）、医药市场流通供应（医药制度）、公共卫生服务供给四个方面的内容。前面已经提到，从服务或产品的基本产权属性来看，除公共卫生服务属于较纯粹的公共产品外，其他三类（即医疗、医保、医药）应该属具有竞争性和排他性的私人产品。因此，按照市场主导的医改思维，这三个领域的资源理应主要由市场进行配置。但是，为了实现"全民医保"进而对医疗卫生机构进行约束，医保方面应当由政府主导。

首先，由于医疗卫生服务是一种私人产品，因此医疗卫生服务应该采用市场的方式进行供给。医疗卫生机构市场主导的改革大体包括两方面的内容：一是对存量的医疗卫生机构进行市场化改革。这方面的改革既包括在医疗卫生机构内部引入竞争机制，拉开医疗卫生服务人员的收入差距等微观层面，也包括对医疗卫生机构进行产权制度改革（主流观点是私有化）等宏观层面。二是通过放开政府的行政管制和降低准入门槛，引入私立医疗卫生机构，打破公立（含集体创办）医疗卫生机构垄断的局面。此外，在医疗卫生人才方面，应该放开对医疗卫生人力市场的管制，促进医疗卫生服务人员在人才市场上自由流动。医疗卫生服务机构市场化改革的核心是让政府从直接创办医疗卫生机构的角色中退出来。将政府与医疗卫生机构的体制内的行政组织关系变成体制外的市场契约关系。政府对医疗卫生机构的财政投入应该主要采取"政府购买服务"的方式，而不是直接介入医疗卫生机构的内部。医疗卫生服务人员和医疗卫生机构均是独立的市场主体，基于理性原则行动。

其次，在医保改革方面，除了少数持有市场原教旨主义立场的学者坚持认为"政府只负责为弱势群体（尤其是老人和穷人）提供公立医疗保险，而其他民众则可以通过自行参加商业性医疗保险来解决其医疗保障问题"

外，市场主导的医改观点也认为政府应承担更多的责任。他们特别强调通过由政府推进和健全"全民医疗保险"的方式实现医疗卫生的公益性。顾昕（2013）认为，老百姓"看病贵"的主要原因在于他们的医疗卫生费用主要由个人承担。通过建立医保机构，让医疗卫生费用主要由医保机构承担，那么老百姓看病贵的问题自然就解决了。与个人不同的是，由于医保机构具有"集团性购买力"，能够有效克服医疗卫生市场中普遍存在的供方诱导过度消费问题，因此，"全民医保是社会公益性的保障"。由于自愿的市场化医保不可能实现全民覆盖，故而，"全民医保的实现离不开政府主导"，即建立一个覆盖全民的医疗保障体系（而不是覆盖全民的医疗服务体系），对医疗卫生服务的需求方（患者）提供财政上的支持。在实现全民医保的基础上，顾昕（2013）认为，进行医保付费方式改革是约束和控制医疗卫生服务提供方的行为，确保医保制度可持续发展。

医保是体现医疗卫生社会公益性的重要领域，因此市场化医改思路将公立医疗保险（即社会医疗保险）作为医保体系的主干，同时提出应辅以商业性医保和医疗救助制度。余晖（2014）甚至提出："只要有健全的体制和政府监督，公立机构和私立机构都可以实现社会公益目标。公立机构并不比私立机构具有必然的优越性，包括公益优越性和效率优越性。特别是当公立机构无力（财政预算有限）或者无意（居于垄断地位）提供充分满足需要的医疗服务供应时，限制私立机构的发展是违背公益目标的。"显然，医保服务在适当的情况下也可以市场化。

再次，在药品改革方面，主张市场主导医改的一方认为，当前社会反应强烈的药价虚高问题，原因并非我国医药产业和医疗服务的市场化，而是源于政府的一系列行政管制和公立医疗机构对医疗卫生服务的垄断。其中，行政管制既包括新医改以来实行的基本药物统购统销制度，也包括新医改前就存在的药品加成管制制度。余晖（2014）认为，应该由药品销售机构（包括公立医院）自由采购、自主定价，"让市场机制在药品市场上正常地发挥作用"。与此同时，政府还应该"取消医疗行业的行政定价，实现医疗服务市场定价"，"消除公立医疗机构对药品零售的垄断"，并"改革医保付费制度，激励医疗机构降低医药费用"。

最后，在基本公共卫生服务方面，市场主导的医改观点认为，由于基

本公共卫生服务属于纯粹的公共产品，公共卫生服务项目的筹资应由政府负责。但这并不意味着基本公共卫生服务项目也必须由政府直接提供。为了提高公共卫生服务资金的使用效率，政府可以采取在市场上向卫生机构购买服务的方式提供服务。

二是"政府主导"的医疗卫生体制观点。

与市场主导派不同的是，政府主导派更多地强调政府的行政机制在医疗卫生事业中的作用。在李玲（2010）看来，医疗卫生产品具有公共产品属性，不能当作纯粹的私人产品。因此，我国的医疗卫生制度应遵循公共产品的供给规律，归根结底就是要发挥政府的主导作用，避免因医疗卫生领域普遍存在的信息高度不对称性导致的市场失灵等问题。当然，她实际上并不拒绝市场机制在医疗卫生领域发挥一定作用，并认为完善的市场机制可以作为政府主导的卫生体制非常有效的补充，使医疗卫生行业的微观效率进一步提高。因此，李玲（2006）提出，"我国应该采取政府主导加上市场补充的体制"。市场补充的含义就是政府应该充分"利用市场管理机制"，避免回到计划经济时代那种大包大揽的体制。这一点在钟东波（2008）的论述中也有体现。他认为，"在市场经济条件下，公立医院是政府为弥补市场缺陷而干预市场，实现特定社会政策目标而建立的一种公共服务机构"，其经济学实质就是"政府作为所有者，从要素市场购买生产要素直接提供产品或服务"。因此，与市场主导派主张革新公立医院管理体制，实现法人化乃至私有化不同，政府主导派主张完善公立医院的运行机制，提出了"破除逐利机制是公立医院改革的关键"的主张（钟东波，2015）。

表面上看，市场主导派与政府主导派的主张针锋相对，但实际上，它们同属于"政府－市场"的范式。在这一范式的指引下，当宏观医疗卫生体制由"市场主导"时，如1980～2000年，政府主导派往往站在批判的角度，指责"市场化"是医疗卫生事业遭遇困境的主要原因，市场主导派则对此予以否认；而当宏观体制背景变为"政府主导"时，如新医改，市场主导派则站在了批判的立场，指责行政化是导致医疗卫生事业陷入困境的主要原因，政府主导派对此也予以否认。那么，到底哪方观点更符合实际呢？显然，这个问题已经超出了"政府－市场"范式的适用范围。在很多情况下，两种观点都有一定道理。正是这个原因，"政府－市场"范式也逐

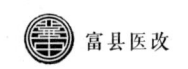

渐形成了一些派生性的综合观点。

三是"政府–市场"利弊权衡的医疗卫生体制观点。

基于"两害相权取其轻"原则，汪丁丁（2005b）提出了他的医改主张。从整体上看，医疗卫生领域具有高度的信息不对称性。这种特征主要来源于卫生服务领域"知识的专门化"和卫生服务人员"培训时间的漫长"。现代社会是一个高度分工的社会体系，知识高度分离，因此需要通过培训的方式掌握相关领域的知识。但由于培训往往存在差异性，不同的人具有非常不同的信息函数。人与人在信息函数上的差别就构成了"信息不对称"。所谓专家就是在特定领域掌握了比普通人更加科学和准确的信息函数的人。专家与普通人之间具有信息不对称性。医疗与教育领域普遍被认为是典型的信息不对称领域。

阿克洛夫（2010）对美国二手车市场的分析发现，在非对称信息条件下（即对于二手车的质量，买卖双方存在信息不对称），市场机制将对产品质量进行逆向选择，即质量较高的二手车将会陆续退出市场，最终造成市场交易的受阻及崩溃。斯蒂格利茨等对美国保险市场的分析也发现，不完备信息的存在（即对于健康风险，保险公司与消费者之间存在信息不对称）有可能出现逆向选择。因此，"在不完备信息中的市场难以出现极高的经济效率"。毋庸置疑，在市场条件下，医疗卫生领域的信息不对称特征必然导致逆向选择和道德风险，从而出现市场崩溃或市场失灵。汪丁丁（2005b）提出，西方社会解决这一问题主要有五种途径：科普、保险市场的细分、同行相互监督、行业协会、第三方监督。但对于中国社会来说，上述途径往往会受到这样那样的影响，从而造成有效性的不足；民众应对这种局面的实际经验主要有三种：一是"打听医生的可靠性"，二是了解医院的名声，三是"久病成良医"，其共同点均是降低信息不对称。

汪丁丁（2005b）认为，"从经济学角度看，医患关系可以视为一组合约"。监督合约的一般方式主要有三种：一是道德自律，二是利益双方互有所求、互相制衡，三是第三方监督。现实社会一般都是"这三种监督方式的某种混合物"，并且，假如其中一种方式完全失灵的话，那么其他两种方式也将面临失效的危险。由于我国卫生制度的内在原因，上述"三种监督方式没有混合到适合中国本土医院的情况……一方面市场失灵了，另一方

面，面对三种监督方式，政府也失灵了，这就表现为监督费用太高……我们现代医疗服务和教育这两个领域的失败，失败就是失败在价格不对，定价机制完全不对。"行政管制不仅严重扭曲了市场定价，而且导致医院的管理者集中心思钻营权力，忘记了其改进管理方式以获得更多的消费者剩余和生产者剩余的应然职责，最终造成医疗服务的供给不足。

汪丁丁（2005b）指出，信息不对称和市场失灵是政府干预的理由，政府干预能够提高公平性；但在我国，不仅市场价格被严重扭曲，卫生服务的供给也极不平等，从而出现了政府机制和市场机制同时失灵的局面；因此，还"不如不用政府机制或市场机制"。因此，他提出，引入政府机制解决市场失灵问题的前提是"政府不失灵"。政府失灵是远比市场失灵危害更大的制度失灵，因此按照"两害相权取其轻"的原则，理性社会应避免更危险的制度："医生收入的市场化以及与其互为前提的医院微观机制整体改革，是医疗改革当前急务。"（汪丁丁，2005b）

显然，与产权经济学从医疗卫生服务的微观产权性质的出发点不同，经济社会学是从医疗卫生行业中服务供需双方的社会关系性质出发的。这一理论认为，医患之间的社会关系存在明显的信息不对称特征，很容易导致市场崩溃或者市场失灵，因此需要政府行政力量的积极介入。然而，汪丁丁却另辟蹊径地指出，由于我国医院体制对医院管理者激励的扭曲，导致政府机制在我国的医疗卫生领域存在着比市场失灵更为严重的制度失灵。汪丁丁认为市场机制和政府机制是医疗卫生领域仅有的两种机制，因此，应该选择危害性较小的市场机制。

四是"政府－市场"分工合作的医疗卫生体制观点。

蔡江南等（2007）提出我国医疗卫生应采取"政府－市场合作模式"，认为"医疗卫生的组织方式和筹资方式，是构成一个医疗卫生体制的两个基础支柱，两者分别从供求两方面制约着体制的运行和功能"。改革开放前，我国医疗卫生体制的基本特点是政府同时主导了医疗卫生的组织（生产）和筹资两大环节；改革开放后，政府在组织和筹资方面同时采取大步撤退的办法，走向了另一个极端，最终出现了二元化的混合体制和一元化的经济利益共同体：一方面，公立医疗卫生机构一家独大，又因政府财政投入占比大幅度减少，成为实质性的自负盈亏、面向市场的创收经济实体，

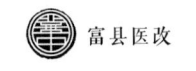

从而形成了二元化的混合体制；另一方面，我国的医疗卫生机构通常融医生、医院、药品和检查于一体，是一个高度一元化的经济利益共同体，具有非常强大的行动能力。这两大因素给处于弱势方的病人带来了极为不利的影响，造成了看病难、看病贵的问题。

近年来，世界各国的医疗卫生体制改革出现了试图结合本国实际将政府机制和市场机制有机结合起来的大趋势，这反映了医疗卫生事业发展的共同规律。市场机制和政府机制各有其优势，"以政府和集中计划为导向的体制，便于实现社会公平和宏观效率，而以竞争市场为导向的体制，便于实现生产的微观效率和增进消费者的满意度……由于医疗卫生的生产和资金的筹集通常是两个相对独立的过程，因此这两个过程可以具有各自不同的属性……政府－市场分工合作的模式是将医疗卫生体制的两个基本支柱区别对待，即在筹资结构上突出公共性原则，而在医疗卫生机构的组织结构上强调竞争性原则"（蔡江南等，2007）。

具体来说，在医疗卫生筹资方面，主要应实施以下三种类型的医疗保险计划："一是完全由政府财政支持的医疗救助计划；二是政府领导和参与、从社会集中的社会医疗保险计划；三是个人和团体支付的私人医疗保险计划。"（蔡江南等，2007）其中，覆盖全民的社会医疗保险计划是重点，政府以立法的方式强制公民参保，通过立法和政策支持建立非营利性的医保管理机构。

而在医疗卫生组织方面，主要应形成三种所有制类型的医疗卫生机构，分别是：政府主办的公共机构、社会主办的非营利性机构和私人主办的营利性机构。由于政府财政应从主要支持医疗卫生服务的供给方转向主要支持医疗卫生服务的需求方，且政府在医疗卫生组织方面的职能也应该从直接提供医疗卫生服务向监管医疗卫生市场转型，因此，政府主办的医疗卫生机构应该仅限于单纯依靠市场收费不足以维持运转但其职能又具有社会必要性的领域，如公共卫生机构、传染病医院、精神病医院和医疗卫生基础科研机构等。因此，蔡江南等（2007）提出，应"通过管办脱钩来改变医疗机构的治理结构，使它们拥有更大的独立自主经营权"，最终"使其成为名副其实的非营利性和社会拥有的医疗卫生机构"。

与此同时，蔡江南等（2007）还提出，"应当改变目前医院、医生、药

品和化验检查在经济利益上四位一体的状况，其中最关键的是医药分家"。首先是将医务人员的劳务报酬进行独立经济核算，使其在账面上与药品费、住院费和化验检查费脱钩。其次是将药费收入降低与医务人员的劳务补偿增长挂钩，允许其提高服务收费以弥补降低药费带来的损失。最后是在条件具备的情况下，使医药各自成为独立的经济实体。此外，还可以建立独立的化验检查中心，等等。

（2）"政府－市场"研究范式的局限

以上简要梳理了"政府－市场"研究范式之下所形成的四种主要的学术主张。其中，强调政府机制与市场机制的作用显然构成了这些主张的两个基本点。不过，也正是在这两个基本主张及其相应派别的不断争论之下，"政府－市场"似乎变成了一个无所不能的研究范式，导致这一范式止步不前，进而导致人们对于这一经典研究范式的不满和反思。比如，在解释20世纪90年代反映强烈的农民"看病难、看病贵"问题时，"政府－市场"研究范式中的两大派别进行了激烈的争论。其中一派将原因归结为市场化过度（即过度市场化论），另一派则认为是市场化不够（即伪市场化或市场化不够论）。

一方面，一些研究者明确提出，造成民众看病难、看病贵的关键原因是"市场机制"全面主导了我国的医疗卫生事业。王绍光（2003）指出，中国公共卫生领域的形势之所以出现如此恶化的局面，"更主要的原因恐怕与我们改革总体思路中隐隐约约存在的两种迷信有关"。一种是对经济增长的迷信，忽视了社会建设；另一种是对市场的迷信，忽视了政府作用。"九十年代以后，建立市场经济被确立为改革的目标，医疗卫生事业也逐步被推向市场"，最终使"中国的医疗卫生领域恐怕是世界上最市场化的之一"。葛延风（2005）领衔的研究团队也曾经明确指出：自改革开放以来，"我国医疗卫生体制变革的基本走向是商业化、市场化"，出现了非常严重的问题，"主要表现为医疗服务的公平性下降和卫生投入的宏观效率低下"，其根本原因"在于商业化、市场化的走向违背了医疗卫生事业发展的基本规律"。李玲（2005）认为，改革开放以来中国高速的经济增长并没有带来健康水平的提高，而且在卫生投入增加的基础上，医疗卫生的绩效反而是下降的；出现这种结果的"主要原因是政府失职和市场失灵。政府在改革的

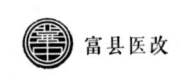

过程中对医疗卫生事业的发展没有明确的方向和目标，盲目地将医疗卫生推向市场"。王虎峰（2012）认为，改革开放30多年以来，我国经济领域和社会领域的发展很不平衡。经济发展比较快，而社会发展比较滞后，"一条腿长、一条腿短"，导致社会领域出了很多问题。医改属于社会领域改革，社会领域的核心价值是要实现公平和正义，而非交换，因此医改"要慎服经济学那剂药"。

另一方面，学术界也有一些学者认为，造成老百姓看病难、看病贵问题的主要原因并非市场化"过度"，而是市场化还不够彻底，没有能够真正发挥市场机制的作用。周其仁（2008）认为，"看病贵"说明医疗卫生需求高涨，而"看病难"则意味着医疗卫生资源动员能力低下。在市场化的条件下，这两个现象是不应该同时存在的。而在我国，看病贵与看病难的现象同时存在，这就意味着我国的医疗卫生体制在需求高涨的情况下并未具备与之相匹配的资源动员能力。因此，他认为，政府"包而不办"才是导致看病难、看病贵并存的根本原因。市场化医改"根本还是一个'半拉子工程'，看起来'好像市场化过了头'，其实除了个别地区和个别环节，深层次的全面改革还没有开张"。蔡江南等（2007）和陈钊等（2008）认为，我国医改仅实现了筹资的市场化，医疗服务价格的市场化则严重滞后，因此，这是一种非常片面的市场化。医疗服务价格形成机制的市场化改革滞后导致看病难、看病贵同时凸显。刘国恩认为，"我国医疗市场竞争不足、不公平、不充分更应该是导致看病难、看病贵的主因"（汪洋，2006）。

显然，上述两种观点都有一定的道理，它们都在一定程度上解释了民众反映强烈的看病难、看病贵问题。这体现了"政府–市场"范式的解释能力。然而，如果要问哪种观点更加符合实际的话，不难发现，根本没有客观的评价标准。事实上，这个争论也确实以不了了之而告终。结果，国家启动新医改进程时，主要表现为政府增加财政投入，进而在上述两种主张中求得一个平衡。从卫生总费用来看，改革开放以后，随着各级政府财政在医疗卫生领域的相对萎缩，全社会总的卫生费用并没有出现下降的趋势。这就意味着医疗卫生费用更多地向看病就诊的个人身上转移，从而出现了看病难、看病贵问题。

新医改在具体实践中出现新的问题和困境后，这种在政府与市场的二

元分析框架中进行类似的纠缠仍然占据了主流。政府主导派认为新医改中市场机制的不良影响仍然存在，市场主导派则指责医疗卫生领域出现了过度行政化的倾向。

一方面，江宇（2015）在一篇文章中明确表示：新医改存在发生"颠覆性错误"的危险，其主要表现为：医疗卫生的市场化、商业化、私有化趋势逐渐取代了公益性、公平性和人人享有基本医疗卫生服务的方向。李玲（2016）认为，新医改遭遇困境的关键原因是医疗卫生机构的市场化运行机制并未改变，这说明"我国公立医院改革还没有真正破题"。作为医改的核心，公立医院改革的方向应该是回归公益性，强化政府对医疗卫生的综合治理（李玲、江宇，2009）。然而，目前"公立医院的体制机制没有根本改变，就像一部还在创收逐利的发动机，政府财政投入就是在不断给它加油，让它转得越来越快，但只要还没有挂上'前进挡'，它就只能在原地轰鸣并且消耗更多的资源"（李玲，2016）。也就是说，"尽管政府财政投入大幅度上升，但是医院的运行机制却没有变化，仍然需要靠创收来维持运转。在这种运行机制下，大量的财政投入非但不能降低老百姓的就医负担，反而在一定程度上刺激了医疗费用的上涨；医保使大量就医需求得以释放，迅速打破了医疗服务的供需平衡，而医疗机构购置了大型设备，就要给患者做相应的检查，从而'创造'出更多的医疗需求。因此，旧的运行机制不改变，公立医院以建大楼、买设备等形式迅速扩张，只会使其创收的动机和能力更强，长期债务也在快速上升。这就是为什么政府投入大量的财政后，老百姓个人自付的医疗费用仍在快速上升的原因"（李玲，2016）。

另一方面，杜创、朱恒鹏（2016）却认为，21世纪以来的医疗卫生制度改革和政策实践在"如何更好发挥政府作用"方面出现了"局部回归计划体制"的倾向或转向，也即通过财政的大规模投入，"建立政府主导的社区卫生服务体系，并重建回归计划体制的补偿机制和运行机制"。然而，令人遗憾的是，这一系列的改革措施"不但没有扭转病人集中到大医院的趋势，大医院所占市场份额反而进一步上升，分级诊疗、社区首诊、双向转诊机制不但未能建立起来，局势反而进一步恶化"。由此可见，"基层医疗卫生改革出现诸多问题，尤其是分级诊疗体系未形成，根本原因在于行政等级化的医疗卫生体系已经不适应当前环境"。

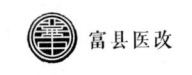

客观来说，以上两种观点都有一定道理，都能在现实中找到相应证据作为支撑。其中，前一种观点主要强调了市场机制的失灵和不足，后一种观点则主要强调了政府行政机制的局限性。然而，实际上，在很多情况下，这两种机制的局限性同时存在。因此，"政府－市场"的研究范式似乎已经成为一个"万金油"一样的解释框架，而这种状况反过来削弱了这一经典研究范式的学术价值和实践意义。人们已经不再满足于这种"水多了就加面，面多了就加水"的模棱两可的分析方法和研究结论，而且，新医改的具体实践也亟须超越这一经典研究范式去解决其所遭遇到的现实困境。

（二）"国家－社会"范式及其主张

（1）发现和引入"社会"：社会学的观点

与"政府－市场"范式不同，本书主要是从"国家－社会"范式出发，对新医改在农村的具体实践过程中所遭遇的困境进行分析和解释。严格来说，这两个研究范式之间并不存在孰优孰劣的关系；并且，在通常情况下，这两个范式往往被同时使用。比如，在"政府－市场"的范式之下，有不少坚持市场主导的学者主张应该建设"小政府－大社会"（于光远，1997）。当然，这些经济学家认为，这个"大社会"的基本运行机制应该是市场机制，而不是政府的行政机制（厉以宁，1993）。从这个意义上说，"政府－市场"范式是"国家－社会"范式的一个更加具体的表述。不过，社会学家显然不会同意经济学家的观点，因为市场与社会之间存在着非常复杂的关系。他们认为，在行政机制和市场机制之外，社会机制也是整个社会得以顺利运行的一个非常重要的机制，是既非行政化又非市场化的第三条道路（杨团，2006）。值得一提的是，也正是通过对社会机制的研究和强调，才奠定了社会学作为一门独立的社会科学学科的地位，不至于沦落为经济学等其他社会科学学科的附庸。

众所周知，"传统－现代"的二元划分是社会学研究的一个非常重要的认识论前提。在这个认识论前提的指引下，人类社会被分成了"传统社会"和"现代社会"两种具有本质差异的社会类型。其中，"现代性"即是这种本质属性的核心内容，它也是传统社会与现代社会的主要划分依据。按照这样一个基本假设，传统社会没有现代性，而现代社会则是一个充斥着现

代性的社会。在社会学看来，通常意义上的政府和市场，本质上都是指现代社会中的政府和市场。因此，行政机制和市场机制最为核心的特征即是"现代性"。以上是从静态角度描述的现代性，而从动态角度来看，现代性是一个不断扩散的过程，它诞生于城市并不断向农村扩散。在此背景下，会出现现代性因素与传统乡村社会之间的关系问题。

现代性向社会渗透的过程往往也是社会变迁和社会问题丛生的过程，而揭示这个过程背后的社会机制往往是社会学研究的重要使命。这一点在早期古典社会学大师们的著作中已得到充分体现。比如，涂尔干（2000）认为，社会分工的出现和不断深化并非如亚当·斯密所言是基于效率的原因，其关键原因乃是人口密度的不断增加以及在此基础之上社会密度的不断增加；而社会分工能够降低社会关系的紧张状况，从而促进社会的团结。从这个意义上说，效率仅仅是社会分工的一个功能或结果，而并非造成社会分工的原因。此后，涂尔干（1996）还特别研究了自杀现象背后所具有的社会（学）机制，并针对现代社会普遍出现的失范现象，从道德个人主义、职业团体和国家政体的总体面向上提出了重建社会和政治的方案（涂尔干，2006a，2006b；渠敬东，2014）。实际上，包括涂尔干、马克思、韦伯、齐美尔在内的古典社会学"四大家"的很多研究都可以放在"现代性"这一总的视野或者框架中进行理解和解读。

（2）市场的边界：市场并不产生社会秩序

在对市场与社会的复杂关系进行研究的学者中，最有启发性的当属卡尔·波兰尼。他指出，市场并不能够自然而然地产生社会秩序，它反而是导致现代社会陷入失序的一大根源。在《大转型》（波兰尼，2007，2013）一书中，他首先区分出了两种经济形式：传统经济和现代经济。在传统经济中，市场主要是指区域性的小型地方性市场，此时，市场"嵌入"在当地社会之中；在这样一种地方性市场范围内，人们之间的经济行为受到了特定的地方性社会因素的规制和激励。显然，此时的市场和社会都是非常具体的实体。而在现代性不断渗透社会的过程中，市场逐渐从社会中"脱嵌"，市场规则也一度成为维系社会整体运行秩序的主导规则。此时，市场已经是一个超越了地方性社会规则的抽象市场，其扩张的本性促使它将包括土地、人和道德等在内一切非商品也纳入市场交易的范畴，从而衍生出

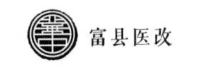
一系列的社会问题。在这样的背景下，国家和社会逐渐开始出现反抗市场机制过度扩张的社会保护运动，并最终通过市场机制与社会保护机制的有效平衡，确保了整个社会的基本秩序（王绍光，2012）。

波兰尼的贡献在于提出了市场机制在现代社会的边界问题，并主要从政治的层面强调了政府干预的重要性和必要性。在他看来，哈耶克意义上的"自发调节的市场"或"自律性市场"根本就是一个乌托邦，在现实中是不可能存在的。一方面，这种类型的市场在历史上就不曾存在过：传统时期，市场往往嵌入在地方性的社会之中，因此，市场机制无时无刻不受到传统社会机制的规制。另一方面，即使是在现代社会，这种类型的市场也不可能存在。这是因为，在一个社会从传统向现代转型的过程中，市场逐渐从传统社会中脱嵌，不断扩张的本性会促使市场越过其应有的边界，成为整个社会的主导性规则，也即将土地、人、货币等原本不能或不应商品化的东西也商品化了。结果，社会问题日益严峻，最终威胁到了社会的团结，从而引起政府的积极介入，导致社会保护运动的出现。因此，市场机制终将受到社会保护机制的规制（波兰尼，2013）。因此，在强调市场机制的作用时，务必注意到其局限性，也即要具有一定的边界意识。

（3）政府的边界：法令并不能够改变社会

在对政府与社会之间的复杂关系进行研究的学者当中，法国社会学家克罗齐埃是最具启发性的一个。尤其是在《法令不能改变社会》一书中，他对以科层组织（官僚）和技术精英（专家）为主要载体的现代行政机制的边界问题进行了非常精彩而又缜密的分析。克罗齐埃（1986）认为"任何社会都是一个复杂的体系"，因此，"我们永远也不可能按照自己的意愿，从根本上改变社会"（克罗齐埃，2008）。一直以来，"经常会有人怀着让人们获得解放的美好愿望，可实践的结果却是锻造出了束缚人的新型枷锁。一切有组织的人类行动，所有的集体的努力，所有的意识形态的动员，皆会产生种种所谓的'反常效应'，也就是说，会产生与参与者的意愿相悖的结果。我们不能将这些反常效应归咎于某种邪恶的势力——要么归咎于社会顶层的权势者，要么归咎于社会底层煽动闹事的家伙——而应视其为人们之间诸种相互依赖关系的必然产物"（克罗齐埃，2008）。克罗齐埃（1986）认为，有三个原因决定了法令不能改变社会，即法令的局限性、社会以及社

会变迁的特征。第一，"靠法令之所以不能改变社会，是因为会碰到巨大的有组织的，多少有些强制性的错综复杂的自主运动，个人正是通过这些运动表示了他们的自由"；第二，法令总是具体的，但社会既是具体的，又是抽象的；第三，法令的变革本身包括在社会变革的范畴之内，却只是其中的一部分，因此，它绝不可能从根本上改变整体。

需要注意的是，尽管法令并不能改变社会，但这并不意味着社会就不能或者不会发生改变。实际上，克罗齐埃（2008）并不否认社会变迁。他不仅为现代社会中的政府行为划出了一条清晰的边界，而且为理解和引导社会变迁提供了一个新的思路。他指出：一方面，"我们正生活在人际关系激增的状态之中"；另一方面，"我们应对复杂局面的制度手段能效低下，而且这种趋势正在日益加剧"。而正是这种局面导致了"我们正在经历一场危机，面对无法控制的系统的复杂性，我们感到惊慌失措"。面对这种社会"初始的变革"所引发的社会危机和压力，他认为，现代社会必然积极主动地进行干预或者创新，并称其为"后起的积极的变革"。克罗齐埃（2008）认为："变革并非出自意愿。我们之所以要进行变革，并不是因为我们拥有一种新的主张，而是因为我们不得不进行改变；如果我们要去寻找一种新的主张，那是因为没有任何其他选择的缘故……变革是为了生存。"

克罗齐埃（2008）认为，当权力高度集中在高层政治精英（官僚）和科技精英（专家）的手上时，精英集团的封闭性和垄断性不仅会导致其缺乏适应能力，而且会不利于社会进行积极的革新。贝克在《风险社会》（2004）一书中也表达过类似的观点："在工业社会的创新过程中，民主自决的可能性被制度的方式所削减。从一开始，技术－经济创新作为永久社会变迁的动力已经被排除了民主协商、监督和抵制的可能性。"也正是在这个过程中，"由于现代化被认为是'理性化'……一方面，工业社会只能被想象为一个民主政体；而另一方面，总是有这样的可能性：社会从缺乏知识的状态（这推动它变化）转变到其反面，即它所宣称的启蒙和进步。在这是一个威胁的意义上，对不受约束的运动之进步性的信仰和怀疑再次与这样一种社会形式对立——它使知识和获得知识的能力成为它发展的基础。学说的冲突以及相联系的将某些人标定为异教徒并重建烧死他们的火堆的倾向，开始决定一种曾经依赖于对冲突的理性解决的社会

发展"。

贝克（2004）进而认为，这种状况需要且只能通过"技术－经济发展的民主化"的方式才能够得到较为有效的应对和解决。这也正是克罗齐埃（2008）的主张。他认为，解决现代社会危机的关键是要开放精英体系，实现决策权在政府（高层官僚和技术专家）与社会之间的某种程度上的共享。具体来说，一方面要改革权力高度集中在高层政府的决策体制，适当下放决策权，推行地方自治和基层自治；另一方面要反对科学技术专家的垄断性统治，积极发挥知识的作用（知识的传播与普及等），大力推动专业科学技术知识与普罗大众的经验相结合。除此之外，他还特别强调知识分子在整个过程中所应具有的勇气和承担的责任。

总之，克罗齐埃告诉我们，在改善社会现状或推动变迁的过程中，政府的行政机制并不是无所不能的，它也有其局限性。与此同时，在社会转型时期，政府行政机制的越界往往是造成现代社会秩序危机的一个重要根源。因此，在强调政府行政机制之时，务必注意到这种机制的局限性，并为其确立一定的边界。

（4）超越政府与市场："国家－社会"范式

由此来看，在市场和政府之外，社会也是非常重要的一极。在一个社会从传统向现代转型的过程中，市场机制的越界和政府机制的越界都会在一定程度上压缩社会本身的正常空间，一度造成社会秩序的混乱，进而引发"保护社会"的反向运动，最终形成新的平衡。从"国家－社会"范式来看，现代社会的建立过程本质上是现代市场和现代政府等现代性因素向整个社会逐渐渗透的过程。在这个过程中，市场机制和行政机制并不能自然而然地产生出新的社会秩序。更遗憾的是，由于市场机制和行政机制都缺乏自律性，因此，它们都有可能发生对社会领域的过度扩展和僭越，也即进入市场失灵和政府失灵的领域，从而造成社会秩序的进一步混乱。因此，在一个社会由传统向现代转型的过程中，人们面对的可能不只是市场失灵的问题，也不单是政府失灵的问题，往往是市场和政府同时失灵的问题。而当市场和政府同时出现失灵的情况时，"政府－市场"范式中的不同派别除了各执一端进行相互攻讦以外，还能做的便只是把市场机制和政府机制揉碎了以后再拼凑在一起。与此不同的是，"国家－社

会"范式则不仅把市场和政府揉碎，它还要超越市场与政府，站在社会的角度来反思市场机制和政府机制，进而为社会秩序的最终达成提供创造性的思路。

显然，在"国家－社会"范式下，通过引入社会因素，对于新医改在农村实践中所遭遇的困境，我们便不再只能在政府与市场这两个因素之间做出模棱两可的选择和解释，而是可以且应该在政府、市场和社会三者的结合中找到问题的答案。从这个意义上说，"国家－社会"范式是对"政府－市场"范式的吸收和超越。因此，它具有更强的解释力。不过，本书所说的"国家－社会"范式并非传统的以国家自上而下地对社会进行控制或渗透和社会自下而上地对国家的控制或渗透进行"反控制"或"反渗透"为主要内容的对抗性视角，而是以政府、市场与社会如何有效的协商和调配，确保国家自上而下的意图或目标（也即实现现代化）与社会自下而上的需求偏好（目标的具体内容、方式、方法和步骤等）之间形成有效对接为主要内容的协调性视角。其中，近年来兴起的公共事务"治理"理论较好地体现了这种视角，值得关注和应用。

王虎峰（2008）认为，"关于政府主导还是市场主导的争论多是站在经济学的视角来分析医改问题"，通过引入其他学科，有可能产生新的认识和观点。其中，公共治理理论便是对经济学的"政府与市场"二元框架的超越。具体来说，传统的市场经济学理论认为，基于个体理性和自利取向的基本假设，具有共同利益的个体会自愿地为了促进他们的共同利益而采取一致的行动。然而，"公地悲剧""囚徒困境"、集体行动的逻辑等研究成果深刻揭示了"理性与合作的悖论""个人理性的策略导致集体非理性的结局"等问题。奥尔森曾经指出，"除非一个群体的人数相当少，或者除非存在着强制或其他特别手段……否则理性的、寻求自身利益的个人将不会为实现他们共同的或群体的利益而采取行动"（转引自奥斯特罗姆，2012）。显然，个体在试图实现集体利益时往往面临着诸多困境。个体的"机会主义行为"（或"搭便车"行为）是这些现实困境中的一个突出问题。如何克服个体的机会主义行为是公共治理领域的核心问题。

在现代社会，一切合法权利最终来源于国家的授予。然而，实践也证明，政府并不能包办一切。在"重新发现政府"的指引下，政府的职能和

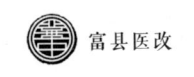

权力行使方式需要重新界定。此后，政府的部分职能及权力被转移到了公共领域。当然，政府的制度设置对公共治理的边界具有决定性作用。在这个边界之内，公共治理的具体方式主要取决于政府的具体政策选择。因此，在面对具有相对自由意志的个体时，如何进行有效的激励和约束进而实现公共秩序，成为公共治理的关键问题。从这个意义上说，治理理论是对传统"政府－市场"理论的扬弃。

在对个人进行有效激励和约束方面，治理模式往往对集体行动具有决定性影响。在通常情况下，人们并不反对通过一定的制度设计将政府机制和市场机制进行适当结合，从而实现集体的一致行动。但是，奥斯特罗姆（2012）发现，这些集体行动理论普遍缺乏演进的思维。当应用这些理论进行分析时，人们往往"不重视制度供给过程中经常涉及的渐进的自主转变"，导致许多政策分析及研究人员在提出解决公共资源使用困境的思路方面，似乎也只有完全的私人财产权和集权式的政府规制这两种刻板路径选择。然而，现实却并非如此刻板，"大多数成功案例中的制度安排都是公共体制与私人体制多方面的结合"。

实际上，在公共资源治理的制度选择方面，奥斯特罗姆（2012）早在1990年便明确指出，在现实世界里，"极少有制度不是私人的就是公共的——或者不是'市场的'就是'国家的'。许多成功的公共池塘资源制度，冲破了僵化的分类，成为'有私有特征'的制度和'有公有特征'的制度的各种混合"。现实经验还显示，"无论国家还是市场，在使个人以长期的、建设性的方式使用自然资源系统方面，都未取得成功。而许多社群的人们借助既不同于国家也不同于市场的制度安排，却在一个较长的时间内，对某些资源系统成功地实行了适度治理"。

据此，奥斯特罗姆（2012）提出，自主组织和自主治理公共资源理论具有鲜明的实践导向：政策分析者和组织行为理论的研究者都应该"有一种具体明确的集体行动理论，凭借这一理论，一群当事人能够自愿地组织起来，以保持自己努力形成的剩余"。此外，自主治理模式还具有引致制度变迁的作用。"从建立小规模的最基本组织起步的成功，使群体中的人们得以在所创立的社会资本基础上，通过更大、更为复杂的制度安排来解决较大的问题。"显然，上述观点具有明显的社会工程学特征，它对于具体的政

策制定和实践具有非常现实的指导意义。

笔者认为，奥斯特罗姆的贡献在于明确阐述了社会机制（自主、自治的社会机制）在配置自然性公共资源（即所谓的公共池塘资源）时相对于市场机制和政府行政机制的普遍性、独特性和有效性。在她看来，"公地悲剧"的解决办法（也即"公地治理"）并不是只能在"利维坦"（也即国家化、政府化或绝对的公有化）和"私有化"（或市场化）的方案之中做出唯一的政策选择。在政府和市场之外，现实社会中还普遍存在着一种一群人通过"把自己组织起来、进行自主治理，从而能够在所有人都面对搭便车、规避责任或其他机会主义行为诱惑的情况下，取得持久的共同收益"（奥斯特罗姆，2012）的政策方案，这构成了国家化方案和私有化方案以外的第三种方案。实际上，这就是一种基于社会机制（自主组织和自主治理）对公共资源进行配置的方案。

尽管奥斯特罗姆主要讨论的是公共池塘等自然性公共资源的配置问题，但笔者认为，她的观点和思路对于新医改以来所形成的农村医疗卫生公共财政资源等社会/公共政策性公共资源的配置问题也同样具有适用性和启发意义。其中，最为重要的启示是：在市场机制和政府机制之外，要高度重视社会机制在配置社会政策性公共资源中的作用和独特优势。这个观点对于市场失灵和政府失灵同时出现的农村卫生政策执行领域来说是非常具有针对性和适用性的。也就是说，新医改以来农村卫生政策遭遇到的困境，往往既不能单单归咎于市场机制，也不能单单归咎于政府机制，而是市场和政府两种机制同时失灵的产物。在这种双重失灵的背景下，无论纠缠于哪一方面的失灵，都有可能忽视了另一方面存在的失灵。因此，在认识和观点上都是片面的，且可能出现政策建议与实际的偏离。这种状况的出现首先来源于研究和分析范式的局限性。当我们从"政府－市场"范式转向"国家－社会"范式以后，也即从市场与政府的二元框架中跳出来，转而从国家与社会关系的角度来看，便能够看到在现代市场机制和政府机制与社会发生互动时将会面临的同类困境。继而，解决这些现实问题的具体办法，即开展农村卫生公共事务治理不能仅考虑市场与政府的关系，而是在政府、市场与社会的复杂关系中找到一个比较合适的平衡点。

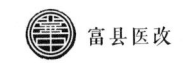

二 农村"新医改"困境的破解之道：
政府主导下的农民参与

（一）医疗卫生服务的供给不宜由"市场主导"

21世纪初，对于自改革开放以来我国医疗卫生领域同时出现的市场失灵和政府失灵现象，学术界已经达成了一个基本的共识。但是，学术界在此基础上提出来的解决方案明显地存在一定的张力和争论。结果，新医改虽然强调"政府主导"的原则，却主要是在学界达成了共识的层面贯彻了这一原则，在没有达成共识的方面则呈现模棱两可的状态。

其中，"市场主导派"的代表人物顾昕（2006）提出，在改革开放后开展的第一轮医改过程中，"医疗资源的配置主要由市场来主导。市场化的配置机制致使初级医疗卫生服务体系的发展滞后，对初级医疗卫生服务可及性的公平带来不利影响。与此同时，政府在医疗服务体系中的有限投入也跟随市场力量大量流入级别高的医院"。也就是说，政府机制不仅没有矫正"市场失灵"，反而盲目跟随了市场的力量，从而导致医疗资源的配置在"政府失灵"的背景下处于一种更加不合理的状态之中。因此，实现医疗卫生资源的合理配置需要矫正政府与市场的双重失灵。不过，在顾昕（2006）看来，尽管"医疗领域是一个存在大量市场失灵的社会经济领域。市场力量主宰医疗资源的配置对公平和效率都会产生不利的影响。但是，市场失灵的存在并不应该导向抛弃市场的主张。实际上，在市场经济的体制中，政府完全可以以各种方式监管、调解、参与甚至规划市场，而这些方式是同计划经济体制下政府的行政管理方式大不相同的。目前，就中国医疗体制出现的种种问题而言，政府增加对医疗卫生的投入至关重要"。

然而，顾昕的上述观点在"政府主导派"的代表人物李玲（王梓等，2007）看来乃是一种"向政府要钱的市场化"，并认为这种观点一旦变成政策，其"隐患可能最大"。因为"政府出了钱，但是管不住医疗机构，费用控制不住，最终还是'看病贵'，老百姓还是批评政府。政府出了钱仍不解决问题，这就是'向政府要钱的市场化'的后果"。李玲（2010）认为，

"中国医疗体制面临的问题是双重失灵，一是政府失职，二是市场失灵"。具体来说，一方面，由于政府在发展理念上过于强调经济领域，导致健康、教育、环境等民生领域处于十分边缘的地位，即政府本该承担的责任未能承担起来，此即"政府失职"。另一方面，政府不仅不承担其应尽的责任，反而将这些民生事业推向了市场，而这些民生事业恰恰都属于市场失灵的领域。结果，政府这种"用市场的办法解决市场失灵"的行为最终只能得到"市场失灵"的结果。

李玲（2010）认为，"我们不能以'政府失灵'为理由，就放弃政府应当承担的责任"，更不能"把政府应当承担的职能推向市场"。由于医疗卫生领域存在着高度的信息不对称性，它是公认的市场失灵领域，进一步说，这个领域也被公认是政府应该承担责任的领域。因此，她提出："我国应该采取政府主导加上市场补充的体制。"具体而言，一方面，政府要在医疗卫生服务的筹资、提供和监管等几个重要环节中发挥主导作用；另一方面，在此基础之上，可以适当地引入市场机制，通过竞争加强激励和活力，完善政府主导的医疗卫生体制。

笔者认为，以上两种看似对立的学术主张至少有以下两点共识：首先，政府应该加大对医疗卫生领域的公共财政投入力度，也就是说，医疗卫生服务的筹资方面应该由政府主导；其次，政府应该在医疗卫生服务的供给过程中加强监管，也即医疗卫生服务的监管方面由政府主导。这既包括对医疗卫生服务供给方的监管，也包括对需求方的监管。学术界争论的焦点是医疗卫生服务的提供应该采取市场机制还是政府机制。顾昕认为应采取市场机制，因为政府机制会对医疗卫生服务的供给方产生弱激励，也即医疗机构和医务人员的官僚主义心态和懒汉行为，从而造成医疗卫生服务供给效率的低下；李玲则认为应采取政府机制，因为市场机制会对医疗卫生服务的供给方产生扭曲的强激励——"唯利是图"的逐利机制。在这种扭曲激励的作用下医疗卫生服务的供方往往会利用其所具有的绝对信息优势诱导需求，不仅导致医疗卫生费用的急剧增长，而且会造成卫生支出效率的低下。

显然，以上两位学者提到的问题在一定程度上都是客观存在的，这也说明了学术界在这个问题上的两难处境。可能也正是因此，最终出台的新

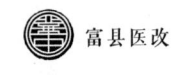

医改方案对这个关键问题表现得十分模棱两可，而对前面提到的两个共识，也即在医疗卫生服务的筹资和监管方面，则比较彻底地体现了政府主导的基本原则。笔者认为，由于医疗卫生和农村社会的特殊性，农村医疗卫生服务的供给采取市场机制是行不通的，必须坚持政府主导的基本原则。

对于在市场主导的情况下，医疗卫生服务的供方可能会利用其所具有的高度的信息优势过度逐利的问题，顾昕提出了用医保部门制衡的观点。其理由是：众所周知，医疗卫生服务供需双方存在着一条巨大的信息鸿沟，且由于患者总是处于个体状态，因此，他们根本没有能力与具有高度组织化状态的医疗卫生机构及其医务人员在交易市场中平等地进行讨价还价。因此，他提出，可以由医保机构出面，代替个体状态的患者与医疗卫生服务供给方进行博弈。由于医保机构也是组织化的状态，并且它具有比个体更多的资源和信息优势，故而能够对医疗卫生机构的行为构成实质性的制约作用。因此，顾昕（2008）极力主张国家主导全民医疗保险制度建设，但面临以下三大困境。

第一，医保部门的激励和约束问题，即医保部门是否有意愿或者动力积极地监管医疗卫生服务供给方的问题。按照顾昕等人的逻辑进行推论，如果承认政府没有能力对公办医疗卫生机构进行有效的激励，那么，我们同样有理由怀疑政府在激励公办医保部门时也会遇到同样的有效性难题。因为行政化的医保部门可能出现与行政化的医疗部门同样的官僚主义心态和懒汉作风。

第二，医保部门是否有能力监管医疗卫生服务供给方的问题。诚然，与患者个人相比，医保部门与医疗卫生服务供给方的信息鸿沟要小得多。一般来说，医保部门降低信息不对称的办法是雇用一些医疗卫生专家进行专业化的监管。然而，即使这些专家量足质高，医保部门在监管医疗卫生服务供给方时也仍然面临着高度的信息不对称问题，因为医疗卫生服务本身具有高度的复杂性和不规则性：简要来说，即使是对于同一病症，不同知识背景和派别的医务人员往往会有不同的诊断和治疗方案，有趣的是，这些不同的治疗方案最终可能都有效。也就是说，除非医保部门能够完全地克隆出一批与其所监管的医务人员一样的专家，否则，这种监管仍然存在信息不对称问题。即使能够实现，考虑到同一个医务人员在不同时期也

会有不同的思路，恐怕也会带来无尽的纠纷。另外，即使上述问题都能解决了，我们也要考虑成本的问题。为了提高医保部门的监管能力，必须加大对医保部门的财政投入力度，而这显然会进一步导致医疗卫生总费用的大幅度上涨，给财政带来更大的负担和压力。

第三，医保制度对患者就医行为的激励而产生的道德风险问题。在医保制度没有建立以前，患者是医疗卫生费用的唯一承担者，因此，在接受医疗卫生服务时，患者往往对价格十分敏感，就诊行为会受到医疗卫生服务价格的直接约束。而当国家建立医保制度以后，患者个人不再是医疗卫生服务的主要承担者，此时，患者往往对医疗卫生服务价格比较迟钝，甚至会利用其相对于医保部门的信息优势恶意消耗医保资金（很多时候，患者是在医疗卫生服务供给方的诱导或者与其合谋的情况下做出这种行为），从而出现"道德风险"的问题。由于参保人与医保部门之间也存在着信息不对称，前者对于自己的身体有更多的了解。因此，对于商业性医疗保险来说，它往往采取"撇脂"的办法将某些风险高的对象（如老人）提前剔除出去，从而降低风险。然而，这种状况仍然难以避免健康的人在参加了医疗保险以后，不注意自己的身体健康，从而出现"逆向的道德风险"问题。而对于国家举办的社会医疗保险来说，全民强制性参保可以避免"逆向选择"，却加剧了道德风险及逆向道德风险。

在这方面，美国可以算是采取通过医保部门进行制衡的思路的一个典型代表（王军，2008）。由于美国的医保部门属于商业性质，因此按照上述观点，它应该比公办医保机构具有更强的激励和动力，也即不存在所谓的官僚主义心态和作风。然而，美国的医保部门与医疗卫生服务和参保人进行多方博弈的结果是美国的卫生总费用达到了约占该国 GDP 18% 的超高水平。这说明，医保部门并没有起到有效约束医疗卫生服务机构的作用。更让人遗憾的是，尽管美国的卫生总费用世界第一，但美国人口的健康指标并不是全世界最好的，甚至可以说是发达国家中较差的。这说明，医保部门在促进民众的健康方面也是十分低效的。可见，即使医保部门有意愿制衡医疗卫生服务供给方，这种制衡的效果也是非常有限的。而且，在使用这种制衡技术的同时，全社会也必然面临卫生总费用大幅度增长的局面。本质上看，这是医保部门和医疗部门同时成为既得利益集团，共同对公共

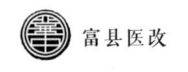

财政和民众进行合法的剥夺和侵占。这对于中国来说根本是不现实的，它反过来会影响到现行的医疗卫生体制的正当性和可持续发展。

显然，不论是理论分析，还是案例分析，都不支持在医疗卫生服务的供给方面实行以市场为主导的体制。对此，李玲（2010）早就评论道："我们需要遵循医疗保险的发展规律，医保的全覆盖解决不了所有问题，只是一种筹资手段，如果不能有效控制医疗服务的供方——医院的行为，医保的作用不仅会被减弱，甚至还有可能南辕北辙，刺激供方趋利，造成有限资金的浪费，加剧医疗服务的不公平性。"因此，医疗卫生服务的供给环节不应交由市场来主导或支配。

（二）"政府主导"下的"最后一公里"问题

那么，医疗卫生服务供给由政府主导是否适宜呢？从历史上看，在政府主导的体制下，医疗卫生服务供给方的激励相对较弱，从而导致供给短缺的问题客观上确实存在。这就意味着，市场主导派提出的政府机制也会出现失灵的观点并非无中生有，而是十分现实的问题。

对于医疗卫生服务供给方可能出现的人浮于事和效率低下等问题，李玲（2010）认为，可以通过创新医疗卫生事业的运行机制和治理模式等方式解决。其中，主要机制包括"公益性的政府办医体制、竞争性的用人机制、激励性的分配机制、规范性的药品采购机制、长效性的多渠道补偿机制"等（李玲，2013）。简要来说，就是在政府主导的前提下，通过人事制度改革和分配制度改革调动医疗卫生服务供给方的积极性。具体来说，在人事制度方面，要破除身份限定（"铁饭碗"），实行竞争性的用人制度，推进全员聘任制；在分配制度方面，要将考核指标从原来的以创收和灰色收入为核心转变成以服务数量和质量及民众的满意度为核心，在保障业务人员总体收入不降低的情况下，适度地拉开收入差距，形成有激励、有约束的内部竞争机制。李玲（2012）认为，只要"通过精细化考核的方式和信息技术，就能优劳优得，就能调动医生的积极性"。

客观上说，李玲提出的上述解决办法在从理论原则上来看似乎是可行的，但是，在实际操作的过程中，有可能遭遇到巨大的困难和挑战。主要有以下两个问题。

首先，财政资源及政府能力的约束。李玲提出的人事制度改革和分配制度改革在财政投入进一步大幅度增加的基础之上才有可能真正发挥效力，否则，这样的改革将会因为资源的紧张而陷入空转局面，甚至反过来加剧基层医疗卫生事业的危机。例如，近年来，新医改确实试图通过竞争性的用人机制和适当拉开收入差距的方式刺激医务人员的工作积极性，然而，由于政府财政在这方面的投入相对有限，因此，人事制度方面的改革反而导致基层因为没有了编制（"铁饭碗"）身份这个资源而更加吸引不了、也留不住人才，甚至出现了基层也不敢培养人才的局面。分配制度改革则因为收入差距不可能太大——具体来说，一是因为用于拉开收入差距的资金本来就很有限，二是因为同在一个医疗卫生机构工作，工作上密集交叉，你中有我，我中有你，谁的工作做不好，都有可能会造成整个工作的问题，因此，岗位上的重要性实际上是非常难以客观评估的，拉开差距的可能结果是医院内部的不团结、相互扯皮和推诿，反而造成了医疗卫生服务总体效率的低下，难以真正起到激励作用。结果，从实践情况来看，这两项新的制度想要解决的问题没有解决，反而制造了新的问题。表面上看，似乎只要财政投入足够多，上述问题都能够得到有效解决。但实际上，资源困境背后反映的是政府能力的困境，是各级政府之间权、责、利等方面的关系如何进行科学有效的配置等复杂问题。在这些更为复杂的问题尚未有效解决之前，前一问题将长期存在。

其次，考核指标的可操作性和真实有效性。众所周知，考核只有切实可行才能真正发挥作用。在新医改以前，也即在市场主导的体制下，医疗卫生机构对医疗卫生服务人员的考核普遍采取了收入指标，这当然与"以药养医"的市场化体制有密切的关系，但毋庸置疑的是，它也与这个指标非常简单、直观且易于操作有密切关系。而李玲提出的以服务的数量、质量和民众的满意度等为核心的新考核标准，尽管与新的体制比较契合，但是，在可操作性方面存在巨大问题。尤其是在政府主导的背景下，这些考核往往都是自上而下进行的，即使是看起来自下而上的民众满意度调查，往往也是政府自上而下推动的，因此本质上还是政府自上而下地在考核，这种考核的可操作性和有效性值得怀疑。显然，如果考核的有效性缺乏保障，那么医疗卫生服务供给方的激励不足将仍然存在。

实际上，近年来，政府在很多公共服务领域（比如出租车、公交车、图书馆、艺术馆、博物馆等），都曾经试图通过引入和利用互联网技术、信息化平台、限制通信终端（手机）等新兴工具实现"以消费者/顾客/民众的满意度"为核心内容的考核和激励机制，但是，客观来说，这些新探索的效果十分有限。当然，笔者并不反对以此作为一个方向去尝试及推广。由此看来，我们的社会（民众）似乎还没有学会利用现有的条件和资源（其中有很多是政府主动开发出来的）自主地对公共服务进行考核，进而对服务的供给者进行直接激励。对此，一方面，需要加强对民众的宣传、引导、教育和激励；另一方面，也应该在制度设计方面考虑这个客观存在的事实。

笔者认为，李玲等学者最大的贡献在于紧紧抓住了"破除医疗卫生服务供给方的逐利机制"这个核心问题，并从比较宏观的体制层面论证了政府主导的合理性和必要性，从而有力地破除了部分学者和决策者对市场机制的迷信和幻想。然而，可能是受到了"政府－市场"分析范式的局限和影响，在具体的机制层面，尤其是在政府主导的体制下，如何破解政府行政机制在实际过程中出现失灵这个问题上，他们只提出了一些原则性的观点和主张，缺乏深入的探讨和详细的解决思路。他们似乎更愿意将这种困境或问题看作政府"失责"，而不是政府"失灵"，也即是从政府能力的角度而不是政府与社会关系的角度去看待这个问题。在政府能力理论和视角的指引下，他们很容易将这个问题归咎为政府能力困境，其中，主要理由包括政府（部门及领导人）的不作为和不敢担当、新医改相关部门之间因为部门利益等原因而相互掣肘（行政碎片化）、中央政府与地方政府的利益和观念偏差，等等。诚然，这些问题都有可能成为新医改推进的阻力，因此，确实构成了一种解释，但笔者认为，这种建立在对政府能力充满信心的基础上的解释可能忽视了政府面临的结构性难题。

实际上，当我们跳出狭隘的"政府－市场"范式，转而从"国家－社会"的视角来看，就不难发现，在为整个社会提供基本秩序方面，市场的能力和政府的能力都存在着不可避免的限度或边界；而且，在市场机制和政府的行政机制以外，还普遍存在着社会机制，它同样是实现公共资源有效治理的一个备选项。客观上，政府的行政机制也会面临困境，尤其是在

我国农民小而散并处于快速流动状态的基本特征下，政府要想与一家一户的农民直接对接，存在着极其高昂的交易费用问题。由于小而散且处于快速流动状态的农民缺乏内生的组织起来的条件——这种状况也被称为"社会失灵"，因此，需要政府出面将农民组织起来，然后再通过与这些组织的对接实现与农民的互动，有效地降低交易成本（贺雪峰，2012）。

笔者认为，政府失灵现象的出现从本质上看并非政府主导体制的问题，而是治理机制的问题。在政府主导的体制下，医疗卫生领域出现的问题属于"最后一公里"问题，也即在政府自上而下地进行大量的人力、财力和物力等公共投入时，民众自下而上的需求偏好如何进行有效表达的问题。因为只有将这种政府自上而下的资源和政策供给与民众自下而上的需求偏好结合起来，才能真正使有限的卫生财政资源用在民众最需要的公共事务上。如果政府的供给与民众的需求没有实现有效对接，意味着出现了"最后一公里"问题。

现代社会是一个高度分工的体系，卫生行业具有高度的复杂性，因此是其中较早完成专业化和职业化的领域。由于疾病的发生和演变具有极强的不确定性，为了确保卫生服务人员能够及时应对突发变故，卫生服务人员普遍地被赋予了相对独立的临床自主权。但由于卫生领域具有高度的信息不对称性，这种临床自主权很有可能被滥用。因此，市场派的主要观点是要利用市场竞争和权力制衡的机制，规制卫生服务人员的临床自主权；而政府派的主要观点是利用国家行政控制与支配的机制，规制卫生服务人员的临床自主权。在上一节，笔者已经论证了医疗卫生服务供给环节并不适合实行市场体制，从而肯定了政府主导体制的重要性和必要性。然而，在政府主导的体制下，如何对卫生服务人员进行有效激励，促使其为需求方提供高质量的服务，成了新体制所面临的新问题。

新医改"最后一公里"问题的实质乃是医疗卫生服务的提供方与需求方之间缺乏一个有效的对接平台，供需之间难以形成有效的对接或者匹配。其中，制度对于供方的激励严重不足是问题的核心。从治理结构的角度来看，卫生服务人员的临床自主行为嵌入在国家、市场和社会三者的关系结构之中。在卫生服务人员具有相对独立的临床自主权的条件下，如何克服卫生服务人员的"机会主义行为"——利用其中的信息不对称特征扭曲卫

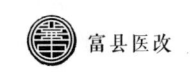

生公共资源的配置，造成卫生公共资源的错配和低效使用——需要在三者的关系结构中进行重新考量。李爽（2014）认为，在目前国家向卫生领域投入越来越多的财政资源的背景下，"如何避免重蹈'公共'体系中，卫生服务机构/人员、医药器械供应机构/人员、卫生保障基金机构/人员、卫生管理机构/人员，甚至有别于总体的卫生服务对象个体，各方行为异化，致卫生公共体系不堪重负/最终崩溃的覆辙——这正是我们今天广为诟病的过度市场化医疗卫生体系在当年取代了政府/社会主导的卫生体系的'前因'"。因此，从公共治理的角度来看，新时期我国农村卫生事业的关键问题在于如何理顺国家、卫生服务人员和农民的关系，完善农村医疗卫生事业的治理结构。

（三）"农民本位"能够有效避免"政府失灵"

实际上，21世纪以来，随着中央政府提出的"新农村建设战略"在全国农村广泛实施，农村包括卫生、水利、教育等在内的很多公共服务领域都出现了"最后一公里"问题。其主要的表现形式为：一方面，国家在这一领域自上而下投入了大量的公共财政资金，然而，另一方面，农民并没有获得相应的公共福利，甚至原有的福利也因新的公共服务的到来而受到不良影响。结果，政策预期目标没有达到，不仅农民不满意，政府也不满意。

贺雪峰（2017）认为，最后一公里问题并非工程技术问题，也不是宏观体制问题，而是国家自上而下的政策、法律、资源没有能够与农民自下而上的需求偏好形成有效对接的问题。正是因为缺乏这样一个对上能够如实反映农民实际情况和实际需求、对下能够贯彻落实国家意图及目标的平台，使国家的决策缺乏对于实际情况的充分把握，从而偏离了农民的需求偏好，进而造成了政策在执行中受阻和扭曲等问题，最终导致政策的低效乃至失败。显然，造成这个问题的原因是结构性的。具体来说，就是高度科层化、组织化、现代化的政府官僚机构与高度分散的、流动的，仍然具有浓厚传统特点的小农社会之间明显的不匹配。

因此，首要问题是农民必须组织起来。通过提高农民的组织化程度，使其更加有效和有力地表达出自己的需求偏好。在此基础上，作为决策者

的政府便可以综合考虑这些需求偏好，制定出切实可行的政策和制度。然而，受到我国农民小而散和流动性等特征的影响，农民缺乏自行组织起来的能力和条件，而市场作为一种分化性的力量和机制，显然也没有将农民组织起来的功能。因此，将农民组织起来的任务主要应由政府来完成。但由政府主导将农民组织起来，很有可能蜕变成地方政府利用组织化的手段抑制农民，反而可能进一步压缩了农民表达需求偏好的空间。因此，以农民为本位应当是政府将农民组织起来的基本前提。

总之，解决农村公共服务的"最后一公里"问题，既要发挥政府的主导作用，也要坚持以农民为本位。具体来说，政府的作用主要体现在两个方面：一是提供相应的公共财政资金，二是积极努力地将农民组织起来。以农民为本位则主要包括以下两个含义：首先，政府虽然要在将农民组织起来方面发挥主导作用，但并不是在将农民组织起来之后就替代农民做决定；其次，在制定政策时，应以绝大多数农民的实际需要和具体偏好为核心，而不是以政府行政机构和官僚想当然的意图或目标为核心，或者说，政府在决策时，应该有一个广泛、充分听取农民意见的环节，且以农民的整体利益为基础。

以上是对农村公共服务领域普遍出现的"最后一公里"问题做出的一般性分析和解答。具体到农村新医改，尽管医疗卫生服务领域有其特殊性（信息高度不对称导致供方占绝对优势），必然存在某些微妙差别，但问题分析和解决办法在总体逻辑上是一致的。众所周知，当前正在推进的以"政府主导"为基调的新医改乃是针对上一轮以"市场主导"或"放权让利"为基调的旧医改所进行的改革创新。借用波兰尼的话来说：由于旧医改使市场逐渐从社会中脱嵌，并且迅速将市场机制渗透社会领域，使市场规则成为社会运行的主导性规则，进而带来了一系列日趋严峻的社会问题和社会总危机；为了扭转这一发展态势，回应社会的现实诉求，政府主动发起了一场针对医疗卫生体制和机制的改革和创新，这些制度或政策层面的改革创新构成了新医改的具体内容；尽管在此过程中无不体现了政府决策者的主观性，但从客观上看，这也是一场必然发生的"社会保护运动"（波兰尼，2007）。在这场社会保护运动当中，政府显然是绝对的主角，但政府并非无所不能。在资源有限的约束下，政府如何利用既有的资源和机

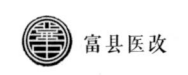

制，将对这场运动的过程和结果产生决定性的影响。政府失灵的问题主要应该归咎于政府在利用既有的资源和机制方面存在巨大缺陷。

一般来说，"社会保护运动"可被分为以下三个层面：一是以政府力量为主的社会保护运动，它体现的是行政机制（如社会保障立法活动）对市场机制的规制；二是以公民社会力量为主的社会保护运动，它体现的是现代社会机制（如慈善活动）对市场机制的规制；三是以传统社会为主的社会保护运动，它体现的是传统社会机制（如互惠活动）对市场机制的规制。并且，由于此时政府行政机制和公民社会机制尚未真正建立健全（因为正在转型），传统的社会机制对于保障转型中的社会秩序往往也具有十分重要的意义和价值。需要特别说明的是，这里的传统机制可分为两种类型：一是中华人民共和国成立前建立在宗法制度和小农经济基础之上的旧传统，二是中华人民共和国成立后到改革开放前建立在农村人民公社体制和城市单位体制基础之上的新传统。目前，我国大多数农村社会兼具新旧两大传统的部分特质。这些传统社会机制能够比较有效地弥补市场和行政等现代性因素进入乡村社会时的盲点。抑或如余新忠（2016）对卫生现代性的省思："我们不应因近代卫生显著的现代性和外来性，而忽视传统的因素和力量……传统因素并非无足轻重，而是对中国近代卫生机制的演进具有广泛而具体的影响。"

学术界和政策部门的主流观点认为，社会保护运动应以政府的行政机制和公民社会机制为主要资源。其中，前一种观点认为，医疗卫生服务供给方应实行彻底的"行政化"。具体来说，在人事方面，把医生变成（准）公务员；在财务方面，实行收支两条线制度；在激励方面，实行相应的绩效考核制度等。另一种观点则认为，应该实行医疗卫生服务供给方的"社会化"。即要取消编制，允许医生自由多点执业；实行医院去行政化改革，变为相对独立的法人单位等。构建这两种主流机制发挥作用的政策环境便构成了新医改的主要内容和方向。实际上，在新医改中，这两个方案都在不同程度地开展着。然而，新医改面临的困境说明，学术界和政策部门可能高估了这两种机制的作用，而严重低估了传统的社会机制所具有的巨大潜能。在这个过程中，政府失灵主要有两方面的原因：一方面是政府行政体制本身缺乏及时有效地回应民众诉求的意愿和能力，表现出官僚主义作

风；另一方面则来源于我国现实社会中普遍缺乏公民社会的组织及文化土壤，从而无法真正实现国家与社会的有效衔接，也就是说，政府失灵的背后其实是政府行政机制和公民社会机制的失灵。

笔者认为，传统的社会机制是一个尚未受到足够重视，也未被深度开发的重要资源。有不少学者和政策部门的工作人员认为，农村社会正在快速地破败和消解，传统的社会机制已经很难发挥将农民组织起来的作用。笔者认为，这种判断并不完全符合实际。具体来说，有三个方面的因素仍然在支撑着传统社会机制在农村社会秩序中发挥重要作用。

第一，文化层面。尽管受到了市场观念（消费主义、个人主体）的强烈冲击，但农村中的传统文化因素仍然在某些方面具有十分顽强的生命力，并对农民的具体行为产生十分重要的影响。很多农民仍然比较认同并在实际行动中不同程度地体现出了这些来自传统社会的文化遗产和地方性规范。这里的文化既包括中华人民共和国成立以前因为血缘关系纽带形成的乡土文化，也包括人民公社时期在集体生产劳动过程中形成的集体认同（很多农民至今仍称自己为社员，足见当时的集体化对农民的思想观念影响至深）。其中，前一种情况在华南宗族型村庄和华北小亲族地区十分普遍，而后一种情况在苏南地区和珠三角地区表现得十分明显。

第二，制度层面。尽管我国农村已实行了土地家庭承包制度，但是，土地的所有权仍然归集体。土地产权的集体性质为分散的小农结成一个组织化的状态提供了基本的制度基础。目前，只要是集体具有一定公共资源的或者集体还具有一定的行动能力和公共权威的，往往都能够比较好地表达和回应农民的需求，也具有较好的村庄治理绩效。

第三，农村人口流动及其去社会分化层面。流动本来会对将农民组织起来造成极大的阻力，因为它会造成农民的行为短期化。然而，流动对于将农民组织起来也具有一定的正面作用。主要有两方面的原因：一是流动的农民主要是农民中的中青年群体，剩下的绝大部分群体并没有发生流动，或者也可以说，农民只是在青壮年的时候流动，年幼和年老的时候则大都稳定地居住在农村——绝大多数农民都必然面临返乡，而不是真正地成为城市人口。因此，这种流动并不是农民家庭作为一个整体的流动，只是农民家庭中的一小部分人员的暂时性流动。从本质上看，农民的重心还是在

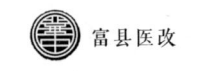

农村，因此，农民家庭并未流动。另一方面，也正是因为流动，那些少部分进城安居乐业真正成为城市人口的农民，最终离开了农村，而这些人往往是农村中的富裕群体。这些富裕农民留在农村，带来的是农村社会的经济分化，而经济分化在熟人社会里很容易转变为社会阶层的分化，进一步加大农民达成一致意见和一致行动的成本。而通过流动机制，农村中的富裕群体离开了城市，客观上出现了一种"去阶层分化"的效果，最终留在农村的始终是一个经济差别并不太大的农民群体。显然，这种经济上的相对均质化有利于促成农民达成一致意见并展开行动。

由此来看，传统社会机制仍然能够为政府主导的社会保护运动提供巨大的支持和影响。关键的问题是政府应通过一定的方式积极地挖掘、引导和发挥传统社会机制的作用。当然，首要的问题是学术界和政策部门应以积极的态度看待传统社会机制，尤其是看到它对于公共事务治理的积极作用——这种积极作用甚至在目前仍然无可替代（田孟、孙敏，2015）。或者说，这也是在公民社会机制缺乏客观的现实土壤，而科层或行政机构又缺乏足够的深入乡村社会内部的治理资源和治理能力的背景下，政府为了更好地进行社会保护所能够利用的一项非常重要的甚至是不可或缺的资源。笔者认为，如果没有这些传统社会机制，政府失灵将是一个必然的结果。因此，在农村三级医疗卫生供给的环节中，当政府没有能力直接发挥主导作用的时候（实际上这是一个特定阶段），可以交给农民集体来主导，而不是交给市场来主导，或者说，至少不是只有交给市场主导这一条道路。在政府作为主要的投资主体的基础之上，农民集体主导也是克服政府失灵的一个有效办法，它同时还能够避免市场失灵。

三 政府主导下的农民参与：一些具体的
农村新医改政策建议

上文主要从理论层面论证了政府主导下农民本位方案的合理性，接下来，笔者将主要针对目前我国农村新医改实践中的现实问题和困境，提出一些具体的、可操作的政策建议。

第一，政府应继续在农村医疗卫生事业的筹资中发挥主导作用。尽管

这一观点早已是学界和政策部门的基本共识，但笔者认为，这一观点背后的理由除了人们普遍认为的医疗卫生事业本身所具有的正外部性以外，还涉及农村本身的特殊性问题。具体来说，一方面，政府要在农村卫生事业的筹资中承担主要的出资责任。实际上，尽管随着打工经济的兴起、农业税费的取消和国家大量公共财政资源的下乡，农民的收入水平有了较大程度的提高。但是，在市场经济体制下消费主义观念不断入侵的背景下，农民的经济剩余仍然是十分微薄的，难以有效应对疾病等风险带来的经济危机。因此，政府在农村卫生事业筹资中发挥主导作用，客观上能够起到降低城乡差异和地区差异的效果。另一方面，对于农民在农村医疗卫生筹资中的那部分出资责任，也应主要由政府来负责组织和统筹。随着农村人口大量向外流动，农村社会的开放性程度大大增加了，与此相应，村庄原有的基于血缘和地缘等关系形成的内聚力和一致行动的能力受到较大冲击，这种情况使得原本就因为建立在小块土地的经济基础上而天然地缺乏合作能力和合作自觉的小农群体更加缺乏集体一致行动的条件、基础和能力。因此，政府在筹资中发挥主导作用，不仅是政府单纯地进行财政投入的问题，问题还在于政府如何通过动员、宣传、说服等方式将农民分散且微薄的用于农村卫生事业的经济剩余筹集起来。正所谓集腋成裘，千万不要小瞧了农民的这部分细碎而又零散的卫生经济剩余，它们不仅构成了农村卫生公共财政的重要补充，而且具有宣传和动员农民关注、参与卫生事业的重要意涵。实际上，集体时期在政府对农村极少进行财政投入的时代客观背景下，农村卫生事业之所以能够取得举世瞩目的成绩，从资源和组织的角度来看，是因为政府通过人民公社体制将农民分散、细碎的卫生经济剩余（当然，这种经济剩余既有货币形式，也有非货币形式，比如闲散劳动力资源等）聚集起来，形成了一定的规模和机制。简单来说，政府不仅要承担主要的出资责任，还要在动员和组织农民出资中承担主要责任。

第二，政府应继续在农村医疗卫生事业的监管方面发挥主导作用。尽管笔者在本书中特别强调了传统的社会机制（具体表现为熟人社会、乡土情结、共同体认同、共享的地方性文化规则等）对医疗卫生服务供需双方所具有的激励和约束作用——这是一种自下而上的监督和激励作用，但这并不与政府自上而下的激励和约束作用存在矛盾和对立，而是一个相互补

充的关系。考虑到医疗卫生事业本身所具有的高度信息不对称特征以及我国市民社会的发展现状，笔者认为，越是正规化、专业化、现代化，也就是说，组织规模越大、级别或层次越高、部门及专业分工越细的医疗卫生机构，越需要由政府这样一个现代科层组织出面并代表民众的利益和诉求对其进行监管。目前，政府自上而下的监管主要由卫生行政部门负责，客观上存在一定的制度缺陷（即所谓"管办不分"的问题），因此，还应通过科层组织内部的调整，完善政府的监管体制。除此之外，当政府还没有能力对处于最基层的毛细血管般的医疗卫生领域进行有效监管时（也包括尽管有能力但监管起来很不经济的情况），便应发挥半正式乃至非正式的社会机制的作用，通过间接的方式实现对这一末端的有效治理。然而，与农村卫生事业的筹资问题一样，受制于农民目前自主达成一致观点和一致行动能力的基础十分薄弱，政府还应该在帮助农民培育和形成有效的监管能力方面发挥主导作用，即首先需要将农民有效地组织起来，然后为其监管农村卫生事务提供基本的物质基础与制度空间。或者说，政府不仅要在自上而下的监管方面发挥主导作用，还要在帮助农民形成自下而上的监管能力方面发挥主导作用。具体到农村三级医疗卫生机构来说，笔者认为，就目前的实际状况来说，县、乡两级公立医疗卫生机构应该以政府自上而下的监管为主，农民自下而上的监管作为补充；而村级医疗卫生机构则应该以农民集体的自主监管为主，政府自上而下的监管作为重要补充。除此之外，为了能够更好地体现广大民众的意志和诉求，县、乡两级医疗卫生机构的监管权不应高度集中在县级卫生行政主管部门（即"条条"），而应将乡镇卫生院的人、财、物"三权"归还给乡镇政府（即"块块"），并切实落实县乡两级政府和人大代表民众行使对同级的医疗卫生机构的监管职能。之所以这样设计，是根据既有的经验和现实，政府中的"条条"通常倾向于以自上而下的部门（科层）视角看待和处理问题，而"块块"则更倾向于以自下而上的农民或农村视角看待和处理问题。

第三，政府应进一步强化和落实其在农村医疗卫生服务供给方面的主导作用。新医改明确提出要把基本医疗卫生当作一项公共品向农村提供，但实际上，即使到当前，这一目标仍然没有得到切实有效的落实和推进。这是因为，新医改以来的卫生公共财政资源主要投入到医疗卫生的筹资环

节，即主要用于建立覆盖全民的医保制度层面，剩下的十分有限的卫生公共财政资金也主要用在了医疗卫生机构的硬件设施建设方面，从而导致医疗卫生机构的逐利机制仍然没有得到有效的破除。创收仍是绝大多数农村医疗卫生机构的核心目标和首要任务。名义上，县、乡两级医疗卫生机构属于政府举办的公益事业单位；然而，实际上，政府对这两级医疗卫生机构的财政投入与新医改前的投入水平并没有实质区别，至少新增的财政拨款并不足以彻底破除这两级医疗卫生机构的逐利动机和要求。而对于农村三级医疗卫生网的最基层机构村卫生室来说，有限的财政投入目前主要以项目的方式用在了房屋建设和基本诊疗设备的配备上，对于村卫生室的人员编制、收入来源和机构性质等关键问题，政府始终没有给出明确的回答。实际上，政府对县、乡两级医疗卫生机构的财政投入尚存在巨大缺口，因此根本不可能对村级医疗卫生事业进行持续、大规模的财政投入。

客观来说，由于我国行政村多达 60 多万个，村均人口约 1000 人，是一个规模很小的单位；如果再扣除掉一年内大多数时间都外出务工的人口，则村均人口数将更少。因此，即使政府有能力对村级进行财政投入，客观上也面临着投入的"不经济"问题。众所周知，在新中国成立以来农村县、乡、村三级医疗卫生机构的基本性质方面，县级医疗卫生机构一直是政府举办的公立事业单位，而乡镇卫生院和村卫生室在改革开放以前则主要属于农民集体举办的事业单位，尽管按照我国法律农民集体所有制也被称为公有制。改革开放后，尤其是在人民公社体制被废除以后，村卫生室因为没有了村组集体的经济支持和组织支持而被迫转型为个人诊所，基本退回到了中华人民共和国成立前的基本形式，而乡镇卫生院则在 21 世纪前后逐渐从集体所有制性质转变成了由政府举办的基层医疗卫生机构。也就是说，直到 2000 年前后，政府公共财政的"阳光"才真正照耀到了农村三级医疗卫生网中的乡镇一级。然而，"光线"并不充足：由于政府财政能力有限，政府投给乡镇卫生院的财政资金往往十分微薄，导致乡镇卫生院必然具有极强的逐利欲望以确保自己的基本生存和发展，并与下游的村卫生室在客观上形成了直接的利益竞争关系，造成村卫生室因为缺乏乡镇卫生院的指导和管理而进一步陷入总体混乱和大面积衰退的局面之中。

笔者认为，从经济可行的角度上看，为了体现政府主导的基本原则和

目标，或者说，为了真正落实把基本医疗卫生作为公共品提供给全体城乡居民，政府应将基本医疗卫生全覆盖的最基层的组织单位放在乡镇卫生院，实现在乡镇层面的基本医疗卫生全覆盖。具体来说，就是由财政全额保障乡镇卫生院的运行需要，即将乡镇卫生院的性质由差额财政拨款事业单位改为全额财政拨款事业单位，并实行收支两条线制度，彻底破除乡镇卫生院的逐利机制。这是因为，相对于村级组织而言，乡镇组织的稳定性更高，所覆盖的人口相对更多，覆盖的地域面积也更为宽广，故而能够在一定程度上避免和降低政府财政投入的不经济问题。总之，笔者认为，政府主导的农村医疗卫生服务供给一旦彻底深入乡镇一级，即将作为公共品的基本医疗卫生服务在乡镇一级实现了全覆盖，将会是新医改的一个巨大成绩。因为它体现了以政府作为载体的卫生现代性力量在乡镇层面实现了对农村社会的全面覆盖，从而能够更加有力地通过乡镇这个最基本的单位对农村卫生领域进行全面的管理。

第四，村级医疗卫生事业应由农民主导，政府的作用主要是进行必要的财政支持，并加强对村卫生室的技术指导和监管，以弥补农民自主监管时存在的专业技术性不足等问题。当然，发挥农民主导作用必须建立在农民组织起来的基础之上，但也并非要等到农民组织彻底成熟以后才能推行这项工作。实际上，只要农民具备一定的组织基础（如村委会），便可以此作为基础主导村级卫生事业的发展。这是因为，村级医疗卫生事业建设本身也是将农民组织起来的一个重要抓手，这两者可以是一个相互促进、不断发展和演化的过程。笔者认为，对于村级医疗卫生事业来说，资源问题倒是一个次要的问题（潘维，2006a；温铁军，2006），根本问题是如何实现这些公共资源的有效配置，也即如何对村级医疗卫生机构的行为进行有效的激励和约束的问题。在这方面，相对政府而言，村民自治的方式能够更加有效地表达农民的需求，从而以较低的成本有效满足农民的医疗卫生诉求，因此，农民集体应成为占主导地位的治理主体。

农民集体组织主导村级医疗卫生事业，也即在政府的财政补助的基础上，由农民自己创办村级医疗卫生机构，并自主雇用相应的医疗卫生服务人员。由于这些医疗卫生服务人员不仅是作为一个单一的医务工作者在集体内部生活，还作为一个完整的社会人嵌入集体社会。因此，当这些医务

人员为当地的农民提供医疗卫生服务时，虽然这种情况下同样存在着高度的信息不对称问题，但是，与单纯的医患市场关系相比，这种嵌入村庄社会内的医患关系是一种近乎完全信息状态下的关系，其中有熟人社会、血缘/地缘认同、地方性规范、日常社会交往等各种社会文化因素的激励和约束作用，可以极大地降低了他们利用信息优势谋取更大的经济收益的欲望。或者说，由于在一个具体的集体单位内部，社会层面和价值层面的收益可以在一定程度上替代单纯的经济收益，尤其是以货币为主的经济收益。作为医疗卫生服务需求方的农民可能因专业知识的严重缺乏而没有能力真实评价医务人员的技术水平，但他们可以在日常交往和社会舆论中知晓医务人员的道德人品和内心世界。这不仅给需求方预先评价供方提供了大量的信息，也对供方本身构成了预先的约束和激励。

第五，在农村医疗卫生人才建设方面，应当实行城乡有别的医疗卫生人才资格制度，建立医疗卫生人才梯队，并尝试恢复旧有的或者再造新的农村卫生员制度。由于我国普遍存在的城乡二元结构（或者城乡差别），这种二元结构在一个不短的时间内将继续存在，直到中国彻底实现城市化和现代化。因此，建立城乡有别的医疗卫生人才制度，才有可能真正解决农村卫生人才的匮乏问题。实际上，城乡二元结构并不单纯都是由政府的某些制度（如户籍制度及其背后的各种社会福利制度等）造成的——这些制度正逐步被破除，市场机制本身也会促成城乡二元结构。因此，城乡二元结构的出现与我国现代化发展过程的需要密切相关。只要我国还继续朝着现代化迈进，农村的人财物便会在市场机制的指引下，继续自发源源不断地涌入城市，进而自然地出现城乡二元结构。

当然，城乡有别的卫生人才制度并不是将城乡卫生人才彻底地区隔开来，使这两类人才之间没有任何的关系。众所周知，医务人员并不是在真空中开展医疗卫生活动，他们是在特定的经济社会环境之中提供医疗卫生服务。不同的经济社会环境往往需要不同层次的医务人员。在作为人口流出地的农村和作为人口流入地的城市之间，尽管疾病谱已经基本趋于一致，但存在非常大的经济社会差别。因此，我国不仅要实行城乡有别的卫生人才制度——既在城市与乡村之间有所区别，也在人口较多的村庄和人口较少的村庄之间有所区别，而且还要在此基础之上形成一个连续的人才梯队。

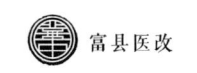

具体来说，在城市地区，继续推行现行的以城市特点和市民需要为核心的执业医师制度；而在广大的农村地区，应当针对农村特点和农民需要——考虑到农村卫生人才制度的连续性和操作上的简单易行，笔者认为可以恢复原来的乡村医生制度，并根据实际需要增补相应的知识内容等——实行执业医师与乡村医生相结合的卫生人才制度。除此之外，在那些连配备乡村医生都存在困难的地广人稀的村庄，至少应配备村卫生员（即农村卫生积极分子）。国家可恢复村卫生员制度，并主要由村集体进行自主安排和管理。

我国卫生人才梯队主要包括执业医师、执业助理医师、乡村医生（或社区医生）和村卫生员四个部分。其中，执业医师主要针对城市需要，是培养成本最高、技术水平最高且主要针对疑难杂症的医疗卫生人才。而乡村医生（或社区医生）则主要针对农村需要，是培养成本相对较低、技术水平一般，或者说他们的技术主要针对的是农民（基层社区）的最基本的需要（包括常见病和多发病的治疗、慢性病的日常管理等）。执业助理医师主要有两个角色，既是执业医师的助手，解决目前我国执业医师数量总体严重不足的问题，是连接执业医师和乡村医生的桥梁，也是连接城市和乡村的中介：一方面，其将高度专业化的医学知识和技术以更加通俗化的形式传授给乡村医生，起到重要的培训和指导作用；另一方面，将乡村医生所掌握的最基层的疾病相关状况整理并反馈给执业医师或医疗卫生领域的专家。村卫生员也具有双重的功能：村卫生员既是乡村医生的补充，能够解决目前我国乡村医生人数严重不足的问题；也是农民与乡村医生之间上传下达的重要中介。具体来说，一方面，村卫生员可以将乡村医生所掌握的现代医疗卫生知识和医疗卫生技术等以更加通俗和低成本的方式向下传授给普通农民（因为他们本身也是农民，所以也可以起到示范带头的作用）；另一方面，村卫生员也可以将普通农民的实际状况和需求偏好等向上反馈给乡村医生，也就是说，他们客观上是全体村民的代理人或代言人。

除了以上主要从静态角度描述四类卫生人才的功能和关系以外，还可以从动态的角度考察四者之间的关系。从普通农民到村卫生员，再到乡村医生，再到执业助理医师，最后到执业医师，这个链条构成了一个动态的人才流动图景。当普通农民具备一定的卫生知识或技术时，可以吸纳他们

担任村卫生员，解决乡村医生的来源问题。当乡村医生积累了更多的医疗卫生知识和技术以后，可以鼓励他们考取执业助理医师，从而获得在乡镇卫生院工作的机会。这不仅意味着乡村医生社会地位质的提升，而且意味着其工作平台的质的提高。在此基础之上，随着其医疗卫生知识水平和技术的继续提升，可以适应城市的医疗卫生需要，那么就可以鼓励他们去考取执业医师。而这个动态的发展过程恰恰是与医学知识和医疗卫生技术的经验性和可积累性等基本性质密切相关的。与此同时，对于那些经济发展水平较高的地区，由于当地农村与（全国性的）城市之间的差距较小，其对农村医疗卫生人才的执业化要求可以更高一些；而对于那些经济发展水平较差的地区，由于当地农村与（全国性的）城市之间的差距较大，其对农村医疗卫生人才的执业化要求可以更低一些。

第六，将新农合制度与社会医疗保险制度区分开来，分别由农民集体主导和政府主导，并明确它们的不同制度定位和实际功能。其中，社会医疗保险由政府主导，以强制性参保为基本原则，分为多个档次，实现全民覆盖。对农民等非正规就业群体或无业人士，政府应提供底线的参保补助，具体可以参考基本养老金的模式。而新农合制度则由农民集体主导，政府按照一定的标准和原则进行财政补助，并自上而下地行使监管和指导等方面的职能。社会医疗保险制度主要是通过发挥"大数定律"的作用，摊薄城乡居民的医疗费用，直接降低疾病风险带来的经济负担问题。新型农村合作医疗制度则主要是为以预防、控制和管理疾病为主要内容和功能定位的村级医疗卫生事业——向民众提供基本医疗服务和公共卫生服务——搭建一个筹资和管理的组织平台，从而降低农民发生疾病的风险。简言之，社会医疗保险制度主要是在农民生病以后发挥作用，它致力于使农民"少花钱"；而新型农村合作医疗制度则应该在农民生病之前便发挥作用，致力于让农民"少生病"（田孟，2017）。

第七，改革基本公共卫生服务均等化制度，取消"专项化"的项目形式，实行有计划的、以规划为导向的普惠性转移支付制度，将基本公共卫生服务与基本医疗服务合并，作为乡村两级医疗卫生机构的基本职能和主要工作内容。实际上，中华人民共和国成立以来，乡、村两级医疗卫生机构的基本职能或功能定位便是提供最基本的医疗卫生服务，即基本公共卫

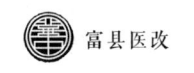

生服务（主要是宣传健康知识和卫生政策、初步预防和控制疾病、及时上报或反馈相关信息等）与基本医疗服务（主要是常见病、多发病的初步治疗等）并举。但改革开放以后，由于国家和农民集体对基层医疗卫生机构控制能力的急剧下降，这种基本公共卫生和基本医疗并举的原则受到了市场化力量的巨大冲击——随着乡、村两级医疗卫生机构被推向了市场，农村基层逐渐出现了"重医轻防"的现象，即基本公共卫生服务的供给严重不足，基本医疗服务方面则在逐利机制下出现了明显扭曲。

针对上述问题，21世纪以来的新医改试图做出改变。国家拨给公共卫生事业领域的大量财政资金主要投入建设和完善从中央到地方直至基层的自上而下的专业化疾病控制与预防组织体系。然而，目前这一专业化的疾控组织体系的触角只能到达县级，难以真正深入乡镇乃至村级等更为基层的层次，无法与农民和农村社会深层对接。造成这种局面的主要原因并非国家财政能力的不足，而是乡村地域范围太小、人口数量不多，导致国家投入财政资金和编制资源建立正式的专业化疾控体制必然面临着"规模不经济"的问题。显然在以县为终端的专业性公共卫生服务组织体系与汪洋大海般的小农之间横亘了乡、村两个层级，这就为乡、村两级医疗卫生机构发挥上下连接作用提供了巨大的空间。

当疾病谱从原来的烈性传染性疾病转变为慢性非传染性疾病以后，基本公共卫生服务的核心工作内容也逐渐转变为通过健康知识的传播和健康行为的引导，逐步改变民众的卫生观念和行为习惯，包括饮食习惯、作息习惯、环保习惯、心理健康、运动习惯、预防疾病意识等。具体到我国目前的实际状况来说，就是要使民众自觉接受计划免疫（打预防针）服务、自觉接受相关专业机构提供的体检/婚检/产筛/新筛、减少食盐和烟酒等的摄入量、增加运动量等。显然，这些都是与老百姓的日常生活密切相关的琐碎"小事"。潘维（2017a）认为："科层体系擅长办国家'大事'，却不擅长办居民社区日常的'小事'。社区自治组织能办'小事'，却不太问津国家的'大事'。"也就是说，正式科层组织的主要优势在于办那些与国家和整个民族根本利益密切相关的"大事"，而非正式的基层社会自治组织的主要优势在于办那些与老百姓日常生活密切相关的"小事"；科层组织追求高度确定性的特征决定了它不可能与老百姓高度变动不居的日常琐事相对

接，因此它必然办不好这些鸡毛蒜皮的小事。然而，在和平年代，与各种国家或民族的大事相比，办好这些与老百姓日常生活相关的琐碎小事往往比办好那些大事具有更加重要的意义和价值，这不仅是确保社会秩序持续稳定的重要机制，也是提升民众的国家认同和幸福感的非常微妙而又核心的方法。"在某种意义上，居民社区生活的'小事'往往重于国家'大事'，因为'民心'主要系于'小事'而非'大事'。"（潘维，2017b）但需要注意的是，民众的"小事"并非个人的"私事"，小事也属于公事。因此政府对这些小事也要承担相应责任，尤其是在我国农民小而散且快速流动的背景下，政府应该在其中起到筹资和组织的重要作用，而不是以村民自治作为理由放任不管。它也体现了曼（2007）所说的"国家基础性能力"。

贺雪峰（2006）曾经提出过"以村社为基础的农村公共品短缺"问题，这个观点用在目前的农村新医改中十分契合。他认为，在我国绝大多数的农村中，村社历来是一个极其重要的单位，它是农民生产、生活和娱乐（及人生意义）等多位一体的重要场所。村社一级公共品供给的状况，往往直接决定了农村的基本生产和生活秩序。很多看起来是农民个人需求难以得到满足的短缺问题，背后往往是以村社为基础的公共品的短缺问题。"以村社为基础的农村公共品短缺，不只是国家无力出资来提供的问题，而且国家也无法满足以村社为基础的农村公共品的复杂要求。农村公共品十分复杂，每一个村社对公共品的需求都不相同，而只有村社居民最清楚自己所在村社缺乏什么公共品……用于建设农村公共品的投资，不经过村社内部的讨论，或村社并无强有力表达偏好的权力，就会被那些并不从用于村社公共品建设的公共投资中获取好处的人滥用：县乡各级政府及其职能部门将公共投资用于政绩工程，搞花架子，甚至中饱私囊……最终，国家花费大量财政资金用于农村公共品建设，生活在村社的农民却得不到多少好处。农村公共品依然处于极其短缺状态。"改革开放以来的农村医疗卫生问题从表面上看，或者说从经济学常用的方法论个人主义的视角看，似乎是农民个体所面临的公共品短缺问题；实际上，或者说从社会学常用的方法论整体或团体主义的视角看，却是以村社为基础的农民整体和农村社会所面临的公共品短缺问题。

社会问题的背后往往有结构性的根源。只有结构才能对抗结构，个体

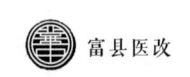

不可能对抗结构。因此，社会问题只有通过重建社会的方式才能有效得到解决。农村卫生问题的核心是村社组织的瓦解。因此，解决这个问题的核心就是要建设"村社共同体"，而这就需要决策层面首先要有以农民的实际需求和实际状况为本位的基本原则和基本共识（贺雪峰，2006a）。在调动政府积极性的同时，也要调动农民的内在积极性。用潘维（2006b）的话来说，"'社会主义新农村'建设的主要任务，是帮助农村人组织起来……国家不是散财童子式的慈善家，而是'新农村'的推动者，农民才是主体，是主力军"。实际上，早在《农民与市场》中他便已提到："无论过去、现在还是将来，中国的亿万农民都需要组织起来。组织起来，农民们是数以万计的龙；不组织起来，农民们是数以亿计的虫。"（潘维，2003）只有组织起来的农民才能在闯市场的必然过程中确保自己的基本利益和基本权益；而且，这种状况反过来会为现代市场建设和现代国家建设的秩序提供最为基础的保障。反之，如果农民没有组织起来，现代市场建设和国家建设便会对农民的利益和权益带来损害。因为，顺着波兰尼和克罗齐埃的逻辑，自律性的现代市场或现代政府都属于乌托邦，市场或政府并不会自然而然地带来社会秩序——它们甚至可能成为现代社会秩序困境的重要根源，而这种状况反过来也会影响到现代市场和现代国家建设目标的达成。

　　总之，市场、政府与社会的有效协调是实现农村卫生公共事务治理的关键。其中，我国农村总体上还是一个传统社会——这里的传统不仅包括新中国成立前的旧传统，也包括新中国成立以后的新传统，传统的社会机制构成了现代卫生事业进入农村的一个非常重要的资源。现代医学无疑是现代性最集中和最前沿的所在地，也正是因此，美国著名的医学家托马斯（1996）将医学称为"最年轻的科学"。对于如何将这一最富含现代性前沿成果的因素递送给至今仍在总体上保有传统性的农村这个问题，笔者倾向于持一种保守主义的态度：一方面，传统性与现代性并不是对立的关系，它们之间的一致性往往大于断裂性；另一方面，现代性的某些萌芽寓于传统性之中，也就是说，现代化是一个动态的发展演变过程，传统性并不会立即被现代性所替代，传统性可以成为孕育现代性的重要土壤和资源。

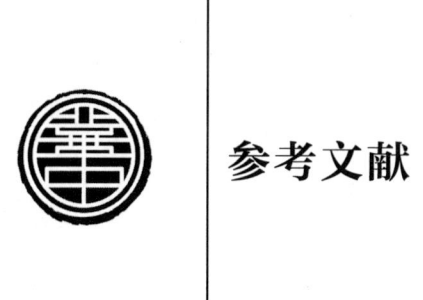

参考文献

参考文献

〔苏〕阿勃里科索夫，A. и.、〔苏〕A. и. 斯特鲁科夫，1957，《病理解剖学·下卷·疾病的病理解剖学和发病机制》，沈谧等译，人民卫生出版社。

〔美〕阿克洛夫、〔美〕斯彭斯、〔美〕斯蒂格利茨，2010，《阿克洛夫、斯彭斯和斯蒂格利茨论文精选》，谢康、乌家培编译，商务印书馆。

〔美〕阿罗，肯尼斯，2006，《不确定性和医疗保健的福利经济学》，《比较》（第24辑），中信出版社。

〔美〕埃米尔·迪尔凯姆，1996，《自杀论：社会学研究》，冯韵文译，商务印书馆。〔法〕

〔法〕埃米尔·涂尔干，2000，《社会分工论》，渠东译，生活·读书·新知三联书店。

艾云，2011，《上下级政府间"考核检查"与应对过程的组织学分析——以A县"计划生育"年终考核为例》，《社会》第3期。

〔美〕奥巴马，巴拉克，2016，《美国医改：现状与未来》，《中国农村卫生事业管理》第8期。

〔美〕奥斯特罗姆，埃莉诺，2012，《公共事务的治理之道：集体行动制度的演进》，余逊达、陈旭东译，上海译文出版社。

北京协和医院，2007，《张孝骞》，中国协和医科大学出版社。

〔德〕贝克，乌尔里希，2004，《风险社会》，何博闻译，译林出版社。

本报社论，1953，《卫生工作必须与群众运动相结合》，《人民日报》1月4日第1版。

本刊编辑部，2003，《毛泽东、周恩来关于卫生防疫和医疗工作的文献选载（一九五一年九月——一九七二年九月）》，《党的文献》第5期。

〔英〕波兰尼，卡尔，2007，《大转型：我们时代的政治与经济起源》，刘阳等译，浙江人民出版社。

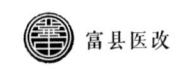

〔英〕波兰尼，卡尔，2013，《巨变：当代政治与经济的起源》，黄树明译，社会科学文献出版社。

波普尔，卡，1987，《历史主义的贫困》，何林、赵平译，社会文献科学出版社。

〔英〕波普尔，卡尔，1999，《开放社会及其敌人》（全二册），陆衡等译，中国社会科学出版社。

〔美〕布洛克，2014，《洛克菲勒基金会与协和模式》，魏柯译，中国协和医科大学出版社。

蔡江南、胡苏云、黄丞等，2007，《社会市场合作模式：中国医疗卫生体制改革的新思路》，《世界经济文汇》第 1 期。

曹锦清、张乐天、陈中亚，2014，《当代浙北乡村的社会文化变迁》，上海人民出版社。

曹普，2014，《新中国农村合作医疗史》，福建人民出版社。

陈敏章，1985，《陈敏章同志在全国卫生厅局长会议上的总结讲话》，《中国医院管理》第 2 期。

陈涛，2016，《我国基层执业医师短缺的原因与对策》，《医学与社会》第 3 期。

陈文琼，2016，《发展型半城市化研究——基于农民家庭城市化实践的经验研究》，华中科技大学博士论文。

陈雪琼、刘建平，2012，《惠农政策组织传播的科层困境与出路》，《农村经济》第 10 期。

陈钊、刘晓峰、汪汇，2008，《服务价格市场化：中国医疗卫生体制改革的未尽之路》，《管理世界》第 8 期。

陈志潜，1998，《中国农村的医学——我的回忆》，四川人民出版社。

陈竺、高强，2008，《走中国特色卫生改革发展道路，使人人享有基本医疗卫生服务》，《求是》第 1 期。

程令国、张晔，2012，《"新农合"：经济绩效还是健康绩效》，《经济研究》第 1 期。

《赤脚医生杂志》特约评论员，1979，《把赤脚医生的业务水平再提高一步》，《赤脚医生杂志》第 9 期。

参考文献

〔苏〕达维多夫斯基，И.В.，1965，《人体疾病病理解剖学及发病机制》（上），杨汝菖等译，人民卫生出版社。

代涛，2016，《医改让所有人不满意》，http://www.iiyi.com/d-20-232902.html。

〔美〕戴伊，托马斯.R.，2010，《理解公共政策》（第十二版），谢明译，中国人民大学出版社。

单宝德，1990，《从合作医疗制度与健康保险制度的比较看农村实行合作医疗的必要性》，《中国农村卫生事业管理》第2期。

当代中国研究所编，2014，《党的执政经验与中国特色社会主义——第十一届国史学术年会论文集》，当代中国出版社。

邓大松、杨红燕，2004，《新型农村合作医疗利益相关主体行为分析》，《中国卫生经济》第8期。

〔英〕蒂特马斯，理查德，2011，《蒂特马斯社会政策十讲》，江绍康译，吉林出版集团有限责任公司。

丁百林，2003，《论乡村医生的培养途径和措施》，《中国初级卫生保健》第5期。

丁百林，2003，《论乡村医生的培养途径和措施》，《中国初级卫生保健》第5期。

丁煌，2002，《我国现阶段政策执行阻滞及其防治对策的制度分析》，《政治学研究》第1期。

丁煌、定明捷，2010，《国外政策执行理论前沿评述》，《公共行政评论》第1期。

董强、李小云，2009，《农村公共政策执行过程中的监督软化——以G省X镇计划生育政策的落实为例》，《中国行政管理》第12期。

董四平、王保真、安艳芳等，2007，《从自愿与强制之争看新农合的参与原则》，《中国农村卫生事业管理》第3期。

董忠波，2004，《我国新型农村合作医疗的筹资问题》，《云南社会科学》第3期。

杜创、朱恒鹏，2016，《中国城市医疗卫生体制的演变逻辑》，《中国社会科学》第8期。

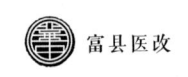

〔美〕杜赞奇，2003，《文化、权力与国家：1900－1942 年的华北农村》，王福明译，江苏人民出版社。

方黎明、顾昕，2006，《突破自愿性的困局：新型农村合作医疗中参合的激励机制与可持续性发展》，《中国农村观察》第 4 期。

费孝通，1990，《人的研究在中国》，《读书》第 10 期。

费孝通，1996，《费孝通学术文化随笔》，中国青年出版社。

费孝通，2008，《乡土中国》，人民出版社。

费孝通，2010，《江村经济》，内蒙古人民出版社。

费孝通、张之毅，2006，《云南三村》，社会科学文献出版社。

冯尔康，2005，《18 世纪以来中国家族的现代转向》，上海人民出版社。

冯猛，2017，《政策实施成本与上下级政府讨价还价的发生机制》，《社会》第 3 期。

冯娅，2012，《英国公共卫生之父——查德威克》，《世界文化》第 5 期。

福武直（2005）这个文献就直接删除吧，反正也不是非常重要的一个文献。

付甜甜，2009，《浅析新型农村合作医疗的不足与解决办法》，《农村经济与科技》第 6 期。

傅虹桥、袁东、雷晓燕，2017，《健康水平、医疗保险与事前道德风险——来自新农合的经验证据》，《经济学（季刊）》第 2 期。

《富县调研资料汇编》（1－25 卷），内部资料。

《富县概况》编写组，1986，《富县概况》，广西民族出版社。

《富县概况》（修订本）编写组，2008，《富县概况》（修订本），民族出版社。

富县卫计局，2011，《关于留住、引进和培养卫生人才情况的调研报告》（8 月 15 日），富县卫计局内部资料。

富县志编纂委员会，1993，《富县志》，广西人民出版社。

高恩显，2000，《建国初毛泽东转批的卫生工作文献》，《中华医史杂志》第 1 期。

高梦滔，2010，《新型农村合作医疗与农户卫生服务利用》，《世界经济》第 10 期。

高强，2005，《在"万名医师支援农村卫生工程"项目签字仪式上的讲话》，

http://www.nhfpc.gov.cn/yzygj/s6495/200804/4ce7dcd91c794ed5be4b43e aa1783785.shtml。

高向华，2007，《论新型农村合作医疗制度的道德风险与对策》，《中国农村卫生事业管理》第 5 期。

〔美〕格尔兹，克利福德，1999，《文化的解释》，纳日碧力戈等译，上海人民出版社。

〔美〕葛学溥，2012，《华南的乡村生活：广东凤凰村的家族主义社会学研究》，周大鸣译，知识产权出版社。

葛延风等，2005，《对中国医疗卫生体制改革的评价与建议》，《中国发展评论》增刊第 1 期。

葛延风、贡森等，2007，《中国医改：问题·根源·出路》，中国发展出版社。

龚幼龙，2009，《社会医学》（第 3 版），复旦大学出版社。

顾昕，2005，《全球性医疗体制改革的大趋势》，《中国社会科学》第 6 期。

顾昕，2006，《医疗卫生资源的合理配置：矫正政府与市场双失灵》，《国家行政学院学报》第 3 期。

顾昕，2008，《走向全民医保：中国新医改的战略与战术》，中国劳动社会保障出版社。

顾昕，2013，《新医改的公益性路径》，云南教育出版社。

顾昕、方黎明，2004，《自愿性与强制性之间——中国农村合作医疗的制度嵌入性与可持续发展分析》，《社会学研究》第 5 期。

顾昕、高梦滔、姚洋，2006，《诊断与处方：直面中国医疗体制改革》，社会科学文献出版社。

郭继强，1994，《医疗服务的性质与医疗体制改革》，《中国社会医学》第 4 期。

国家卫计委，2016，《2015 年我国卫生和计划生育事业发展统计公报》，http://www.nhfpc.gov.cn/guihuaxxs/s10748/201607/da7575d64fa04670b5f3 75c87b6229b0.shtml。

国家卫生和计划生育委员会，2015，《中国卫生和计划生育统计年鉴（2015 卷）》，中国协和医科大学出版社。

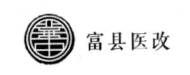

〔英〕哈耶克，1997，《通往奴役之路》，王明毅、冯兴元等译，中国社会科学出版社。

〔英〕哈耶克，2000，《致命的自负：社会主义的谬误》，冯克利、胡晋华等译，中国社会科学出版社。

韩俊红、李森，2012，《鲁道夫·魏尔啸：〈公共卫生与流行病学文选〉》，《公共管理评论》第 2 期。

韩妹，2012，《农村医生缺口 53 万人　愿去基层医院的医学生不足 5%》，《中国青年报》8 月 23 日 7 版。

郝迎灿，2015，《新农合资金这样遭蚕食》，《人民日报》8 月 17 日第 14 版。

何艳玲、汪广龙，2012，《不可退出的谈判：对中国科层组织"有效治理"现象的一种解释》，《管理世界》第 12 期。

贺雪峰，2003b，《乡村治理的社会基础：转型期乡村社会性质研究》，中国社会科学出版社。

贺雪峰，2003b，《乡村治理的社会基础：转型期乡村社会性质研究》，中国社会科学出版社。

贺雪峰，2003a，《新乡土中国：转型期乡村社会调查笔记》，广西师范大学出版社。

贺雪峰，2003a，《新乡土中国：转型期乡村社会调查笔记》，广西师范大学出版社。

贺雪峰，2004，《乡村研究的国情意识》，湖北人民出版社。

贺雪峰，2004，《乡村研究的国情意识》，湖北人民出版社。

贺雪峰，2006b，《村社本位、积极分子：建设社会主义新农村视角研究二题》，《河南社会科学》第 3 期。

贺雪峰，2006a，《农村本位的新农村建设》，《开放时代》第 4 期。

贺雪峰，2007，《个案调查与区域比较》，《华中科技大学学报》（社会科学版）第 1 期。

贺雪峰，2007，《乡村的前途》，山东人民出版社。

贺雪峰，2009，《被"规定"为无用的京山农村老人》，《中国老区建设》第 11 期。

贺雪峰，2012，《组织起来：取消农业税后农村基层组织建设研究》，山东

人民出版社。

贺雪峰，2013，《小农立场》，中国政法大学出版社。

贺雪峰，2017，《最后一公里村庄》，中信出版社。

胡春松、Jun-Yan Hong、胡大一，2014，《早预防是心血管疾病最好的治疗》，《中华高血压杂志》第 6 期。

胡善联，2004，《全国新型农村合作医疗制度的筹资运行状况》，《中国卫生经济》第 9 期。

胡同宇，2015，《国家基本公共卫生服务项目回顾及对"十三五"期间政策完善的思考》，《中国卫生政策研究》第 7 期。

湖南省安乡县卫生局，1978，《实行考核发证，稳定提高赤脚医生》，《赤脚医生杂志》第 12 期。

《黄洁夫：医改 6 年来看病难和看病贵没有根本缓解》，搜狐网：http://news. sohu. com/20160309/n439820708. shtml。

黄色凤，2001b，《富县计划生育概况（1965—1999 年）》，富县卫计局内部资料。

黄色凤，2001a，《富县卫生史汇编（1949—1999 年）》，富县卫计局内部资料。

黄色凤主编《富县计划生育概况（1965—1999 年）》，富县卫计局内部资料。

黄色凤主编《富县卫生史汇编（1949—1999 年）》，富县卫计局内部资料。

黄树则、林士笑，1986a，《当代中国的卫生事业》（上），中国社会科学出版社。

黄树则、林士笑，1986b，《当代中国的卫生事业》（下），中国社会科学出版社。

黄永昌，1994，《中国卫生国情》，上海医科大学出版社。

〔美〕黄宗智，2000，《长江三角洲小农家庭与乡村发展》，中华书局。

〔美〕黄宗智，2000，《华北小农经济与社会变迁》，中华书局。

霍灵光、陈媛媛，2017，《"新农合"：农民获得幸福感了吗？》，《上海财经大学学报》第 2 期。

〔英〕吉登斯，安东尼，2000，《第三条道路：社会民主主义的复兴》，郑戈

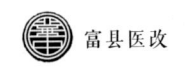
译，北京大学出版社。

江德斌，2013，《新医改调查数据咋又打架了》，《现代金报》11 月 11 日 A4 版。

江颖、李登旺，2015，《新农合道德风险问题研究》，《中国医疗保险》第 4 期。

江宇，2015，《中国医改要防止"颠覆性错误"》，《医院领导决策参考》第 6 期。

姜德超、吴少龙、魏予辰，2015，《新医改缓解了看病贵吗？——来自两省家庭灾难性卫生支出分析的证据》，《公共行政评论》第 5 期。

蒋远胜、宋青锋、韩诚，2009，《新型农村合作医疗中农户的逆向选择、寻医行为和住院决策——基于重庆市忠县的经验分析》，《农业经济问题》第 3 期。

解垩，2008，《新型农村合作医疗的福利效应分析——微观数据的证据》，《人口与发展》第 5 期。

金碚，2009，《医疗卫生服务："具有社会公益性的经济私人品"》，《江西社会科学》第 5 期。

金建强，2009，《乡村医生和乡镇卫生院临床医生向执业（助理）医师过渡问题与对策研究》，华中科技大学博士论文。

靳之林，2016，《赤脚医生往事》，中译出版社。

〔英〕卡特赖特，2004，《疾病改变历史》，陈仲丹、周晓政译，山东画报出版社。

〔英〕卡特赖特，2004，《疾病改变历史》，陈仲丹、周晓政译，山东画报出版社。

〔美〕凯博文，2008，《苦痛和疾病的社会根源：现代中国的抑郁、神经衰弱和病痛》，郭金华译，上海三联出版社。

〔美〕考克汉姆，威廉，2011，《医学社会学》（第 11 版），高永平等译，中国人民大学出版社。

〔匈牙利〕科尔奈、〔中〕翁笙和，2003，《转轨中的福利、选择和一致性》，罗淑锦译，中信出版社。

〔法〕克罗齐埃，米歇尔，2008，《法令不能改变社会》，张月译，上海人民

出版社。

〔美〕蓝采风、〔中〕楼钦元、郭永松，1990，《医学社会学》，浙江大学出版社。

〔美〕蓝采风、〔中〕楼钦元、郭永松，1990，《医学社会学》，浙江大学出版社。

《李昌平：新型农村合作医疗应该收场了》，http://www.caogen.com/blog/Infor_detail.aspx? articleId=7444。

李长明，2001，《发展农村卫生事业，提高农民健康水平》，《中国社区医师杂志》第 12 期。

李长明、王斌，2000b，《我国乡村医生存在的历史意义和发展的现实局限（二）》，《中国乡村医生杂志》第 2 期。

李长明、王斌，2000a，《我国乡村医生存在的历史意义和发展的现实局限（一）》，《中国乡村医生杂志》第 1 期。

李存才，2017，《财政部门四举推动"三医联动"改革》，《中国财经报》2 月 21 日第 2 版。

李国庆，2005，《关于中国村落共同体的论战——以"戒能－平野论战"为核心》，《社会学研究》第 6 期。

李国庆，2005，《关于中国村落共同体的论战——以"戒能－平野论战"为核心》，《社会学研究》第 6 期。

李洪河，2011，《毛泽东与新中国的卫生防疫事业》，《党的文献》第 2 期。

李怀印，2008，《华北村治：晚清和民国时期的国家与乡村》，中华书局。

李晶晶，2014，《年轻医生留不住，年老医生退不了》，《海口日报》9 月 4 日第 6A 版。

李侃如、李继龙，2011，《中国的政府管理体制及其环境政策执行的影响》，《经济社会体制比较》第 2 期。

李克强，2011，《不断深化医改，推动建立符合国情惠及全民的医药卫生体制》，《求是》第 22 期。

李玲，2005，《中国应采用政府主导型的医疗体制》，《中国与世界观察》第 1 期。

李玲，2006，《医改方向：政府主导下市场补充》，《中国医疗前沿》第

1 期。

李玲，2010，《财政丰年盼改革——从市场财政回归公共财政财政丰年盼改革》，《民主与科学》第 4 期。

李玲，2010，《健康强国：李玲话医改》，北京大学出版社。

李玲，2012，《新医改的进展评述》，《中国卫生经济》第 1 期。

李玲，2013，《从基层医改看公益机构治理新模式》，《中国机构改革与管理》第 7 期。

李玲，2016，《公立医院改革还没有真正破题》，《中国卫生》第 1 期。

李玲、崔玄、陈秋霖等，2010，《基本医疗保障制度收益情况分析及政策思考》，《中国卫生政策研究》第 4 期。

李玲、江宇，2009，《公立医院改革如何破题》，《中共中央党校学报》第 4 期。

李玲、江宇、陈秋霖，2008，《改革开放背景下的我国医改 30 年》，《中国卫生经济》第 2 期。

李玲、汪浩、曾垚，2010，《基于信息不对称的卫生经济学理论》，《中国卫生经济》第 5 期。

李培林、陈光金、张翼，2014，《社会蓝皮书：2015 年中国社会形势分析与预测》，社会科学文献出版社。

李萍，2010，《财政体制简明图解》，中国财政经济出版社。

李爽，2014，《村社力量与农村基层卫生服务治理模式研究》，人民出版社。

李湘君、王中华、林振平，2012，《新型农村合作医疗对农民就医行为及健康的影响——基于不同收入层次的分析》，《世界经济文汇》第 3 期。

李昱、孟庆跃，2015，《医改前后农村老年家庭灾难性卫生支出状况分析》，《中国卫生经济》第 1 期。

李兆武，2017，《浅谈基层医疗卫生机构基本公共卫生服务项目存在的问题及对策》，《河南预防医学杂志》第 3 期。

李珍，2010，《新型农村合作医疗的社会保险学分析》，《华中师范大学学报》（人文社会科学版）第 3 期。

李芝兰、吴理财，2005，《"倒逼"还是"反倒逼"——农村税费改革前后中央与地方之间的互动》，《社会学研究》第 4 期。

厉以宁，1993，《是"小政府，大市场"，还是"小政府，大社会"？——向
　　社会主义市场经济转轨中一个有待探讨的问题》，《经济导刊》第1期。

梁治平，1996，《清代习惯法：社会与国家》，中国政法大学出版社。

聊城市革命老区促进会、中共聊城市委党史研究室，2014，《徐运北文集》，
　　中共党史出版社。

〔法〕列维·布留尔，2011，《原始思维》，丁由译，商务印书馆。

〔法〕列维·布留尔，2011，《原始思维》，丁由译，商务印书馆。

林富士，2004，《中国疾病史研究刍议》，《四川大学学报》（哲学社会科学
　　版）第1期。

林耀华，2000，《义序的宗族研究》，生活·读书·新知三联书店。

林耀华，2008，《金翼：中国家族制度的社会学研究》，庄孔韶、林宗成译，
　　生活·读书·新知三联书店。

刘冰、钱序，2015，《产事》，上海社会科学院出版社。

刘宏兆，2007，《建立"乡医"制度，解决农村缺医问题》，《中国医药导
　　报》第12期。

刘宏兆，2007，《建立"乡医"制度，解决农村缺医问题》，《中国医药导
　　报》第12期。

刘慧娴，2017，《中央财政权力支持全面推开公立医院综合改革》，《中国财
　　政》第11期。

刘军强、刘凯、曾益，2015，《医疗费用持续增长机制：基于历史数据和田
　　野资料的分析》，《中国社会科学》第8期。

刘兰秋、赵婧，2013，《乡村医生执业的法律困境与制度消解》，《中国全科
　　医学》第17期。

刘晓云，2012，《吸引和留住农村卫生人力的国际经验及启示》，《中国卫生
　　政策研究》第10期。

刘炫麟、刘晓霜、王晓燕等，2013，《论首都农村卫生室乡村医生的前世——
　　以政策及法律变迁为研究主线》，《中国医院管理》第6期。

刘燕舞，2009，《自杀秩序及其社会基础》，《现代中国研究》（日本）第
　　9期。

刘燕舞，2012，《农村老人的养老之痛——一名社会学博士后的乡村调查手

记》,《南风窗》第 24 期。

刘燕舞,2014,《中国农民自杀研究》,社会科学文献出版社。

龙桂珍、骆友科,2005,《新型农村合作医疗应由农民"自愿参加"走向"强制参加"》,《中国卫生经济》第 4 期。

卢晖临、李雪,2007,《如何走出个案:从个案研究到拓展个案研究》,《中国社会科学》第 1 期。

卢守仁:《浅谈制约我县新农合科学发展的三大问题及对策》(2008 年),富县卫计局内部资料。

卢祖洵,2003,《社会医学》,科学出版社。

陆龙、嵇芸、黄少平,1999,《医疗服务本质的再认识》,《解放军医院管理杂志》第 6 卷。

吕国营,2013,《基本医疗保险实质上就是大病基本医疗保险》,《中国医疗保险》第 8 期。

吕鹏,2006,《斯科特:〈国家的视角〉》,《公共管理评论》第 1 期

吕兆丰、线福华、王晓燕,2010,《碧流琼沙:赤脚医生时期口述史》,北京燕山出版社。

〔英〕罗布·巴戈特,2012,《解析医疗卫生政策》,赵万里等译,上海人民出版社。

〔美〕罗芙芸,2007,《卫生的现代性:中国通商口岸卫生与疾病的含义》,向磊译,江苏人民出版社。

麻国庆,1999,《家与中国社会结构》,文物出版社。

马军,2011,《一盎司的预防胜于一磅的治疗——追忆中国儿少卫生学奠基人叶恭绍教授》,《中国卫生人才》第 5 期。

马曼秀,2016,《江州区实行免费"订单式"定向培养乡村医生》:http://www.gxhfpc.gov.cn/jgxx/cszc/kjc/zytz/2016/0531/23847.html。

马双、臧文斌、甘犁,2010,《新型农村合作医疗保险对农村居民食物消费的影响分析》,《经济学(季刊)》第 1 期。

《毛泽东选集》编辑部,1969,《毛泽东选集》(一卷本),人民出版社。

毛正中,2003,《新型农村合作医疗的特征及其涵义》,《卫生经济学》第 8 期。

〔法〕米歇尔·克罗齐埃，1986，《论法国变革之路：法令改变不了社会》，程小林、沈雁南、王大东、杨祖功译，上海译文出版社。

〔英〕莫里斯·弗里德曼，2000，《中国东南的宗族组织》，刘晓春译，上海人民出版社。

〔美〕默顿，1990，《论理论社会学》，何凡兴等译，华夏出版社。

那春霞、高广颖、马聘宇等，2015，《新农合大病患者满意度分析——基于B市三区县484名患者的调查研究》，《中国卫生政策研究》第3期。

欧阳静，2009，《运作于压力型科层制与乡土社会之间的乡镇政权：以桔镇为研究对象》，《社会》第5期。

欧阳静，2011a，《策略主义：桔镇运作的逻辑》，中国政法大学出版社。

欧阳静，2011b，《压力型体制与乡镇的策略主义逻辑》，《经济社会体制比较》第3期。

欧阳静，2016，《基层治理中的策略主义》，《地方治理研究》第3期。

欧阳伟、万真、朱明君，2013，《美国农村卫生人力短缺问题和对策研究》，《中国卫生经济》第5期。

〔美〕T·帕森斯，1988，《现代社会的结构与过程》，梁向阳译，光明日报出版社。

〔美〕T·帕森斯，1988，《现代社会的结构与过程》，梁向阳译，光明日报出版社。

潘林、张德元，2008，《关于新型农村合作医疗制度创新的思考：基于农民视角》，《卫生经济研究》第10期。

潘维，2003，《农民与市场：中国基层政权与乡镇企业》，商务印书馆。

潘维，2006b，《农村贫困的根源与新农村建设的主体》，《开放时代》第4期。

潘维，2006a，《"农村中国"的选择》，《瞭望新闻周刊》第47期。

潘维，2017，《小事关涉民心》，《北京日报》5月8日第13版。

潘维，2017a，《信仰人民：中国共产党与中国政治传统》，中国人民大学出版社。

潘小炎、农汉红、李凤玲，2012，《广西医学院校国家农村订单定向免费医学生农村基层卫生服务就业意愿调查》，《中国农村卫生》第Z2期。

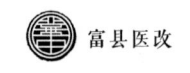
彭佩云，1996，《贯彻落实中央关于发展和完善农村合作医疗的重大决策：在全国农村合作医疗经验交流上的讲话》，《中国农村卫生事业管理》第 8 期。

彭佩云，2009，《为了人民健康——彭佩云论卫生工作》，人民卫生出版社。

彭晓博、秦雪征，2014，《医疗保险会引发事前道德风险吗？——理论分析与经验证据》，《经济学（季刊）》第 1 期。

彭玉，1999，《卫生部彭玉副部长在全国乡村医生教育工作研讨会上的讲话》，《实用乡村医生杂志》第 1 期。

彭玉，2000，《继往开来，开创我国乡村医生教育工作新局面——在面向 21 世纪乡村医生教育改革与发展研讨会暨世界银行贷款卫生 IV 项目技术援助班上的讲话（摘要）》，《实用乡村医生杂志》第 4 期。

齐向华，2014，《"疾病过程"论》，《中华中医药学刊》第 2 期。

〔美〕恰范特，H. P.、〔美〕蔡勇美、刘宗秀、阮芳赋，1987，《医学社会学》，上海人民出版社。

钱杭、谢维扬，1995，《传统与转型：江西泰和县农村宗族形态》，上海社会科学出版社。

钱信忠，1992，《中国卫生事业发展与决策》，中国医药科技出版社。

钱再见、金太军，2002，《公共政策执行主体与公共政策执行"中梗阻"现象》，《中国行政管理》第 2 期。

邱仁宗，1985，《医学的思维和方法：国外医学哲学论文选》，人民卫生出版社。

渠敬东，2014，《职业伦理与公民道德——涂尔干对国家与社会关系的新构建》，《社会学研究》第 1 期。

渠敬东、周飞舟、应星，2009，《从总体支配到技术治理——基于中国 30 年改革经验的社会学分析》，《中国社会科学》第 6 期。

全国人大常委会法工委国家法室、卫生部行政法规司、卫生部医政司，1998，《〈中华人民共和国执业医师法〉释解》，中国民主法制出版社。

《人民日报曝贵州部分医院骗保　盘点伸向新农合的"黑手"》，参见 http://health. people. com. cn/n/2015/0817/c398004 - 27474177. html。

人民卫生出版社编，1970，《深受贫下中农欢迎的合作医疗制度——有关农

村合作医疗制度的文章选辑》，人民卫生出版社。

任何、林彬，1997，《从"过程论"谈叶天士创"卫气营血"》，《安徽中医学院学报》第 6 期。

〔美〕萨巴蒂尔、〔美〕詹金斯－史密斯，2011，《政策变迁与学习：一种倡议联盟途径》，邓征译，北京大学出版社。

邵海亚，2006，《新型农村合作医疗属性、目标及评价的思考》，《卫生软科学》第 2 期。

沈慰如，2003，《自愿与强制——农村合作医疗的又一话题》，《卫生经济研究》第 12 期。

〔美〕施坚雅，1988，《中国农村的市场和社会结构》，史建云、徐秀丽译，中国社会科学出版社。

〔美〕斯科特，詹姆斯·S.，2004，《国家的视角：那些试图改善人类状况的项目是如何失败的》，王晓毅译，社会科学文献出版社。

宋其超，2009，《医改取向及相关政策》，中国社会出版社。

苏力，1996，《法治及其本土资源》，中国政法大学出版社。

苏力，1996，《法治及其本土资源》，中国政法大学出版社。

孙立平、王汉生、王思斌等，1994，《改革以来中国社会结构的变迁》，《中国社会科学》第 2 期。

孙思邈，2013，《千金方、千金翼方》，沈澍农、钱婷婷评注，中华书局。

谭秋成，2008，《农村政策为什么在执行中容易走样》，《中国农村观察》第 4 期。

谭湘渝、樊国昌，2007，《新型农村合作医疗保险制度补偿模式研究——兼与质疑"大病统筹"模式者商榷》，《经济体制改革》第 4 期。

陶郁、侯麟科、刘明兴，2016，《张弛有别：上级控制力、下级自主性和农村基层政令执行》，《社会》第 5 期。

田孟，2016，《乡村治理转型与村级卫生人力资源配置变迁》，《中国卫生经济》第 2 期。

田孟，2017，《新农合个人筹资标准不宜增长过快》，《中国农村卫生》第 3 期。

田孟、孙敏，2015，《村社视角下农村医疗卫生问题研究新进展》，《中国卫

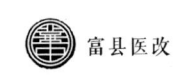
生政策研究》第 5 期。

田伟、张鹭鹭、欧崇阳等，2006，《我国改革卫生服务系统的历史沿革和存在的问题》，《中国全科医学》第 17 期。

仝志辉，2004，《选举事件与村庄政治：村庄社会关联中的村民选举参与》，中国社会科学出版社。

仝志辉，2004，《选举事件与村庄政治：村庄社会关联中的村民选举参与》，中国社会科学出版社。

〔法〕涂尔干，埃米尔，2006a，《道德教育》，陈光金、沈杰、朱谐汉译，上海人民出版社。

〔法〕涂尔干，埃米尔，2006b，《职业伦理与公民道德》，渠东、付德根译，上海人民出版社。

〔美〕托马斯，刘易斯，1996，《最年轻的科学：观察医学的札记》，周惠民等译，青岛出版社。

汪丁丁，2005a，《医生、医院、医疗卫生体制改革》，《财经》第 21 期。

汪丁丁，2005b，《中国社会的医疗服务向何处去》，《社会科学战线》第 5 期。

汪建荣，2003，《〈乡村医生从业管理条例〉制定过程和主要内容》，《中国卫生法制》第 6 期。

汪洋，2006，《中国医疗体制改革才"刚刚开始"——访北京大学经济学家刘国恩教授》，《医药世界》第 2 期。

汪洋，2006，《中国医疗体制改革才"刚刚开始"——访北京大学经济学家刘国恩教授》，《医药世界》第 2 期。

王丹华，2014，《"新农合"健康绩效及其作用机制研究——基于 CLHLS 数据》，《社会保障研究》第 5 期。

王德福，2015，《乡土中国再认识》，北京大学出版社。

王德福，2017，《弹性城市化与接力式进城：理解中国特色城市化模式及其社会机制的一个视角》，《社会科学》第 3 期。

《王国庆回应"百姓还是不敢生病，获得感不强烈"》，2016，中国青年网，http://news. youth. cn/gn/201603/t20160302_7696292. htm。

王海娟，2016，《农民工"半城市化"问题再探讨——以 X 县进城购房农民

工群体为例》，《现代经济探讨》第 5 期。

王虎峰，2008，《论争中的中国医改：问题、观点和趋势》，《中共中央党校学报》第 3 期。

王虎峰，2012，《中国新医改：现实与出路》，人民出版社。

王军，2008，《病与医》，人民出版社。

王陇德，2005，《建立解决农村医疗人才缺乏问题的长效机制》，《中国卫生资源》第 1 期。

王禄生，2010，《新型农村合作医疗支付方式改革试点研究报告》，北京大学医学出版社。

王梅，1997，《从保障方式看基本医疗需求的满足》，《中国社会保险》第 8 期。

王梦婕，2012，《"广种薄收"的医生培养模式该变变了》，《中国青年报》8 月 13 日第 3 版。

王敏，2017，《从国家视角看我国政府卫生支出水平》，《预算管理与会计》第 1 期。

王绍光，1997，《分权的底线》，中国计划出版社。

王绍光，2003，《中国公共卫生的危机与转机》，《经济管理文摘》第 7 期。

王绍光，2007，《从经济政策到社会政策的历史性转变》，《中国公共政策评论》，商务印书馆。

王绍光，2008，《学习机制与适应能力——中国农村合作医疗体制变迁的启示》，《中国社会科学》第 6 期。

王绍光，2012，《波兰尼〈大转型〉与中国的大转型》，生活·读书·新知三联书店。

王绍光，2014，《治国·治道》，中国人民大学出版社。

王绍光、樊鹏，2013，《中国式共识型决策："开门"与"磨合"》，中国人民大学出版社。

王绍光、胡鞍钢，1999，《中国：不平衡发展的政治经济学》，中国计划出版社。

王文华、杨文燕、尹爱田，2012，《基于 WTO 卫生人力战略目标的我国农村卫生人才建设障碍分析》，《中国卫生经济》第 1 期。

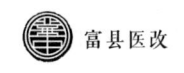

王询，2007，《中国南北方汉族聚居区宗族聚居差异的原因》，《财经问题研究》第 11 期。

王翌秋、张兵、刘晓玲，2009，《农村居民医疗服务需求的特征及影响因素研究——基于中国健康和营养调查（CHNS）数据的分析》，《产业经济研究》第 5 期。

王元，2013，《"保基本"就是"保大病"》，《中国医疗保险》第 8 期。

王梓、王世玲、陈培婵，2007，《"向政府要钱的市场化"隐患可能最大——专访北大中国经济研究中心教授、北大医改课题组成员李玲》，《21 世纪经济报道》11 月 26 日第 4 版。

《卫计委官员：医改让所有人不满意》，http://www. iiyi. com/d－20－232902. html。

卫生部，1985，《关于卫生工作改革若干政策问题的报告》，《中国医院管理》第 8 期。

卫生部农村卫生管理司，2007，《乡村医生管理文件汇编》，内部材料。

卫生部农村卫生管理司，2008，《农村卫生人才队伍建设文件汇编》，内部资料。

卫生部医疗预防司，1958，《全国医院工作会议资料汇编》，人民卫生出版社。

温铁军，2000，《中国农村基本经济制度研究》，中国经济出版社。

温铁军，2001，《市场失灵＋政府失灵：双重困境下的"三农"问题》，《读书》第 10 期。

温铁军，2001，《市场失灵＋政府失灵：双重困境下的"三农"问题》，《读书》第 10 期。

温铁军，2006，《政府和集体"退出"之后的农村组织问题》，《2006 中国人文社会科学论坛暨新农村建设与和谐社会论坛论文集》。

〔美〕沃林斯基，F. D.，1992，《健康社会学》，孙牧虹译，社会科学文献出版社。

乌日图，2003，《医疗保障制度国际比较》，化学工业出版社。

乌日图，2013，《关于大病保险的思考》，《中国医疗保险》第 1 期。

吴敬琏，2006，《比较》（第 24 辑），中信出版社。

参考文献

吴鞠通，2016，《温病条辨》，中国医药科技出版社。

吴毅，2002，《村治变迁中的权威与秩序：20世纪川东双村的表达》，中国
　　社会科学出版社。

吴毅，2002，《村治变迁中的权威与秩序：20世纪川东双村的表达》，中国
　　社会科学出版社。

吴毅，2007，《何以个案　为何叙述——对经典农村研究方法质疑的反思》，
　　《探索与争鸣》第4期。

武忠弼，1999，《病理学》，人民卫生出版社。

夏松青，2008，《优化乡村医生队伍，制度"瓶颈亟待突破"》，《卫生经济
　　研究》第5期。

夏勇，1994，《以社会研究权利　以权利促进社会》，《法学研究》第3期。

项莉、罗会秋、潘瑶等，2015，《大病医疗保险补偿模式及补偿效果分析——
　　以L市为例》，《中国卫生政策研究》第3期。

谢娟、傅新巧、方鹏骞，2010，《农村贫困地区卫生人力问题及对策的质性
　　研究》，《医学与社会》第4期。

辛向阳，2008，《大国诸侯——中国中央与对方关系之结》，中国社会出
　　版社。

《新医改四周年：阶段性成效不明显》，http://chuansong.me/n/421836。

邢婷、雷宇，2015，《医改投入一再增加，公众为何感觉不明显》，《中国青
　　年报》3月5日第T3版。

徐勇，2003，《矛盾与挤压——关于支撑农村现代化体系问题的思考》，《湖
　　北日报》10月30日第T02版。

徐勇，2004，《脆弱的小农能支撑得起一个农村现代化体系吗?》，《三农中
　　国》（总第2辑），湖北人民出版社。

宣金学，2014，《高强：吐槽》，《中国青年报》12月31日第10版。

薛娅、郝超、吕军等，2012，《常州市居民对基本公共卫生服务项目的认知
　　与态度分析》，《中国初级卫生保健》第4期。

〔美〕Young-Jung Kim.〔美〕Chul-Young Roh，2015，《超越政策过程中的
　　倡议联盟框架》，黄丽、杨志军编译，《甘肃行政学院学报》第1期。

〔法〕亚当，菲力普、克洛迪娜·赫尔兹里奇，2005，《疾病与医学社会

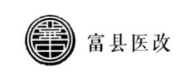
学》，王吉会译，天津人民出版社。

杨国安，2004，《明清两湖地区基层组织与乡村社会研究》，武汉大学出版社。

杨国安，2016，《明清两湖地区乡村社会史论》，商务印书馆。第 023 页：

杨海文、於怡，2005，《农村新型合作医疗保险制度中筹资机制研究》，《中南财经政法大学学报》第 1 期。

杨华、范芳旭，2009，《自杀秩序与湖北京山农村老年人自杀》，《开放时代》第 5 期。

杨念群，2006，《再造"病人"：中西医冲突下的空间政治（1832—1985）》，中国人民大学出版社。

杨善发，2012，《中国农村合作医疗制度变迁研究》，南京大学出版社。

杨团，2002，《社会政策研究范式的演化及其启示》，《中国社会科学》第 4 期。

杨团，2004，《中国社会政策基本问题——以新型农村合作医疗政策为例》，《决策科学》第 12 期。

杨团，2005，《农村新型合作医疗政策需要反思》，《科学决策》第 6 期。

杨团，2006，《医疗卫生服务体系改革的第三条道路》，《浙江学刊》第 1 期。

杨团，2007，《再好的政策也需要农民参与》，《农家女》第 6 期。

杨伟民，2006，《论医疗服务的公共属性和社会属性》，《社会》第 2 期。

杨媛媛、张林秀、罗斯高等，2006，《新型农村合作医疗的实施效果分析——来自中国 5 省 101 个村的实证研究》，《中国农村经济》第 5 期。

姚春鹏，2009，《黄帝内经》（译注版），中华书局。

叶天士，2012，《温热论》，第二军医大学出版社。

于光远，1997，《有关"市场经济条件下政府作用"的一个哲理》，《经济研究》第 5 期。

于浩、陈英耀，2002，《浅析美国农村的医生短缺问题》，《中国医院管理》第 11 期。

余晖，2014，《一个独立智库笔下的新医改（上册）》，中国财富出版社。

余晖，2014，《一个独立智库笔下的新医改》（上册），中国财富出版社。参

考文献中已有。

余新忠，2013，《清代江南的瘟疫与社会》，北京师范大学出版社。

余新忠，2016，《清代卫生防疫机制及其近代演变》，北京师范大学出版社。

余央央，2011，《老龄化对中国医疗费用的影响——城乡差异的视角》，《世界经济文汇》第 5 期。

俞志新，2005，《杭州市新型农村合作医疗工作中的障碍因素及对策》，《中国农村卫生事业管理》第 3 期。

袁兆康、周小军、方丽霖等，2005，《新型农村合作医疗对农民医疗服务需求与利用影响研究》，《中国农村卫生事业管理》第 5 期。

曾金华，2017，《深化医改：以投入换机制》，《经济日报》2 月 17 日第 4 版。

张大庆，2006，《中国近代疾病社会史（1912—1937）》，山东教育出版社。

张大庆，2006，《中国近代疾病社会史（1912 - 1937）》，山东教育出版社。

张大庆：《中国近代疾病社会史（1912—1937）》，山东教育出版社，2006 年版。

张海英、韦波、赵永祥等，2010，《农村订单定向医学生培养模式的探索与实践》，《中国高等医学教育》第 8 期。

张建雷，2017，《接力式进城：代际支持与农民城镇化的成本分担机制研究——基于皖东溪水镇的调查》，《南京农业大学学报（社会科学版）》第 5 期。

张觉，2006，《韩非子校注》，岳麓书社。

张开宁、温益群、梁苹，2002，《从赤脚医生到乡村医生》，云南人民出版社。

张孝骞，1984，《漫谈临床思维》，《医学与哲学》第 2 期。

张孝骞，1984，《漫谈临床思维》，《医学与哲学》第 2 期。

张一鸣，1991，《社会医学与医学社会学》，中国医药科技出版社。

张怡民，1999，《中国卫生五十年历程》，中医古籍出版社。

张仲景，1991，《伤寒论》（一），王叔和编，中华书局。

张自宽，1982，《农村合作医疗应该肯定应该提倡医改发展：东北三省农村医疗卫生建设调查之四》，《农村卫生事业管理》第 2 期。

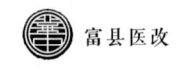

张自宽，2006，《"六·二六指示"相关历史情况的回顾与评价》，《中国农村卫生事业管理》第9期。

张自宽，2006，《论医改导向：不能走全面推向市场之路》，中国协和医科大学出版社。

张自宽，2010，《亲历农村卫生六十年——张自宽农村卫生文选》，中国协和医科大学出版社。

张自宽、朱子会，2002，《面临新形势须有新对策——对农村卫生和城市支援农村卫生建设情况的综合分析》，《中国医院》第10期。

赵宝仓、王涛、李贺，2014，《公共卫生专项资金频频被偷梁换柱——河南省鹤壁市鹤山区检察院预防调研开出"治病药方"》，《检察日报》10月20日第7版。

折晓叶、陈婴婴，2011，《项目制的分级运作机制和治理逻辑》，《中国社会科学》第4期。

甄橙、何丽华，2004，《纪念职业病学家拉马齐尼逝世290周年》，《工业卫生与职业病》第6期。

郑永年，2013，《中国的"行为联邦制"：中央-地方关系的变革与动力》，邱道隆译，北京：东方出版社。

郑振满，2009，《乡族与国家：多元视野中的闽台传统社会》，生活·读书·新知三联书店。

制度与结构变迁研究课题组，1997，《作为制度运作和制度变迁方式的变通》，《中国社会科学季刊（香港）》冬季卷（总21期）。

中共中央文献研究室，1996，《刘少奇同志生平年谱（1898—1969）》，中央文献出版社。

中共中央文献研究室，2013，《毛泽东年谱：1949~1976》（第五卷），中央文献出版社。

《中国卫生年鉴》（1984年—1991年）。

中华人民共和国卫生部办公厅，1982，《中华人民共和国卫生法规汇编（1978年—1980年）》，法律出版社。

中经在线访谈，2015，《钱学明、侯建明：农民看病，怎么才能不难不贵？——中国经济网2015年"两会"特别报道》，http://intl.ce.cn/

zhuanti/2015/nmkb/index. shtml。

中人民共和国卫生部，2008，《中国卫生统计年鉴（2008 年）》，中国协和
　　医科大学出版社。

钟东波，2008，《公立医院的经济学实质和依据》，《中国卫生政策研究》第
　　1 期。

钟东波，2015，《破除逐利机制是公立医院改革的关键》，《中国卫生政策研
　　究》第 9 期。

钟南山，2014，《医改四年改进不大，没有抓住最核心问题》，http://www.
　　chinanews. com/gn/2014/03 - 10/5929811. shtml。

《钟南山代表谈医改：走到今天有点走不下去了》，http://news. 163. com/14/
　　0305/07/9MIA7AD800014AED. html。

《钟南山：医改七年，我并不满意》，http://fashion. ifeng. com/a/20160305/
　　40152348_0. shtml。

《钟南山：医改四年改进不大，没有抓住最核心问题》，http://www. chinanews.
　　com/gn/2014/03 - 10/5929811. shtml。

《周恩来选集》编辑部，1984，《周恩来选集》（下卷），人民出版社。

周飞舟，2009，《锦标赛体制》，《社会学研究》第 3 期

周飞舟，2012，《以利为利》，上海三联出版社。

周黎安，2004，《晋升博弈中政府官员的激励与合作——兼论我国地方保护
　　主义和重复建设问题长期存在的原因》，《经济研究》第 6 期。

周黎安，2007，《中国地方官员的晋升锦标赛模式研究》，《经济研究》第
　　7 期

周黎安，2014，《行政发包制》，《社会》第 6 期

周黎安，2015，《行政发包制：一种混合治理形态》，《文化纵横》第 1 期。

周令、任苒、柴连颖，2009，《乡村医生管理相关法律与政策研究》，《中国
　　社区医师》第 10 期。

周其仁，2008，《病有所医当问谁》，北京大学出版社。

周雪光，2008，《基层政府间的"共谋现象"——一个政府行为的制度逻
　　辑》，《社会学研究》第 6 期。

周雪光、练宏，2011，《政府内部上下级部门间谈判的一个分析模型——以

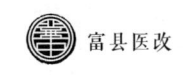

环境政策实施为例》,《中国社会科学》第 5 期。

朱丹溪,2005,《丹溪心法》,人民卫生出版社。

朱玲,2000,《政府与农村基本医疗保健保障制度选择》,《中国社会科学》第 4 期。

朱庆生,2004,《2010 年全国农民看病能报销》,《党的生活:青海》第 12 期。

《朱之鑫回应 "群众对医改成效感觉不明显"》,http://news. cntv. cn/18da/20121112/106405. shtml。

朱子会,1988,《论合作医疗》,《中国农村卫生事业管理》第 7 期。

庄孔韶,2000,《银翅:中国的地方社会与文化变迁》,生活·读书·新知三联书店。

庄天艺、赵丽颖、满晓玮等,2015,《医改前后陕西省农村家庭灾难性卫生支出及其影响因素研究》,《医学与社会》第 1 期。

《2016 两会热点调查》,http://npc. people. com. cn/GB/402194/402195/。

O'Brien, Lianjiang Li 1999, selective policy implementation in rural China, comparative politics 31 (2).

Parsons W. , 1995, *Public Policy: An Introduction Policy Analysis*, Edward Elgar。

Rabinowitz H K. 2001, Critical Factors for Designing Program to Increase the supply and Retention of Rural Primary Care Physician, JAMA 286 (9).

WHO, 2006, World Health Report 2006: Working Together for Health, World Heather Organisation。

Yanzhong Huang, 2012, *Governing Health in Contemporary China*, Routledge。

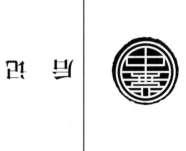

附 录

后　记

本书是在我博士论文的基础之上修改而成的。据说，在全国每年完成的社会科学类博士论文中，真正能够有机会出版的并不多。当然，不可否认的是，与前些年相比，近些年来，这个情况正在发生很大的变化。之前我一直以为，能够有机会出版的博士论文一定都是非常完美的作品，但等我自己的博士论文将要出版之时，在反复阅读了自己三年前写下的这些文字以后，我才发现，以前的认识可能存在一定的偏差。我的博士论文以及这本书，都只是如实地记录了一个"新手"在刚迈入学术殿堂的大门时的一些具体的心路历程而已。

我是在2015年年初确定博士论文的基本方向和初步计划的。接着，先后在湖北省宜昌市的宜都市和长阳县以及湖南省怀化市的麻阳县和新晃县做了一些初步的调研。从2015年11月开始，我挂职县卫计局局长助理，在富县开展了为期半年的正式调研。由于我要求自己不带预设进入现场，力求全身心浸泡在经验之中，发现现实中的真问题，故而在调研之前，并没有做太多学术上的准备。在富县调研的半年时间里，我经常在县、乡、村三个层级"上蹿下跳"，"游走"在各个相关部门和各级医疗卫生机构之中。等到2016年6月回学校之后，才开始带着疑问阅读大量学术著作、期刊论文、媒体报道和政府报告。于我而言，在田野调研时，处于一种非常兴奋的状态，因为总是有很多的问题扑面而来；而在回来进行整理和写作时，却处于一种非常迷茫的状态，始终找不到自己的学术点在哪里。就这样经历了将近一年的胶着和积累之后，我才开始动笔，最终写成我的博士论文。

现在距离我完成博士论文初稿已经有将近三年的时间了。在这三年里，我不仅做了更多关于医改的田野调查，阅读了更多的相关文献，同时也进行了更多更深入的思考。这个时候，回过头来再看一看自己三年前写的文字，未免会有诸多不满意之处。这种不满意的感受，即使在进行了比较大幅度的修改之后，仍然很强烈地存在于我的脑海中。而我之所以依然"敝

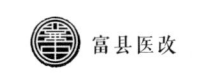
帚自珍"，很大程度上源于两个方面的理由：一是这些稚嫩的文字蕴含着我个人在农村做医改的学术研究时的某种"初心"；二是我现在对当年的不满意，恰恰说明了自己在这三年里的努力并未白费，至少是在学术鉴赏能力方面有些提升。因此，博士论文以及这本书虽然记录了我过去的不完美，但也让我发现了自己的进步。我衷心希望自己能够始终处于一种前进的状态，而不是把某个中间点当作终点。

幸运的是，我并不是孤单一人行进在学术研究的道路上，有太多的人给了我帮助和支持。首先要非常感谢我的博士导师贺雪峰教授。这些年来，贺老师丝毫没有嫌弃我在学术研究和日常生活中的愚钝和笨拙，极其耐心而又精准地教导和帮助我，给我提供了很多锻炼的机会。贺老师在为人、为学和为师等方面的品格与成就，令人敬佩，一直是我学习的榜样。贺老师经常说："大学最美的风景就是有无限热爱学生和无限热爱学术的老师。"事实上他自己就是这样，他也以此勉励他的学生和他所带学术团队的所有成员。我虽忝列师门和团队之中，却是非常认同这个理念，并愿意努力尝试。心向往之，力争能至。

其次需要感谢的是我所在的研究团队。在我早期的经验训练中，多次与罗兴佐老师在同一个调研小组，罗老师高超的田野访谈技巧和提炼概括能力给我留下了非常深刻的印象。除此之外，罗老师还在我的学术和生活等方面给我很多指导，让我受益良多。王习明老师总是给人以"正能量"，他过去的故事很励志，他现在的勤奋则令人肃然起敬。桂华师兄和吕德文师兄在我的博士论文成稿上，从选题到写作再到最后的修改都提供了很多的帮助，尤其是在我进展缓慢之时，他们的帮助不仅仅体现在知识上，更体现在信念上。团队里面还有太多的人需要感谢，前面提到的虽然都是个人，但他们也代表了团队。此外，在我所在的大团队之下还有很多小团队，这里有我在成长的过程中最亲密的小伙伴。"人生如逆旅，我亦是行人。"在旅途中，非常感谢这些形影不离的小伙伴：刘锐、张建雷、魏程琳、王海娟、阳云云、高万芹、杜园园、韩庆龄、史明萍、管珊、孙敏。

我还要感谢华中科技大学社会学院，我在这里度过了难忘的本、硕、博阶段。其中，丁建定教授、鲁哲老师和曾娟老师给我最初进入社会学专业提供了很多关键的帮助，张雯老师在我博士论文修改过程中提供了非常

后　记

有价值的指导和帮助。与此同时，我也要感谢武汉大学社会学系，尤其是我的合作导师周长城教授，给我开展研究提供了非常好的平台和空间。此外，我还要感谢我博士论文答辩委员会的各位教授，他们是周长城、石人炳、吴理财、徐晓军和万江红，以及答辩秘书吕德文老师。

感谢社会科学文献出版社，尤其要感谢责任编辑任晓霞老师。由于我的博士论文具有较强的专业性，既厚且重，必然给编辑工作带来较大的困难和挑战，但她似乎没有受到太多的干扰，先后给我的原稿提出了很多专业性的修改意见，使本书增色不少。任老师每次给我寄来的校对稿上都密密麻麻做满了批注，这种一丝不苟的作风，令人由衷敬佩。

我想把这本书献给我的家人。我的爷爷、父亲、姑姑和姐姐都是非常普通的基层医生，他们把自己的一辈子奉献给了家乡的父老乡亲，全身心地扑在了基层医疗卫生事业上。我的妻子孙敏，也是我的学术伴侣，她总是不断鼓励我精进学术，为我承担了很多。

最后，我还要特别感谢那些曾经接受过我访谈的人，以及那些为我的学术研究提供其他帮助的人。很遗憾，出于学术伦理的考虑，我在这里不能把他们的名字一一写出来。很多时候，我都觉得，其实他们才是真正的思想家。我做的工作，无非就是把他们的想法或者做法，用一种更加形式化的方式表达出来罢了。如果说其中有什么贡献的话，那几乎都是他们的；而如果其中有什么错误的话，那绝大多数情况下都要归咎于我的愚钝和懒惰。

这本书只是我个人学术道路上的一段路程，其中难免有很多不足和问题，希望自己以后能有更好的作品面世，也欢迎读者朋友不吝赐教。我的邮箱是：tianmeng211@163.com。

田　孟

2019 年 7 月 4 日

图书在版编目（CIP）数据

富县医改：农村卫生事业的制度变迁与现实困境／
田孟著. -- 北京：社会科学文献出版社，2019.8
（华中村治研究丛书）
ISBN 978 - 7 - 5201 - 4367 - 7

Ⅰ.①富…　Ⅱ.①田…　Ⅲ.①医疗保健制度 - 体制改
革 - 研究 - 富县　Ⅳ.①R199.2

中国版本图书馆 CIP 数据核字（2019）第 032583 号

· 华中村治研究丛书 ·

富县医改
——农村卫生事业的制度变迁与现实困境

著　　者／田　孟

出 版 人／谢寿光
责任编辑／任晓霞

出　　　版／社会科学文献出版社·群学出版分社（010）59366453
　　　　　　地址：北京市北三环中路甲 29 号院华龙大厦　邮编：100029
　　　　　　网址：www. ssap. com. cn
发　　　行／市场营销中心（010）59367081　59367083
印　　　装／三河市尚艺印装有限公司

规　　　格／开　本：787mm × 1092mm　1/16
　　　　　　印　张：22　字　数：339 千字
版　　　次／2019 年 8 月第 1 版　2019 年 8 月第 1 次印刷
书　　　号／ISBN 978 - 7 - 5201 - 4367 - 7
定　　　价／85.00 元